免疫染色究極マニュアル 第2版

編集 伊藤智雄・塚本龍子 神戸大学大学院医学部附属病院病理部・病理診断科

金芳堂

執筆者一覧

編集

伊藤 智雄	神戸大学大学院医学部附属病院病理部・病理診断科
塚本 龍子	神戸大学大学院医学部附属病院病理部・病理診断科

執筆者（執筆順）

丸川 活司	北海道医療大学医療技術学部臨床検査学科
猪原 哲嗣	神戸大学大学院医学部附属病院病理部・病理診断科
森藤 哲史	洛和会音羽病院 臨床検査部
今川 奈央子	神戸大学大学院医学部附属病院病理部・病理診断科
塚本 龍子	神戸大学大学院医学部附属病院病理部・病理診断科
芹澤 昭彦	東海大学病院病理検査技術科
青木 裕志	順天堂大学医学部人体病理病態学講座
矢野 哲也	埼玉県立大学保健医療福祉学部健康開発学科検査技術科学専攻
伊藤 智雄	神戸大学大学院医学部附属病院病理部・病理診断科
阿部 仁	がん研究会 有明病院 臨床病理センター
吉田 美帆	神戸大学大学院医学部附属病院病理部・病理診断科
伊藤 雅文	ITO.MD 病理研究所合同会社
長塚 仁	岡山大学学術研究院医歯薬学域 口腔病理学分野
中野 敬介	岡山大学学術研究院医歯薬学域 口腔病理学分野
長尾 俊孝	東京医科大学人体病理学分野
中黒 匡人	名古屋大学大学院医学系研究科病態構造解析学
九嶋 亮治	滋賀医科大学医学部附属病院病理診断科
松原 亜季子	滋賀医科大学医学部附属病院病理診断科
八尾 隆史	順天堂大学大学院医学研究科・人体病理病態学
全 陽	Institute of Liver Studies, King's College Hospital
福嶋 敬宜	自治医科大学医学部病理学講座包括病態病理部門／同附属病院病理診断部
長嶋 洋治	東京女子医科大学病理診断科
都築 豊徳	愛知医科大学医学部病理診断学講座
廣川 満良	医療法人神甲会隈病院病理診断科
鈴木 彩菜	医療法人神甲会隈病院病理診断科
田中 歩紀	医療法人神甲会隈病院病理診断科
神澤 真紀	神戸大学大学院医学部附属病院 病理部・病理診断科
森谷 卓也	川崎医科大学病理学
福本 隆也	福本皮フ病理診断科
柳井 広之	岡山大学病院病理診断科／病理部
児玉 良典	大阪国際がんセンター病理・細胞診断科
小松 正人	兵庫県立はりま姫路総合医療センター病理診断科
中澤 温子	埼玉県立 小児医療センター 臨床研究部
原 重雄	神戸市立医療センター中央市民病院病理診断科
羽賀 博典	京都大学大学院 医学研究科・医学部病理診断学
大橋 健一	東京科学大学大学院医歯学総合研究科人体病理学分野
畑中 豊	北海道大学病院 先端診断技術開発センター
畑中 佳奈子	北海道大学病院 先端診断技術開発センター

序文

　本書は2019年に，日常的に臨床診断に関わるすべての医師，臨床細胞技師に有用性が感じられるような教科書を目標とし，全国のエキスパートに執筆を依頼し，幅広い免疫組織学的診断学のマニュアルとして出版したものである．日常的に手元に置き，顕微鏡の横でも広げられるように縦長の版としたのも工夫の一つである．

　病理診断にとっての免疫組織化学の重要性は高まるばかりで，抗体の数も増え続け，筆者を含め，世の中にある抗体を把握できている人間は存在しない．その中でどのような抗体を選択し，また，結果をどのように解釈して診断につなげていくか．さらに重要なことは，免疫組織化学の限界を知ることである．本書では，様々な疾患の鑑別診断を中心として，有用な抗体を挙げている．各項の末尾には必要に応じてPitfallコーナーを設け，注意点を記載している．このコーナーは極めて重要であって，読者の皆様は必ず確認を行い，免疫染色による誤誘導に注意をしていただきたい．

　本書の改訂にあたっては，最新の研究成果や新たな分類なども反映させている．特に，近年注目されている新規抗体についても可能な限り網羅し，現場のニーズに即した内容となるよう努めた．これにより，読者の皆様が迅速かつ正確な診断を行うための一助となることを願っている．

　さらに，具体的な画像も豊富に取り入れた．これにより，実際の診断に当たっても解釈の一助としていただけるだろう．読者の皆様が日常の診断業務の中で直面する疑問や困難に対しても，本書が解決の糸口を提供できることを期待している．

　免疫組織化学は病理診断の精度を飛躍的に高める一方で，その解釈を誤ることで診断が大きく逸脱するリスクも孕んでいる．本書が提供する情報と，読者自身の知識と経験を融合させることで，より正確で質の高い診断が実現することを心から願っている．また，新たな抗体やその応用法などもまだまだ存在すると思う．読者におかれては，新たな情報があれば，今後の改訂に活かすことができるので，編集部に情報をお寄せいただければ幸に思う．

　最後に，本書の制作にご尽力いただいた全国の執筆者の皆様，そして日々の診断業務において本書をご活用いただく読者の皆様に深く感謝の意を表したい．

2025年2月

伊藤　智雄

I 技術編

1 免疫染色の原理 … 2
1	原理と検出方法	〔丸川 活司〕	2

2 抗体の選定 … 7
2	モノクローナル抗体とポリクローナル抗体	〔丸川 活司〕	7
3	抗体の選択法	〔丸川 活司〕	10
4	データシートの見方	〔猪原 哲嗣〕	13

3 染色の実際 … 16
5	免疫染色に適した組織固定	〔森藤 哲史〕	16
6	スライドガラスの選定	〔今川 奈央子〕	18
7	切片の作製	〔森藤 哲史〕	20
8	転写法	〔塚本 龍子〕	22
9	抗原賦活化法：蛋白分解酵素処理	〔塚本 龍子〕	25
10	抗原賦活化法：加熱処理	〔今川 奈央子〕	27
11	用手法	〔芹澤 昭彦〕	30
12	自動染色	〔今川 奈央子〕	36
13	多重染色	〔森藤 哲史〕	40
14	迅速免疫染色	〔今川 奈央子〕	44
15	蛍光染色	〔今川 奈央子〕	48
16	細胞診の免疫染色	〔青木 裕志〕	52
17	免疫電顕　透過電子顕微鏡のための試料作製について	〔矢野 哲也〕	67

4 精度管理 … 74
18	精度管理の重要性とその実際	〔伊藤 智雄〕	74
19	ISO 15189 における免疫染色	〔阿部 仁〕	79

5 抗体の基本 … 85
20	用途別の腫瘍マーカー：上皮性マーカー	〔伊藤 智雄〕	85
21	用途別の腫瘍マーカー：その他	〔伊藤 智雄〕	87

6 画像 … 90
22	撮影（写真・WSI）	〔吉田 美帆〕	90
23	自動解析	〔吉田 美帆〕	93

7 質問箱 … 95
24	突然の染色不良．原因とその後の対応は？	〔今川 奈央子〕	95
25	特殊染色と免疫組織化学染色の二重染色はどっちが先？	〔今川 奈央子〕	99
26	メラニン色素で酵素抗体法が観察しにくい．対策は？	〔今川 奈央子〕	104
27	多重免疫組織化学染色に染色順ってあるの？	〔今川 奈央子〕	107

II 診断編

1 リンパ節　〔伊藤 智雄〕110
- 28 まず何を染めるか　110
- 29 良性 vs リンパ腫（B細胞編）　112
- 30 良性 vs リンパ腫（T細胞編）　115
- 31 反応性免疫芽球 vs T細胞／組織球豊富型大細胞型B細胞性リンパ腫 vs T細胞性リンパ腫 vs ホジキンリンパ腫　117
- 32 菊池藤本病 vs 悪性リンパ腫　119
- 33 反応性濾胞 vs 濾胞性リンパ腫　120
- 34 小型から中型細胞主体のB細胞性リンパ腫の鑑別　121
- 35 中型のびまん性増殖を示すリンパ腫の鑑別　122
- 36 形質細胞への分化を示すリンパ腫の診断　124
- 37 びまん性大細胞型B細胞性リンパ腫の細分類　126
- 38 バーキットリンパ腫 vs びまん性大細胞型B細胞性リンパ腫　130
- 39 T細胞性リンパ腫の分類　131
- 40 節性T濾胞ヘルパー細胞起源節性リンパ腫 vs 末梢T細胞性リンパ腫，非特異型　132
- 41 NK/T細胞性リンパ腫 vs 炎症　133
- 42 古典的ホジキンリンパ腫 vs 未分化大細胞型リンパ腫　134
- 43 結節リンパ優勢型ホジキンリンパ腫 vs 古典的ホジキンリンパ腫　135
- 44 悪性リンパ腫が疑われたが，CD20，CD3が陰性の場合　137
- 45 組織球系腫瘍の鑑別　138

2 骨髄　〔伊藤 雅文〕139
- 46 骨髄球系，赤芽球系，巨核球系の鑑別をどう行うか　139
- 47 白血病の診断　141
- 48 悪性リンパ腫浸潤の評価　148
- 49 骨髄異形成症候群の診断　154
- 50 多発性骨髄腫　158
- 51 転移性腫瘍　160

3 鼻咽頭　〔伊藤 智雄〕162
- 52 鼻腔小円形腫瘍の鑑別　162
- 53 リンパ腫 vs いわゆるリンパ上皮癌　163
- 54 リンパ腫 vs 多発血管炎性肉芽腫症（ウェゲナー肉芽腫症）　164

4 口腔　〔長塚 仁・中野 敬介〕165
- 55 上皮過形成 vs 口腔上皮性異型性，扁平上皮癌　165
- 56 歯原性腫瘍の鑑別（腫瘍と囊胞）　167
- 57 エナメル上皮腫の鑑別　169

5 唾液腺　〔中黒 匡人・長尾 俊孝〕171
- 58 唾液腺腫瘍の筋上皮マーカー　171
- 59 唾液腺類基底細胞型腫瘍の鑑別　173
- 60 明細胞からなる唾液腺腫瘍の鑑別　175
- 61 唾液腺導管癌の免疫染色所見　177
- 62 分泌癌と鑑別を要する唾液腺腫瘍　179
- 63 遺伝子異常検出のための代替的免疫染色　181

6 呼吸器・胸膜・縦隔 〔伊藤 智雄〕184

64	肺腺癌 vs 扁平上皮癌	184
65	小細胞癌 vs 非小細胞癌	185
66	肺原発性 vs 転移性	186
67	線維化 vs 腫瘍	188
68	平滑筋過形成 vs リンパ脈管筋腫症	189
69	胸腺腫 vs Tリンパ芽球性リンパ腫	190
70	胸腺腫 vs 胸腺癌	191
71	結核 vs 腫瘍	192
72	悪性中皮腫 vs 転移性肺癌	193
73	良性中皮細胞 vs 悪性中皮腫	194

7 食道 〔伊藤 智雄〕196

| 74 | 反応性異型 vs 腫瘍性疾患 | 196 |
| 75 | 食道非上皮性腫瘍の診断 | 198 |

8 胃 〔九嶋 亮治・松原 亜季子〕199

76	腸型腺腫 vs 低異型度高分化管状腺癌	199
77	腫瘍形質発現	200
78	胃底腺型腺癌 vs 通常の腺癌 and/or 神経内分泌腫瘍（カルチノイド腫瘍）	202
79	胎児消化管類似癌 vs 通常型腺癌	203
80	炎症 vs MALT リンパ腫	204
81	B細胞性リンパ腫 vs T細胞性リンパ腫 vs lymphomatoid gastropathy（MALT リンパ腫以外）	206
82	胃癌 vs 大腸癌	208
83	間葉系腫瘍の鑑別	209
84	胃癌（印環細胞癌・低分化腺癌）vs 乳癌の胃転移	210

9 小腸 〔伊藤 智雄〕211

| 85 | 十二指腸反応性濾胞 vs 濾胞性リンパ腫 | 211 |

10 大腸 〔八尾 隆史〕212

86	良性異型上皮 vs 腺癌	212
87	大腸癌の深達度および脈管侵襲判定	214
88	大腸癌 vs 転移性癌	216
89	大腸癌 vs 子宮内膜症	217
90	リンチ症候群（遺伝性非ポリポーシス大腸癌）の診断	219
91	潰瘍性大腸炎　反応異型 vs Dysplasia	222

11 肝・胆 〔全 陽〕224

92	限局性結節性過形成と肝細胞腺腫	224
93	肝細胞腺腫 vs 肝細胞癌	226
94	肝細胞癌 vs 肝内胆管癌	228
95	胆管腺腫 vs 肝内胆管癌	230
96	肝内胆管癌 vs 転移性腺癌	231
97	再生胆管上皮 vs 胆管癌	232
98	非腫瘍性肝疾患に有用なマーカー	233
99	混合型肝癌	235

12 膵臓　〔福嶋 敬宜〕237

- 100 膵管上皮の良悪性　237
- 101 充実性膵腫瘍の鑑別　239
- 102 囊胞／膵管拡張性病変の鑑別　243
- 103 膵神経内分泌腫瘍に必要な免疫染色　246
- 104 原発性膵癌 vs 転移性膵癌　250

13 腎　〔長嶋 洋治〕252

- 105 淡明細胞型腎細胞癌 vs 集合管癌　252
- 106 淡明細胞型腎細胞癌 vs 嫌色素性腎細胞癌　253
- 107 淡明細胞型腎細胞癌 vs 乳頭状腎細胞癌　254
- 108 嫌色素性細胞癌 vs オンコサイトーマ　255
- 109 腎細胞癌 vs その他の癌　256
- 110 小型細胞からなる腫瘍の鑑別　257

14 膀胱・前立腺　〔都築 豊徳〕258

- 111 尿路上皮の良悪性の鑑別（特に平坦病変）　258
- 112 nephrogenic adenoma（腎原性腺腫）vs 尿路上皮癌　260
- 113 尿路上皮癌 vs 他の癌　262
- 114 傍神経節細胞腫 vs 尿路上皮癌　264
- 115 膀胱粘膜筋板 vs 固有筋層　266
- 116 前立腺における良性 vs 悪性　268
- 117 硬化性腺腫 vs 前立腺癌　271
- 118 PIN vs 癌　273
- 119 前立腺癌 vs 尿路上皮癌　275
- 120 前立腺癌 vs 他の癌（転移性腫瘍）　277
- 121 小円形腫瘍の鑑別　279
- 122 紡錘形細胞腫瘍の鑑別　281

15 甲状腺　283

- 123 濾胞上皮由来腫瘍 vs 他臓器癌　〔鈴木 彩菜・廣川 満良〕283
- 124 硝子化索状腫瘍 vs 乳頭癌　〔田中 歩紀・廣川 満良〕285
- 125 篩状モルラ癌 vs 通常型乳頭癌　〔田中 歩紀・廣川 満良〕286
- 126 乳頭癌 vs 濾胞腺腫・濾胞癌　〔田中 歩紀・廣川 満良〕288
- 127 甲状腺内胸腺癌 vs 低分化癌　〔鈴木 彩菜・廣川 満良〕290
- 128 髄様癌 vs 濾胞上皮性腫瘍　〔鈴木 彩菜・廣川 満良〕292
- 129 副甲状腺腺腫 vs 濾胞腺腫　〔田中 歩紀・廣川 満良〕294
- 130 MALTリンパ腫 vs 橋本病　〔田中 歩紀・廣川 満良〕295
- 131 線維腫症様の間質を伴う乳頭癌 vs 間質線維化反応を伴う乳頭癌　〔田中 歩紀・廣川 満良〕297
- 132 低分化癌 vs 未分化癌　〔鈴木 彩菜・廣川 満良〕299

16 その他の内分泌器 〔神澤 真紀〕301

- 133 内分泌腫瘍の免疫染色総論 　301
- 134 下垂体神経内分泌腫瘍に必要な免疫染色 　303
- 135 副甲状腺 　305
- 136 副腎皮質 　307
- 137 副腎髄質・傍神経節 　309
- 138 神経内分泌腫瘍の原発推測 　310

17 乳腺 〔森谷 卓也〕312

- 139 （通常型）乳管過形成 vs 非浸潤性乳管癌 　312
- 140 乳管内乳頭腫 vs 非浸潤性乳管癌（乳頭状癌） 　313
- 141 非浸潤性乳管癌 vs 浸潤性乳管癌 　315
- 142 乳管癌 vs 小葉癌 　316
- 143 乳癌 vs 他臓器由来の癌 　317
- 144 紡錘細胞癌 vs 葉状腫瘍 　319
- 145 乳癌のバイオマーカー，コンパニオン診断 　320

18 皮膚 〔福本 隆也〕321

- 146 基底細胞癌 vs 有棘細胞癌（扁平上皮癌） 　321
- 147 汗孔癌 vs 有棘細胞癌 　323
- 148 基底細胞癌 vs 毛芽腫 　325
- 149 脂腺癌 vs 扁平上皮癌，基底細胞癌 　327
- 150 紡錘細胞癌 vs 異型線維黄色腫 vs 紡錘細胞悪性黒色腫 　329
- 151 乳房外パジェット病 vs ボーエン病 vs 上皮内悪性黒色腫 　331
- 152 乳房外パジェット病 vs 二次性乳房外パジェット病 　333
- 153 メルケル細胞癌 vs 悪性リンパ腫 vs 転移性小細胞癌 　334
- 154 悪性黒子 vs 日光黒子 　336
- 155 隆起性皮膚線維肉腫 vs 皮膚線維腫 　338
- 156 メラノサイト系腫瘍の診断に役立つ免疫染色 　339

19 生殖器 〔柳井 広之〕343

- 157 ❶外陰　外陰扁平上皮癌前駆病変の分類 　343
- 158 ❷子宮頸部　squamous intraepithelial lesion の診断と鑑別 　344
- 159 ❷子宮頸部　子宮頸部腺癌の組織型 　346
- 160 ❸子宮体部　子宮内膜癌の分子分類 　348
- 161 ❸子宮体部　子宮体癌の筋層浸潤と異型ポリープ状腺筋症 　350
- 162 ❸子宮体部　子宮紡錘形細胞腫瘍の鑑別 　352
- 163 ❸子宮体部　類上皮細胞・小型細胞よりなる子宮間葉系腫瘍 　354
- 164 ❹絨毛性疾患　全胞状奇胎 vs 部分奇胎・水腫状流産 　356
- 165 ❹絨毛性疾患　妊娠性絨毛性腫瘍の鑑別 　357
- 166 ❺卵巣　卵巣上皮性腫瘍の組織型の鑑別 　359
- 167 ❺卵巣　卵巣原発癌 vs 転移性癌 　361
- 168 ❺卵巣　性索間質性腫瘍 　363
- 169 ❺卵巣　卵巣胚細胞腫瘍 　365

20 脳神経　〔児玉 良典〕367

- 170 びまん性膠腫（星細胞系および乏突起膠細胞系腫瘍）の診断　367
- 171 毛様細胞性星細胞腫の診断　371
- 172 多形黄色星細胞腫の診断　373
- 173 上衣腫の診断　375
- 174 脈絡叢腫瘍 vs 転移性腫瘍　377
- 175 神経細胞性脳腫瘍の診断　379
- 176 非定型奇形腫様ラブドイド腫瘍の診断　381
- 177 髄膜腫 vs 孤立性線維性腫瘍／血管周皮腫　382
- 178 ジャーミノーマの診断　384
- 179 トルコ鞍部非内分泌性腫瘍の診断　385

21 骨軟部　〔小松 正人〕387

- 180 紡錘形細胞肉腫の鑑別　387
- 181 多形肉腫の鑑別　391
- 182 上皮様軟部腫瘍の鑑別　393
- 183 小円形細胞肉腫の鑑別　397
- 184 粘液性腫瘍の鑑別　400
- 185 血管性腫瘍の鑑別　402
- 186 脂肪性腫瘍の鑑別　404
- 187 筋線維芽細胞性腫瘍の鑑別　406
- 188 脊索腫の診断　409
- 189 骨巨細胞腫 vs 軟骨芽細胞腫　411
- 190 その他の特徴的な遺伝子変異を示す腫瘍　413

22 小児　〔中澤 温子〕415

- 191 小児小円形細胞腫瘍　小児小円形細胞腫瘍の鑑別　415
- 192 小児小円形細胞腫瘍　神経芽腫　416
- 193 小児小円形細胞腫瘍　ユーイング肉腫　417
- 194 小児小円形細胞腫瘍　横紋筋肉腫　419
- 195 小児小円形細胞腫瘍　悪性ラブドイド腫瘍　421
- 196 小児小円形細胞腫瘍　リンパ芽球性リンパ腫　422
- 197 小児小円形細胞腫瘍　未分化大細胞型リンパ腫，ALK 陽性（small cell pattern）　423
- 198 ヒルシュスプルング病　424

23 原発不明癌　〔伊藤 智雄〕426

- 199 原発不明癌の原発推測　426

24 細胞由来不明腫瘍　〔伊藤 智雄〕428

- 200 細胞由来不明腫瘍の免疫染色　428

25 糸球体疾患　〔原 重雄〕430

- 201 糸球体疾患の免疫染色　430

26 移植 ... 432
- 202 腎 〔原 重雄〕 432
- 203 肝 〔羽賀 博典〕 434
- 204 移植片対宿主病 〔伊藤 雅文〕 436

27 炎症その他 ... 440
- 205 IgG4 関連疾患 〔全 陽〕 440
- 206 アミロイドーシス 〔大橋 健一〕 442
- 207 細胞周期・増殖能 〔伊藤 智雄〕 445

28 コンパニオン診断 ... 446
- 208 乳癌のコンパニオン診断 〔畑中 豊〕 446
- 209 肺癌のコンパニオン診断 〔畑中 豊〕 449
- 210 消化器癌のコンパニオン診断 〔畑中 豊〕 451
- 211 がん免疫療法におけるコンパニオン診断 〔畑中 豊・畑中 佳奈子〕 453
- 212 がんゲノムプロファイリング検査結果に基づく IHC 検討 〔畑中 佳奈子〕 456

索引 458

I

技術編

1 原理と検出方法

Point
- 免疫組織化学染色の分析学的妥当性を担保し，持続可能な精度管理を行うためには，染色原理を理解しなければならない．
- 免疫組織化学染色は近年，スピードと再現性に優れた自動染色装置により自動化が進んでいる．そのため免疫組織化学染色の原理を学び，利点・欠点を理解した上での精度管理が必要不可欠となっている．

免疫染色の原理

- 免疫組織化学（immunohistochemistry：IHC）染色とは，抗原抗体反応という特異的分子認識機構を利用し，組織・細胞内の抗原物質の局在を可視化する技術である．
- 有機化学反応を用いて組織標本中の酵素を検出する方法として組織化学（histochemistry）という名称が用いられていたことから，抗原抗体反応により同定された抗原物質の局在を検出する酵素抗体法のことを免疫組織化学染色と呼ぶようになった．
- IHC染色は，標識物質により手法が異なるが，病理検査室で汎用されている手法として，蛍光色素を用いる蛍光抗体法，ペルオキシダーゼ，アルカリフォスファターゼ等の酵素（表1）を用いる酵素抗体法に分けられる．

表1 標識酵素と発色基質の組み合わせと色調

標識酵素	発色基質	色調
HRP	DAB-Imidazol	茶褐色
HRP	DAB-Nickel	黒色
HRP	AEC	赤色
ALP	Naphthol/FastRed	赤色
ALP	New fuchsin	赤色
ALP	BCIP/NBT	濃青色
ALP	StayGreen	緑色

HRP：西洋ワサビペルオキシダーゼ，ALP：アルカリホスファターゼ

蛍光抗体法

- 蛍光色素のFITC（fluorescein isothiocyanate），RITC（rhodamine isothiocyanate）や，Texas redを標識物質として用いられる蛍光抗体法は，主として腎生検組織診断において免疫グロブリンや補体の沈着を証明するために利用されている．
- 未固定新鮮凍結切片や培養細胞等を用いた場合，抗原性の保持が良好であり，非特異的反応が少ないため，多重染色した場合でも識別性が極めて高い（図1）．

酵素抗体法

- 酵素抗体法（免疫組織化学染色）は病理検査室で行われているヘマトキシリン・エオジン（hematoxylin eosin：HE）染色と同様に病理組織診断において必要不可欠な手法となっている．
- 特にホルマリン固定パラフィン包埋（formalin-fixed paraffin-embedded：FFPE）組織切片を用いた免疫組織化学染色は，腫瘍組織型や良悪性の診断，感染症に対する病原体の証明といった補助診断法のみならず，腫瘍の進行度や腫瘍増殖能の確認等に利用され，患者予後判定にも貢献している．
- 現在では癌患者における治療対象患者選別のためのコンパニオン診断（companion diagnostics：CDx）にも利用されている．

- in situ ハイブリダイゼーションを組み合わせた手法により，DNA や mRNA を検出することが可能となった．

検出方法
- 近年の病理検査室では，精度管理された免疫組織化学染の結果を得る目的から自動染色装置を導入している施設が多くなってきている．しかし免疫組織化学染色に関する原理や基本的な手技は同じであり，本項では直接法，間接法，増感法について解説する（表2・図2）．

図1 培養肝細胞を用いた多重蛍光抗体法
肝細胞にオレイン酸を付加して，脂肪滴の形成を誘導し，誘導された脂肪滴の周りに ADRP が観察されている．
BODIPY：脂肪球，AlexaFluor594：ADRP（脂肪球の形成に働く分子），Hoechst 33342：核染色

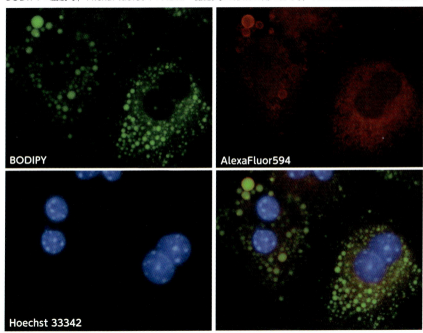

図2 各種免疫組織化学染色法の原理

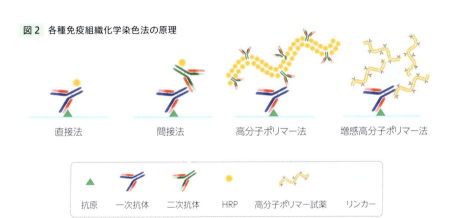

直接法　　間接法　　高分子ポリマー法　　増感高分子ポリマー法

抗原　一次抗体　二次抗体　HRP　高分子ポリマー試薬　リンカー

表2 各種検出方法の利点と欠点

検出方法	利点	欠点
直接法	・作業手順の簡略化（標識抗体のみの添加） ・二次抗体による非特異反応を回避することができる ・同じ宿主の標識一次抗体を使用することもできるため多重染色が容易	・検出感度が低い ・抗体への直接標識するため抗原認識機能が低下する場合もある ・標識抗体が目的分子の数だけ必要になるため，コストがかかる ・標識付き一次抗体の市販品が少ない
間接法	・同じ宿主由来の一次抗体であれば同じ標識二次抗体を用いることができ，汎用性が高く安価である ・一次抗体に対して複数の二次抗体が反応するため増強された感度が得られる ・さまざまな標識の二次抗体を用いることができ，標識抗体の分子量が小さいものを用いることにより，組織浸透性が高くなる	・作業工程が増えることにより，染色時間がかかる ・二次抗体による非特異染色が起こる可能性がある ・多重染色したい場合は，一次抗体の宿主動物が異なっていることが必要であり，多くの目的分子を同時に検出することが直接法と比較して困難
増感法（標識ポリマー法）	・高感度な検出が期待でき，発現量の低い分子に対して有用 ・アビジン・ビオチンを用いた手法（LSAB法・ABC法）と比較して，作業手順の簡略化ができる ・アビジン・ビオチンを用いた手法（LSAB法・ABC法）と比較して，高感度である ・分子量の小さい標識ポリマーを混合することにより，高感度となり，反応時間の短縮ができる ・内在性ビオチンの影響を受けない ・リンカー（架橋剤）に対してより多くの高分子ポリマーが結合し，高感度となる ・内在性ビオチンの影響を受けない	・分子量が大きい標識ポリマーを用いた場合，組織浸透性が問題となることもある
CISH (chromogenic in situ hybridization) 法	・蛍光色素や放射性同位元素を使わずDABやBCIP/NBTなどの発色原を用い，DNAやmRNAを検出できる ・FISH（fluorescence in situ hybridization）と異なり，光学顕微鏡下での観察が可能 ・CISHシグナルと組織形態を同時に観察することができる ・染色標本の長期保存が可能	・染色工程が多い ・核内に存在する核酸（シグナル）が重なり判定しづらくなることもある ・測定者間での評価のバラツキがある

直接法

- 目的とする一次抗体に蛍光物質もしくは酵素を直接標識させ，細胞や組織の抗原と直接反応する．
- 直接法の利点として，抗原抗体反応が1回という簡易性と迅速性を有し，感度増幅反応のステップがないことから非特異反応が少ない．
- それぞれの抗原に対応する酵素や蛍光色素で標識した標識一次抗体が必要となるため，

標識抗体の分子量が大きくなり，組織への浸透性が低下し，間接法よりも感度が低いといった欠点がある．
- 感度増幅が不可能となるため，検出感度は低く少量の抗原検出には不向きとなる．
- FITC 標識による直接法は，腎生検凍結切片を用いた免疫グロブリンや fibrinogen 等の証明に汎用されている．

間接法
- 目的の抗原に対する一次抗体には蛍光物質や酵素を標識せずに，一次抗体の検出に用いる二次抗体に対して標識する方法である．
- 二次抗体の標識酵素として西洋ワサビペルオキシダーゼ horseradish peroxidase（HRP）や alkaline phosphatase（ALP）が利用されている．
- 複数の二次抗体が単一の一次抗体に結合できるため，感度増幅が可能になり，二次抗体の添加により標的抗原の検出感度が向上する．
- 一次抗体に蛍光物質や酵素を標識するよりも二次抗体に標識する方が比較的安価であり，あらゆる一次抗体と組み合わせて使用することができ，また，一次抗体に対して複数個の蛍光色素や酵素が標識された二次抗体と反応するため，直接法よりも抗原検出感度が高く，費用対効果も高い．
- 間接法の利点として標識抗体の分子量が小さくなることから，抗体や検出系試薬等の組織浸透性が高くなる．しかし，反応工程が長くなることや，非特異反応が生じる可能性が高くなる欠点もある．

標識ポリマー法と増感高分子ポリマー法
- 間接法に用いる二次抗体の代わりにデキストランなどの高分子ポリマーないし高分子ポリマーの分子量を小さくしたものに酵素と二次抗体を結合させた標識ポリマー試薬を用いた手法である．
- 酵素を直接結合させた二次抗体と比べ，ターゲットとなる局在部位により多くの酵素を集中させ，発色基質との反応性を高めることができる．また，アビジン・ビオチンを用いた手法と異なり，内在性ビオチンの影響を受けることがない．
- 標識ポリマー試薬を用いた染色方法は従来法の間接法と同様で，一次抗体の後に二次抗体として標識ポリマー試薬を反応させるが，高感度であるため一次抗体の反応時間短縮や希釈濃度を下げることができることから簡便かつ経済的な手法となっている．
- ポリマーに標識される抗体と酵素の数により感度の程度が決定され，高分子ポリマー試薬よりも分子量を小さくした高分子ポリマー試薬の方が組織への浸透性も良くなり高感度となる．
- また，近年では酵素標識ポリマー法よりも感度をさらに増強させる手法として，一次抗体反応終了後にリンカー（架橋剤）を反応させることにより，1つの抗原に対してより多くの高分子ポリマーが結合することができる手法が開発され，より少ない抗原に対して超高感度に検出することを可能としている

CISH（chromogenic in situ hybridization）法
- CISH 法は IHC 染色技術の発色性シグナル検出法と in situ ハイブリダイゼーションを組み合わせた手法である．
- CISH 法は IHC 染色と同様に酵素反応（HRP/AP）を使用して増幅を測定するという点で似ているが，IHC 染色は蛋白質発現を測定するのに対し，CISH 法は DNA や mRNA を検出することができる．

まとめ
- 特異性高く高感度な IHC 染色は，病理組織診断，細胞診断において欠くことのできない

手法となっている.
- IHC染色における原理も重要であるが,使用する一次抗体によっても染色体度が異なることも多く,常に安定した結果を得るためには,確実に染色可能な抗体を選定し,検体の適切な固定条件や最適な染色条件を設定しおく準備が重要である.

文献
1) 丸川活司,他:免疫組織化学—診断と治療選択の指針 第1部 病理診断のための検査室運営と免疫組織化学 1.病理診断のための検査室の運営および管理(免疫組織化学を含めた).病理と臨 2014;32(臨時増刊号):2-7.
2) 名倉宏,他:改訂四版 渡辺・中根 酵素抗体法.学際企画,2002,pp.136-162.
3) 長塩亮,他:診断に役立つ免疫組織化学 第3部 免疫組織化学の基礎,進歩,トピックス 1.免疫組織化学の手技,最新技術 a.基本技術について,直接法,間接法,増感法,抗原賦活法.病理と臨 2007;25(臨時増刊号):253-259.
4) 長塩亮,他:免疫組織化学—診断と治療選択の指針 第1部 病理診断のための検査室運営と免疫組織化学 3.基本技術について(直接法,間接法,増感法,抗原賦活法).病理と臨 2014;32(臨時増刊号):12-18.

memo

モノクローナル抗体とポリクローナル抗体

 Point
- モノクロナール抗体とポリクロナール抗体の利点と欠点を理解する.
- 免疫組織化学染色の技術の進歩はめまぐるしく,常に最新の情報を得るための努力が必要である.

抗体とは

- 抗体とは体内に侵入した病原体などの異物に対する生体防御機構で,主要な役割を果たしている蛋白質がB細胞から産生・放出されている.
- 抗体の基本的な構造は「Y字」の形をしていて,2本のH鎖(重鎖:heavy chain)と2本のL鎖(軽鎖:light chain)から構成され,図1のように結合している.抗原に結合する部位は,Y字の形の先端半分の部分で,抗原結合部位(可変部)と呼ばれている.

図1 抗体の基本構造

抗原抗体反応の可視化に用いられるものに蛍光色素と酵素があり,抗体のFabは可変領域(V領域)を含み,抗原抗体反応に用いられ,抗体のFcは定常領域(C領域)を含み蛍光色素や酵素が標識される.

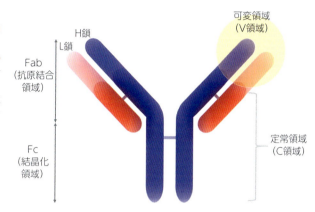

- 抗体によって可変領域のアミノ酸配列が異なり,可変領域の立体構造は非常に変化に富み,この多様性によって抗体は様々な抗原と結合できるようになっている.また,1つの抗体はある特定の抗原を認識するという特徴があり抗原抗体反応を起こす.
- 抗体は抗原の特定の部位を認識して結合し,その結合する構造を抗原決定基(epitope)と呼び,抗体を認識する抗原の一部のことである.
- epitopeは6〜10個のアミノ酸配列や5〜8個の糖の配列からなり,抗原性のための最小単位である.通常,1つの抗原には複数のepitopeが含まれており,類似したepitopeとの交差反応が存在する.
- 抗体は目的となる抗原を動物に接種し,特異的な抗体をつくらせ,それらを血清から単離して得る.しかし1匹の動物からわずかな抗体しか得られず,その抗体は巨大分子の色々な抗原部位に対する類似性をもつ異なる抗体の混合物であり,動物ごとに異なる.
- 特異的な抗体とは,血清中にある抗体のごく一部にすぎず,同一抗体を無限に生産できるのは,ハイブリドーマ細胞株によるモノクローナル抗体産生となる.

モノクローナル抗体

- モノクローナル抗体はそれぞれ特定の抗原部位の1カ所のみで,蛋白表面の5,6個のアミノ酸側鎖がつくる特定の部位のみを識別する.
- モノクローナル抗体は抗原を注入した宿主動物から採取したB細胞と骨髄腫細胞とを融合させた細胞(ハイブリドーマ)から作られる抗体である(図2).
- モノクローナル抗体はin vitroのハイブリドーマにより容易に増殖させることができ長

図2 モノクローナル抗体の作製法

モノクローナル抗体とは，マウスやウサギ等の動物に目的となる抗原を注射し，抗体のできたBリンパ球（抗体産生細胞）と無限に増え続ける能力を持った骨髄腫細胞を融合した，永続的に供給可能なハイブリドーマ細胞から産生される抗体のことをいう．

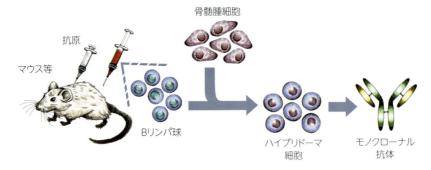

期間にわたる安定供給が可能となる．

- モノクローナル抗体は通常マウスで作製されるが，近年，ウサギのモノクローナル抗体が販売されている．マウスモノクローナル抗体に対して，ウサギのモノクローナル抗体は多様なepitopeを認識することができ，低分子量抗原への反応性が高く，特異性と親和性がともに優れている．
- モノクローナル抗体は単一のepitopeのみを認識する極めて特異性の高い抗体であるが，抗体が認識しているepitopeによっては，類似したepitopeが存在するアミノ酸組成の物質があれば反応してしまうため，交差反応に注意が必要である．
- 抗体が認識しているepitopeによっては，ホルマリン固定パラフィン包埋（formalin-fixed paraffin-embedded：FFPE）組織切片では検出しにくい場合や抗体価が低く，反応が弱い場合がある．しかし，モノクローナル抗体は抗原特異性が高いことから特定の蛋白質（抗原）をターゲットにした定量的な検出にも用いられている．
- モノクローナル抗体を作製する方法は，1970年代にGeorges Jean Franz KöhlerとCésar Milsteinによって発明され，1984年にノーベル生理学・医学賞を受賞している．

ポリクローナル抗体

- ポリクローナル抗体は哺乳動物に注入された抗原が，Bリンパ球による抗原特異的な免疫グロブリン（IgG）生成を誘導し，抗原中のepitopeの数に応じた抗体が血液中に多量に生産される．繰り返しの抗原注入後に血清を回収し，それらの抗血清を精製したものがポリクローナル抗体である（図3）．

図3 ポリクローナル抗体の作製法

ポリクローナル抗体では，ウサギやヤギ等の動物に目的となる抗原を繰り返し注射し，抗体を多量に産生させる．血清から調製するために，様々なエピトープを認識する抗体が混合した状態となっている．

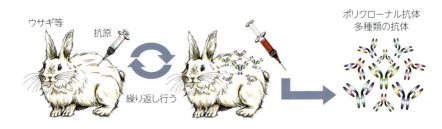

- 単一のepitopeに対する抗体でないことから、認識するepitopeが複数あり感度は高くなるが、様々な類似性をもつ異なる抗体の混合物であるため非特異的反応も起こりやすい.
- 免疫動物の血清成分と組織との非特異的反応のリスクも認識し、染色結果の解釈には注意が必要である.

表1 モノクローナル抗体とポリクローナル抗体

	モノクローナル抗体	ポリクローナル抗体
動物種	マウス，ウサギ，ラット，ニワトリなど	ウサギ，モルモット，ヤギ，ヒツジなど
由来	ハイブリドーマ	抗血清
クラス・サブクラス	すべて同じ性質の抗体（均一）	異なる抗体が混在
特異性	・抗原上に存在する一つの抗原決定基のみに反応 ・良質な抗体を選べば特異性は高い	抗原上に存在する複数の抗原決定基に反応するため，特異性は低い
利点	・特異性の高い抗体が永続的に供給可能 ・原則としてロット間差はない ・ビオチン標識やFITC標識が容易 ・定量的な検出にも使用可能	・生産のコストが低く，比較的安価 ・作製に要する時間が比較的短い ・感度が高い傾向にある ・蛋白質構造の少しの変化に対して，高い適応性がある
欠点	・生産のコストが高く，比較的高価 ・ハイブリドーマの樹立に時間がかかる ・感度が低い傾向にある ・Fabに切ったり，酵素で装飾しにくい ・抗原結合性の強さに幅がある	・複数種の抗体が存在し，非特異抗体が混在する ・ロットごとの抗体差が生じやすい ・特異性が低い ・定量的な検出に不向き

memo

I 技術編 ▶ 2 抗体の選定

3 抗体の選択法

> **Point**
> - 常に最新の情報を得る努力が必要.
> - 抗体選別ではバリデーションが必須.

- 免疫組織化学染色を用いて証明すべき標的分子（抗原）を特定し，標的を検出するための一次抗体を選定する．標的分子に対して複数の抗体が利用可能である場合，特異性が高く抗体価の高い一次抗体の選別が重要となる．
- 市販の抗体を使用する際には，付属されているデータシートや製品のカタログ，Webサイトから，抗原の動物種，抗体の特異性やクローナリティ，交差性，免疫組織化学染色時の染色条件（希釈倍率や抗原賦活化法）などの情報を収集する必要がある．
- 高感度で特異性の高い一次抗体が理想であるが，それぞれの一次抗体によって抗体濃度の調整や検出方法を選定する必要があり，バリデーション（妥当性確認）しなければならない．
- 現在病理診断に用いられている一次抗体は，マウスやウサギで作製された抗体が多いが，検出系試薬として用いられているポリマー系試薬はマウス抗体とウサギ抗体の両者に対応してキット化されているものが多く，特異性に関しては問題がないと思われる．しかし，二重染色をする場合には，他の動物種の免疫グロブリンを加えることにより非特異的抗体をあらかじめ吸収させたものを使用する方がよい．
- バリデーション時には，目的抗原を確実に含む陽性コントロール切片を用い染色が正しく行われたか否かをチェックし，さらに交差反応の有無を確認する目的から，陰性コントロール切片で染色性を確認する必要がある．自家製抗体の場合には，ウエスタンブロット法を用いて特異的バンドを検出できるかの確認作業が必要である．
- 近年の病理検査室では，高い精度で迅速に結果が得られ，精度管理された免疫組織化学染の結果を得る目的から自動染色装置を導入している施設も多い．また，自動染色装置に使用する一次抗体は，抗体濃度が調整されたready to use（RTU）が多くラインナップされ利用されている．精度管理上，販売されている一次抗体メーカーの自動染色装置で染色することが理想であるが，一次抗体と自動染色装置のメーカーが異なってしまう場合でも，バリデーションにより染色可能である．
- 特定の標的分子を認識する特異抗体は世の中に数多くあり，研究レベルで使用されている抗体を入れると無数にあると思われる．最新の情報を得るためには学会参加や文献（論文）検索のみで把握することは難しく，あふれる情報を要領よく，迅速に入手する方法としてwebサイトを利用することを勧める（**図1**，**図2**）．
- 実際の抗体の選択にあたっては，以下の優先度に従い行うことを推奨する．
  ①信頼できる施設で実際に使用され，実績のあるものを選択する
  ②論文や教科書に記載されている抗体を選択する
  ③インターネットなどで情報を調べ，好ましい抗体を選択する
- 抗体を選ぶときにチェックすべき項目を**表1**に示す．
  ▸ 抗原名（①）をチェックし，次に選んだ抗体のクローナリティ（②）を確認する．
  ▸ 次に2次抗体を選ぶ際に重要となる免疫動物（③）とアイソタイプ（④）を調べる．
  ▸ ネガティブコントロールにはアイソタイプが同じで目的分子を認識しない抗体を「アイソタイプコントロール」として使用する．
  ▸ ⑤の交差性とは，抗体がその動物の抗原に結合できる場合に「交差性がある」といい，実験で用いる動物種に交差性があるか確認しなければならない．
  ▸ また，この抗体の使用法（⑥）として免疫組織化学染色可能か否か，またはHRP酵素が直接標識されているか否か（⑦）の確認も重要となる

図1 ホームページ「いむ～の」
病理診断，各種染色法などのナレッジデータベースで特殊染色や免疫染色における染色技術や抗体データベースが閲覧できる．抗体データベースでは各抗体の特徴や染色条件などが記載され，参考文献などの記載から最新の情報を得ることもできる．http://immuno2.med.kobe-u.ac.jp/

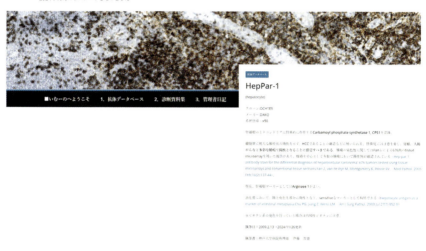

図2 NordiQC
デンマークのグループ．大規模な国際的外部精度管理を行っており，抗体の比較などが閲覧できる．
https://www.nordiqc.org/

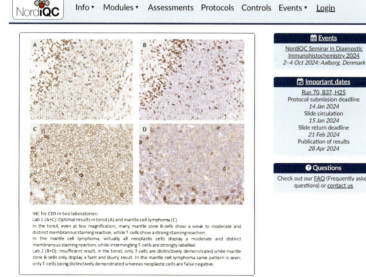

I 技術編

2 抗体の選定

表1 一次抗体製品情報

Code No.	品名				保存温度
アイソタイプ	clone	標識	包装	価格	
使用方法			交差性		
M093-3	① Anti-Insulin B chain（Human）			② mAb ※	
③ Mouse ④ IgG1	1C5A	⑦ Unlabeled	100μg/100μL	¥32,000	－20℃
⑥ Western Blotting / Immunohistochemistry			⑤ Human		

※ mAb：monoclonal antibody（モノクローナル抗体）

文献 1）名倉 宏, 他：改訂四版 渡辺・中根 酵素抗体法. 学際企画, 2002.

memo

I 技術編 ▶ 2 抗体の選定

4 データシートの見方

Point
- 新規抗体導入時には必ずデータシートを確認する.
- メーカー毎に, データシートの言語・レイアウトなどは異なるが主な項目は同様である.

- データシートには, 安全データシート (SDS), 廃棄物データシート (WDS), 技術データシート (TDS), 製品データシート (PDS) といったように幾つか種類が分かれる. 本項で解説するデータシートは免疫染色で使用する一次抗体の技術データシート (TDS), 製品データシート (PDS) についてである.
- 一次抗体購入時に付属されているデータシートには, 製品概要や使用するうえでの技術的な情報が記載されている. メーカー毎に, 使用言語やレイアウトは異なるが主な記載項目は同様である. 近年では, 購入した製品に付属されずインターネット上で確認する仕様の場合が多い.
- 同じ抗体名であってもメーカーによってクローン, 希釈倍率, 保管方法, 前処理方法などは変わることがある. 新規に抗体を購入した際には, データシートを確認し適切な保管方法にて保管し, 前処理の有無・方法, 希釈倍率を決定しなければならない.

表1 データシートから得られる重要情報

- クローン
- 抗体を産生した動物種
- 抗体の特異性, 細胞内局在
- 希釈倍率
- 前処理
- 使用上の注意事項
- 保管方法

- 前処理については, 使用方法や染色手順の部分に記載されている.

希釈

- 図1の例のような希釈不要抗体に関してはReady to Useと記載されるか, もしくは何も記載が無い場合がある.
- 希釈が必要な場合は, Applicationsの項目などにメーカー推奨の開始希釈倍率と希釈倍率幅が記載されている (例:starting dilution 1:50, dilution range 1:50 ~ 1:500).
- 推奨希釈倍率は 50 ~ 500倍といったように幅をもって書かれることが多いため, 使用する希釈倍率に関してはデータシートに記載された推奨希釈倍率を参考にして各施設でのバリデーションに基づき適切な倍率で染色する必要がある.

凍結乾燥抗体

- 購入する抗体によっては, 凍結乾燥された粉末状態のものがある.
- この場合, 抗体の再構成 (再溶解) をする必要があり (図2), その際にもデータシートの情報を元に行わなければならない.
- 蒸留水で溶かす場合に加えるべき水の量がバイアルに記載されていることがある.
- 凍結乾燥抗体と再構成液が付属されている場合は, データシートのReconstitution (再構成) の項目に記載されている濃度を確認して, 溶液の必要量を計算し加え粉末を溶かす必要がある.

図1 データシートの例

Monoclonal Mouse	動物種と抗体の種類
Anti-Human	抗体を産生した動物種. モノクローナル抗体かポリクローナル抗体かを確認
Ki-67 Antigen	抗体名
Clone MIB-1	クローン名
Ready-to-Use	希釈不要抗体

Intended use —— 抗体の使用目的
記載例）Ki67 Antigen,CloneMIB-1,is intended for use in immunohistochemistry together with AutostainerLink instruments. ‥‥

Summary and explanation —— 概要と説明
記載例）The Ki-67 antigen is a nuclear protein,〜

Specificity —— 特異性に関する情報
記載例）〜the MIB-1 and the Ki67 antibodies provide identical staining patterns on serial tonsillar〜

使用上の注意事項
Precautions —— アジ化ナトリウムの使用上の注意点や保護具の使用について
記載例）Wear appropriate Personal Protective Equipment to avoid contact with eyes and skin〜

Storage —— 保管方法
記載例）Store at 2-8 ℃〜　　冷蔵保存か冷凍保存かを確認

Specimen preparation —— サンプルの準備方法
including materials required but not supplied
記載例）Pre-treatment with heat-induced epitope retrieval(HIER)is required using 〜

材料, 染色手順について
Staining procedure —— 陽性コントロールに関する記載もある
including materials required but not supplied
記載例）Optimal conditions may vary depending on specimen and preparation methods,〜

細胞内局在
Staining interpretation —— 細胞質, 細胞膜, 核いずれに染まるかを確認する
記載例）Cells labeled by the antibody display a nuclear staining pattern 〜

抗体の性能特性
Performance characteristics —— 正常組織の染色態度, 異常組織の染色態度を確認
記載例）Normal tissues;〜In tonsil, germinal centra B cells of the dark zone show a moderate to strong staining reaction,〜

図2　抗体の再構成の例

再構成液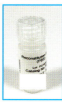

凍結乾燥抗体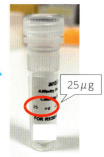

25μg

計算式

抗体の質量 ÷ 再構成濃度 ＝ 再構成液の必要量
　0.025　　　　0.2　　　　　0.125

計算の結果，加える再構成液は 125μl

データシート（例）一部抜粋

PREPARATION AND STORAGE
Reconstitution　Reconstitutional 0.2mg/ml in sterile PBS

0.2 mg/ml となるように再構成する

memo

Ⅰ 技術編 ▶ 3 染色の実際

5 免疫染色に適した組織固定

Point
- 検体採取後直ちに固定処理を行い，固定不良（固定不足・過固定）にならないよう，適切な取り扱いを行うことが重要である．
- 固定液は10％中性緩衝ホルマリン液が推奨される．
- 固定液の浸透しにくい検体の場合には，注入固定が有用である．

目的
- 組織細胞構成成分の不動化・保存．

準備
- 固定液（10％中性緩衝ホルマリン液が推奨される）
- 臓器写真撮影装置
- 物差し
- 固定容器
- ゴム板
- 針（臓器貼り付け用）
- シリンジ
- 注射針（21G程度）

手順

❶ 検体採取後，速やかに検体の写真撮影を行う（図1）．写真撮影の際には，検体の大きさやオリエンテーションが明らかになるように記録することが重要である．なお，検体採取してから固定処理を行うまでの間は4℃下で保管し，1時間以内，遅くとも3時間以内には固定処理を行う．

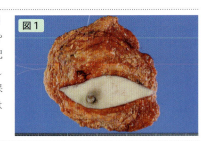
図1

❷ 写真撮影後は直ちに固定処理を行う．乳腺などの固定液が浸透しにくい検体の場合には，注入固定が有用である（図2）．また，皮膜を有する臓器は必要に応じて割入れをして固定を行う（図3）．

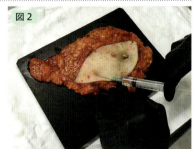
図2

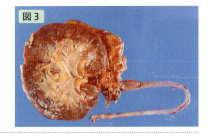
図3

❸ 検体に対して十分な大きさの固定容器を用い，検体全体が固定液に浸るよう十分量の固定液で固定を行う（**図4**）．脂肪組織の多い検体など，固定液に検体全体が浸りにくい場合には，上から固定液を湿らせたガーゼなどで覆うとよい．固定時間は6時間以上48時間以内が望ましく，固定不良（固定不足・過固定）にならないよう留意する．

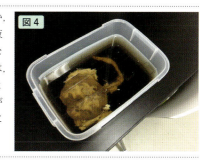

図4

⚠ Troubleshooting

十分な抗原抗体反応が得られない

原因	対策
固定前の組織細胞傷害	● 検体採取後は速やかに固定処理を行う ● 固定処理までの間は4℃下で保管する
固定不足	● 注入固定や割入れを行う ● 切り出し後に再固定を行う
過固定	● 適切な固定時間で処理を行う ● 過度に高濃度の固定液，高温での固定処理は避ける
不適切な固定液の使用	● 10％中性緩衝ホルマリン液の使用が望ましい ● 使用期限の切れた固定液は使用しない

文献 1) 松原修, 他：最新臨床検査学講座 病理学／病理検査学. 医歯薬出版, 2016, pp.202-211.
2) 日本臨床衛生検査技師会（監修）：JAMT技術教本シリーズ 病理検査技術教本. 丸善出版, 2017, pp.42-50.

Memo ▶ ホルマリン固定パラフィン包埋組織検体の適切な取扱い
　　　（日本病理学会「ゲノム診療用病理組織検体取扱い規程」より抜粋）

切除・採取直後の検体の取扱い
● 手術により切除された組織は，摘出後速やかに冷蔵庫など4℃で保管し，1時間以内，遅くとも3時間以内に固定を行うことが望ましい．
● 手術により切除された組織においては，摘出後30分以上室温で保持することは極力回避する．

ホルマリン固定液の組成
● ホルマリン固定液の組成は，酸性や非緩衝ではなく，中性緩衝ホルマリン溶液を固定に用いることが望ましい．
● ホルマリン濃度は10％（3.7％ホルムアルデヒド）を用いることが望ましい．

ホルマリン固定時間
● 組織検体（手術検体，内視鏡的に切除された検体，生検検体）では，コンパニオン診断等の推奨を考慮し，6～48時間の固定を行うことが望ましい．
● ホルマリン固定に使用する固定液の容量は，組織量に対し10倍量の固定液を用いることが望ましい．

6 スライドガラスの選定

Point
- 親水性コーティングガラスを使用する際は，コーティングなしのスライドガラスと同様の使用方法で問題ない．
- 疎水性コーティングガラスを使用する際は，組織の伸展方法を工夫する必要がある．
- 骨などスライドガラスと接着しにくい組織を染色する場合は，ベイキングの時間を長くするなどの対策を行う．

目的
- 抗原賦活化処理による切片の剥離を防止するため，コーティングガラスを使用する．

コーティングガラスの特徴
- コーティングガラスには親水性と疎水性がある（図1，図2）．
- コーティングガラスは各メーカーより販売されている．コーティングガラスの組成によって特徴がある．
- 免疫染色の方法や，自動免疫染色装置の特性に合ったコーティングガラスを選択する．

図1 コーティングガラスの親水性と疎水性の区別
親水性コーティングガラスは，水をはじかない．
疎水性コーティングガラスは，スライドガラスの表面が撥水性で水をはじく．

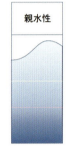
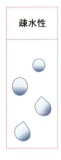

図2 親水性と疎水性コーティングガラスの切片の伸展性

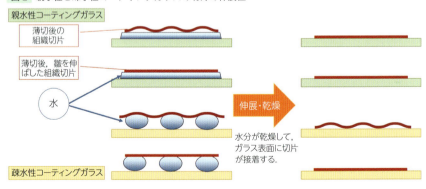

表1 コーティングガラスの性質と特徴

コーティングガラスの組成	性質	特徴
ポリ-L-リジン（PLL）	疎水性	・酵素処理，加熱処理では剥離は起こらない ・アルカリ処理で剥離が発生する ・スライドガラス上で切片は伸展しないため，事前に切片の皺を伸ばす必要がある
アミノシラン（APS）	疎水性	・酵素処理，加熱処理では剥離は起こらない ・アルカリ処理で剥離が発生する ・スライドガラス上で切片は伸展しないため，事前に切片の皺を伸ばす必要がある
親水性シラン	親水性	・酵素処理，加熱処理では剥離は起こらない ・酸，アルカリ処理でも剥離は起こらない ・スライドガラス上で切片は伸展する ・エオジンやPAM染色等でガラス表面に共染が起こるものが多い ・自動免疫染色装置ベンチマーク（ロシュ社）においてスキムミルク処理のいらないコーティングガラスも販売されている

Troubleshooting

切片の剥離

原因	対策
・スライドガラスと切片の接着が弱い ・骨などの剥離しやすい組織の場合 ・切片に皺がある	・伸展時間を延ばす ・酢酸水（0.1～1％の濃度で使用）やお湯伸展を行う（**図2**） ・切片とスライドガラスの間の水分をしっかり抜く ・ベイキングの時間を延ばす
薄切時の気泡の混入により気泡の跡ができる	切片をスライドガラスにのせる時に気泡の混入がないようにする
抗原賦活化処理が強すぎる	抗原賦活化処理を検討する
期限切れのコーティングガラスの使用	使用期限を守る
高温多湿下でのスライドガラスの保管	製造元の指示に従い適切な環境で保管する

染色ムラがある時

原因	対策
スライドガラスの撥水性が強いため試薬をはじく	・親水性のコーティングガラスに変更する ・期限切れのコーティングガラスは撥水性が強くなることがあるため，使用期限を守る ・高温多湿下でのスライドガラスの保管により撥水性が強くなることがあるため，適切に保管されたスライドガラスを使用する ・脱パラフィン不足であるとパラフィンが試薬をはじくため，しっかり脱パラフィンを行う
染色装置の水平がとれていない	レベル出しを再度行う

文献
1) 堤寛, 他：抗原賦活化法. 病理と臨 2005；12：189-198.
2) 名倉宏, 他（編集）：改訂四版 渡辺・中根 酵素抗体法. 学際企画, 2002, pp.117-118.
3) 新道弘規：免疫組織化学染色に使用されるコーティングガラスの組織切片接着メカニズム. Chemical Times 2010；9-13.

7 切片の作製

Point
- 良質な染色標本を安定して作製するためには，目的の厚さの切片を作製するための薄切技術が不可欠である．
- 染色の精度管理上，可能な限りコントロール切片を同一スライドガラス上に載せて染色を行うことが望ましい．

目的
- 染色対象切片およびコントロール切片の作製．

準備
- ミクロトーム（図1）
- ミクロトーム替刃
- 水槽
- 筆
- なめ紙
- 剥離防止剤コーティングスライドガラス
- パラフィン伸展器
- パラフィン溶融器

図1　滑走式ミクロトーム

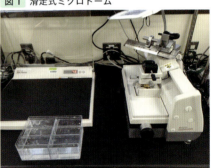

手順

❶ ミクロトームに染色対象組織のパラフィンブロックをセットし，目的の厚さの切片を薄切する（図2）．通常の免疫染色では厚さ3〜4μmの切片を用いる．パラフィンブロックを冷却して薄切を行うと切片の厚さが不安定になる場合があるため，注意が必要である．

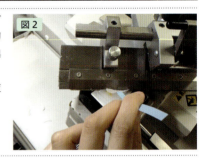

❷ 染色対象切片およびコントロール切片を剥離防止剤コーティングスライドガラスに貼り付ける（図3）．使用する自動免疫染色装置によってはスライドガラス上の染色可能な範囲が決まっている場合があるため，切片を貼り付ける位置にも留意する必要がある．

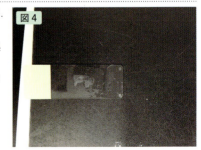

❸ パラフィン伸展器で切片を伸展させる（図4）．伸展温度は使用したパラフィンの融点より10〜15℃低い温度に設定し，過剰な伸展処理は避ける．伸展後は余分な水分を除去し，パラフィン溶融器などで切片を十分に乾燥させる．

❗ Troubleshooting

目的の厚さの切片が得られない

原因	対策
パラフィンブロックの不良	パラフィンブロックの作製工程を見直す
ミクロトーム操作の不良	ミクロトーム各部位の設定を確認する
薄切環境の不良	● 室温を下げる ● 振動や空気の対流を防ぐ
薄切操作の不良	● 薄切技術の確認 ● ミクロトーム替刃を交換する ● パラフィンブロックを冷却せずに薄切を行う

文献
1) 松原修, 他：最新臨床検査学講座　病理学／病理検査学. 医歯薬出版, 2016, pp.221-232.
2) 伊藤智雄：免疫組織化学—診断と治療選択の指針　第1部　病理診断のための検査室運営と免疫組織化学　5. 免疫染色の精度管理. 病理と臨 2014：32（臨時増刊号）：26-31.

memo

Ⅰ 技術編 ▶ 3 染色の実際

8 転写法

Point
- 封入剤とキシレンの混合液
- 軟化の温度

- 転写法とは，細胞等を標本から剥離させて，別の標本に転写させる方法である．

目的

- 標本の枚数や細胞等に限りがある場合，1枚の標本から剥離・分割・転写して複数の標本を作製し，複数の抗体による免疫染色を行う．
- ノンコーティングガラスから細胞等をコーティングガラスへ移し，免疫染色中の剥離を防止する．

手順

❶ 標本をキシレンに浸漬し，カバーガラスを外す（**図1**）．
温めると早く外すことができる．

図1
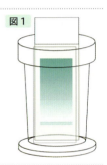

❷ キシレンと封入剤の混合液を適量，2〜3mmの厚さに均等に塗布する（**図2**）．封入剤の粘度によって混合比と塗布量を調節する．
参考）キシレン：封入剤（マリノール粘度550cps，武藤化学）＝ 1：1を1mL
❶で温めた場合，室温に戻してから行う．

図2
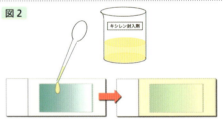

❸ 70〜80℃の伸展板上で30分，硬化させる（**図3**）．目的の細胞にマーキングする．

図3
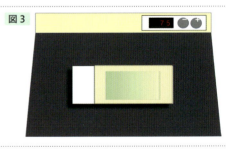

❹ 50 〜 60℃の温水に 15 分浸し，軟化させる（図 4）.

図 4

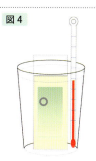

❺ 封入剤の膜をナイフで剥がした後，ハサミで切り取り（図 5 ❶），コーティングガラスに貼り付ける．または，ナイフで切り目を入れピンセットで取り（図 5 ❷），コーティングガラスに貼り付ける．
  ▸ 封入剤の割合あるいは塗布量が少ない場合は破れやすい．
  ▸ 貼り付ける前に，封入剤膜を水に浸す．
  ▸ 貼り付ける際は，裏表に注意．

図 5

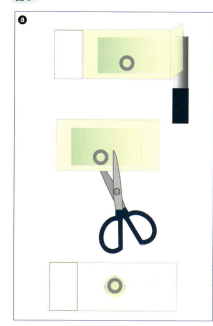
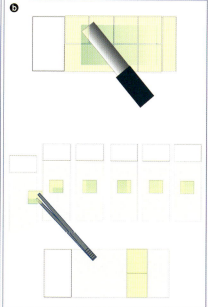

❻ 70 〜 80℃の伸展板上あるいはふらん器内で 30 分，乾燥させる（図 6）．乾燥後，この状態で保管が可能である．

図 6

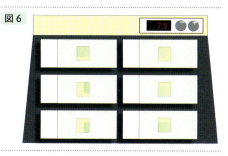

❼ 使用時にキシレンに浸漬し，封入剤を落とす（図7）．

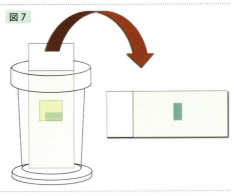

Memo ▶ サンプルパックを利用する方法
サンプルパックを支持体として利用すると，各工程時間を短縮することができる（図8）．

図8 サンプルパックを支持体とした細胞転写法

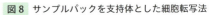

⚠ *Troubleshooting*

細胞転写法

現象	対策
封入剤の膜が破れる	● 封入剤の割合を増やす ● 厚めに塗布する
封入剤の膜が伸びる	● 封入剤の割合を減らす ● 薄めに塗布する
封入剤の膜が剥がれない	再度，軟化する
細胞が剥がれる	コーティングガラスに移した際，泡を取り除く
軟化の時間が足りず温度が低い	適切な軟化を行う
軟化の温度が高い	適切な温度で軟化を行う

文献
1) 久住利香，他：封入剤を利用した細胞転写法の検討．日臨細胞誌 2001；40：91-92.
2) 伊藤仁，他：迅速細胞転写法の検討．日臨細胞誌 2002；4：302-303.
3) 森藤哲史，他：サンプルパックを支持体として用いた迅速かつ簡便な改良細胞転写法の開発．第56回日本臨床細胞学会総会　発表

9 抗原賦活化法：蛋白分解酵素処理

Point
- 組織の固定方法や抗体の種類によって，酵素の選択・至適処理時間を検討する．
- 酵素処理後は十分に洗浄する．

目的
- ホルマリン固定により形成された蛋白分子間の架橋結合を外し，抗原抗体反応を起こりやすくする．

準備
- 蛋白分解酵素溶液（表1）
- リン酸緩衝液
- 湿潤箱（図1）
- 洗浄容器
- 水分拭き取り紙

表1 蛋白分解酵素

酵素液	温度	時間（目安）
0.1% Typsin 溶液	37℃	30分
0.4% Pepsin 溶液	37℃	20～30分
0.02% Proteinase K 処理	37℃	3～6分
0.002% Proteinase K 処理		10分
0.05% Protease 溶液	室温	10分
	37℃	30分

図1 湿潤箱は水平に置く

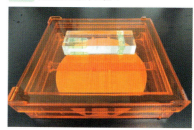

手順

❶ 脱パラフィン後，切片の周りの余分な水分を取り除く（図2）．

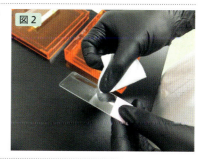

❷ 湿潤箱にスライドガラスを置き，切片が完全に覆われるように蛋白分解酵素を載せ至適条件で処理する（図3）．

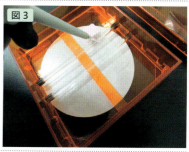

❸ 処理後,リン酸緩衝液で3分間3回洗浄する(図4).

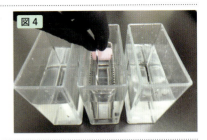
図4

⚠ Troubleshooting

染色が認められない,あるいは弱い

原因	対策
酵素処理が不十分あるいは強い	● 細胞が変性 ● 至適条件で処理を行う ● 失活した酵素を使用しない 　▸ 酵素液を適切な条件下で保管する ● 切片の周りの水分をしっかり取り除く
切片の乾燥	湿潤箱の水平を保つ

memo

10 抗原賦活化法：加熱処理

Point
- 加熱処理による抗原賦活化法は使用する賦活化液の pH，温度，時間や加熱機器の種類によって抗原賦活化の効果に違いがある．
- 抗原賦活化は温度や時間が短い方が組織への影響が少ない．
- 強力な抗原賦活化処理はコーティングガラスを使用しても切片の剥離が起こる場合がある．

目的
- ホルマリン固定による抗原決定基の立体障害やマスキングを解き，抗原抗体反応が起こりやすい状態にする．

準備
- 抗原賦活化液（表 1，表 2）
- 加熱機器（図 1）
- 染色かご
- 耐熱性容器
- タイマー

表 1 一般的に自家調整可能な賦活化液

溶液	pH	組成	備考
クエン酸緩衝液	pH6.0	0.1M クエン酸水溶液 18mL と 0.1M クエン酸ナトリウム水溶液 82mL を混和し 900mL の蒸留水を加える	自家調整可 市販品有
クエン酸緩衝液	pH7.0	10M クエン酸緩衝液（pH6.0）に 1N 水酸化ナトリウムを加えて pH7.0 に調整	自家調整可 市販品有
EDTA 液	pH8.0	EDTA・ニナトリウム 0.37g を蒸留水 1L に加え，1N 水酸化ナトリウムで pH8.0 に調整	自家調整可

表 2 一般的に市販されている賦活化液（一部）

溶液	pH	販売元	容量	備考
クエン酸緩衝液	pH6.0	株式会社 LSI メディエンス	50mL（1L 用）×10	
脱パラ抗原賦活化液	pH6.0	ニチレイバイオサイエンス	50mL×10 本（10 倍濃縮）	脱パラフィン，親水化，賦活化をまとめて処理
クエン酸緩衝液	pH6.0	Agilent Technologies	500mL（10 倍濃縮）	
改良型クエン酸緩衝液	pH6.1	Agilent Technologies	500mL（10 倍濃縮）500mL（調整済み）30mL×3（50 倍濃縮）	
抗原賦活化液	pH9.0	ニチレイバイオサイエンス	500mL×2 本 50mL×10 本（10 倍濃縮）	
脱パラ抗原賦活化液	pH9.0	ニチレイバイオサイエンス	試薬 A：50mL×10 本 試薬 B：50mL×10 本（各 10 倍濃縮）	脱パラフィン，親水化，賦活化をまとめて処理
トリス EDTA 緩衝液	pH9.0	Agilent Technologies	500mL（10 倍濃縮）500mL（調整済み）	
改良型トリス EDTA 緩衝液	pH9.0	Agilent Technologies	500mL（10 倍濃縮）30mL×3（50 倍濃縮）	

国外メーカーの抗原賦活化液も各種市販されている．

図1 加熱機器
その他，保温機能付電気湯沸かしポットなども使用可能．

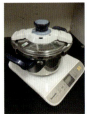
圧力鍋&
IHヒーター

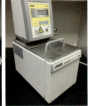
恒温槽

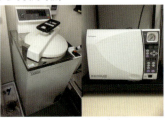
オートクレーブ

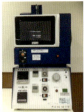
マイクロウェーブ装置

手順

❶ 標本の準備：脱パラフィン後，水洗し蒸留水に浸漬する．

❷ 賦活化液を準備（図2）．

❸ 加熱処理（表3）．

（次頁に続く）

図2 賦活化液の準備（各加熱機器について）

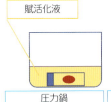
圧力鍋
容量4.6Lの圧力鍋であれば，1Lの賦活化液が必要．

恒温槽
耐熱性容器に賦活化液を入れる．

オートクレーブ
耐熱性容器に賦活化液を入れる．蓋は密封しない(アルミホイルでもよい)．

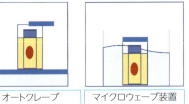
マイクロウェーブ装置
耐熱性容器に賦活化液を入れる．

表3 加熱処理

加熱機器	温度	時間	備考
圧力鍋＋卓上電磁調理器（IH調理器）	溶液が沸騰してから標本を入れ，最大の圧をかける	3〜10分 (1ラックの目安：pH8.0EDTA－3分，pH6.0クエン酸緩衝液－5分)	メーカーによって設定圧力が異なるので注意が必要 (ゲージ圧で0.8〜1.0キロ圧で沸点が約120℃)
恒温槽 保温機能付電気湯沸かしポット	90〜100℃	40分	抗原によっては賦活化が弱いことがある
オートクレーブ	121℃，2気圧	5〜10分加圧・加熱処理	庫内温度が80℃以下になったら取り出す 加熱の総時間は2時間程度
マイクロウェーブ装置	マイクロウェーブ照射	5〜15分沸騰させる (3〜5分照射を3〜8回くらい繰り返す)	「強」の条件で連続照射する 1回ごとに減少した賦活化液を補充する

❹ 冷却：加熱後は室温で20〜30分間冷却する（図3）．

❺ 水洗：流水水洗．

❻ 免疫染色を行う．

図3 冷却

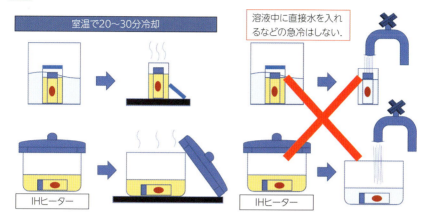

⚠ *Troubleshooting*

染色不良

原因	対策
急冷	・室温で時間をかけて（20〜30分）冷却する ・加熱処理終了直後の賦活化液に直接水を入れない
抗原賦活化液の量が少ない．	・標本がしっかり浸かる量の賦活化液を準備する ・マイクロウェーブ装置では液量が減らないように補充する
賦活化時間過剰，または不足	・適切な時間で加熱処理を行う ・標本全体に均一に熱が加わるような時間を把握しておく
賦活化処理後の乾燥	・冷却時に標本が賦活化液から出ないように気をつける ・賦活化処理後は標本を乾燥させないで免疫染色を行う
抗体の染色性がデータシートと合致しない	抗体に合った賦活化液と賦活化法を選択する

文献
1) 名倉宏，他（編集）：改訂四版 渡辺 中根 酵素抗体法．学際企画，2002，pp.170-179．
2) 川井健司：酵素抗体法．水口國男（編集）：最新 染色法のすべて．医歯薬出版，2011，pp.202-207．
3) 鴨志田伸吾：免疫染色至適条件決定法．学際企画，2009，pp.22-29．

I 技術編 ▶ 3 染色の実際

11 用手法

Point
- 用手法における免疫染色の手順と工程を理解する．
- 各工程における注意事項などを理解し，用手法においても再現性が高く良好な染色染色結果を得られるようにする．

目的

- 近年では，多くの施設が自動免疫染色装置を使用しており，用手法で染色する機会は少なくなってきている．しかし，染色不良やトラブルシューティングの際の原因解明には，免疫染色の原理や染色手技を理解しておく事は重要である．
- 用手法をマスターしておく事で，自動免疫染色装置では，染色（検出キットがない）できない一次抗体（マウスやラビット以外抗体）の染色や術中迅速免疫染色にも応用が可能となる．

準備

資材（図1a）
- 湿潤箱（図1b）
- ろ紙
- 染色バット
- 染色かご
- マイクロピペット・チップ
- キムワイプ
- 洗びん（洗浄液：PBS用）
- ポリエチレン手付ビーカー（PBS用）
- 撥水ペン（用意できれば）（図1c）

試薬
- 用手法で使用される試薬は以前では自家調整（作製）していたが，近年では，多くの試薬が市販されており調整や作製および管理が簡便である．
- 内因性ペルオキシダーゼブロッキング試薬：3％過酸化水素水加メタノール
- 抗体希釈液：市販品を用いるとBSA（Bovine Serum Albumin）添加や保存剤（アジ化ナトリウム）添加されている．
- ブロッキング試薬：BSAや正常血清など用いられるが，5〜10％スキムミルク，0.25％カゼインでも代用が可能．非特異的反応（バックグラウンド）などが軽減される．
- 一次抗体：同じ抗体名でも，メーカーやクローンおよびロットによって染色性が異なる場合がある．抗体の選択には抗原の認識部分や局在など留意しながら至適倍率や条件などを検討していく．
- 検出試薬（二次抗体）：一番大切なことは一次抗体に適合する検出試薬および二次抗体を準備することが重要である．なぜなら一次抗体と反応しない二次抗体を使用しても染色されないのは明らかであるが，用手法で全く染色されない単純な原因の一つがこれである．用手法で多く用いられるのは，抗マウスと抗ラビットが標識されているマルチポリマー試薬を使用した2ステップ法である．近年では，従来のポリマー法の一次抗体とポリマー試薬の間に，リンカー抗体（ブリッジ試薬）を反応させる事により，より多くのポリマー試薬を反応させることができる高感度なリンカー法も用いられるが3ステップとなる事を留意したい．
- pH7.4リン酸緩衝液（PBS）：洗浄液として使用．洗浄効果を高めるために，界面活性剤（Tween-20, TritonX-100）を添加してもよい．
- DAB発色試薬：DABには発がん性物質が含まれるため，取り扱いに十分に注意する．

図1 使用資材

ⓐ：❶湿潤箱，❷ろ紙，❸染色バット，❹染色かご，❺マイクロピペット・チップ，❻キムワイプ，❼洗びん（洗浄液：PBS 用），❽ポリエチレン手付ビーカー（PBS 用），❾撥水ペン

湿潤箱，ろ紙，染色バット，染色かご，マイクロピペット・チップ，キムワイプ，洗びん（洗浄液：PBS 用），撥水ペンなど

ⓑ：写真左は当院で使用している特注作製品である．ろ紙を引いて使用し同型のものを複数用意しておけば何段にも重ねられる．写真右は市販品（コスモバイオ取扱い）で底面に水を張りガラス棒の上に切片を乗せ反応させる．切片の傾きに注意が必要である．

ⓒ：撥水ペン（松波硝子工業取扱い）スライドガラス上に疎水性の囲いを作ることができ，少量の抗体でも乾燥せず反応が可能であり，染色ムラも起きにくく，コンタミネーションも防げる．

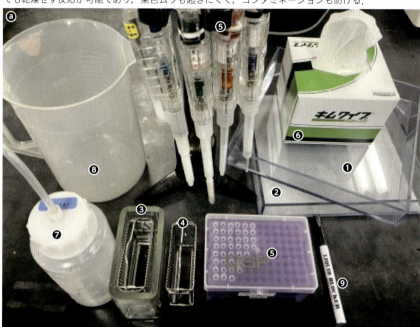

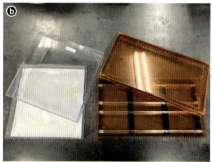

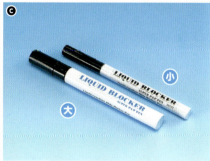

手順 | ポリマー法：2ステップ

❶ 脱パラフィン

抗原賦活化を行なわない場合は，100％エタノールから直接 0.3％過酸化水素水（H_2O_2）加メタノールに浸漬する．

❷ 流水水洗

❸ 抗原の賦活化

抗原賦活法は使用する抗体によって条件を検討する．

❹ 流水水洗

抗原賦活液が熱いうちに切片を取り出し水洗で急冷を行なうと染色されない場合があるので，賦活液内で徐々に冷却を行ない切片を取り出す．

❺ 0.3%過酸化水素水（H_2O_2）加メタノール［30分］

ALP標識抗体反応場合には省略する．

❻ 流水水洗

❼ 撥水ペンで切片を囲う（図2）

撥水ペンで切片を囲い反応を行うと湿潤箱が傾いていても乾燥やムラになりにくい．

図2 撥水ペンでの組織の周りを囲い方．
ⓐ スライドガラスを立てかけて水分を軽く落とす．
ⓑ キムワイプで組織の周りの水分を軽く取る（拭く）．
ⓒ 水分があっても問題ないが，水分が少ないとインクが滲まず囲いやすい．
ⓓ 切片の周りの白い部分が撥水されている部分．

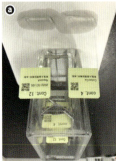
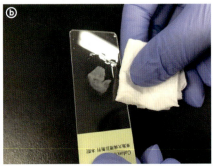
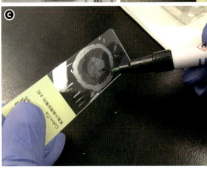
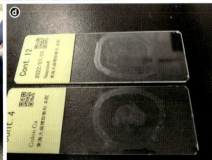

❽ 0.01M PBS［5分，2回］

❾ 10%正常動物血清（ブロッキング）［10分］

5～10%スキムミルク，0.25%カゼインでも代用が可能．

❿ 0.01M PBS［5分，3回］

⓫ 一次抗体　湿潤箱にて室温［30分］（図3）
- 切片の傾きや抗体の乾燥には十分注意する．
- 反応時間の30分は目安であり，抗体の濃度やワークフローに合わせて調整する．

⓬ 洗びんに入れたPBSにて抗体を洗い流してから次の染色バットに浸ける（図4）

⓭ 0.01M PBS［5分，3回］

図3 抗体の反応

撥水ペンで囲った枠の中に抗体を入れる．抗体を入れた後，スライドガラスを2〜3回前後左右に傾け抗体を馴染ませる（青矢印）．湿潤箱の上に置いて反応させる．

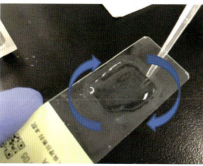 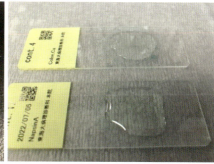

図4 洗浄瓶による洗浄

抗体の反応が終わったら，洗浄瓶に洗浄液を入れて抗体を洗い流す．特に一次抗体は，直接，染色カゴ（バット）に入れると洗浄液中での抗体のコンタミの原因になるため注意する．
抗体を流してから，染色カゴ（バット）に入れ，洗浄液を数回変えて洗浄を行う．

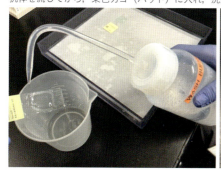 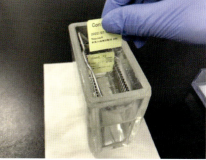

⑭ HRP（または ALP）標識ポリマー試薬
　ポリマー試薬の反応時間が長すぎると，背景染色（バックグラウンド）が高い染色になりやすいので注意する．

⑮ 0.01M PBS［5分，3回］

⑯ DAB にて発色［5分］
- DAB には発がん性物質が含まれるため，取り扱いに十分に注意する．廃液に関しても通常の排水に流す事なく産業廃棄物（廃液）として回収する．
- 反応が弱い場合は，増感剤として 1M イミダゾール（6g/100ml）を1%の割合で添加すると発色が増強される．
- DAB 溶液が古くなると自然着色して，溶液自体の色が徐々に茶褐色になってくる．そのような発色液で発色反応を行なうと，非特異的な着色が目立ち，全体的にバックグラウンドが高くなってしまう．したがって，DAB は作り置きせずに，そのつど作製し時間をおかない事が大切である．

⑰ 流水水洗

⑱ ヘマトキシリンにて核染色［10秒程度］

⑲ 流水水洗

⑳ 脱水，透徹，封入（図5）

図5 Anti-Type IV Collagen（Goat）

一次抗体の動物種が Goat のため自動免疫染色装置での検出キットがなく染色は難しく用手法での染色が必須．一次抗体：Goat Anti-Type IV Collagen（Southern Biotech）X100，酵素処理，二次抗体：シンプルステイン　MAX-PO（GOAT）

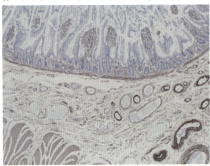
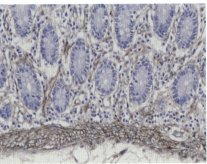

 Troubleshooting

現象	対策
染色（発色）がされない，薄い	● 新しい抗体に変えてみる ● 一次抗体のメーカーやロットを変えてみる ● 一次抗体の希釈倍率を高くする（濃度を濃くする） ● 一次抗体に対する動物種を確認する ● 抗原賦活法を変えてみる（強くする） ● 抗原賦活液の pH を確認する． 　▶ 繰り返し使用すると pH が変わってしまう ● 検出試薬を変えてみる． ● LSAB ポリマー法　リンカー法 ● 内因性 POD ブロッキング処理を一次抗体反応後に行う ● 切片上の水切りを十分に行う 　▶ 水分が多く残っていると一次抗体がさらに希釈される ● 脱灰標本は使用しない（酸性脱灰液） ● 長期保存の切片であれば新しく薄切する
共染が強い	● 抗原賦活法を変えてみる（弱くする） ● 一次抗体のメーカーやロットを変えてみる ● 一次抗体の希釈倍率を低くする（濃度を薄くする） ● 非特異的ブロッキングを長くする ● 検出試薬を変えてみる． ● 切片の乾燥を確認する（図6） ● 発色液が古い（DAB を新調作製する）
染色ムラになる	● 脱パラフィンを十分に行う ● 水平器などで湿潤箱の水平を確認する（図7） ● 一次抗体，二次抗体が標本全体を覆うように広げる 　▶ 近年では，洗浄液に界面活性剤が添加されており抗体が流れやすい．その際には撥水ペンを使用しても良い

図6 切片の乾燥

胃癌（印環細胞癌）のリンパ節転移症例において，抗 Cytokeratin（CAM5.2）抗体で染色した標本である．❶は抗体を染色（反応）中に乾燥させてしまい全体に共染が著明な結果となった標本である．染色結果は全体的に茶褐色の染色であり，胃癌（印環細胞癌）細胞のみならず，リンパ球や結合組織まで染色されている．❷は，乾燥せず染色を行なった標本である．

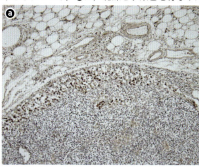 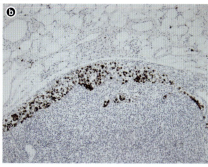

図7 切片の傾きによる染色ムラ

悪性リンパ腫における抗 bcl-2 の染色結果である．切片の傾きにより写真左側の染色が薄くなってムラになっている．湿潤箱で反応させる際には切片の傾きにも十分に注意したい．

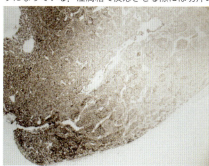 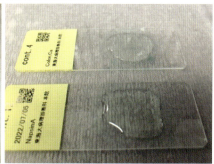

文献
1) 名倉　宏，他・改訂四版　渡辺・中根　酵素抗体法．学際企画，2002．
2) 川井健司：最新染色法のすべて．医歯薬出版，2011．
3) 川井健司，他：MIB-1 染色の落とし穴．病理技術 1999；59：20-21．
4) 伊藤智雄：診断に役立つ免疫組織化学　第1部　困った時の緊急マニュアル　1．抗体に関する情報―web site の利用―．病理と臨 2007；25（臨時増刊号）：2-6
5) 丸川活司，他：より良好な免疫染色の追求―圧力鍋を用いた抗原賦活化と精度管理―．医学検査，2002；51：1503-1508．
6) 堤　寛，他．病理医に必要なワンポイント病理技術　第11回．抗原賦活法．病理と臨 2005；23．189-198．

I 技術編 ▶ 3 染色の実際

12 自動染色

Point
- 自動免疫染色装置ごとに特徴があるため，自施設の業務内容や作業動線，経営にあった装置を選ぶ．
- ここでは2025年現在の代表的な機器を挙げる．

目的
- 染色性の均一化．
- 人為的ミスの削減．
- 作業時間の短縮．

各種自動免疫染色装置の紹介
- Ventanaベンチマーク，Leica BOND，ダコ Omnisの外観を図1に，スペックを表1に示す．
- サイズを図2に，原理を図3に示す．

図1 外観
ⓐ Ventanaベンチマーク（左：GX，中：ULTRA，右：ULTRA PLUS）．ⓑ Leica BOND（左：MAX，中：Ⅲ，右：PRIME）ⓒ ダコ Omnis．（画像提供 ⓐロシュ・ダイアグノスティックス社，ⓑ Leica Biosystems社，ⓒ Agilent Technologies, Inc.）

ⓐ
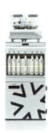
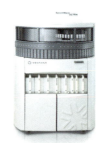
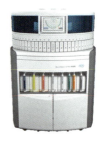

ⓑ
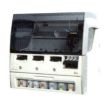
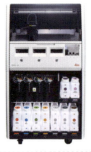
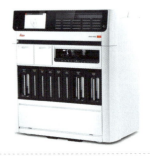

ⓒ
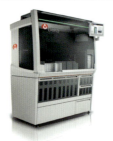
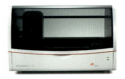

© Agilent Technologies, Inc. 2015
Reproduced with Permission, Courtesy of Agilent Technologies, Inc.

表1　スペック

比較項目	ベンチマーク	BOND	Omnis
染色原理	液体カバースリップ（専用試薬）オイルカバー	カバータイル（消耗品）毛細管現象	ダイナミックギャップ方式（機械内蔵）
検出系	専用	専用	専用
増感試薬	専用	専用（検出系に含まれる）	専用
酵素	専用（濃度違いあり）	専用（濃度違いあり）	専用
賦活化液	専用 pH8.5（EDTA），pH6.0（クエン酸）	専用 pH9.0（EDTA），pH6.0（クエン酸）	専用 pH9.0（EDTA），pH6.0（クエン酸）
洗浄液	専用（トリス緩衝液）	専用（トリス緩衝液），蒸留水	専用（トリス緩衝液）
廃液（DABを含む）	同一容器（油分と水分で液層ができる）	別容器	別容器
染色前工程	なし（スライドガラスの撥水現象の発生時にはスキムミルクへの浸漬を行う）	なし	なし
試薬のチェック	専用試薬は使用期限，残量チェック機能あり．ディスペンサーの使用期限，容量チェックあり（250回）．	専用試薬は使用期限，残量チェック機能あり．試薬コンテナの容量チェックあり（7mL，30mL）．	専用試薬は使用期限，残量チェック機能あり．試薬ボトルの容量チェックあり（2mL，30mL）．
システム	連携可能	連携可能	連携可能
ISH	ISH，DISH	ISH，FISH，CISH	ISH，FISH
二重染色	専用試薬あり	専用試薬あり	専用試薬あり
装置内の試薬の保管	ULTRA，GXはすべての試薬は室温	ボトルタンクの試薬，抗体，検出系試薬全て室温	抗体と検出系試薬を低温で管理，ボトルタンクの試薬は室温
プロトコールの汎用性	普通	高い	高い
染色枚数	ULTRA 30枚（一度に染色できる枚数）GX 20枚	MAXとIIIは30枚，PRIMEは24枚（最大72枚のキャパシティー）	60枚（最大収容枚数）
後追い染色	ULTRAは可能（1枚ごと）GXは不可	可能（MAXとIIIは10枚ごと，PRIMEは1枚ごと）	可能（5枚ごと）
染色状況の確認	モニタリング可	リアルタイムモニタリング可	リアルタイムモニタリング可
染色エリア	ラベル以外すべて	染色エリアに制限あり	染色エリアに制限あり
染色性	安定	安定	安定

比較項目	ベンチマーク	BOND	Omnis
その他	・GXはバッチごとの染色のため，時間が読みやすい ・ULTRAはスライド1枚単位で随時追加取り出しが可能 ・バッチごとの染色のため時間が読みやすい ・標本枚数が多い施設に適している ・条件が違う抗体でも一緒に染色することが可能 ・ボトルタンクの必要試薬が不足した場合は，染色が中断される ・ULTRAではISH，DISHも免疫染色と一緒に染色可能 ・ラベル不良の場合はラベルを出力し直し，貼り直す必要がある ・一度染色完了したラベルの再利用可能 ・廃液は油分と水分に分けて処理する ・スライド1枚ごとに異なるプロトコールでの染色が可能	・抗体の条件設定が容易 ・蒸留水を使用するため，用手法に近い方法である ・基本プロトコールが違う条件は同一プレートで染色不可 ・試薬不足の時はすぐに補充できれば，染色を続行する ・ラベル不良の場合は手入力で，染色のオーダーを染色装置に入力し染色することが可能ただし，抗体の入力間違いに気をつける必要がある ・一度染色完了したラベルは再利用不可 ・廃液を分けて処理することが可能 ・賦活化処理の異なるプロトコールの染色が可能 ・PRIMEはプロトコールが異なっていても同時に染色が可能	・1ラック（5枚）について前処理が同一でなければならない ・プロトコールの中で，20分以上差のある抗体は同一ラックで処理できない ・試薬が足らない時には，いつまでに試薬を足せばよいかの指示が出る ・標本枚数の多い施設に適している ・FISHが標準3時間40分で染色される ・装置が重い ・廃液を分けて処理することが可能 ・IHCとFISH検体を同時に処理することが可能

図2 自動免疫染色装置のサイズ（人との比較）

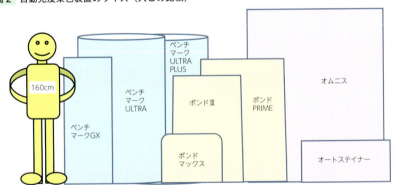

図3 各種自動免疫染色装置の原理

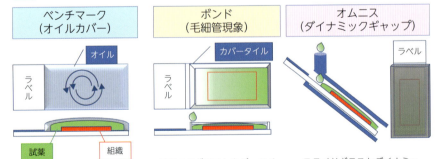

Troubleshooting

染色不良

原因	対策
● 過染色 ● 染色性が薄い ● 抗体のコンタミネーション	● コントロール切片を同一スライドに載せて染色 ● プロトコールの確認 ● 試薬量が必要量あるかを確認 ● 試薬（抗体を含む）の排出に問題がないかを確認 ● 洗浄用の buffer が不足していないかを確認 ● 流路が詰まっていないかを確認 ● 試薬の補充間違いがないかを確認 ● 染色機器にエラーが出ていないかを確認 ● 試薬(抗体を含む)の濃度の確認および調整をし直す ● 脱パラフィンを行ってから親水化し，自動免疫染色装置にて染色を行う ● 薄切後はできるだけ早く染色を行う ● 抗体は濃縮抗体であれば小分けにして－80℃で保管する ● 有機溶剤が使用可能な発色系であるかを確認

染色間違い

原因	対策
染色性が抗体と合致しない	● コントロール切片を同一スライドに載せて染色 ● 抗体ラベルの貼り間違いをしないようにする ● プロトコールの確認 ● 抗体の調整をし直す ● 抗体容器の確認や排出に問題がないかを確認（コンタミの可能性） ● 希釈液がコンタミしていないことを確認

資料提供 | ロシュ・ダイアグノスティックス社
Leica Biosystems 社
Agilent Technologies, Inc.

I 技術編 ▶ 3 染色の実際

13 多重染色

Point
- 多重染色では，抗原賦活化の条件や一次抗体の動物種，目的物質の局在などを考慮し，染色の順序や発色剤の選択を行う必要がある．
- 酵素抗体法における多重染色では主にペルオキシダーゼ（HRP）標識二次抗体による検出とアルカリホスファターゼ（ALP）標識二次抗体による検出が用いられる．
- 蛍光抗体法における多重染色では励起波長の異なる複数の蛍光色素を用いることによって，複数の目的物質を同時に観察することができる．蛍光抗体法とfluorescence in situ hybridization 法（FISH 法）との重染色も可能である．

目的
- 同一切片上で複数の目的物質の検出を行う．

表1 多重染色における酵素抗体法と蛍光抗体法の特徴

	酵素抗体法	蛍光抗体法
長所	● 背景組織の観察に優れる ● 永久標本化が可能	● 各目的物質の共局在の観察に適する ● 繊細な染色像が得られるため，目的物質の局在の同定に優れる
短所	● 各目的物質の共局在の観察は困難 ● 発色剤によっては目的物質の局在の同定に難がある	● 背景組織の観察には不適 ● 永久標本化は不可

図1 多重染色（酵素抗体法）
ⓐ Ki-67（clone：MIB-1，DAB 発色：茶色）と cytokeratin（clone：CAM5.2，PermaBlue 発色：青色）の二重染色（核はケルンエヒトロートで染色：赤色）．
ⓑ Podoplanin（clone：D2-40，DAB 発色：茶色）と CD31（clone：JC70A，PermaRed 発色：赤色）の二重染色（核はヘマトキシリンで染色：青紫色）．

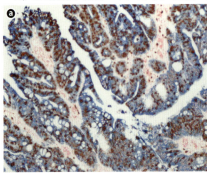
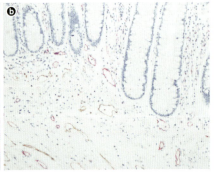

図2 多重染色（蛍光抗体法）
CD31（clone：JC70A，Alexa 488：緑色）と collagen type IV α5（clone：H52，Alexa 568：赤色）の二重染色（核は DAPI で染色：青色）

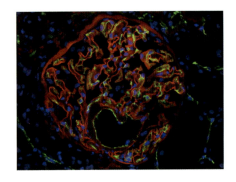

図3
HER2蛍光抗体法（clone：CB11，Alexa 488：緑色）とHER2 FISH（パスビジョン HER2 DNA プローブキット）の二重染色（核はDAPIで染色：青色）

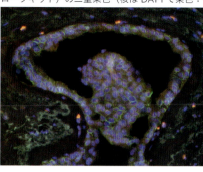
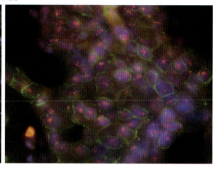

酵素抗体法

準備

- 過酸化水素水
- ウシ血清アルブミン
- 一次抗体
- 酵素標識 二次抗体
- 発色剤（表2）
- 核染色液
- 湿潤箱
- 恒温槽（圧力鍋などでも可）
- 染色バット
- トリス塩酸緩衝液（リン酸緩衝液でも可）

表2 市販されている主な発色基質キット

HRP系発色基質	ALP系発色基質
● ジアミノベンチジン（DAB） ● 3-アミノ-9-エチルカルバゾール（AEC） ● PermaYellow ● PermaBlack ● HistoGreen ● Vector VIP ● Vector SG	● ニューフクシン ● ファーストレッド ● BCIP/NBT ● PermaRed ● PermaBlue ● PermaGreen

手順

❶ 1回目の免疫染色を行う．DABは最も安定した発色剤であるため，はじめにDAB発色の免疫染色を行うとよい．図4はcytokeratin（clone：CAM5.2）をDABで発色したもの．

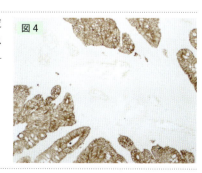

図4

❷ 加熱処理やグリシン塩酸緩衝液などを用いて，1回目の免疫染色で用いた抗体の解離処理を行う（図5）．動物種の異なる一次抗体を用いて多重染色する場合には，本処理を省略することができる．現在では多重染色用のカクテル抗体も市販されており，比較的短時間で多重染色を行うことができる．

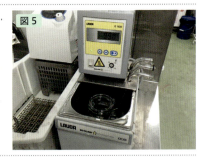

図5

❸ 2回目の免疫染色を行う．二重染色の場合は2回目の免疫染色後に核染色を行う．多重染色では，抗原賦活化の条件や一次抗体の動物種，目的物質の局在などを考慮し，染色の順序や発色剤の選択を行う必要がある．図6はdesmin（clone：D33）をPermaBlueで発色後，ケルンエヒトロートで核染色を行ったもの．

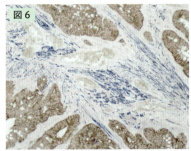

図6

蛍光抗体法とFISH法の二重染色

▍準備
- トリス-EDTA緩衝液 pH9.0
- 一次抗体
- 蛍光抗体標識二次抗体（表3）
- FISHプローブ
- 核染色液
- 水溶性封入剤（DAPI入り水溶性封入剤など）
- 湿潤箱
- 恒温槽（圧力鍋などでも可）
- ホットプレート
- 染色バット
- トリス塩酸緩衝液（リン酸緩衝液でも可）

表3 蛍光抗体法で用いられる主な蛍光色素[5]

蛍光顕微鏡観察における蛍光型	蛍光色素の種類（励起ピーク：nm/蛍光ピーク：nm）
青系色素	Alexa 405（401/422） DAPI（358/461）
赤系色素	Alexa 568（575/600） Cy3（550/570） Rhodamine Red（570/590） Texas Red（595/615）
緑系色素	Alexa 488（495/518） FITC（494/518） Cy2（489/506） EGFP（488/507）

手順

1. トリス -EDTA 緩衝液 pH9.0，99℃，30 分～ 60 分熱処理を行う．
   - 酵素処理は免疫染色に影響を与えるため行わない．
   - 適切な熱処理の時間は検体の固定条件等によって変動する．
2. 洗浄，脱水，乾燥．
3. プローブを滴下し，denature 95℃，5 分，hybridization 37℃，24 時間．
4. 2 × SSC/0.3％NP-40 で 72℃，2 分洗浄を行う．
5. トリス塩酸緩衝液で洗浄．
6. 一次抗体反応 37℃，60 分．
7. トリス塩酸緩衝液で洗浄．
8. 二次抗体反応 37℃，60 分．
9. トリス塩酸緩衝液で洗浄．
10. DAPI 入り水溶性封入剤で封入．

! Troubleshooting

良好な多重染色像が得られない

原因	対策
染色条件が不適切	抗原賦活化・抗体濃度・反応温度・反応時間など各染色条件を検討する
染色順序が不適切	抗原賦活化の条件などを考慮し，染色する順序を検討する
コントラストの不良	・発色剤の組み合わせを検討する ・使用する核染色液を検討する
染色手技の不良	・スライドガラス上への洗浄液等の残存により反応液が希釈される場合があるので注意する ・発色剤によっては脱水・透徹操作，非水溶性封入剤の使用により脱色される場合があるので注意する

文献

1) 名倉宏，他（編集）：改訂四版　渡辺・中根　酵素抗体法．学際企画，2002，pp.191-218.
2) 鴨志田伸吾：免疫染色至適条件決定法．学際企画，2009，pp.63-71.
3) 柳田絵美衣：免疫組織細胞化学（酵素抗体法）ではどのような色に発色できるのでしょうか．そして，重染色を行う際の良い色の組み合わせを教えてください．標本道場初心者編　サクラファインテックジャパン
   https://secure01.hs.kddi.ne.jp/sakura-finetek.com/auth/beginner/m_sensyoku6-Bg.pdf.
4) 冨永晋：免疫染色の発色技術．免疫染色玉手箱　ニチレイバイオサイエンス
   https://www.nichirei.co.jp/bio/tamatebako/pdf/tech_10_dr_tominaga.pdf
5) 高田邦昭，他編：染色・バイオイメージング実験ハンドブック．羊土社，2006，pp.129-140.
6) 池田聡，他：酵素処理を用いない FISH 法プロトコルの簡素化および FISH+ 蛍光免疫二重検出．病理と臨 2011；29：1275-1278.

14 迅速免疫染色

I 技術編 ▶ 3 染色の実際

Point
- 電界非接触撹拌技術を用いた抗原抗体反応が開発され，専用機器が発売されている．これを用いることで極めて短時間（20分程度）で免疫染色が可能である．
- 各施設にあった迅速免疫染色法を実施する．
- すべての抗体で実施可能ではない．

目的
- 術中迅速診断時の補助情報として迅速免疫染色を行う．

準備
- 固定液（アセトン・迅速固定液など）
- 洗浄液（TTBS・PBSなど）
- 各種一次抗体
- 二次抗体（ポリマー試薬，LSAB試薬）
- ペルオキシダーゼブロッキング（過酸化水素など）
- DAB試薬
- コーティングスライドガラス
- 洗浄ビン
- 湿潤箱（インキュベーションチャンバー）
- マイクロピペット
- 水分拭き取り紙（吸水性の高い紙）
- 迅速免疫染色装置（図1）

図1 迅速免疫染色装置
ⓐサクラ ヒスト・テック® ラピート® Auto．ⓑサクラ ヒスト・テック® R-IHC®．

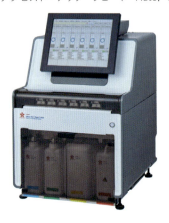
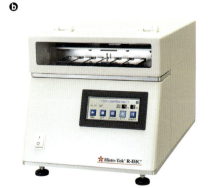

手順
- 表1に，迅速免疫染色装置を使用した場合の手順と，抗体高濃度法の手順を示す．

表1 手順

	迅速免疫染色装置使用	抗体高濃度法
❶ 貼り付け	凍結切片を作製しコーティングスライドガラスに貼り付ける	
❷ 固定	アセトン　2分	迅速固定液〔メタノール（90）：ホルマリン（10）：酢酸（1）〕　15～30秒
❸ 洗浄	PBS 洗浄　10秒 3回 洗浄後に組織の周りの水分を拭き取り，撥水ペンで組織を囲むように円を描く（図2）	流水水洗　30秒 TTBS（0.1% Tween-20 加 0.05M トリス塩酸緩衝液）洗浄：洗浄ビンで5～10秒ほど洗浄
❹ ブロッキング	内因性ペルオキシダーゼ活性阻害　1分 DakoREAL Peroxidase-Blocking Solution	蛋白ブロックは結果の判定に支障がないため，省いている
❺ 洗浄	PBS 洗浄　10秒 3回	
❻ 一次抗体反応	電界攪拌（表2，図3）　5分	3分：パラフィン切片に用いるものより5～10倍の高濃度にして使用する
❼ 洗浄	PBS 洗浄　10秒 3回	TTBS 洗浄：洗浄ビンで5～10秒ほど洗浄
❽ 二次抗体反応（ポリマー試薬）	電界攪拌　5分	2～3分：LSAB 試薬では各々2分反応
❾ 洗浄	PBS 洗浄　10秒 3回	TTBS 洗浄：洗浄ビンで5～10秒ほど洗浄
❿ DAB 発色	～3分	1分
⓫ 水洗	流水水洗　10秒	30秒ほど
⓬ 核染色	ヘマトキシリン　30秒	ヘマトキシリン（マイヤー）
⓭ 色だし	熱温水　2秒	
⓮ 水洗	流水水洗　10秒	微温水で色だしを兼ねて水洗
⓯ 脱水・透徹・封入	標本の染色性を確認し，診断へ（図4）	

図2　撥水ペンで組織を囲む

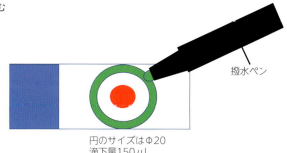

円のサイズはΦ20
滴下量150μL

表2　電界攪拌の条件

	一次抗体					二次抗体				
滴下量（μL）	時間（min）	電圧（kV）	周波数（Hz）	隙間（mm）	電界強度（kV/mm）	時間（min）	電圧（kV）	周波数（Hz）	隙間（mm）	電界強度（kV/mm）
150	5	4	5	4.1	0.98	5	4	4	4.1	0.98

図3 電界攪拌

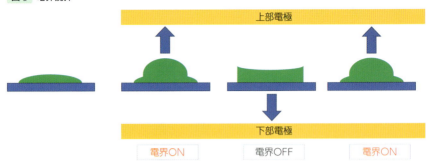

図4 大脳腫瘍（B細胞性リンパ腫）
ⓐ HE．ⓑ GFAP．ⓒ CD20．GFAP陰性，CD20陽性でB細胞性リンパ腫の症例．

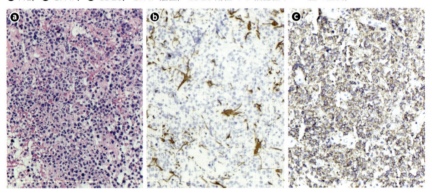

⚠️ *Troubleshooting*

迅速免疫染色装置使用時の染色不良

原因	対策
電界攪拌処理の不良	● 抗体量を適正にする ● 適切な条件で電界攪拌を行う ● 撥水ペンで組織を囲む際に正円に近い円にする ● 撥水ペンで囲んだ円をはみ出ないように試薬をのせる
抗体のコンタミネーション	● 染色が終了するごとに上部電極の清掃を行い，試薬のコンタミネーションを防ぐ ● 抗体のかけ間違いに注意する
過染色 染色性が薄い	● 固定時間を守る ● 薄切直後に染色する ● 洗浄をしっかり行う ● 適正な抗体濃度にする ● 標本を乾燥させない ● 核染色を濃くしない ● 試薬は既定の期限以内に使用する ● DAKO社のDAB試薬は調整後30分以内に使用する ● DAB発色は適正な染色性で反応をとめる ● 使用抗体の染色性および装置の動作確認を事前に必ず行う

抗体高濃度法での染色不良

原因	対策
過染色 染色性が薄い	● 固定時間を守る ● 薄切直後に染色する ● 洗浄をしっかり行う ● 適正な抗体濃度にする ● 適正な抗体量にする ● 標本を乾燥させない ● 核染色を濃くしない ● 試薬は既定の期限以内に使用する ● DAKO 社の DAB 試薬は調整後 30 分以内に使用する ● DAB 発色は適正な染色性で反応をとめる

文献
1) 名倉宏, 他(編集):改訂四版 渡辺・中根 酵素抗体法. 学際企画, 2002, pp.147-149.
2) 片山博徳:術中酵素抗体法. 水口國男(編集):最新 染色法のすべて. 医歯薬出版, 2011, pp.213-215.
3) 迅速免疫染色研究会 ホームページ http://www.rihc.jp/

memo

15 蛍光染色

Point
- 蛍光染色前に，切片の位置にスライドガラスの裏からマーキングを行うことで染色時に切片を見失わないようにする．
- 凍結切片は薄切後，よく風乾し吸水剤を入れたケースで冷蔵保存し，1週間以内に蛍光染色を行う．

目的
- 蛍光抗体法による組織・細胞内の目的蛋白を検出する．

準備
- アセトン
- 蛍光標識抗体（表1）
- 各種一次抗体
- 蛍光標識二次抗体（表1）
- pH7.4 リン酸緩衝液
- 湿潤箱（インキュベーションチャンバー）
- 湿潤箱に敷くろ紙（湿潤状態の維持のために使用）
- 洗浄容器
- 水分拭き取り紙（吸水性の高い紙）
- マイクロピペット
- タイマー
- 有機溶剤耐性ペン，ガラスペン

表1 腎生検で用いられる蛍光抗体の例

項目 直接法	メーカー，コード No.	MorR	倍率	
IgA（α-CHAIN）	MP Biomedicals 55077	G	200	FITC 標識抗体
IgG（WHOLE MOLECULE）	MP Biomedicals 55144	G	400	FITC 標識抗体
IgM（5FC μ）	MP Biomedicals 55153	G	100	FITC 標識抗体
C1q	MP Biomedicals 55166	G	50	FITC 標識抗体
C3	MP Biomedicals 55167	G	200	FITC 標識抗体
κ	DAKO F 0198	R	50	FITC 標識抗体
λ	DAKO F 0199	R	50	FITC 標識抗体
二次抗体				
Alexa Fluor 488 Anti-mouse	Molecular Probes A-11001	G	200	FITC 標識抗体
Alexa Fluor 488 Anti-rabbit	Molecular Probes A-11034	G	100	FITC 標識抗体

手順
- 表2に直接法・間接法の手順を示す．

表2 直接法・間接法の手順

手順	直接法	間接法
❶ 貼り付け	凍結切片を作製しコーティングスライドガラスに貼り付ける	
❷ マーキング	スライドガラスの裏から検体のある場所をマーキングする（図1）	
❸ 固定	冷アセトンで固定（4℃），5分	
❹ 洗浄	pH7.4 リン酸緩衝液で洗浄する（図2），10dip 5分×2回	
❺ 反応1	蛍光標識抗体 余剰水分を拭き取る（図3） 室温で60分間， 暗所で反応させる（図4）	一次抗体 余剰水分を拭き取る（図3） 室温で60分間 一次抗体の場合は暗所である必要はない
❻ 洗浄	pH7.4 リン酸緩衝液で洗浄する．10dip 5分×3回	
❼ 反応2		蛍光標識二次抗体 余剰水分を拭取る（図3） 室温で60分間 暗所で反応させる（図4）
❽ 洗浄		pH7.4 リン酸緩衝液で洗浄する 10dip 5分×3回（可能な限り暗所で実施）
❾ 封入	水溶性封入剤で封入する	
❿ 乾燥	水溶性封入剤を暗所にて乾燥させる（図5）	
⓫ 観察	蛍光顕微鏡にて観察と写真撮影を行う．標本の保管は冷暗所で行う（図6）	

図1 スライドガラスをマーキング

- 試薬に浸漬すると検体の場所がわかりにくくなるため，検体のある位置をアセトンに浸漬する前にマーキングする．
- マーキングの広さは検体に合わせ広すぎず，狭すぎず．

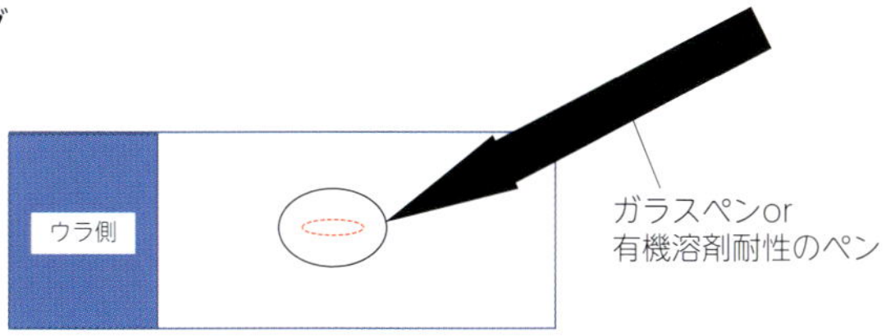

図2 洗浄の工程

- アセトン固定後，手早く洗浄液に移す．
- 界面活性剤は洗浄液に使用しない．

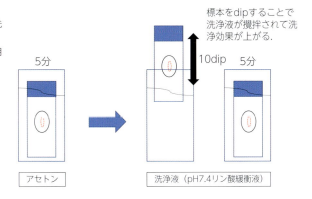

図3　余剰水分を拭き取って抗体をのせる

抗体をかけるまでの間に，検体が乾燥しないように手早く行う．

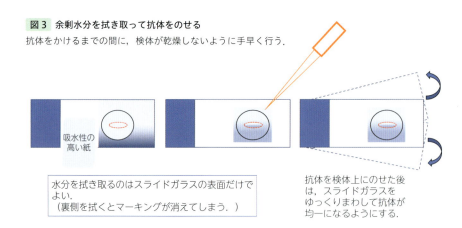

水分を拭き取るのはスライドガラスの表面だけでよい．
（裏側を拭くとマーキングが消えてしまう．）

抗体を検体上にのせた後は，スライドガラスをゆっくりまわして抗体が均一になるようにする．

図4　蛍光標識抗体の抗原抗体反応

・湿潤箱は水平な台に置き，スライドガラスが水平になるように設置する．
・反応時間中は標本を遮光し，乾燥させず，動かさない．

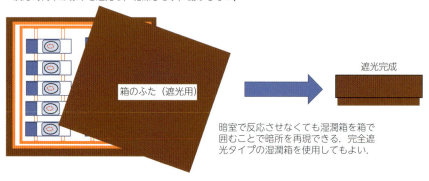

暗室で反応させなくても湿潤箱を箱で囲むことで暗所を再現できる．完全遮光タイプの湿潤箱を使用してもよい．

図5　水溶性封入剤を暗所で乾燥させる

湿潤箱のふたはせずに，遮光用の箱のふたをする．

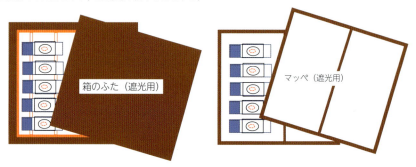

図6 蛍光染色の写真
ⓐ 直接法．IgA 腎症．IgA（2+,mesangial），IgA × 400．
ⓑ 間接法．抗体関連型拒絶反応．（peritubular capillary：PTC），C4d × 200．

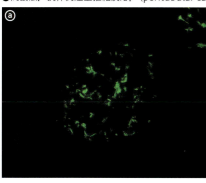
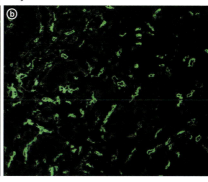

Troubleshooting

染色不良

原因	対策
抗体の濃度	● データシートを参考に事前に検討する ● ピペット操作を確実に行う ● 余剰水分をしっかり拭き取る ● 検体に対してマーキングが広すぎると余剰水分で抗体が薄まって染色不良になる可能性があるため，適度な大きさのラインを引くようにする
切片の乾燥	● 反応時は湿潤状態を保つ ● 湿潤箱の水平を保てる場所で染色を行う
切片の長期間保管による抗原性の失活	● 薄切後すぐに染色を行う ● 切片の保管は 4℃で 2 週間，− 80℃で 3 カ月を目安とする
蛍光色素の退色	● 染色後はすぐに蛍光顕微鏡で観察および写真撮影を行う ● 4℃で 1 週間以内を目安とする ● 保管は冷暗所で行う
その他	● 固定時間を守る ● 洗浄液に界面活性剤を入れない ● 抗体の期限を確認する ● 非水溶性封入剤を使用しない ● 間接法において動物種の確認を行う．一次抗体の動物種に対する蛍光標識二次抗体を使用する ● 蛍光標識抗体の保管は 4℃暗所で行う

文献
1) 名倉宏，他(編集)：改訂四版　渡辺・中根　酵素抗体法．学際企画，2002，pp.24，99．
2) 高垣哲也：蛍光抗体法．水口國男(編集)：最新　染色法のすべて．医歯薬出版，2011，pp.217-222．

16 細胞診の免疫染色

Point
- 固定法の違いにより，染色結果が減弱もしくは陰性化する場合がある．
- 染色手順は免疫組織化学と同様であるが，抗原の賦活化は加熱処理が有効である．
- コンパニオン診断への応用には，ホルマリン固定したセルブロック標本を作製する．
- 検査材料もしくは標本の性状に応じて，適した標本作製法を選択する．

はじめに

- 細胞診断は主に形態学的な観察によってなされるが，細胞所見の評価が難しく診断に苦慮する症例は少なくない．このような症例においては，細胞診の免疫染色（免疫細胞化学）を施行することで，細胞の由来や性状が明らかとなり，正しい細胞診断へと導く有効な手段となり得る（図1）．

図1 細胞診の免疫染色（乳腺）
ⓐ：Papanicolaou染色．N/C比が高く，細胞結合性の緩い異型細胞がみられる．小葉癌や浸潤性乳管癌（充実型）が鑑別に挙がる．
ⓑ：免疫細胞化学（E-cadherin）．異型細胞は陽性となり浸潤性乳管癌（充実型）と診断された．

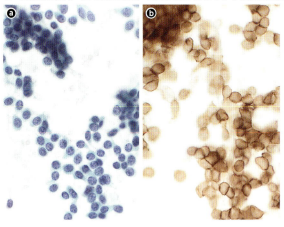

- 免疫細胞化学は，組織診の免疫染色（免疫組織化学）とは根本的に異なる．すなわち，固定法の違いや標本上に載った細胞や組織の厚さ，薄切操作による抗原決定基の露出の有無などは，いずれも染色結果を左右する要因となることから，免疫組織化学との違いを十分理解したうえで染色を行い，標本を評価する必要がある．
- 本稿では，細胞診の免疫染色の基礎，染色手順，標本作製における注意点にいて述べる．

免疫細胞化学の基礎

標本作製

- 細胞診標本を作製する際は，臨床情報を参考に，必要に応じた免疫細胞化学の塗抹標本を余分に作製する必要がある．
- 未染色標本をアルコール固定液中に長期間浸漬することで，反応性が減弱する場合がある．
- 免疫細胞化学用の標本を長期間保する場合は，固定後の標本を脱水，透徹，封入した未染色標本とするか，Papanicolaou染色やHE染色を行い染色標本として保管する．

- 免疫細胞化学用の未染色標本がない場合は，染色後の標本から免疫細胞化学を施行する．
- アルコール固定の Papanicolaou 染色や Alcian blue 染色であれば問題ないが，乾燥標本の Giemsa 染色などでは一部の核内抗原に反応性の減弱がみられる[1]．
- PAS 反応標本は，酸化処理が行われているため糖鎖抗原や一部のリンパ球マーカー（CD_4）の検索に用いることは避けるべきである．
- 標本が複数枚必要な場合は，1 枚の標本からの細胞転写法を行うほか，沈査量が多く得られるのであればセルブロック法を行う．
- 免疫細胞化学に供する標本はコーティングガラスを使用し，転写法の基となる標本はノンコートガラスで作製することが望ましい．

固定法

- 抗原の成分には，蛋白質や複合蛋白，ポリペプチド，糖脂質，ステロイドホルモンなどがある．
- 抗原成分の溶解性や化学反応性，物理的な影響により染色結果に影響を及ぼす場合があるため，目的とする抗原に対する固定液の選択には注意をはらう（**表 1**）[2]．

表 1　抗原の種類と固定液

抗原	ホルマリン	アルコール	PFA	凍結 - アセトン
Ly マーカー，中間系フィラメント他	○	○	○	○
ペプチドホルモン	○	×	○	×
Ki-67	○	×	○	○

文献 2 から引用し，一部改変した．

- ホルマリン（ホルムアルデヒド）は，蛋白質のアミノ基を橋渡しする形でメチレン架橋（メチレンブリッジ）を形成するため非常に安定した固定液であるが，抗原決定基近傍の官能基や抗原決定基の一部が架橋を形成した場合は立体障害が生じ，抗原抗体反応が阻害される．
- アルコールは，蛋白質の周囲に配位した水分（水和水）を置換し，疎水性官能基を外側に向けて配列することで，蛋白質を水に不溶の状態に変化させる（蛋白凝固）．アルコール固定は，ホルマリンのような化学的な反応を起こさないため，抗原の化学的官能基は保持されるが，低分子蛋白は後の染色操作で溶失しやすい．
- 薄切操作で細胞内の成分が露出する組織診に対し，細胞は脂質を含む細胞膜で覆われているため，未固定の状態では抗体や色素が浸透し難く十分な染色性は得られない．しかし，アルコール固定を行うことで脂質が溶解し，細胞膜が部分的に破壊されるため，抗体や色素が細胞内に浸透しやすくなり染色性は向上する（**図 2**）．
- 乾燥（Giemsa 染色，Diff-Quik 染色）は，一部の核内抗原（TTF-1，Ki-67，ER など）に陰性化する可能性がある[1]．また，乾燥標本は 10％中性緩衝塩マリン（前固定）後にアルコール固定（後固定）をすることで核内抗原の染色性が改善することが報告されている（**図 3**）[3,4]．

抗原賦活法

- 抗原賦活法とは，ホルマリン固定組織に対し，メチレン架橋やカルシウムを介した結合[5]で生じた立体障害を分断して，抗体の浸透を促す操作法である（**図 4**）．
- 理論上，アルコール固定では不要な操作にも思えるが，実際は抗原賦活法によって，核内抗原を中心に染色性の改善がみられる（**表 2**）[6]．
- 抗原賦活法では，メチレン架橋の分断以外の反応も生じ，抗原抗体反応の促進に働いている可能性が推察される．

図2 アルコール固定
アルコール固定で細胞膜の一部が破壊されることにより，色素や抗体が細胞内に浸透しやすくなる．

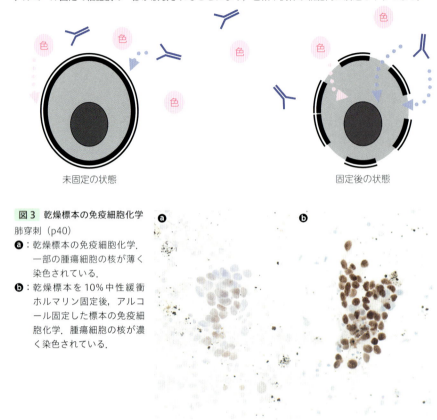

図3 乾燥標本の免疫細胞化学
肺穿刺（p40）
ⓐ：乾燥標本の免疫細胞化学．一部の腫瘍細胞の核が薄く染色されている．
ⓑ：乾燥標本を10％中性緩衝ホルマリン固定後，アルコール固定した標本の免疫細胞化学．腫瘍細胞の核が濃く染色されている．

図4 抗原賦活法
メチレン架橋やカルシウムを介した結合による立体障害を分断して，抗体の浸透を促進する．

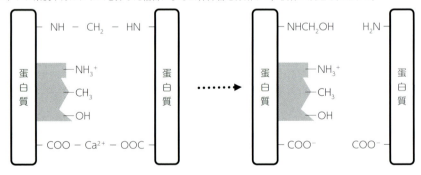

表2 免疫細胞化学の賦活法

抗体	未処理	CB6	CB7	EDTA8	Pro
Pan-CK	3	3	3	3	3
CK (5/6, 7, 20), Vimentin, SMA, ChromograninA, Synaptophysin, PSA	3	3	3	2〜3	0〜1
E-cadherin, CD15	3	3	3	3	3
CD20, EMA, EGFR	3	3	3	3	0〜1
CD8, CD79a	1	3	3	3	2
Ki-67, p53, p63, CDX-2, MCM7, Oct-3/4, AR	0	3	3	3	0
ER, PgR	2	3	3	3	0
HER2	3	0	0	0	3
Carletinin	3	1	0	0	1
CD4, CD10	0	0	1	1	0〜1

※：0〜3は染色強度．
文献6から引用し，一部改変した．

ブロッキング

①内因性ペルオキシダーゼ

- 赤血球（ヘムの偽ペルオキシダーゼ活性），好中球，好酸球，マクロファージ，唾液腺腺房細胞，腎臓尿細管上皮細胞などに含まれる．
- 0.3〜3％過酸化水素の水もしくはメタノール溶液が用いられるが，メタノールはヘムの破壊を促進するため，出血や強い炎症が背景にみられる標本ではメタノール溶液を用いると良い．

②内因性ビオチン

- 肝細胞，腎臓尿細管上皮細胞，乳腺乳管上皮細胞などに含まれる．
- ホルマリン固定では失活するが，アルコール固定もしくは乾燥標本では失活しない．また，ホルマリン固定で失活したあとでも，高pHの賦活処理で内因性ビオチンが再び生じる．市販の抗ビオチン試薬を使用するほか，検出試薬を考慮する．

一次抗体／二次抗体（検出試薬）

- 免疫組織化学と同濃度の一次抗体を使用するが，さらに2倍程度希釈しても使用可能である．
- 塗抹標本は細胞の凹凸があり，スライドガラスの辺縁にも検索対象となる細胞がみられることもある．抗体は，滴下後に標本全体に行きわたるように，毛細管やチップの先を使って攪拌しながら引き伸ばす．スライドガラスが撥水しやすい場合は，5％スキムミルクPBS溶液に3〜5分浸漬したあとに一次抗体を滴下する．
- 細胞診標本は様々な非特異反応の要因が内在するため，検出試薬にはアビジン・ビオチンなどを用いた反応系などは極力避ける．

染色法および精度管理

染色手順

- 用手法の染色手順は免疫組織化学と基本的には同じである（**表3**）．
- 自動染色装置を用いる場合は，塗抹の厚い標本では染色ムラ（陰性化）が生じる可能性

があるため，塗抹の薄い標本を作製することが重要となり，評価においても陰性と誤認しない注意が必要である．
- また，一部の染色工程を加温することで，術中迅速細胞診への応用も可能である（**表4**）．

表3 免疫細胞化学の手順

	工程	試薬	反応条件	備考
1	塗抹・固定	95％エタノール	室温／15分以上	コーティングガラス使用
2	洗浄	流水水洗	室温／数秒	固定液を洗い流す
3	抗原賦活	クエン酸緩衝液（pH6）など	98℃／30分	電気ポットを使用
4	洗浄	TPBS	室温／3分	0.03％Tween20加PBS
5	ブロッキング	0.3％過酸化水素メタノール	室温／15分	
6	洗浄	流水水洗・TPBS	室温／3分	水洗後にTPBSに入れる
7	抗体	一次抗体	4℃／1晩	
8	洗浄	TPBS	室温／5分	3回
9	抗体	ポリマー試薬	室温／30分	ABC法は使用しない
10	洗浄	TPBS	室温／5分	3回
11	発色	DAB発色	室温／2〜10分	
12	洗浄	流水水洗	室温／数秒	DABを洗い流す
13	後染色	ヘマトキシリン	室温／数秒	マイヤー
14	色出し	0.05％炭酸リチウム	室温／数秒	色出し前後は流水水洗
15	脱水・透徹	アルコール，キシレン	室温／5分	4槽ずつ

表4 術中迅速細胞診の免疫細胞化学の手順

	工程	試薬	反応条件	備考
1	塗抹・固定	95％エタノール	室温／1分	薄く塗抹し，固定する
2	洗浄	流水水洗	室温／数秒	固定液を洗い流す
3	抗原賦活	クエン酸緩衝液（pH6）	98℃／3分	電気ポットで予め加温
4	洗浄	TPBS	室温／数秒	Tween20加PBS
5	抗体	一次抗体	37℃／3分	伸展板を37℃に予備加温
6	洗浄	TPBS	室温／数秒	
7	抗体	ポリマー試薬	37℃／3分	伸展板を37℃に予備加温
8	洗浄	TPBS	室温／数秒	
9	発色	DAB発色	37℃／1分	伸展板で載せガラスで行う
10	洗浄	流水水洗	室温／数秒	DABを洗い流す
11	後染色	ヘマトキシリン	室温／数秒	マイヤー
12	色出し	0.05％炭酸リチウム	室温／数秒	色出し前後は流水水洗
13	脱水・透徹	アルコール，キシレン	室温／数秒	3槽ずつ

精度管理

- 免疫細胞化学の施行に際しては，既知の陽性コントロール（陽性対照）による染色結果の評価が必要である．
- 陽性コントロールとして用いる材料は，可能な限り実際の検査対象と同じ条件で作製されることが望ましいが，由来を同じくする材料を多数ストックすることは必ずしも容易ではない．

- 以下に，陽性コントロールの作製例を挙げる．

塗抹標本
- 手術などによる摘出材料から，歯間ブラシなどを用いて塗抹標本を複数枚作製する．もしくは，ブラシを酢酸リンゲル液で洗浄し，得られた細胞懸濁液からサイトスピンなどで塗抹標本を複数枚作製する．
- 塗抹標本は未固定もしくはアルコール固定後に－80℃で保管する．
- 由来が検査対象に近いが，得られる標本枚数や症例に限りがある．

転写法
- 既知の陽性検体から転写法により細胞を剥離し，複数枚の標本を作製する．
- 由来が検査対象に近いが，得られる標本枚数や症例に限りがある．

セルブロック法
- 細胞沈渣が多い検体からセルブロックを作製し，複数枚の標本を作製する．
- 標本枚数は多数得られるが，ホルマリン固定のため検査対象と固定法が異なる点に留意する．

FFPE
- 免疫組織化学と同じく既知のFFPEを用いる．
- 症例も多岐にわたり，標本枚数は多数得られるが，ホルマリン固定のため検査対象と固定法が異なる点に留意する．

免疫細胞化学に必要な標本作製技術

細胞転写法[7]
- 細胞転写法は，標本上の細胞を，封入剤などを利用して剥がし取り，剥がした細胞を他のスライドガラスに貼り付ける（転写する）方法である．
- 細胞を剥がし取った封入剤を切り分けることで，1枚の標本から複数枚の標本を作製することが可能である．

手順

❶ キシレンに浸漬し，カバーガラスを除去する ［条件：50～60℃/12時間］．
  ▶ 急ぐ場合はガラスペンでカバーガラスに傷をつける．

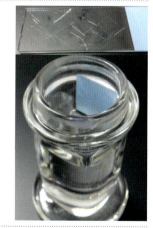

❷ 封入剤を重層する．
  ▶ 標本がキシレンで湿った状態で行う．封入剤をキシレンで2倍程度に薄めると❸固化が早くなる．

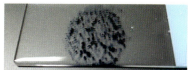

❸ 伸展器で乾燥し，封入剤を固化する［条件：40 〜 50℃／3 〜 12 時間］．
  ▸ 指で封入剤を押して，指紋がつかない程度まで固化する．

❹ 目的物の位置にマーキングする．
  ▸ 顕微鏡下で封入剤にマーキングする．

❺ 温湯に浸漬し，封入剤を軟化する［条件：40 〜 50℃／1 〜 2 時間］．
  ▸ ❻剥離で封入剤が千切れる場合は，軟化が不十分である．

❻ 封入剤を剥がす．
  ▸ ピンセットなどで封入剤の一端を持ち上げ，静かに剥がす．

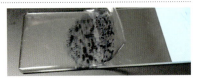

❼ 表裏の印を記載（省略可能）．
  ▸ ❽分割時に表裏の識別ができるように，剥がした封入剤に文字などを記載する．

❽ 目的箇所を分割．
  ▸ 剥がした封入剤をハサミなどで切り分ける．

❾ スライドガラスに貼付ける．
  ▸ コーティングガラスに載せ，気泡が入らぬようペーパーを重ねて強く押す．

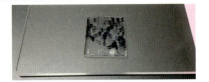

❿ 伸展器で乾燥し，固着させる［条件：50℃／1 時間］．

セルブロック法[7-13]

- セルブロック法は，胸水や腹水などの液状検体中に析出したフィブリン塊や細胞成分（沈査）からパラフィンブロックを作製する方法である．
- 標本作製手順に基づき遠心分離細胞収集法と細胞固化法などに分類される（表 5）．

表 5 セルブロック法の分類

遠心分離細胞収集法	遠心容器ごと包埋する方法	クライオバイアル法（→手順①）
		ピペット・オブラート法（→手順②）
		ナイロンメッシュ法
	沈査を包埋する方法	コロジオンバック法
細胞固化法	蛋白凝固固定液を用いる方法	ブアン固定液を用いる方法
		アルコール固定液を用いる方法（→手順③）
		卵白アルブミン・アルコールを用いる方法
		クロロホルム重層法
	溶剤を混和し固化する方法	寒天法（寒天法，寒天・オブラート法）（→手順④）
		アルギン酸ナトリウム法（→手順⑤）
		グルコマンナン法
		フィブリンクロット法
		OCT コンパウンドを用いた方法
標本から作製する方法	細胞を剥離する方法	剥がしセルブロック法（→手順⑥）

①クライオバイアル法の手順
- 器材・試薬
    - 遠心容器（クライオバイアル）
    - 包装容器（メッシュ等）
- 特徴
    - 操作は簡便で短時間
    - 容器は柔らかい材質が切断し易い

❶ 沈査を容器に入れる．

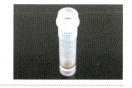

❷ 遠心後上清を除去．

❸ 沈査をホルマリン固定．

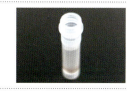

❹ バイアルの切断．

❺ バイアルごとパラフィン浸透．

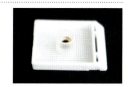

②ピペット・オブラート法の手順
- 器材・試薬
    - 遠心容器（ピペット）
    - 包装容器（袋オブラート）
- 特徴
    - 容器は柔らかい材質を用いる
    - オブラートは水に濡らすとくっつき使用できず，パラフィンブロックに混入させると薄切が困難になる

❶ 沈査を容器に入れる．

❷ 遠心後上清を除去．

❸ 沈査をホルマリン固定

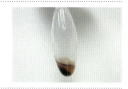

❹容器をオブラートで包装

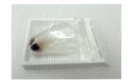

❺パラフィン浸透

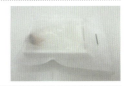

③アルコール固定液を用いる方法の手順
- 器材・試薬
  - 100%エタノール
- 特徴
  - 表面500μm程度がアルコール固定される（**図4**）

❶沈査をアルコールに沈めたカセット内に滴下
（3分間アルコール固定）

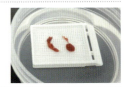

❷カセットの蓋を閉める

❸ホルマリン固定

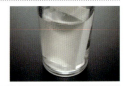

❹パラフィン浸透

図4 アルコールを用いる方法の組織像

肺穿刺（p40）
❶セルブロック標本のHE染色像．
❺表面500μm付近の拡大像．
❻表面の拡大像．表面部分は赤血球が溶血し，アルコール固定の組織像を呈する．アルコールへの浸漬時間が長いほど，アルコール固定される領域が拡大する．
❹中心部の拡大像．中心部はホルマリン固定の組織像を呈する．免疫染色を行った場合は，この領域で評価を行う．

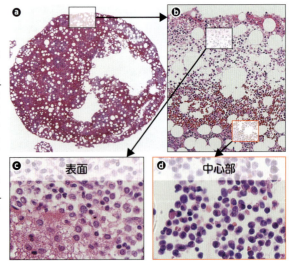

④寒天法の手順
- 器材・試薬
    - 固化容器（試験管, チューブ）
    - 2％寒天（加熱溶解）
- 特徴
    - 操作は簡便で短時間
    - 寒天は迅速に取り扱う（温度が下がると固化する）
    - 多糖類染色で背景が染色される

❶ 沈渣のホルマリン固定

❷ 遠心後上清除去

❸ 沈渣に加熱寒天を加え攪拌

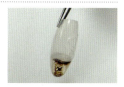

❹ 遠心（3,000rpm, 5分），固化

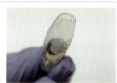

❺ 固化物をパラフィン浸透

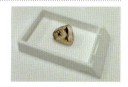

⑤アルギン酸ナトリウム法の手順
- 器材・試薬
    - 1％アルギン酸ナトリウム
    - 1M 塩化カルシウム
- 特徴
    - 操作は簡便で短時間
    - 微量検体に適する
    - 試薬調整（加熱溶解）を要する
    - 多糖類染色で背景が染色される

❶ 沈渣のホルマリン固定

❷ 遠心後上清除去

❸ 沈渣にアルギン酸を添加

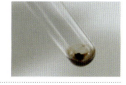

❹ 塩化カルシウムに滴下

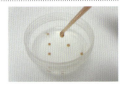

❺ 固化物をパラフィン浸透

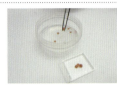

⑥剥がしセルブロック法の手順
- 器材・試薬
  - メス
  - キャピラリー
- 特徴
  - 細胞集塊内部の観察が可能

❶ 標本をキシレンに浸漬し，カバーガラスの除去
　 封入剤を完全に溶解

❷ 顕微鏡下で細胞集塊の剥離

❸ キャピラリーで回収して，キシレンごと包埋皿に移す

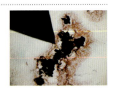

❹ パラフィンを交換（3回）
　 コールドプレートで底のパラフィンを細胞集塊ごと固め，
　 上清のパラフィンを捨て，新たに注ぐ

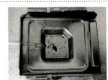

❺ パラフィン包埋

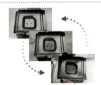

⚠ Troubleshooting

現象	原因と対策
抗体の浸透が不十分	● 厚みがある細胞集塊には抗体は浸透しにくい（図5）. ● 標本作製においては塗抹を薄くする. また, 集塊内の観察には剥がしセルブロック法を行う.
抗体の希釈	● 洗浄操作後のスライドガラス上に残った緩衝液の拭き取りが弱いと, 抗体濃度を下げる（図6）. ● 標本をよく振って水分を除き, 辺縁の余分な水分も拭き取る.
攪拌不良	● 抗体滴下後の攪拌不良では染色ムラを生じる（図7）. ● 抗体の滴下後は, ピペットの先端や毛細管を使って十分に攪拌する.
自動染色機による染色ムラ	● 標本の塗抹が厚い場合や, スライドガラスの撥水が強い場合は, 抗体が標本全体に十分に行き渡らずに染色ムラ（陰性化）を生じる（図8）. ● 塗抹が薄い標本を使用し, 塗抹が厚い場合は用手法などで染色する. カバースリップは撥水しないよう十分に洗浄する.
スライドガラスの撥水	● スライドガラスの撥水により, 抗体が組織辺縁から乾燥し, 非特異的な染色を生じる（図9）. ● スライドガラスの撥水は, スライドガラスの汚れ（染色途中の乾燥, 脱パラフィン不良・脱パラフィン溶液の劣化）, 製造後に日数が経過したスライドガラス, スライドガラスの保管環境（温度）, 高温下でのパラフィン溶融（60℃, 30分以上）などで発生する. ● 撥水防止には, 洗浄用緩衝液への界面活性剤の添加や, 抗体滴下前に5%スキムミルクPBS溶液に15分程度浸漬することで防止できる.

図5 抗体の浸透
乳腺穿刺（CK（AE1/AE3））
ⓐ：塗抹標本の染色像. 細胞集塊の内部は十分に染色されていない.
ⓑ：標本から剥離した細胞集塊の断面像. 表面の細胞は染色されているが, 細胞集塊の内部に反応はみられない. 水色の線は, スライドガラスの接着面を模している.
ⓒ：断面の再染色像. 細胞集塊の内部にも陽性細胞がみられる.

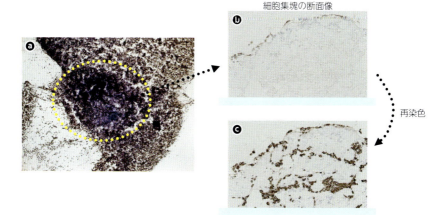

図6 抗体の希釈
- ⓐ：洗浄液の拭き取りをしない染色像．染色強度がやや減弱する．
- ⓑ：洗浄液の拭き取りをした染色像．染色強度は適切である．
- ⓒ：スライドガラスは良く振って水分を除き，セルブロックなどでは周囲の水分は拭き取る．

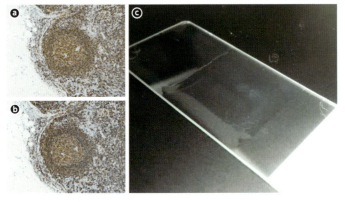

図7 抗体の攪拌
リンパ節（LCA）
- ⓐ：抗体滴下後に攪拌せずに染色した状態．標本の辺縁に染色ムラ（陰性化）がみられる．
- ⓑ：抗体の攪拌．抗体を滴下したあとは，毛細管などを使って，標本に触れないように上下に引き伸ばしながら攪拌する．

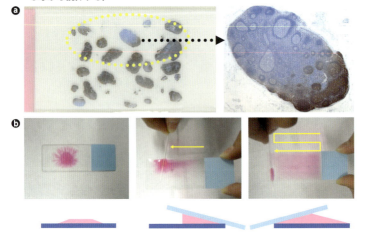

図8 自動染色機による染色ムラ

リンパ節捺印（CD20）
ⓐ：カバースリップを重ねた場合，塗抹の厚さや撥水で抗体の浸透不良につながる．
ⓑⓒ：細胞集塊に染色ムラ（陰性化）がみられる．

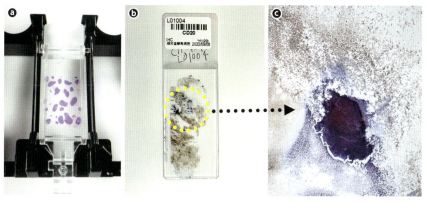

図9 スライドガラスの撥水

リンパ節（CD30）
ⓐ：スライドガラスの撥水により，辺縁に非特異的な染色および不染色部位がみられる．
ⓑ：抗体を滴下した状態．スライドガラスに撥水がみられる．
ⓒ：スライドガラスを5％スキムミルクPBS溶液に浸漬してから抗体を滴下すると，撥水が防止される．

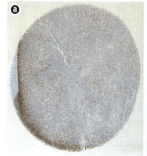 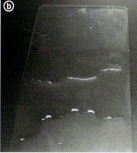 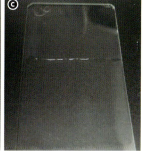

おわりに

- 免疫細胞化学は，細胞診断において形態学では知ることにできない様々な情報を得ることが可能であり，細胞診断の精度と価値を著しく高めた．
- 免疫細胞化学の基本技術は，免疫組織化学に準ずるが，標本の種類が様々であり，検体や標本の性状に合わせた標本作製法を選択することが必要となる（図10）．
- また，結果の解釈に際しては，免疫組織化学とは根本的に異なる点や，細胞診標本ならではのアーチファクトが内在するため，これらの特性を良く理解したうえで，日常業務で活用していくことが重要である．

図10 免疫細胞化学のフローチャート

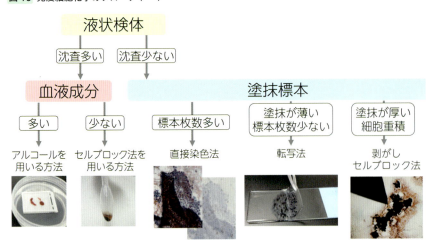

文献
1) Liu J, et al. A. Immunostaining for thyroid transcription factor-1 on fine-needle aspiration specimens of lung tumors: a comparison of direct smears and cell block preparations. Cancer 2004; 102: 109-114.
2) 名倉宏, 他：改訂四版 渡辺・中根 酵素抗体法. 国際企画, 2002.
3) Skoog L, et al. Immunocytochemistry: an indispensable technique in routine cytology. Cytopathology 2011; 22: 215-229.
4) Roh MH, et al. The application and diagnostic utility of immunocytochemistry on direct smears in the diagnosis of pulmonary adenocarcinoma and squamous cell carcinoma. Diagn Cytopathol 2012; 40: 949-955.
5) Morgan JM, et al. Possible role of tissue-bound calcium ions in citrate-mediated high-temperature antigen retrieval. J Pathol 1994; 174: 301-307.
6) Denda T, et al. Optimal antigen retrieval for ethanol-fixed cytologic smears. Cancer Cytopathol 2012; 120: 167-176.
7) 細胞検査士会(編)：細胞診標本作製マニュアル(体腔液)第1版. 細胞検査士会, 2008. http://www.intercyto.com/lecture/manual/fluid_manual.pdf
8) 西原和代, 他：ポリエチレン製使い捨てピペットと袋オブラートを利用した簡単なセルブロック作製法(ピペット・オブラート法). 日臨細胞会誌 2012; 51: 329-332.
9) 畠山重春, 他：液状検体よりのセルブロック標本の作り方. Med Technol 1999; 27: 613-618.
10) 川嶋活彦, 他：寒天を用いたセルブロック法. 病理技術 1983; 27: 24-26.
11) 神谷誠, 他：グルコマンナンを用いたセルブロック作製法. 病理と臨 2006; 24: 871-875.
12) 佐野順司, 他：アルギン酸ナトリウムを用いたセルブロック法の有用性についての検討. 日臨細胞会誌 2005; 44: 291-297.
13) Azami S, et al. Application of Returned Cell Block Method (Cell Block from a Papanicolaou Staining Smear on a Glass Slide) for the Evaluation of Fine Needle Aspiration Cytology of Tumors of the Breast. Diagn Cytopathol 2016; 44: 505-511.

17 免疫電顕 透過電子顕微鏡のための試料作製について

Point
- 免疫電顕は，電子顕微鏡による免疫組織化学である．
- 透過電子顕微鏡のための一般的な試料作製では，免疫反応を大幅に減弱させる．
- 抗原性を担保するために「包埋前染色法」「包埋後染色法」「凍結超薄切片法」などが開発された．

- 免疫電顕の主な方法を図1に示す．

図1 透過電子顕微鏡観察のための各種免疫電顕の概要

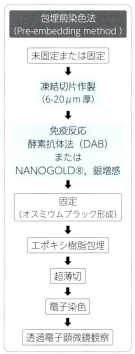
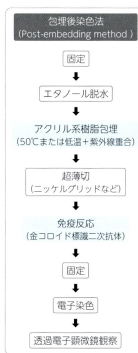
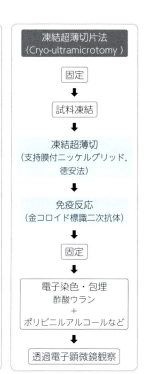

包埋前染色法 (Pre-embedding method) (表1)

- 未固定または固定後試料の凍結切片に対し免疫反応を行うため，抗原性の保持に優れる．免疫反応を行った凍結切片に対し，エポキシ樹脂包埋，超薄切および短時間の電子染色を施し透過電子顕微鏡観察を行う．詳細な試料作製については成書を参照されたい．
- 組織を固定する場合，固定液には4％パラホルムアルデヒド（以下，PFA）／0.1M リン酸緩衝液または150mM HEPES 緩衝液，pH7.4（以下，緩衝液），または0.1〜0.25％グルタルアルデヒド（以下，GA）添加4％PFA／緩衝液などを用い，4℃，2時間〜一晩，固定する．組織の洗浄および氷晶防止を目的として，10％，15％，20％のショ糖／緩衝液，4℃に各々3時間以上浸漬し，凍結ブロックを作製する．
- 酵素抗体法を用いたDAB による検出法（図2）
  - 凍結切片に対し，必要に応じて，抗原賦活化，ブロッキング（BSAなど）を行い，一次抗体，ペルオキシダーゼ標識二次抗体（ポリマー試薬など），DAB を用い反応を行う．
  - 1〜2.5％グルタルアルデヒドで短時間固定後，DABに対して1〜2％四酸化オスミウムを用いオスミウムブラックを形成，陽性シグナルの電子密度を高くする．

表1 包埋前染色法（Pre-embedding method）の一例

	酵素抗体法を用いたDABによる検出法			NANOGOLD®を用いた銀増感による検出法	
1	固定	4%PFA[1]／緩衝液[2] または 0.1〜0.25%GA[3] 添加4%PFA[1]／緩衝液[2]，4℃，2時間〜一晩	1	固定	同左
2	洗浄	10, 15, 20%ショ糖／緩衝液[2]，4℃，各3時間以上	2	洗浄	同左
3	凍結切片作製	6〜20μm厚切片	3	凍結切片作製	6〜20μm厚切片
4	免疫反応	必要に応じて，抗原賦活化，ブロッキング ▸ 一次抗体：室温，60分，または4℃，一晩 ▸ 二次抗体：ポリマー試薬，室温，60分 ▸ DAB発色 ▸ 固定：1%または2.5%GA[3]，室温，5分	4	免疫反応	必要に応じて，抗原賦活化，ブロッキング ▸ 一次抗体：室温，60分，または4℃，一晩 ▸ 二次抗体：NANOGOLD®（1.4nm径金コロイド粒子）標識，室温，60分 ▸ 固定：1%または2.5%GA[3]，室温，5分
			5	銀増感	HQ SILVER™，暗室，室温，10〜12分 ⇒ シグナル10〜20nm径
5	後固定	1〜2%OsO4，室温，60〜90分，オスミウムブラック形成	6	後固定	0.5%OsO4，室温，60〜90分
6	脱水	エタノール上昇系列 ⇒ 倒立包埋	7	脱水	エタノール上昇系列 ⇒ 倒立包埋
7	置換	プロピレンオキサイドまたはQY-1	8	置換	プロピレンオキサイドまたはQY-1
8	樹脂浸透	エポキシ樹脂 ⇒ 平板包埋	9	樹脂浸透	エポキシ樹脂 ⇒ 平板包埋
9	重合・硬化	60℃，72時間	10	重合・硬化	60℃，72時間

1) パラホルムアルデヒド，2) 0.1Mリン酸緩衝液または150mM HEPES緩衝液，pH7.4，3) グルタルアルデヒド

図2 酵素抗体法を用いたDABによる検出法

ヒト腎臓の未固定凍結切片に対して，抗CD15抗体（Mouse，Carb-3，希釈倍率×100，DAKO，賦活化なし，4℃，一晩），ポリマー試薬（Envision +，ペルオキシダーゼ標識，DAKO，室温60分），DABによる反応後，四酸化オスミウム固定（オスミウムブラック形成），エポキシ樹脂包埋を行った．
ⓐ 厚切り切片（1μm厚），トルイジン青染色，対物×20．近位尿細管（矢印）が陽性，遠位尿細管（矢頭）は陰性を示す．
ⓑ ⓐと同一ブロック，飽和酢酸ウラン5分，透過電子顕微鏡像．黒色の陽性シグナルが近位尿細管細胞に多数みられる（×1,000, bar = 5μm）．
ⓒ ⓑの陽性シグナルの拡大像．シグナルが結合し，重なってみられる（×10,000, bar = 500nm）．

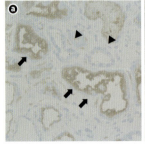 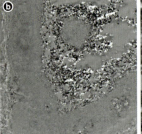 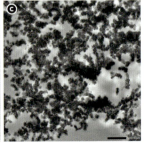

- NANOGOLD®を用いた銀増感による検出法（図3）
  ▸ 凍結切片に対し，必要に応じ，抗原賦活化，ブロッキング（BSAなど）を行い，一次抗体，NANOGOLD®標識二次抗体（1.4nm径金コロイド標識，Nanoprobes社）を反応後，1～2.5%グルタルアルデヒドで短時間固定し，銀増感キット（HQ SILVERTM，Nanoprobes社）を用いシグナルを大型化（10～20nm径）する．

> **図3** NANOGOLD®を用いた銀増感による検出法
> ヒト腎臓の未固定凍結切片に対し，抗CD15抗体（Mouse，DAKO，希釈倍率× 100，4℃，一晩），NANOGOLD®標識二次抗体（希釈倍率× 50，Nanoprobes，室温，60分）による免疫反応後，銀増感（HQ SILVERTM，Nanoprobes），エポキシ樹脂包埋を行った．
> ❶ 銀増感後の茶色に染色された切片（矢印）．
> ❷ 厚切り切片（1μm厚），トルイジン青染色，対物× 40．近位尿細管管腔側に茶色の陽性像が微かにみられる（矢印）．
> ❸ ❷と同一ブロック，飽和酢酸ウラン5分，近位尿細管透過電子顕微鏡像．黒色の陽性シグナルがみられる（× 10,000，bar = 500nm）．

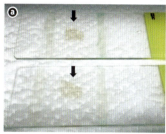 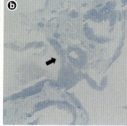 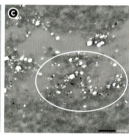

- 樹脂包埋とブロック作製：倒立包埋および平板包埋
  ▸ 包埋前染色法の樹脂包埋は，スライドガラス上の免疫反応後切片を剥離しなければならない．スライドガラスごとに試薬の浸透・置換を行い，倒立包埋または平板包埋が行われる．
  ▸ 倒立包埋は，脱水後の切片を乾燥し，包埋用ゼラチンカプセルにエポキシ樹脂を充填後，切片の目的部位に載せる（図4❶）．シリコン製のカプセル固定器具（ゼラチンカプセルユニット，Micro Star社）を使用すると，樹脂が重合・硬化するまでカプセル位置がずれにくい．重合・硬化後，アルコールランプやホットプレート（80℃以上）などで目的部位を加熱すると，切片ごとブロックが剥離する．
  ▸ 平板包埋は，スライドガラスを専用のシリコン製包埋皿にはめ込み，エポキシ樹脂を上から重層し，60℃で重合・硬化する．ホットプレート上で十分に加熱しながら鋭利な刃物で切片ごと削ぐように剥離し，樹脂板を成形後ブロックとする（図4❷）．

> **図4** 包埋：倒立包埋および平板包埋
>
> ❶ 倒立包埋
>
> ❶ エタノール脱水後，エポキシ樹脂を充填したゼラチンカプセルを切片の目的部位に載せ固定する（矢印）．

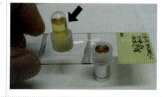

❷ スライドガラスを加熱後カプセルごと切片を剥離し，樹脂との接着面に目的部位が転写される（矢印）．

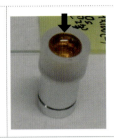

❺ 平板包埋

❶ 郵送用スライドガラスケースを用いた薬液浸透．

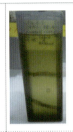

❷ シリコン製包埋皿にスライドガラスをはめ込み，エポキシ樹脂を上から重層し，重合・硬化する．

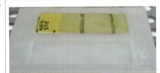

❸ 硬く薄い刃（使用済みのミクロトーム用替刃など）で樹脂を剥離する．

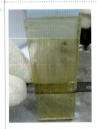

❹ 剥離した樹脂を試料面に注意しながら切り出し（矢印），あらかじめ作製した試料のないブロック（矢頭）に貼付する．

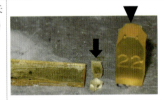

❺ ブロック上部に樹脂または瞬間接着剤を塗布し（矢印），切り出したブロックを載せ（矢頭），60℃，一晩硬化させ，しっかりと接着させる．

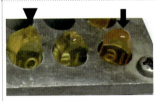

⚠ *Troubleshooting*

厚みのある組織切片で反応を行うため抗体の浸透不足により染色ムラが生じることがある．その場合は，一次抗体，二次抗体の反応時間を延長する，抗体の濃度を上げるなど調整が必要となる．

包埋後染色法（Post-embedding method）（表2）

表2 包埋後染色法（Post-embedding method）の一例

		酵素抗体法を用いた DAB による検出法
1	固定	4％PFA[1]／緩衝液[2] または 0.1〜0.25％GA[3] 添加 4％PFA[1]／緩衝液[2]，4℃，2時間〜一晩
2	洗浄	緩衝液[2]
3	脱水	エタノール上昇系列
4	樹脂浸透	アクリル系樹脂（LR-White，Lowicryl K4M など）
5	重合・硬化	50℃または低温（−35〜0℃）＋紫外線
6	超薄切	ニッケルまたは金製グリッド使用
7	免疫反応	必要に応じて，抗原賦活化，ブロッキング（BSA など） ▶ 一次抗体：室温，60分，または 4℃，一晩 ▶ 二次抗体：金コロイド標識（8〜20nm 径），室温，60分 ▶ 固定：1％または 2.5％GA[3]，室温，5分
8	電子染色	飽和酢酸ウラン，室温，5分

1) パラホルムアルデヒド，2) 0.1M リン酸緩衝液または 150mM HEPES 緩衝液，pH7.4，3) グルタルアルデヒド

- 一般的に，PFA 固定，親水性のアクリル系樹脂（LR-White，Lowicryl K4M など）包埋の超薄切片に対し，検出試薬として様々な径の金コロイドを標識した二次抗体を用い免疫反応を行う（**図5**）．細胞内抗原の局在の同定に優れ，異なる径の金コロイドを使用することで二重染色が可能となる．

図5 LR-White（Medium）を用いた包埋後染色法

マウス腎臓を 4％パラホルムアルデヒド固定（4℃，一晩），LR-White 樹脂包埋した切片（ニッケルグリッド使用）に対し，クエン酸緩衝液（pH6.0）による抗原賦活化（95℃，40分）後，抗 CD15 抗体（Mouse，Carb-3，希釈倍率× 100，DAKO，4℃，一晩）を反応．
- ⓐ 厚切り切片（2μm 厚）に対し，上記一次抗体反応後，ポリマー試薬（Envision+，ペルオキシダーゼ標識，DAKO，室温，30分），DAB 発色，ヘマトキシリンで背景染色．近位尿細管が茶褐色に陽性．対物× 40.
- ⓑ 超薄切片に対し，一次抗体反応後，12nm 径金コロイド標識二次抗体（希釈倍率× 40，室温，60分），飽和酢酸ウラン（3分）で背景染色．支持膜やカーボン蒸着はなし（× 1,000，bar = 5μm）．
- ⓒ 微絨毛に多くの陽性シグナル（黒点）がみられる（× 15,000，bar = 750nm）．

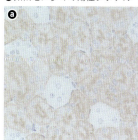 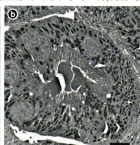 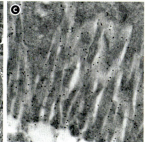

- アクリル系樹脂は，親水性のためアルコールから直接樹脂の浸透が可能で，粘度が低いため浸透性に優れ，抗原性の保持も良好である．しかし，酸素で重合阻害が起こり易く，ゼラチンカプセルに樹脂を十分に満たし空気を入れないよう試料を包埋する必要がある．
- また，観察時に電子線によって熱変成を起こしやすく，切片損傷により観察が困難にな

ることがあるため，支持膜付きグリッドの使用や超薄切片へのカーボン蒸着などを行うと良い．
- LR-White は Hard, Medium, Soft の 3 種類の硬度がある．熱重合（50℃，24 時間）が安定しているが，加速剤（Accelerator）を添加し，低温（4℃～ -20℃）での紫外線重合を行うことも可能である（**図 6**）．Lowicryl K4M は，-35℃までの低温処理が可能でフリーザー内で紫外線重合を行う．

図 6 LR-White（Medium）を用いた包埋

パラホルムアルデヒド固定後，50，70，80，90，100％エタノールで脱水（4℃，各 15 分），樹脂浸透（エタノールと LR-White 混合（1：1，1：2），100％LR-White（加速剤なし）× 3，各 1 ～ 2 時間）を行い，ゼラチンカプセル（矢印）に空気が入らないよう試料，樹脂を充填，恒温槽で 50℃，24 時間重合・硬化した．他に，加速剤を加え室温または冷蔵庫内での紫外線重合，70％エタノールからフリーザー（-20℃）内での紫外線重合なども可能である．ブロック先端に試料（茶色）がみられる（矢頭）．

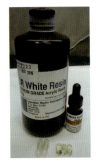
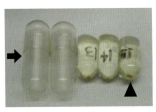

- 超薄切に使用するグリッドは，通常の試料作製で用いる銅製では免疫反応中に腐食を起こしやすく偽シグナルとして認識される可能性がある．高価ではあるが，腐食を受けにくいニッケルグリッドや金グリッドを使用した方が良い．
- 二次抗体に標識される金コロイドの径には，8，10，12，15，20nm など様々な大きさがある．小さすぎると観察時にシグナルの認識が難しくなるため，適切な径の金コロイドを選択する必要がある．また，二重染色では，径が異なると直感的に認識出来る金コロイドを選択した方が良い．
- 通常の透過電子顕微鏡の試料作製で用いられる，グルタルアルデヒド，四酸化オスミウムによる二重固定やエポキシ樹脂包埋によって抗原性の大幅な減弱や疎水性樹脂による反応性の低下が起こる．ナトリウムエトキシドや飽和過ヨウ素酸ナトリウム，10％過酸化水素水で処理し，脱樹脂や脱オスミウムを行うことで抗原性が回復することがある（**図 7**）．ナトリウムエトキシド（飽和水酸化ナトリウム／100％エタノール）は，4％強の水酸化ナトリウムを 100％エタノールに溶解し，室温で二週間ほど放置すると茶褐色な溶液となる．

> ⚠️ *Troubleshooting*
>
> 通常の二重固定，エポキシ樹脂包埋の試料を用いる場合，脱樹脂や脱オスミウムで切片が損傷し観察不能となることが多い．超薄切片では，ナトリウムエトキシドを 10 倍程度に希釈し，室温で 5 ～ 10 分ほど処理後，クエン酸緩衝液（pH6.0）などで抗原賦活化を行うと比較的切片の損傷が少ない．しかし，必ずしも抗原性が回復するわけではないので，免疫電顕を行う場合は，通常の試料作製方法を可能な限り避けた方が良い．

図7　一般的な透過電子顕微鏡観察用試料作製による包埋後染色法

グルタルアルデヒド，四酸化オスミウムによる二重固定，エポキシ樹脂包埋のヒト腎臓切片（ニッケルグリッド使用）に対し，ナトリウムエトキシドによる脱樹脂・脱オスミウム，およびクエン酸緩衝液（pH6.0，95℃，40分）による抗原賦活化後，抗CD15抗体（Mouse，Carb-3，DAKO，希釈倍率×100，4℃，一晩）を反応．

ⓐ 厚切り切片（2μm厚）に対し，ナトリウムエトキシド（原液，室温，60分），上記抗原賦活化，一次抗体反応後，ポリマー試薬（Envision+，ALP標識，DAKO，室温，30分），パーマネントレッド発色，ヘマトキシリンで背景染色．近位尿細管が赤色に陽性．

ⓑ 超薄切片に対し，ナトリウムエトキシド（10倍希釈，室温，5分），上記抗原賦活化，一次抗体反応後，12nm径金コロイド標識二次抗体（希釈倍率×40，室温，60分），飽和酢酸ウラン（3分）で背景染色．微絨毛に陽性シグナル（黒点）がみられる（×15,000，bar = 750nm）．

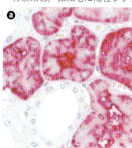
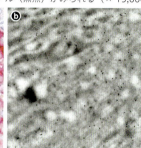

凍結超薄切片法（Cryo-ultramicrotomy）

- 固定後凍結した試料について，凍結したまま超薄切可能な専用装置を搭載したウルトラミクロトームで超薄切片を作製し，免疫反応を行う方法である．凍結技法を用いた包埋後染色法であり，可溶性タンパク質などの抗原性の保持に有用であるが，高価な専用装置の購入や熟練した技術を必要とする．

- 凍結超薄切片作製には，凍結切片用のダイアモンドナイフを用い，ドライ用のナイフで凍結切片を拾う際には，マツ毛様のプローブに飽和ショ糖液をまとわせ切片を回収し，支持膜付きグリッドに載せ緩衝液で洗浄する（徳安法）．一次抗体，金コロイド標識二次抗体による免疫反応後，酢酸ウランを含むポリビニルアルコールやメチルセルロースでグリットごと薄く包埋をし，電子線による損傷を防ぐ．

おわりに

それぞれの手法に特徴があり，どの方法で検出するかは目的（細胞内小器官における局在など）や検体の種類，抗原の性質にあわせ検討する必要がある．固定や免疫反応などの条件を可能な限り事前に検討することをお勧めする．

文献
1) 日本顕微鏡学会．電子顕微鏡技術認定委員会編：電顕入門ガイドブック 改訂版．国際文献社．2011．pp.77-90．
2) 平野　寛．他監修：よくわかる電子顕微鏡技術．朝倉書店．1992．pp.158-178．
3) 山下修二：免疫組織化学を考える．抗原の賦活化・樹脂包埋試料の免疫電顕．顕微鏡 2014；49（2）：124-131．
4) 矢野哲也：免疫組織細胞化学．免疫電顕を想定した組織処理法．標本道場・ベテラン編．
https://www.sakura-finetek.com/wsfjp/wp-content/uploads/2023/06/meneki12-ex.pdf

18 精度管理の重要性とその実際

I 技術編 ▶ 4 精度管理

Point
- 医師と技師のコミュニケーションを十分にとる.
- 日々のチェックと改善が必要である.
- 自動免疫染色装置を過信しない.
- 外部コントロールの必要性を理解する.

- 病理診断学の基本は HE 染色であるという大前提には全くゆるぎはないが,免疫組織診断学の発達はますます著しく,我々の免疫組織化学への依存度もより高まりつつある.
- 当然,その精度管理は十分に行わなければならない.もし,不良染色や解釈の誤りがあれば,本来あらぬ診断へと誤誘導が行われ,極めて危険である.
- 免疫組織診断学を行おうとするならば,精度管理は最重要事項の一つである.

医師と技師のコミュニケーションを十分にとる

- 医師と技師のコミュニケーションは免疫染色の精度管理の第一歩とも言えるものである.
- 両者が日々密接にディスカッションを行い,日々の改善を継続して行わなければ,よい精度管理は不可能である.
- 好ましくない状況・認識としては以下のようなケースが挙げられる.
  - 医師が染色に不満をもっているが,技師がその状況を把握していない
  - 技師自身も染色不良があることに気づいているが,修正する気がない
  - 抗体や自動免疫染色装置に責任があると考え,一切の改善を行わない
  - 「この抗体はいつも染まっているのに今日は染まらないから陰性だ」

日々のチェックと改善

- 免疫染色の精度管理には日々のチェックと改善が欠かせない.
- メーカーの指示通り染色し,忠実に日々同じ業務を繰り返すのみでは全く不十分である.
- 各抗体の濃度や賦活化法などプロトコールに関しては,日々の染色結果を常にチェックし,必要に応じてプロトコールを修正し,次回の染色に備えなければならない.
- 品質管理の手法としてよく知られているものに PDCA サイクルがある.Plan-Do-Check-Act のサイクルを繰り返すものであり,継続的に業務を改善しようという思想である.免疫染色の精度管理もまさに同様に行うべきである(図1).

図1 免疫染色における PDCA サイクル
Plan では各抗体の濃度や賦活化法などプロトコールを決定し,Do では免疫染色を正しく施行,Check でその結果を全染色で評価し,Act でその検証結果を踏まえ,必要に応じてプロトコールを修正し,次回のサイクルに移る.

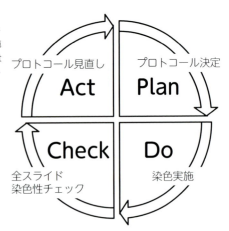

自動免疫染色装置を過信しない

- 現在では，自動免疫染色装置の普及により，誰でも労なく良好な染色結果を行うことができる．免疫染色に対する知識が全くなくとも，マニュアル通りプレパラートや試薬をセットすれば染色が完了する．
- 逆に言えば，全く知識がないスタッフが患者の運命を左右する染色を担うことができるという危険な状況ともいえる．自動機器といえども，正しい染色が得られるとは全く限らない．毎日，全染色結果に対してチェックが必要である．
- エラーの発生自体には染色を行った技師は責任を感じる必要は全くない．適切な操作を行っても，機械のエラーは発生する時には発生する．むしろ，不良染色をピックアップした優秀な技師と認識すべきである．
- 不良結果を警告もなしに病理医に手渡すことがあってはならない．病理医の前に落とし穴を掘るような行為であり，結果不良であれば，病理医と技師のコミュニケーションのもと，対策を改めてとらねばならない．

外部コントロールの必要性

- 外部コントロール切片は免疫組織化学に絶対に必要である．
  ▶ ここで外部コントロールとは，実際に染色する検体以外に用いる，別のコントロール用切片のことをいう．
- わが国ではこの必要性がなかなか理解されない．
- コントロールは理想的には検体と同じプレパラートの上に置かれるべきである（on-slide controls）．海外では常識であるが，わが国では完全な普及をみていないことが残念である．

図2 外部コントロール
矢印が on-slide control である．

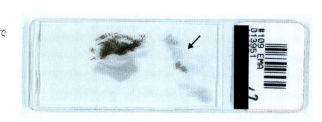

- 標本内にある内部コントロールで十分と言われる方もいるが，やはり外部コントロールをきちんと置くことで，初めて精度管理ができる．
- たしかに，最も信頼に足るコントロール組織は，（先ほどと矛盾するようであるが）実際の染色対象となる検体内の内部コントロール組織である．
- 上皮性マーカーであれば，検体内で，染色されるべき正常上皮が十分に染色されているか，染色されるべきではない部分が陰性であるかをきちんと確認する．
- 多くの場合はこれでも十分である．しかし，内部コントロールにも限界がある．
- 外部コントロールが必要な理由を次に述べる．
  ①内部コントロールには必ずしも陽性となる細胞が含まれない．
  ②検体は必ずしも適切な条件で作製されているとは限らない．
  ③常に一定した感度が保たれているか，外部コントロールがなければ評価できない．
  ④正常の組織でどのような細胞が陽性となるか常に確認することができる．
- 特に，検体が不良固定などで偽陰性になった場合に問題が生じる．その説明を図3に記す．

図3 検体の不良による偽陰性の例

外部コントロールなしでは，染色の失敗と判断されがちである．この結果をもって染色条件を変更すれば，より混乱が深まってしまう．

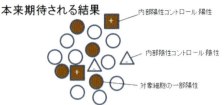

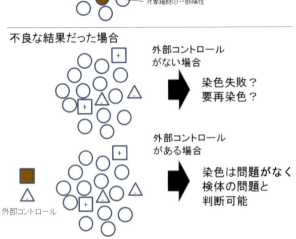

図4 コントロールによる不良染色の原因推測

※適切：ここでは染まるべき細胞が陽性で，背景細胞は陰性の状態をいう．

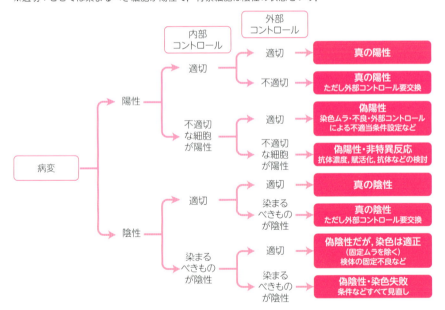

- コントロールによる不良染色の原因の推測の流れを図4にまとめた．
- 外部コントロールとしては陽性部分と陰性部分が適切に含まれているものが望ましい．よく，陽性細胞のみが含まれる陽性コントロールが用いられるが，適切ではない．
- あまりに強力に抗原が発現しているものもコントロールとしては不適格である．感度の減少があっても気付かれないからである．

- 抗体なしで染色したものを陰性コントロールとしている場合もあるが，診断病理の現場ではあまり役に立たない．
- 汎用性が高いものとして推奨されるのは multi-tissue control block（いわゆる sausage block, spring-roll block）である．全身の様々な組織を1つにまとめたもので，用途が広く，非常に優れたものである[1]．また，正常組織における染色性を広く知ることができる．
- 含まれるべき組織の例と陽性となる代表的な抗体を表1に示す．

表1 multi-tissue control block に含まれる組織の例

組織	主に含まれる細胞	対象となる主な抗体
扁桃	扁平上皮	サイトケラチン，主に高分子サイトケラチン，CD1a など（樹状細胞），cyclin D1
	リンパ球	様々な血球マーカー
大腸	腺上皮	サイトケラチン，特に CK20，chromogranin A（内分泌細胞）
	筋層	α-SMA，desmin など筋原性マーカー，c-kit
	漿膜	calretinin，サイトケラチンなど
	神経	S100，CD56 など
甲状腺	甲状腺濾胞	thyroglobulin，TTF-1
	C 細胞	calcitonin
前立腺	腺上皮	PSA，PAP，NKX3.1
胸腺腫	上皮	サイトケラチン
	リンパ球	TdT，CD1a，CD99 など
脳	神経・神経膠細胞	GFAP，synaptophysin，neurofilament など
肺	呼吸上皮	サイトケラチン，TTF-1，napsin A，SP-A
肝臓	肝細胞	HEP-PAR1，Arginase 1
	B 型肝硬変の場合	HBsAg，HBcAg など肝炎関連抗体
子宮筋層	平滑筋	α-SMA など筋原性マーカー，ER，PgR，c-kit（肥満細胞）
羊膜		検体を包むために使用．様々な抗体に陽性

multi-tissue control block の作製法

①組織の収集と短冊作成
- 適切に固定された検体から適宜短冊を作成する．入手困難なものもあるので，一度に収集する必要はない．
- ブロックの長軸よりもやや短い長さに千切りし短冊をつくる（図5）．
- これを十分量のリン酸緩衝生理食塩水（PBS）に浸し，冷蔵庫で保管．
- この方法を用いれば，過固定となることなく，半年程度は保管可能である．この際に，密封をしっかりと行わないと PBS が乾燥してしまうことがあるので注意する．

図5 短冊作成
適切に固定された検体を細かく短冊状に切り，PBS に入れ，冷蔵庫中に保管．

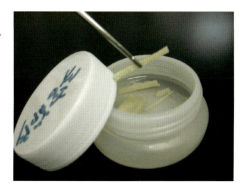

図6 羊膜で包む

各臓器を羊膜で包むようにカセットに入れる.
tissue processing の後,輪切りにして使用.

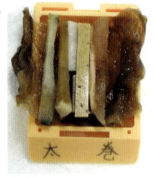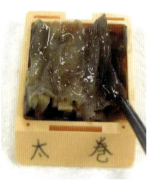

②各組織をまとめ,羊膜で覆い,ブロックに入れ,tissue processing を行う
- 保管していた容器より各組織を1本ずつ取り出し,羊膜で完全に包み(図6),カセットに詰め,通常通り tissue processing に回す.
- 完了後,これを輪切りとし,切った面を薄切面としてパラフィン包埋し,薄切する.

- multi-tissue control block の作製が難しければ,虫垂を用いることもできる.組織自体が長いため多数のブロックが作成可能であり,上皮,血管,リンパ管,平滑筋,神経,中皮,リンパ装置など,多種の組織が含まれている.
- 特定の腫瘍にしか陽性とならない抗体などの場合はそれぞれに陽性となった腫瘍などからあらかじめ採取しておく.
- 検討が終わった過去のブロックより tissue microarray などで作成する方法も利用できる.

文献 | 1) Chan JK, et al:Reflections on the use of controls in immunohistochemistry and proposal for application of a multitissue spring-roll control block. Ann Diagn Pathol 2000;4:329-336.

memo

19 ISO 15189 における免疫染色

I 技術編 ▶ 4 精度管理

Point
- ISO 15189 は臨床検査室の品質保証と能力を管理・運営する国際規格である．
- 要求事項に沿った要員，機材，検査プロセスなどの確立が必要である．
- 免疫染色の品質確保のためには内部および外部精度管理が重要である．

- 病理診断学の基本は HE 染色であるという大前提には全くゆるぎはないが，免疫組織診断学の発達はますます著しく，我々の免疫染色への依存度もより高まりつつある．
- 当然，その精度管理は十分に行わなければならない．もし，不良染色や解釈の誤りがあれば，本来あらぬ診断へと誤誘導が行われ，極めて危険である．
- 免疫組織診断学を行おうとするならば，精度管理は最重要事項の一つである．

ISO 15189 とは

- 国際規格である ISO 15189「臨床検査室―品質と能力に関する要求事項（Medical laboratory-Require-ments for quality and competence）」は，国際標準化機構（ISO：International Organization for Standarization）の技術専門委員会が，ISO 9001「品質マネジメントシステム　要求事項」および ISO/IEC 17025「試験所及び校正機関の能力に関する一般的事項」に基づき作成し，臨床検査室の品質保証と能力を管理・運営する国際規格の要求事項として 2003 年 2 月に初版（ISO 15189:2003）が発行された．
- その後，2007 年には第 2 版（ISO 15189:2007），2012 年には第 3 版（ISO 15189:2012），そして 2022 年に第 4 版（ISO 15189:2022）が改訂・発行されている．
- 2022 年改訂版では，第 1 章から第 8 章で構成され，第 4 章から第 8 章が現地審査の対象となる（表 1）．

表 1　ISO 15189：2022

4 章　一般的要求事項	**7 章　プロセスに関する要求事項**
4.1　公平性	7.1　一般
4.2　機密保持	7.2　検査前プロセス
4.3　患者に関する要求事項	7.3　検査プロセス
5 章　組織構成及びガバナンスに関する要求事項	7.4　検査後プロセス
5.1　法人組織	7.5　不適合業務
5.2　検査部長	7.6　データの管理及び情報マネジメント
5.3　検査室の活動	7.7　苦情
5.4　組織構成及び権限	7.8　継続性及び緊急事態準備計画
5.5　目標及び方針	**8 章　マネジメントシステムに関する要求事項**
5.6　リスクマネジメント	8.1　一般要求事項
6 章　資源に関する要求事項	8.2　マネジメントシステム文書
6.1　一般	8.3　マネジメント文書の管理
6.2　要員	8.4　記録の管理
6.3　施設及び環境条件	8.5　リスク及び改善の機会に対する取組み
6.4　機材	8.6　改善
6.5　機材校正及び計量トレサビリティ	8.7　不適合及び是正処置
6.6　試薬及び消耗品	8.8　評価
6.7　サービスの合意事項	8.9　マネジメントレビュー
6.8　外部から提供される製品及びサービス	
	1 章　適応範囲　2 章　引用規格　3 章　用語及び定義

- 我が国においてはISO 15189臨床検査室認定を行う唯一の機関である日本適合性認定協会（JAB：Japan Accreditation Board）によって認定が行われている．
- ISO 15189認定は臨床検査室をもつ医療機関や検査機関に急速に広まり，2005年8月に臨床検査室の初回認定が実施され，2009年12月には病理学的検査への認定範囲拡大，2015年4月には生理学的検査への認定範囲が拡大した．
- 2025年2月12日現在で臨床検査室の認定が277施設で，このうち病理学的検査認定施設は214施設となっている．

病理学的検査の認定分野（表2）

- 病理学的検査の認定は原則，保険収載項目が対象範囲であり，31病理標本作製がある．
- 31病理組織標本作製には，病理組織標本作製（中分類：N000），電子顕微鏡病理組織標本作製（中分類：N001），免疫染色（免疫抗体法）病理組織標本作製（中分類：N002），術中迅速病理標本作製（中分類：N003），迅速細胞診（中分類：N003-2），細胞診（中分類：N004），HER2遺伝子標本作製（中分類：N005），ALK融合遺伝標本作製（中分類：N005-2），PD-L1タンパク免疫染色（免疫抗体法）病理組織標本作製（中分類：N005-3），ミスマッチ修復タンパク免疫染色（免疫抗体法）病理組織標本作製（中分類：N005-4），BRAF V600E変異タンパク免疫染色（免疫抗体法）病理組織標本作製（中分類：N005-5）がある．
- ISO 15189の免疫染色として対象となるのが免疫染色（免疫抗体法）病理組織標本作製（中分類：N002），PD-L1タンパク免疫染色（免疫抗体法）病理組織標本作製（中分類：N005-3），ミスマッチ修復タンパク免疫染色（免疫抗体法）病理組織標本作製（中分類：N005-4），BRAF V600E変異タンパク免疫染色（免疫抗体法）病理組織標本作製（中分類：N005-5）である．

免疫染色に使用する機材

- 免疫染色で使用する機材はISO 15189の要求事項を満たしていることが必要であり，機材一覧を作成して，さらに機材保守点検表，日常保守点検表などを用いて保守管理する．
- 各機材の識別を明確にする必要があるため個別識別番号，型式・シリアル番号等を記載したラベルやマークで識別し登録・記録する（**図1**）．
- 自動免疫染色装置が複数台設置されている場合には，機器毎に機器間で染色結果に差がないか確認し「機械間差確認記録」などに記録して機器の性能を管理する（**図1**）．

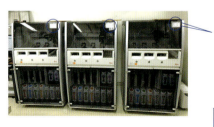

機材識別管理表

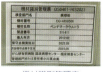

機材識別管理表

表2 申請認定範囲一覧　病理学的検査

大分類	中分類	小分類（測定項目）
基幹項目		
病理学的検査		
31 病理組織標本作製		
	N000 病理組織標本作製	
		1 組織切片によるもの（1臓器につき）
		2 セルブロック法によるもの（1部位につき）
	N001 電子顕微鏡病理組織標本作製（1臓器につき）	
		電子顕微鏡病理組織標本作製（1臓器につき）
	N002 免疫染色（免疫抗体法）病理組織標本作製	
		1 エストロジェンレセプター
		2 プロジェステロンレセプター
		3 HER2 タンパク
		4 EGFR タンパク
		5 CCR4 タンパク
		6 ALK 融合タンパク
		7 CD30
		8 その他（1臓器につき）
	N003 術中迅速病理組織標本作製（1手術につき）	
		術中迅速病理組織標本作製（1手術につき）
	N003-2 迅速細胞診	
		迅速細胞診
	N004 細胞診（1部位につき）	
		1 婦人科材料等によるもの
		2 穿刺吸引細胞診，体腔洗浄等によるもの
	N005 HER2 遺伝子標本作製	
		HER2 遺伝子標本作製
	N005-2 ALK 融合遺伝子標本作製	
		ALK 融合遺伝子標本作製
	N005-3 PD-L1 タンパク免疫染色（免疫抗体法）病理組織標本作製	
		PD-L1 タンパク免疫染色（免疫抗体法）病理組織標本作製
	N005-4 ミスマッチ修復タンパク免疫染色（免疫抗体法）病理組織標本作製	
		ミスマッチ修復タンパク免疫染色（免疫抗体法）病理組織標本作製
	N005-5 BRAF V600E 変異タンパク免疫染色（免疫抗体法）病理組織標本作製	
		BRAF V600E 変異タンパク免疫染色（免疫抗体法）病理組織標本作製

JAB RM205:2024 第12版から抜粋　一部改変

- 機材は教育・訓練を受けた権限を持つ要員によって常に操作されなければならない．このため ISO 15189 ではスタッフの力量評価やスキルマップなどが各要員に要求される．
- 自動免疫染色装置の新たな設置時や使用前には，「妥当性確認手順書」に基づき機器の妥当性確認を実施し，検証日時，機器の動作確認，染色結果の評価，担当者のレビュー，精度管理責任者の承認を得て記録保管しなければならない．
- 自動免疫染色装置の更新の際には染色結果の再現性が従来の機器の染色結果と同じ染色性であることを検証する必要がある．
- 施設によっては複数の自動免疫染色装置を設置し，診療目的と研究用目的の装置を設置している施設もある．
- 研究用目的の機材は ISO 15189 の認定範囲外となるため診療用機器と明確に識別しなければならない．
- このため研究目的の機材では「管理外」などの表示による診療目的の機器との識別が必要となる．
- これらは一次抗体などの試薬についても同様であり診療目的と研究用目的の抗体を明確に識別し管理する（図2）．

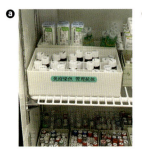
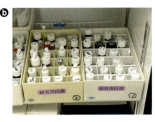

図2 試薬の管理
免疫染色用一次抗体では診断目的抗体❶と研究目的抗体❷の分離保管．

機材の校正及び計量トレサビリティー

- 免疫染色で使用するマイクロピペット，温度計，遠心機，電子天秤などは校正が検証されていることが必要である．

試薬及び消耗品

- 試薬及び消耗品の管理では，在庫管理システムを確立し受取日，受取者，取扱い，保管，緊急時の対処法など規格の要求事項を満たさなければならない．
- 免疫染色に用いる抗体の保管と有効期限などについても記録監視する．
- 試薬や消耗品の受取り，保管，受入検査，在庫管理の方法については文書化しておく必要がある．
- 試薬調整や試薬を自家調整する場合には調製者，調製日，使用期限など情報記録が表記されていることが必要である．
- 新たに導入する一次抗体や試薬，新ロットへの変更，染色手順が変更になった場合には検査の使用前に性能仕様が検証され結果について記録されていることが求められている（図3）．

ISO 15189 規格に沿った検査プロセスの確立

検査前，検査プロセス

- ホルマリン液中での組織固定時間が長いと過固定となり，短いと固定不良となり免疫染

色や遺伝子検査に影響を及ぼすため適切な固定時間が重要である[1].
- ISO 15189 では検査結果の妥当性を確実にするための検査前活動に関する文書化された手順を作成し検査室サービスの利用者が情報を利用できるようにしなければならない.
- 固定に関する詳細については，5 免疫染色に適した組織固定（☞16頁）を参照.
- 検査手順は文書化されていることが必要で，検査の目的，原理及び測定方法，結果に影響を与える要素など規約に沿った内容での文書化が必要である（図4）.

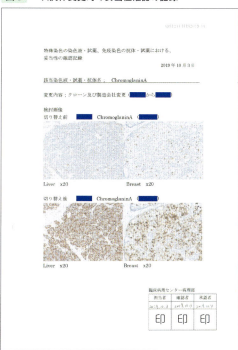

図3　一次抗体変更時の妥当性確認の記録

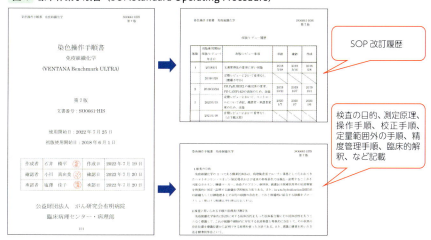

図4　標準作業手順書（SOP:Standard Operating Procedure）

検査後プロセス　検査結果の品質の確保

- 信頼性と再現性が求められる免疫染色標本作製工程では，染色結果に影響を与える多くの因子が存在する.
- 時には免疫染色の結果によっては病理診断が治療方針決定の根拠となるため，病理診断の質を担保するために精度管理は非常に重要である.

1）内部精度管理
- 内部精度管理として目的物質が確実に染色される陽性コントロール切片を染色毎に同時に染色することで染色結果の質の担保ができる．
- 検体切片の載ったスライドガラスに陽性コントロール切片を同時に貼付した切片を染色することで染色に不具合が生じた際の原因追求に役立つ．
- 詳細については，18 精度管理の重要性とその実際（☞74 頁）を参照．
- 検査レビューとして染色後は必ず顕微鏡を用いて染色性を確認する．
- 検体及び陽性コントロールの染色性，あるいは染色された標本のインターナルコントロールのチェックなどを確認して記録する（図5）．

図5 染色性チェック記録の例

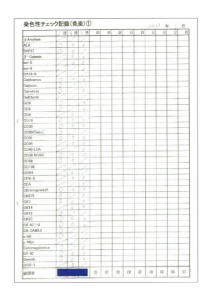

2）外部精度管理
- 検査室は，検査結果及び検査結果の解釈に適切な外部精度評価プログラム，技能試験プログラムなどの検査室間比較プログラムに参加しなければならない．
- さらに外部精度管理の結果を監視し，例えば参加結果について不正解など所定の性能基準を逸脱している場合は，是正処置の実行に携わらなければならない．
- 免疫染色の外部精度管理調査としては特定非営利活動法人日本病理精度保証機構などで実施している[2]．

結果の報告

- 報告書の改訂および追加報告についての手順を有して文書化することが必要である．
- HE 染色の仮報告から免疫染色報告の追加時には，結果訂正報告記録の日付，訂正の内容，報告者氏名が記載されていることが規格では要求される．

文献 1) 日本病理学会ゲノム診療用病理組織検体取扱い規程策定ワーキンググループ：2.1 プレアナリシス段階．ゲノム診療用病理組織検体取扱い規程．日本病理学会，2018．pp.4-7．
2) 特定非営利活動法人日本病理精度保証機構．http://jpqas.jp/

20 用途別の腫瘍マーカー：上皮性マーカー

I 技術編 ▶ 5 抗体の基本

サイトケラチン cytokeratin

- 中間径フィラメントの一部であり，上皮の細胞骨格を構成する蛋白．50を超える種が知られている．このうち，診断に用いられるのはCK1～20が多い．
- サイトケラチンは表1のごとく大きく2つに分けられる．

表1 サイトケラチンの分類

class Ⅰ（type A）	酸性サイトケラチン	CK9～CK20
class Ⅱ（type B）	塩基性／中性サイトケラチン	CK1～CK8

- class Ⅰとclass Ⅱは必ずペアをつくり，かつclass Ⅰの分子量の方が小さいという特徴がある．それぞれ2本ずつで最終的には4量体として存在する．
- 分子量による分類もある（表2）．

表2 分子量による分類

高分子サイトケラチン	CK1～CK6，CK9～16
低分子サイトケラチン	CK7～CK8，CK17～20

- 代表的なサイトケラチン抗体を表3に示す．

表3 診断で頻用される代表的なサイトケラチン抗体

抗体名	分子量	用途
AE1/AE3	汎	AE1（type ⅠのCK10/12/14/15/16/19）とAE3（type ⅡのCK1/3/4/5/6/7/8）のカクテル．ほぼすべての上皮細胞・癌腫細胞に反応する
MNF116	汎	CK5/6/8/17/19に反応
34βE12	高分子	CK1/5/10/14に反応．基底細胞など．前立腺癌や乳癌の診断
CAM5.2	低分子	CK8，弱くCK7に反応する．扁平上皮には概ね陰性
CK5/6	高分子	CK5/6に反応．扁平上皮癌，中皮腫など．腺癌は陰性
CK7	低分子	腺癌．CK20との組み合わせで原発巣推測に．肝生検での胆管の描出にも用いられる
CK13	高分子	扁平上皮．口腔領域で上皮内腫瘍では発現が喪失するため，その診断に用いられる
CK17	低分子	扁平上皮．CK13とは逆に口腔領域で，正常は陰性，上皮内腫瘍で陽性化するため，その診断に用いられる
CK18	低分子	腺上皮，扁平上皮の基底細胞．扁平上皮癌は陰性
CK19	低分子	乳腺で上皮内病変の診断（モザイク：良性，一様な陰性or陽性：腫瘍）．甲状腺癌（乳頭癌）
CK20	低分子	一部の腺上皮（大腸など）．CK7との組み合わせで原発巣推測に．膀胱癌の診断（全層陽性）．メルケル細胞癌（ドット状陽性）

EMA (epithelial membrane antigen)

- 上皮細胞の高分子量膜糖蛋白で，正常の上皮細胞，腫瘍に広く陽性となる．
- ただし，形質細胞，非上皮性腫瘍などにも広く陽性となり，特異度の点から「上皮性マーカー」としての扱いがされることは少なくなった．
- 髄膜腫，神経周膜腫，未分化大細胞型リンパ腫，結節性リンパ球優位型ホジキンリンパ腫など，目的を絞った利用がなされることが多い．

EpCAM (Ber-EP4，MOC31)

- 上皮に存在するⅠ型膜貫通糖蛋白で，Ber-EP4 と MOC31 の２つの代表的クローンが用いられる．
- いずれも中皮腫（陰性）と腺癌（陽性）の鑑別に用いられる．

Claudin 4

- 上皮細胞のタイトジャンクションのキーとなる構成物で，当初癌腫と中皮腫の鑑別にて上皮性マーカーとして着目されたが，それ以外の分野でも利用が広まりつつある．

サイトケラチンが陽性となる非上皮性腫瘍も多数知られる（☞ **199** 原発不明癌の原発推測，426 頁／**200** 細胞由来不明腫瘍の免疫染色，428 頁）．

文献
1) Lane EB, et al：Use of keratin antibodies in tumor diagnosis. Semin Cancer Biol 1990；1：165-179.
2) Quinlan RA, et al：Patterns of expression and organization of cytokeratin intermediate filaments. Ann N Y Acad Sci 1985；455：282-306.

memo

21 用途別の腫瘍マーカー：その他

筋系マーカー

- 腫瘍が筋原性であることの確認や筋線維芽細胞への分化の検索，粘膜筋板，筋層などの構造の確認に用いる．
- 筋原性の確認には複数の抗体の陽性を確かめたい．筋層などの構造の確認にはdesminが優れる（α-SMAは筋線維芽細胞に陽性となり，判定が難しい）．

表1 主要な筋系マーカー

抗体	概要	主な用途	注意
α-SMA	平滑筋マーカー	平滑筋性腫瘍，筋上皮の検索	筋線維芽細胞なども陽性
desmin	筋マーカー	筋系腫瘍	筋上皮は陰性
HHF35	筋アクチン	筋系腫瘍	
calponin および h-caldesmon	平滑筋マーカー	平滑筋系腫瘍	筋線維芽細胞，筋線維芽細胞なども陽性
myoglobin	横紋筋マーカー	横紋筋系腫瘍	
MyoD1 および myogenin	未熟な横紋筋	横紋筋肉腫	正常横紋筋は陰性

脈管系マーカー

- 血管性腫瘍の診断などに用いる．
- podoplaninへの抗体であるD2-40は各種癌のリンパ管侵襲の検出にも用いられている．
- D2-40はリンパ管内皮マーカーとされているが，腫瘍では血管性腫瘍も陽性となるので注意．

表2 主要な脈管系マーカー

抗体	概要	主な用途	注意
ERG	現在，最も優れた血管内皮マーカー	血管性腫瘍	前立腺癌にも陽性
CD31	血管内皮マーカー	血管性腫瘍	信頼性は高いが組織球も陽性
CD34	血管内皮，幹細胞その他	血管肉腫，GISTなど	特異度が低い
factor VIII	血管内皮マーカー	血管性腫瘍／巨核球	感度がやや低い
D2-40 (podoplanin)	リンパ管内皮マーカー	リンパ系腫瘍，血管性腫瘍，癌のリンパ管侵襲	特異度は低い

主な神経／神経内分泌性マーカー

- 表3に主要なものを挙げる．
- このうち，CD56は特異度の問題から，もはや神経内分泌マーカーとしてはとらえられなくなりつつある．INSM1が今後期待される．

表3 主要な神経／神経内分泌性マーカー

抗体	概要	主な用途	注意
S100蛋白	神経系マーカー	神経性腫瘍や色素細胞性腫瘍	核の陽性を確かめること
INSM1	近年登場した，優れた神経内分泌マーカー	神経内分泌腫瘍	
chromogranin A	神経内分泌顆粒に反応	優れた内分泌マーカー	小細胞癌では陰性のことがある
synaptophysin	神経／神経内分泌性マーカー	神経／神経内分泌腫瘍	
CD56	NK細胞／神経／神経内分泌細胞	神経／神経内分泌腫瘍	特異度に注意
neurofilament	神経細胞に発現する中間径フィラメント	中枢神経性腫瘍の診断	
GFAP	神経膠細胞マーカー	神経膠細胞腫，上衣腫，唾液腺多形腺腫など	

色素細胞性マーカー

- 悪性黒色腫の診断の基本はS100であるが，他により特異度の高いマーカーが存在する．
- いずれも陰性となることがあり，複数の抗体を組み合わせるとよい．

表4 色素細胞性マーカー

抗体	概要	主な用途	注意
HMB45	human melanin black 45	色素性細胞性腫瘍／PEComa group	感度は高くない．特にdesmoplastic typeは陰性が多い
Melan A (MART1)	感度，特異度に優れたマーカー	色素性細胞性腫瘍	desmoplastic typeは陰性が多い
MITF	比較的新たなマーカー	色素性細胞性腫瘍	核に陽性となる．desmoplastic typeは陰性が多い
SOX10	最近登場した感度の高いマーカー	色素性細胞性腫瘍	desmoplastic typeも陽性．神経系腫瘍，筋上皮性腫瘍なども陽性

その他

- 主要な血球系マーカーを表5に，良悪性判断，悪性度判断に用いる抗体を表6に示す．

表5 主要な血球系マーカー

抗体	概要	主な用途	注意
LCA	汎リンパ球マーカー	細胞由来不明の際に用いられる	一部の悪性リンパ腫は陰性
L26（CD20）	日本で確立された代表的B細胞マーカー	B細胞リンパ腫	リツキサン治療後は陰転化の場合あり
CD79a	L26より幅広いB細胞マーカー	芽球性あるいは形質細胞性腫瘍の診断	全例に用いる必要はない
CD3	代表的T細胞マーカー	T細胞性腫瘍	芽球性では陰性のことも
CD5	T細胞，一部のB細胞リンパ腫	B細胞リンパ腫の鑑別．特に小リンパ球性リンパ腫とマントル細胞リンパ腫	T細胞の発現とは区別する
CD10	胚中心マーカー	濾胞リンパ腫，バーキットリンパ腫など	やや染色が難しい
CD23	濾胞中心樹状細胞（FDC）マーカー	小リンパ球性リンパ腫の診断．FDCの描出	一部の濾胞リンパ腫も陽性
LEF1	小リンパ球性リンパ腫の特異マーカー	小リンパ球性リンパ腫の診断	T細胞にも陽性であることに注意
cyclin D1	マントル細胞リンパ腫のマーカー	B細胞リンパ腫の鑑別	骨髄腫にも陽性
bcl-2	アポトーシス抑制蛋白	濾胞リンパ腫と反応性濾胞の鑑別．バーキットリンパ腫は陰性	bcl2陽性 ≠ 濾胞リンパ腫．濾胞リンパ腫の一部も陰性
κとλ	イムノグロブリン軽鎖	軽鎖制限の有無からB細胞リンパ腫診断	免疫組織化学では軽鎖制限の検出率は低い
CD15	Reed Sternberg細胞のマーカー	ホジキンリンパ腫	感度はやや低い
CD30	Ki-1抗原を認識	ホジキンリンパ腫，未分化大細胞型リンパ腫	活性化リンパ球も陽性
CD56	NK細胞／神経／神経内分泌細胞	NKあるいはNK/T細胞	神経性腫瘍なども陽性
CD4およびCD8	一部のT細胞	T細胞リンパ腫の分類	陽性数の偏りはリンパ腫を意味しない
granzyme B, perforin, TIA-1	細胞傷害性T細胞	細胞傷害性T細胞リンパ腫やNK/T細胞リンパ腫の診断	
CD68, CD163	ともに組織球マーカー	組織球性腫瘍など	特異度に注意
myeloperoxidaseおよびCD33	顆粒球系マーカー	骨髄性肉腫（顆粒細胞肉腫）	

表6 良悪性判断，悪性度判断に用いる抗体

抗体	概要	主な用途	注意
MIB1	増殖マーカー（抗Ki-67抗体）	増殖能評価	施設間誤差が大きい
p53	癌抑制遺伝子	良悪性鑑別	びまん性に強陽性，あるいは完全陰性であれば悪性の可能性が高いが，評価は形態と併せて慎重に行う．近年，細胞質の陽性像もp53遺伝子変異を示唆する像として着目されている．
PHH3	有糸核分裂に陽性	増殖能評価	古いブロックでは偽陰性化する

22 撮影（写真・WSI）

I 技術編 ▶ 6 画像

Point
- 診断根拠の説明が可能な説得力のある美しい写真を撮影する．
- 写真はなるべく顕微鏡写真撮影時に拡大不足や無駄な余白が含まれていないか確認する．
- Whole Slide Imaging（WSI）に取り込むことで計測や共有，ルーペ像の取得，組み合わせ写真の作成等が容易になる．
- 細胞診標本において細胞転写を行う場合，対象細胞を写真または多層性にバーチャルスライド化しておくと免疫染色結果との対比に便利である．
- 厚みのある細胞診標本は，背景を明るくして撮影すると細胞所見が読み易い．

目的
- 診断根拠となった染色結果の保存．
- コントロール標本の模範染色性のデジタル保存．
- 精度管理（内部・外部）への応用．
- 遠隔病理診断への活用．
- 教育症例や希少症例・カンファレンスなどでの共有．

特徴

顕微鏡画像の特徴
利点
- 染色性チェック時や診断時にリアルタイムな撮影や計測が可能
- 標本の一部にアーチファクトがあっても撮影可能
- 画像が小さいため，病理診断報告書にも添付しやすい

欠点
- ホワイトバランスを取る位置，光量の違い，撮影のタイミング，撮影者間差により写真の色合いが様々
- 大きな切片のルーペ像の撮影が困難

WSI の特徴
- WSI とは，病理標本全体を高精細にスキャンして，パソコンなどのモニター上に表示可能な高解像度のデジタル画像のことである．病理診断を目的とした場合，40倍の対物レンズを用いた画像取り込みが推奨される．
- また，顕微鏡写真よりも標本自体のアーチファクトによりスキャン画像の質が左右される．美しい標本作製を心掛けて頂きたい．

利点
- 倍率や切片の傾きを自由に変えることができる
- 複数画像の同時描写が可能（図1：リンパ腫疑い）
- 面積や長径などの各種計測が可能
- 標本の劣化や破損の心配がない
- 標本整理や管理，検索が容易
- 精度管理事業での活用，教育症例・希少症例の共有，カンファレンスでの症例提示が容易

欠点
- 撮影に時間を要する
- 容量が大きいため，保管方法の問題
- スキャン装置等一式そろえると高価
- ベンダーごとに拡張子が異なる

図1 リンパ腫診断の際に用いた組み合わせ画像
HE染色と同一部位の染色性を複数並べて染色性の確認が可能.

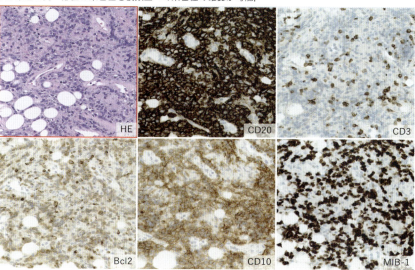

 Troubleshooting

顕微鏡写真

項目	左：悪い例 ｜ 右：良い例
ホワイトバランスやコントラストの調整（CD10　対物20倍, 明るすぎて色調が薄くなっている）	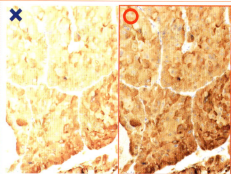
無駄な領域を排除し, 人に見せたい細胞が中心になるように撮影 サイズスタンダードの細胞（血管等）が含まれる写真を撮影（TTF-1 対物40倍）	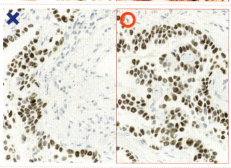

意識せずに撮影すると拡大不足になることが多い．拡大不足の場合，適切な一段拡大を上げた写真を撮影（CK17　左：対物 4 倍，右：対物 40 倍）

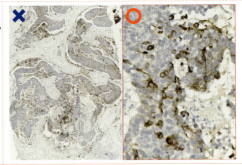

WSI

事例	対処法
切片の厚み・折れ曲がり・重なり・剥がれ・皺・進展不良，カバーガラス封入時の空気混入，カバーガラスのズレ，封入剤の付着	焦点不良，取り込み不良となるため，標本の再作製を行う．
ガラス裏側の汚れ	透過光の減弱により画像の影が発生するため，アルコール綿などでふき取り再取り込みを行う．
厚みのある細胞診標本	焦点不良になりやすいため，多層性に撮影を行う．また，全範囲をスキャンするとデータ量やスキャン時間がかかるため，必要な部位のみ選択して撮影を行う．
取り込み可能範囲外に対象物がある	WSI の撮影可能範囲領域を理解し，コントロー貼り付け位置の調整や切り出し時から組織片の大きさを注意しブロック作製を行う．
取り込み画像の精細度が不良	WSI にも限界があるため，診断に必要な画質が担保できる画像取り込みが実施できない場合は，顕微鏡直視下診断に切り替える．
	オートスキャンでピント不良などの場合，見たい細胞にピントが合いやすくなるようスキャン箇所をマニュアルで選択する．

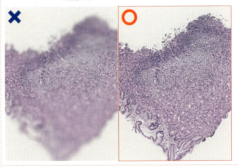

| 組織が小さい場合，または脂肪組織などで染色が非常に薄い場合，免疫染色結果が陰性の場合は取り込み不良となる | 事例のような検体の場合は，できるだけマニュアルで組織のある場所にスキャン箇所を選択する．免疫染色の陰性例をスキャンできる場合は，ヘマトキシリンなどの後染色の時間を調整し濃い目に設定する． |

文献　1）日本病理学会：デジタル病理画像を用いた病理診断のための手引き
https://pathology.or.jp/news/pdf/digitalimage_guide_161201.pdf

23 自動解析

I 技術編 ▶ 6 画像

Point
- 自動解析を行うことで客観的な数値を得ることができる.
- 自動解析に適した画像に対して適切な解析パラメーターを使用することが重要.

目的
- 免疫染色の陽性率等の客観的な数値化が可能.
- 各種計測が可能.
- 精度管理（内部・外部）への応用.

特徴

客観的な数値の取得
- 従来，免疫染色の染色結果の判定は病理医の主観的な判定に委ねられている．近年，コンパニオン診断やゲノム診断において，陽性率や病理組織標本中の腫瘍細胞含有率など結果により治療方法が左右されるため，客観的な数値の取得は急務である（図1）．

図1
- ⓐ：Ki-67 染色像．
- ⓑ：MIB1 の自動画像解析像．MIB-1 index 32.8％（青：陰性，黄色：弱陽性，橙：中等度陽性，赤：強陽性）．
- ⓒ：HER2 染色像．HER2 score 2＋．
- ⓓ：HER2 の自動解析画像．HER2 score 2＋（黒：核，青：陰性，黄色：弱陽性，橙：中等度陽性，赤：強陽性）．
- ⓔ：自動画像解析にて腫瘍細胞数を計測．HALO®の AI Nuclei Phenotyper 使用．

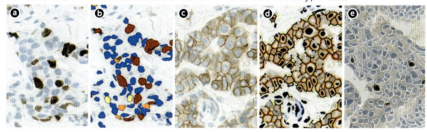

画像解析に適した画像の取得
- 顕微鏡写真による静止画や Whole Slide Imaging（WSI）に取り込んだバーチャルスライドを使用する．
- できるだけ薄切の厚さは一定．Hematoxylin などの核染色はある程度しっかり染まっていることが重要である．
- 特に，免疫染色の自動解析においては，核の検出は Hematoxylin のある場所とない場所のコントラストをみているため，核があることがわかる核染色を行う必要がある．
- 重なりの強い標本や強陽性の標本（例えば，MIB-1 index が 90％以上の場合）は自動解析では，一つの核であることの認識の精度が低いことがあるため注意する．
- 他施設の標本比較などに使用する場合は，同じ条件（スライド画像の取得条件を揃える）で解析する必要がある．
- 例えば，スライド作製のプロトコールや染色キットを統一．スライド画像の撮影装置・条件を統一するなど．色味が異なると，免疫染色の染色強度により自動解析判定を行う場合，判定閾値を同一のパラメーターで評価することが難しくなる

▶ AIを用いた場合，ある程度の教師データがある場合はこの限りではない可能性もある．

精度管理への応用

- 日々の染色性の確認（内部精度管理）や他施設との比較（外部精度管理）にも活用できる．
- 例えば，コントロール標本の染色性の推移の確認などに使用し，数値のばらつきを認めた場合，染色不良の可能性などを指摘できる．

Troubleshooting

自動解析不良例：「切片の剥がれ」

- 解析したい部分に剥がれを認めた場合，染色性が不均一になっている可能性と自動解析では誤判定を行う可能性がある（図2）．
- 剥がれた標本は，再薄切・再染色すべきである．

図2
ⓐ：剥がれによりピントが合わない画像．
ⓑ：自動解析画像では，核の認識が不良になり，複数個の核を1個の核として認識してしまい正しい陽性率を算出できない．

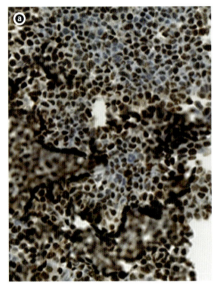
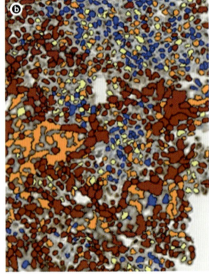

文献 1) 田中美帆, 他：自動画像解析ソフトとバーチャルマイクロスコピーを用いた乳癌免疫染色解析自動化の検討. 臨床病理 2012；60(3)：206-211.
2) Kuraoka K, et al：Auto-Analysis for Ki-67 Indices of Breast Cancer Using Specified Computer Software and a Virtual Microscopy. J Anal Oncol 2014；3：88-93.
3) Tanaka M, et al：Quality Assurance of Immunohistochemistry for Breast Cancers using a Whole-slide Imaging System. Advances in Modern Medicine. Bentham Science Publishers, 2017, pp.477-480.

24 突然の染色不良．原因とその後の対応は？

Point
- 用手法でも自動染色装置でも，原因に対する対策は同じ．
- 経験は大切であるが，さらに重要なのは科学的合理性．
- 試薬管理や機器メンテナンス，染色性に対する鋭い洞察力が重要．

原因

固定液による影響（図1，2）[1,2]
- 未固定：染色性が弱くなる抗体や，良好な固定状態より染色性が強くなる抗体がある．
- 過固定（ホルマリン濃度の高い固定液の使用や，長期間固定液に浸漬する場合）：抗体によって染色性は弱くなる．特にペプチドホルモン以外の抗体で発生しやすい．

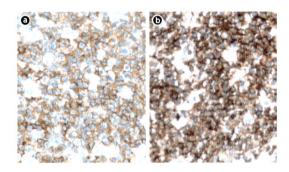

図1 固定液による影響．CD45
ⓐ：固定済み．ⓑ：未固定．

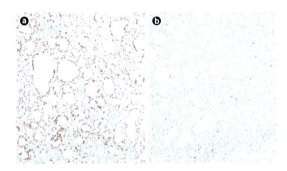

図2 固定液による影響．TTF-1
ⓐ：固定済み．ⓑ：未固定．

脱灰による影響[1]
- 酸性脱灰液（ギ酸など）の使用：染色性が弱くなる抗体や，脱灰前より染色性が強くなる抗体がある．

切片の厚さ（図3）
- 厚い切片：染色性が強くみえる．
- 薄い切片：染色性が弱くみえる．

切片の伸展や乾燥の温度と時間（図4）[1,3,4]
- 伸展の条件：55℃以上で染色性が弱くなる抗体がある（例：CD10など）．
- 乾燥の条件：40℃でも長期間の保存で染色性が低下する抗体がある．また60℃，1時間で染色性が低下する抗体がある（例：HER2，CD8など）．

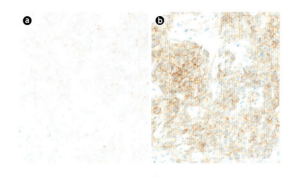

> 図 3 切片の厚さ．HER2
> ⓐ：2 μm．ⓑ：8 μm．

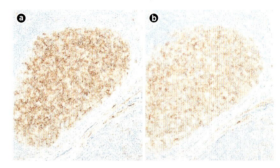

> 図 4 切片の伸展や乾燥の温度と時間．CD10
> ⓐ：50℃伸展．
> ⓑ：50℃伸展後 70℃30 分．

切片の長期常温（加温）保存（図 5）[4]

- 抗原性の失活：特に核内抗原で染色性が弱くなる．
- スライドガラスのコーティングの劣化：試薬をはじきやすく，自動免疫染色装置によっては染色ムラや染色されない場合がある．

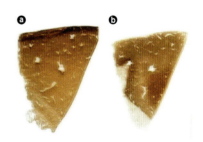

> 図 5 切片の長期常温保存．Hepatocyto
> ⓐ：薄切直後．ⓑ：薄切 1 か月後．

試薬の管理不良（図 6）[4,5]

- 常温での長期保存，高温多湿，直射日光下での保存，使用期限切れの状態を試薬の管理不良とする．
- 抗体：試薬の管理不良，抗体のコンタミ，凍結融解の繰り返し，雑菌の繁殖など．
- 抗体希釈液：試薬の管理不良，添加する蛋白濃度が高い場合，酸性やアルカリ性の緩衝液を使用した場合，イオン性界面活性剤を添加した場合，適切（0.5〜1M）な塩濃度でない場合，雑菌の繁殖など．
- その他試薬：試薬の管理不良や試薬のコンタミなど．

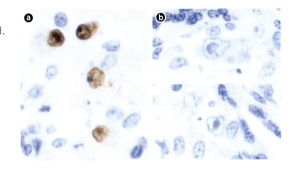

図6 試薬の管理不良．CMV
ⓐ：冷蔵保存．ⓑ：65℃保存3日．

機器の故障，メンテナンス不良による動作不良
- 自動染色装置の故障，恒温槽の故障，メンテナンス不良による雑菌の繁殖，メンテナンス後の試薬設置間違いや試薬のコンタミなど．

試薬の調整不良を含むプロトコールの間違い（図7）[3]
- 抗体の希釈倍率，抗原賦活化法，加熱処理後の冷却，内因性ペルオキシダーゼ除去操作，内因性ペルオキシダーゼ除去の実施タイミング，洗浄液の調整やその他試薬の調整などの間違い．

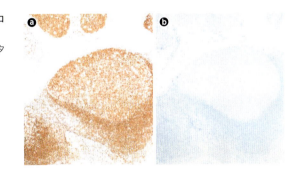

図7 試薬の調整不良を含むプロトコールの間違い
内因性ペルオキシダーゼ除去のタイミング（PAX5）．
ⓐ：一次抗体後．ⓑ：一抗体前．

抗体のかけ間違い
- 似た名称の抗体を間違える（抗体のかけ間違いや自動免疫染色装置のラベルの貼り間違い）
  - 例：CD20とCK20，SOX10とSOX11，InhibinとInsulin

染色操作時の標本の乾燥
- 内因性ペルオキシダーゼ除去時：染色されない．
- 一次抗体反応時，洗浄中，二次抗体反応時，発色時：組織全体に非特異反応がみられる．

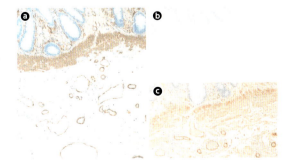

図9 染色操作時の標本の乾燥．α-SMA
ⓐ：乾燥なし．
ⓑ：内因性ペルオキシダーゼ除去時に乾燥．
ⓒ：二次抗体反応時に乾燥．

対応

表1 原因と対応

原因	対応
①固定液による影響 ②脱灰による影響	影響のない別ブロックを選定し，薄切からやり直す
③切片の厚さ	適切な厚さで薄切からやり直す
④切片の伸展や乾燥の温度と時間 ⑤切片の長期常温（加温）保存 ⑥試薬の管理不良 ⑧試薬の調整不良を含むプロトコールの間違い ⑨抗体かけ間違い	薄切からやり直す
⑦機器の故障，メンテナンス不良による動作不良	●加温機能の故障の場合，そのまま再染色可能 ●試薬設置間違いやコンタミも場合によってはそのまま再染色可能 ●切片が剥がれた場合は，薄切からやり直す
⑩染色操作時の標本の乾燥	●抗原賦活化後，一次抗体反応時，洗浄時，二次抗体反応時，発色時の乾燥は，洗浄液でしっかり洗浄することで非特異反応をある程度抑えることが可能 ●内因性ペルオキシダーゼ除去時の乾燥は，薄切からやり直す

文献

1) 塩竈和也，他：固定および包埋による抗原性の失活・流出．免疫染色玉手箱．ニチレイバイオサイエンス．
   https://nichireibiosciences.co.jp/molecule/tamatebako/
2) 澁木康雄，他：固定液の浸透と免疫組織化学．標本道場　免疫組織化学／ベテラン編．サクラファインテックジャパン．
   https://www.sakura-finetek.com/ja/education/doujyou/
3) 堤　寛，他：免疫染色のトラブルシューティング．日本組織細胞化学会（編）：組織細胞化学 2011．学際企画，2011，pp.209-218.
4) 芹澤昭彦：免疫組織化学．日本臨床衛生検査技師会（監修）：JAMT 技術教本シリーズ　病理検査技術教本．丸善出版，2017，pp.249-260.
5) 丸川活司：免疫組織化学．Q & A．標本道場　初心者編．サクラファインテックジャパン
   https://www.sakura-finetek.com/ja/education/doujyou/

memo

25 特殊染色と免疫組織化学染色の二重染色はどっちが先？

Point
- 酸化を行う特殊染色は免疫組織化学染色の後.
- 抗原賦活化処理が組織に与える影響を理解する.
- 組織化学的理論に基づく染色法の結果の解釈には，化学的・物理的な考察が必要.

- 免疫組織化学染色の酵素抗体法と組み合わせることができる特殊染色は，下記が一般的である.
  ①多糖類の染色：腫瘍細胞が産生する粘液の証明に PAS 反応やアルシアン青などのムコ多糖類物質を染める染色
  ②結合組織の染色：腫瘍細胞の血管侵襲の証明にビクトリア青染色などの弾性線維染色
  ③生体内色素の染色：生体内色素は DAB と色調が類似しているため，メラニン色素やヘモジデリンを染める染色
- 基本的には，酸化などの処理を行う特殊染色は抗原を変性させる可能性があるため，酵素抗体法の後に特殊染色を行うが，酸化を行わない特殊染色でも抗原賦活化の影響を受けることがあるため，特殊染色の理論をよく理解し，結果を解釈する必要がある.
- 以下に特殊染色と免疫組織化学の二重染色の例を提示する[14].

特殊染色と免疫組織化学の組み合わせ例

Podoplanin とビクトリア青染色（図1）
- リンパ管と血管が明確になるため，脈管侵襲を観察しやすい.

図1 Podoplanin とビクトリア青染色
ⓐ：Podoplanin とビクトリア青染色.
ⓑ：Podoplanin とビクトリア青染色（静脈：弾性線維，青色）.
ⓒ：Podoplanin とビクトリア青染色（リンパ管：Podoplanin，茶色）.

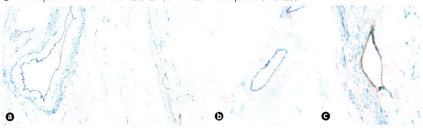

CK CAM5.2 とアルシアン青染色（図2）
- 腫瘍細胞が酸性粘液を含有している状態を観察できる．細胞内の空胞が変性か粘液かの証明に有用.
  ▶注：アルシアン青 pH2.5 は，抗原賦活化処理後に同等かやや減弱し，賦活化液が EDTA-0.05M トリス塩酸緩衝液に場合は，核が染色されることがある．（図2-d の核がやや青色を呈している）クエン酸緩衝液ではみられない[1].

図2 CK CAM5.2 とアルシアン青染色

ⓐ：CK CAM5.2 とアルシアン青染色. ⓑ：CK CAM5.2 とアルシアン青染色.
ⓒ：アルシアン青染色. ⓓ：Ki-67 とアルシアン青染色.

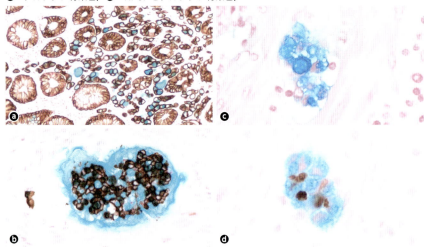

HNF1 βと PAS 反応（図3）

- 明細胞癌細胞が産生するグリコーゲンを証明できる.
  - ▶注：抗原賦活化前に PAS 反応を行った場合やや減弱するが, グリコーゲン顆粒は観察できる. 抗原賦活化後に PAS 反応を行った場合, 色調は同等であるがグリコーゲン顆粒は観察できない. 図3-d では, PAS 反応後に PAX8 を染色を行うことで大幅に染色性が低下した. 同じ抗原賦活化処理であるが, 抗体によって減弱の程度は様々である[1,2].

図3 HNF1 βと PAS 反応

ⓐ：PAS 反応. ⓑ：PAS 反応後に HNF1 β染色. ⓒ：HNF1 β染色後に PAS 反応. ⓓ：PAX8 染色後に PAS 反応. ⓔ：PAS 反応後に PAX8 染色.

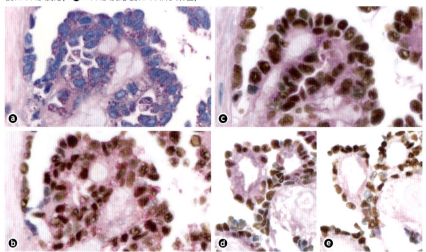

HMB45 とギムザ染色(図 4)

- メラニン色素含有細胞が悪性黒色腫の細胞であることが証明できる．ギムザ染色はメラニン色素を暗青緑色に染色するため，DAB の色調と区別することができる．
  - 注：ギムザ染色の染色性が濃いとメラニン色素の暗青緑色が分かりにくくなるため，ギムザ染色は薄めに染色することを推奨する[2]．

図 4 HMB45 とギムザ染色
ⓐ：HE．ⓑ：ギムザ染色（メラニン色素が暗青緑色）．ⓒ：HMB45．ⓓ：HMB45 とギムザ染色（メラニン色素が暗青緑色）．

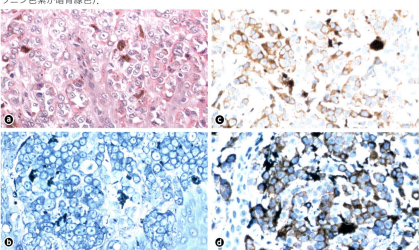

CD65 とベルリン青染色，TTF-1 とベルリン青染色(図 5)

- ヘモジデリン含有細胞の特定や腫瘍細胞との鑑別ができる．
  - 注：ヘモジデリン含有量が多くない場合，局在が細胞質の抗体では酵素抗体法によりヘモジデリンとの反応が阻害され，ヘモジデリン含有細胞の特定が困難となる．

図 5 CD65 とベルリン青染色，TTF-1 とベルリン青染色
ⓐ：ベルリン青染色．ⓑ：CD68 とベルリン青染色．ⓒ：TTF-1 とベルリン青染色．ⓓ：ベルリン青染色．ⓔ：CD68 とベルリン青染色．

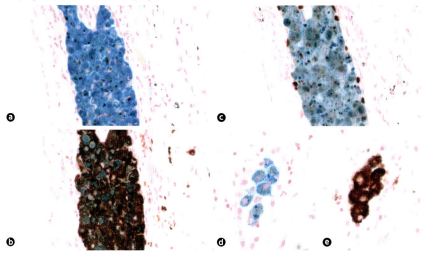

特殊染色と免疫組織化学の失敗例

Galectin-3 とホール法,Arginase-1 とホール法(図6)
- マクロファージまたは肝細胞が胆汁を貪食する像を期待したが,Arginasse-1 は局在が細胞質にあるため胆汁が DAB に masking されている.
- 酵素抗体法の後でホール法を染色することでホール法の反応が阻害され,胆汁の染色性が弱くなっている.

図6 Galectin-3 とホール法,Arginase-1 とホール法
胆汁色素は黄色,ホール法では緑色〜黄緑色.
ⓐ:ホール法.ⓑ:Galectin-3 とホール法.ⓒ:Arginase-1 とホール法.ⓓ:Galectin-3.ⓔ:Arginase-1.

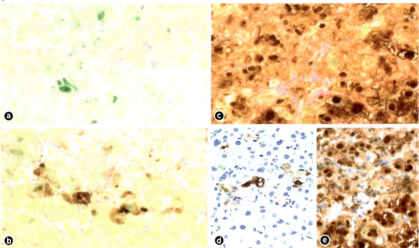

S100 とシュモール反応,Ki-67 とシュモール反応(図7)
- リポフスチンとの鑑別に有用と期待したが,リポフスチン同様 DAB も還元され,発色が茶色から青色に変化したことでより鑑別が困難となった.
- 酵素抗体法の影響により組織全体が強く染色されている.

図7 S100 とシュモール反応,Ki-67 とシュモール反応
ⓐ:HE.ⓑ:シュモール反応.ⓒ:S100.ⓓ:S100 とシュモール反応.ⓔ:Ki-67.ⓕ:Ki-67 とシュモール反応.

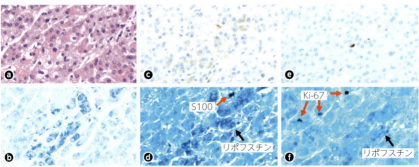

文献
1) 羽山正義，他：免疫染色における抗原賦活化処理がムコ物質の染色性におよぼす影響．標本道場　免疫組織化学／ベテラン編．サクラファインテックジャパン．
https://www.sakura-finetek.com/ja/education/doujyou/
2) 阿部　仁：酵素抗体法による免疫組織化学染色と特殊染色の二重染色．免疫染色玉手箱．ニチレイバイオサイエンス
https://nichireibiosciences.co.jp/molecule/tamatebako/
3) 堤　寛，他：免疫染色のトラブルシューティング．日本組織細胞化学会（編）：組織細胞化学 2011．学際企画，2011，p209-218
4) 日本臨床衛生検査技師会（監修）：JAMT 技術教本シリーズ　病理検査技術教本．丸善出版，2017．

memo

I 技術編 ▶ 7 質問箱

26 メラニン色素で酵素抗体法が観察しにくい．対策は？

Point
- メラニン色素の色調を変化させる特殊染色との二重染色．
- 発色剤の色調を茶色以外に変更．
- 抗原の局在が細胞質ではなく，核の抗体を使用．
- メラニン色素の色素を除去．

- 病理診断目的に悪性黒色腫や母斑などメラニン色素を多く含む組織を対象に酵素抗体法を行う場合，DAB と色調の似ているメラニン色素の沈着が染色性の評価の際に障害となることがある．
- 対策として，以下の方法がある[1-4]．
  ① 酵素抗体法の後に後染色としてギムザ染色を行い，メラニン色素の色調を変化させる．
  ② DAB 以外の色調の発色剤を使用する．
  ③ メラニン色素は細胞質に存在するため，核に局在を持つ抗原を染色する．
  ④ メラニン色素を脱色する．

方法

酵素抗体法の後にギムザ染色を行う[1]．
25 特殊染色と免疫組織化学の二重染色はどっちが先？（☞ 99 頁）を参照．

DAB 以外の色調の発色剤を使用する[1]．
茶色以外の発色剤を使用することでメラニン色素との色調の区別が可能（**図 1**）．

図 1 発色剤の変更
ⓐ：HMB45，茶色発色．ⓑ：HMB45，赤色発色．

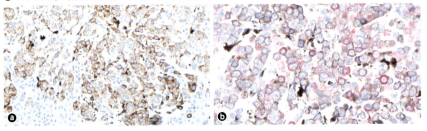

核に局在を持つ抗原を染色する（**図 2**）．
SOX10 や PRAME など．

図 2 核に局在をもつ抗原
ⓐ：SOX10．ⓑ：PRAME．

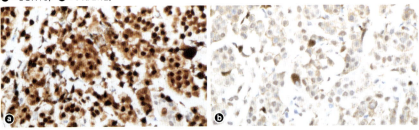

メラニン色素を脱色する[1,2].

- メラニンは酸化されると色素の粒子が小さくなる．粒子が完全に分解されなくても光の波長（400〜700nm）より小さくなれば無色になる．
- 過マンガン酸カリウム，過酸化水素，塩化カリウム，塩酸バリウム，40%過酢酸，過蟻酸などがメラニン色素の脱色に使用されるが，組織抗原を破壊しない方法は過酸化水素を使用した方法である．
- 3種類の方法とその染色性を紹介する．方法はすべて抗原賦活化処理後に脱色処理を行っているが，脱色処理後に抗原賦活化処理を行っても同等に近い結果を得ることができる（表1）．

表1 酵素抗体法に使用可能な過酸化水素を用いたメラニン色素脱色法

	工程	備考
1	脱パラフィン・親水化	
	20%過酸化水素中で室温 15〜18時間	
2-1	抗原賦活化処理	賦活化の必要のない抗体については省略
2-2	20%過酸化水素水に15〜18時間浸漬	蒸留水で希釈
	10%過酸化水素・pH7.4PB中で65℃に加温 30分間	
2-2	抗原賦活化処理	賦活化の必要のない抗体については省略
2-3	10%過酸化水素溶液で65℃，30分	加温したpH7.4PBにH2O2を滴下して希釈する
	3%過酸化水素・pH7.4PB中で55℃に加温 2時間	
3-1	抗原賦活化処理	賦活化の必要のない抗体については省略
3-2	3%過酸化水素溶液で55℃，2時間	加温したpH7.4PBにH2O2を滴下して希釈する
3-3	流水水洗	
3-4	1%酢酸水に2分浸漬	
4	流水水洗	
5	免疫染色実施	
6	後染色	ヘマトキシリン
7	脱水・透徹・封入	

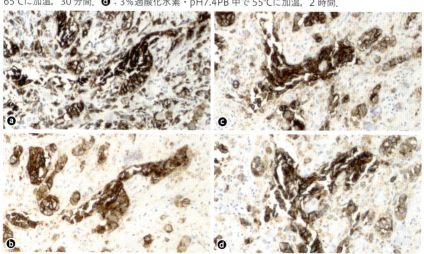

図3 酵素抗体法に使用可能な過酸化水素を用いたメラニン色素脱色法（MelanA）
ⓐ：脱色なし．ⓑ：20%過酸化水素中で室温，15〜18時間．ⓒ：10%過酸化水素・pH7.4PB中で65℃に加温，30分間．ⓓ：3%過酸化水素・pH7.4PB中で55℃に加温，2時間．

文献
1) 青木裕志, 他：生体色素標本の免疫組織化学的染色法. 免疫染色玉手箱. ニチレイバイオサイエンス
https://nichireibiosciences.co.jp/molecule/tamatebako/
2) 山田範幸, 他：免疫組織化学染色に有用な脱メラニン法. 免疫染色玉手箱. ニチレイバイオサイエンス
https://nichireibiosciences.co.jp/molecule/tamatebako/
3) 堤 寛, 他：免疫染色のトラブルシューティング. 日本組織細胞化学会（編）：組織細胞化学2011. 学際企画, 2011, p209-218
4) 日本臨床衛生検査技師会（監修）：JAMT技術教本シリーズ　病理検査技術教本. 丸善出版, 2017.

memo

27 多重免疫組織化学染色に染色順ってあるの？

I 技術編 ▶ 7 質問箱

Point
- DAB は非常に安定している物質であるため，初めに染めると良い．
- 染色の順番は抗原の性質を知ることが大切．
- 発色剤の発色順が大事．

- 多重免疫組織学染色は，1スライド上でいくつもの抗原の存在を観察できる．
- 現在では画像処理で多重染色を再現する方法もあるが，本章では言及しない．
- 診断や研究などには一般的に二重染色がよく利用される．
- 本章では二重染色を中心に染色の順番について解説する[4]．

抗原賦活化処理と抗体失活処理[1-3]

- 酵素抗体法の多重染色の工程で重要なのは抗原賦活化処理と抗体失活処理であるため，抗原賦活化処理を必要としない抗原を第一次抗原とすることが望ましい．
- 抗体失活処理はpH6〜9の緩衝液，80℃以上の加温で可能であることから，抗原賦活化を加熱処理で行う抗原を第二抗原にするとよい．
- 加熱処理を必要としない抗原の検出には，市販の酵素抗体法用の抗体失活剤や0.2M（0.1M）グリシン塩酸緩衝液（pH2.2）を使用する．

染色順番は抗原の性質に注意

- 抗原の性質によっては第二抗原とした場合，染色されいない可能性がある．
- 図1は，PAX5が内因性ペルオキシダーゼ除去処理で抗原が失活するため，第一抗原とした場合は染色性が保たれるが，第二抗原とした場合はされない．

図1　抗原の性質の違いによる染色性の差
❶：PAX5（茶色）染色の後にCD20（赤色）を染色．❷：CD20（茶色）染色の後にPAX5（赤色）を染色．

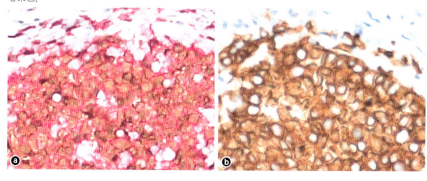

発色剤の発色順が大事

- 発色剤は第一抗原にどの色を選択するかで，第二抗原の発色剤の色のみえ方が変わってくる．
- 暗い色調の色と明るい色調の色では，暗い色から発色すると明るい色の色調を維持できる．
- 逆に発色した場合，抗原の局在次第では，明るい色に暗い色が重なってしまい本来の発色剤の色を呈さないことがある（図2）．
- 第一抗原と第二抗原の局在が重なる場合，抗体の濃度や発色の強度等が絶妙のバランス

でない限り，明るい色は暗い色に塗りつぶされてしまい，中間色で染色することは容易ではない（図3）．

図2 発色剤の発色順
ⓐ：緑色の発色剤の色見本．ⓑ：黄色の発色剤の色見本．ⓒ：α-SMA（緑色）の後にS100（黄色）を染色．ⓓ：α-SMA（黄色）の後にS100（緑色）を染色．

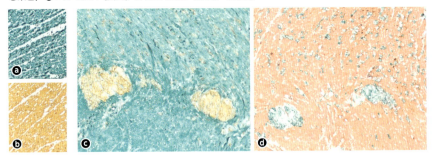

図3 同一局在を染色した場合の発色剤の発色順と色の重なり方（CD3）
ⓐ：黄色の発色剤の色見本．ⓑ：赤色の発色剤の色見本．ⓒ：青色の発色剤の色見本．ⓓ：黄色発色の後に赤色発色．ⓔ：赤色発色の後に黄色発色．ⓕ：黄色発色の後に青色発色．ⓖ：青色発色の後に黄色発色．

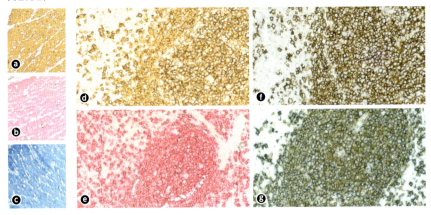

文献
1) 名倉宏，他：改訂四版　渡辺・中根　酵素抗体法．学際企画，2002．
2) 鴨志田伸吾：免疫染色至適条件決定法．学際企画，2009．
3) 芹澤昭彦：免疫組織化学．日本臨床衛生検査技師会（監修）：JAMT技術教本シリーズ　病理検査技術教本．丸善出版，2017，pp.249-260．
4) 堤寛，他：免疫染色のトラブルシューティング．日本組織細胞化学会（編）：組織細胞化学2011．学際企画，2011，pp.209-218．

II 診断編

28 まず何を染めるか

Ⅱ 診断編 ▶ 1 リンパ節

有効な抗体の組み合わせ

基本	▶ CD20（L26），CD3
オプション	▶ その他，組織像に応じて抗体を追加

組織像の把握

- まず，反応性リンパ過形成の組織像を把握する（図1）．
  - 散在し，密すぎない大小の濾胞
  - よく保たれた濾胞間領域
  - よく発達した胚中心
  - 各リンパ濾胞の基本構造が保たれている
    - マントル帯
    - 胚中心の極性（明調帯，暗調帯）
    - tingible body macrophages
    - 胚中心は centroblasts が主体　　など
- 免疫染色でリンパ腫を否定したい場合には，通常 CD20（L26），CD3 の 2 種で十分である．
  - 鑑別に困難を感じた場合は，29 良性 vs リンパ腫（B 細胞編）（☞ 112 頁），30 良性 vs リンパ腫（T 細胞編）（☞ 115 頁）を参考にする．

図1　反応性過形成
大小の濾胞がみられ，傍皮質領域もよく保たれている．CD20（L26）で反応性のパターンを示し，CD3 で T 細胞にも異型がない．その他の異常もなく，反応性と判断される．最低限の免疫染色で診断可能である．ⓐ HE 染色．ⓑ CD20（L26）．ⓒ CD3．

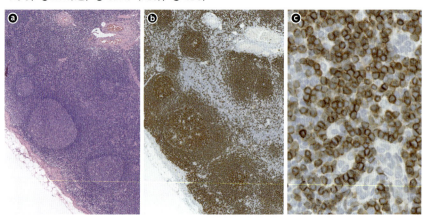

代表的組織像の把握

- リンパ腫を疑う代表的組織像を把握する．
  - 正常構造（特にリンパ濾胞，リンパ洞）の消失（図2）
  - 密すぎるリンパ濾胞（濾胞性リンパ腫）
  - 大型の異型の強いリンパ球のびまん性増殖（高悪性度リンパ腫）
  - 散在する大型多核細胞（ホジキンリンパ腫など）
- 基本となる CD20（L26），CD3 に，鑑別となるリンパ腫の型に応じた抗体の組み合わせを加える．

図2 マントル細胞リンパ腫
細胞は小型で異型に乏しいが，濾胞構造がみられず，リンパ腫を疑う．基本の CD20（L26）でやや結節状のパターンを伴うがびまん性に陽性で B 細胞性リンパ腫である．細胞が比較的小型であり，34 小型から中型細胞主体の B 細胞性リンパ腫の鑑別（☞ 121 頁）に従って抗体を追加したところ cyclin D1 の陽性が得られ，容易にマントル細胞リンパ腫と診断できる．❶ HE 染色．❷ CD20(L26)．❸ cyclin D1．

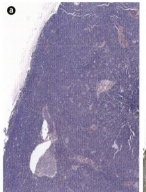
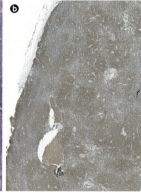
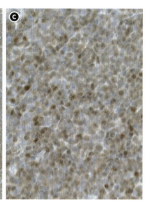

転移性腫瘍が疑われる場合

- 転移してくる腫瘍細胞はまず辺縁洞から侵入するので，リンパ節辺縁部を詳細に観察する．
- 上皮性が疑われる場合は汎サイトケラチン（AE1/AE3 など）が基本となる．
- 原発巣の検索が必要な場合は，199 原発不明癌の原発推測（☞ 426 頁）を参照に抗体を加える．

> **Pitfall**
> - リンパ節内にはサイトケラチンが陽性となる樹状細胞が存在する（図3）．
> - 一般的に陽性強度はやや低く，樹状の形態を示すことから鑑別可能であるが，サイトケラチン（＋）≠癌腫ではないことに注意する．

図3 サイトケラチン陽性樹状細胞
樹状の形態で癌腫と鑑別される．

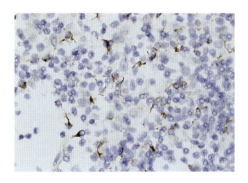

29 良性 vs リンパ腫（B 細胞編）

有効な抗体の組み合わせ	基本	▶ CD20（L26），CD3
	オプション	▶ CD5，CD10，κ，λ，CD43 など

- B 細胞性リンパ腫の場合は，悪性と判断するためには CD20（L26）の分布パターンが最も重要となる．
- B リンパ球はリンパ濾胞を形成することが基本的な機能であるため，一定の密度の浸潤があれば，結節状の集簇を形成する．したがって，正常ないし反応性過形成と腫瘍性の浸潤では下記のようなパターンの違いが生じる（図1）．
- なお，CD3 は T 細胞性リンパ腫を否定するため，基本の組み合わせに入れている．反応性でも一定の異型が出現する．反応性でも見られうる異型の範囲を把握することを推奨する．

図1 CD20（L26）免疫染色による良悪性判断

反応性過形成は「結節状集簇と濾胞間に散在陽性」のパターンをとるが，B 細胞性リンパ腫ではびまん性，シート状の陽性となる．対物 10 倍で，視野全体がこのように陽性となれば，概ね B 細胞性リンパ腫である．❹反応性過形成．❺B 細胞性リンパ腫．

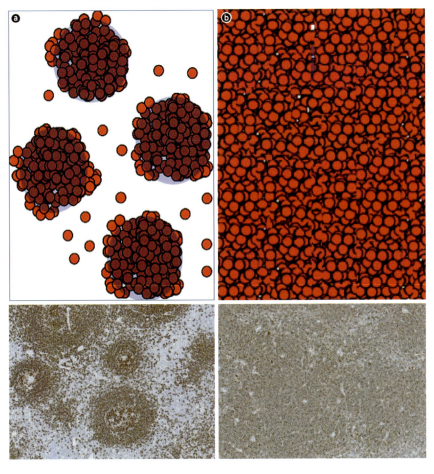

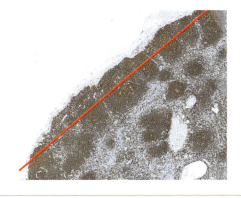

図2 びまん性に見えてしまう
赤線部分のように辺縁部で標本が作製されると，びまん性に見えてしまうので注意．

- リンパ組織の辺縁部ではリンパ濾胞が密となり，濾胞間領域がほとんどみられない場合がある．辺縁部のみが標本となった場合は，全体がびまん性に陽性にみえるので注意（図2）．
- 濾胞性リンパ腫でも反応性過形成と類似した結節状の構造を示すことがある．この場合は CD10 や bcl-2 などを参考にする．グレードの高い濾胞性リンパ腫では胚中心 bcl-2 陰性症例も多く，より診断が困難となる場合があるので注意．
- CD79a は形質細胞にも陽性となるため，形質細胞浸潤の強い炎症性病変でもびまん性のパターンを取りうる．したがって，上記ルールは CD79a には必ずしも適応されない．

- 上記のパターン診断で判断が難しい場合は，aberrant expression（異常発現）や異常パターンの有無の検索に移る（**表 1**，**図 3**，**図 4**）．

表1 B 細胞性リンパ腫の異常発現

CD5 の異常発現	CD5 は本来 T 細胞マーカーであり，B 細胞上の CD5 の陽性は悪性を強く示唆する．なお，小型～中型細胞からなる B 細胞性リンパ腫では，原則として小リンパ球性リンパ腫とマントル細胞リンパ腫のみが陽性であるため，分類にも役立つ
濾胞外領域の CD10 陽性	CD10 はリンパ濾胞胚中心に限局した陽性像を示すが，濾胞外領域に CD10 がびまん性に陽性となれば CD10 陽性リンパ腫を強く示唆する
CD43 の異常発現	CD43 は本来 T 細胞性マーカーであるが，B 細胞にも陽性であれば B 細胞性リンパ腫を示唆する．マントル細胞リンパ腫で頻度が高いが，MALT リンパ腫の診断で特に有用．ただし形質細胞の陽性に注意
胚中心の bcl-2 陽性	胚中心は本来 bcl-2 陽性である．明らかにリンパ濾胞胚中心であるのに，bcl-2 が明瞭に陽性であれば悪性リンパ腫，特に濾胞性リンパ腫を示唆する．ただし bcl-2 陽性は濾胞性リンパ腫に限らず，分類には基本的に役立たない
cyclin D1 の陽性	正常では cyclin D1 は血管内皮，組織球の核のみに陽性．びまん性に陽性であればマントル細胞リンパ腫が示唆される．他に多発性骨髄腫も陽性となることに注意
軽鎖制限	イムノグロブリン軽鎖 κ，λ の免疫染色で明らかな陽性細胞数の偏りがある場合（κ／λ ≧ 10 あるいは ≦ 0.2），B 細胞性リンパ腫を示唆する．免疫組織上での陽性率は低く，陰性＝良性ではないことに注意
LEF1 のびまん性陽性	LEF1 は正常では T リンパ球に陽性となるが，B リンパ球にもびまん性に陽性となれば小リンパ球性リンパ腫の可能性が高い
胚中心の低すぎる MIB1 index	明らかなリンパ濾胞であるのに，MIB1 index が非常に低い場合は濾胞性リンパ腫を考慮する（正常では陽性率 65％前後）

図3 CD5, CD43 の異常発現の観察方法

CD5, CD43 は T 細胞に陽性のため, CD3 と比較して判断する. 異常発現がないのであれば CD5/CD43 の分布は CD3 のそれと同一になる. B 細胞に異常発現があれば, 図のように CD3 よりもはるかに陽性数が多くなる. なお, 典型的には異常発現の陽性強度は, CD3 のそれより低くなる.

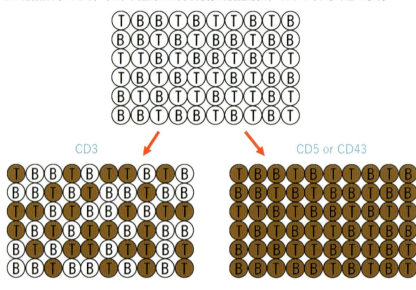

図4 CD5 異常発現の例

CD3 と比較して, CD5 は明らかに陽性細胞数が多い. なお, CD5 で強陽性の細胞は反応性の T 細胞であり, CD3 と同一の分布である. なお, T 細胞が多い症例では慎重な判断が求められる.
ⓐ CD3. ⓑ CD5.

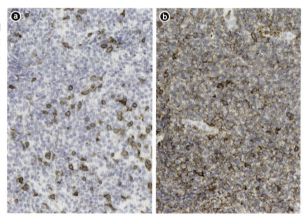

- aberrant expression の評価の場合には, 陽性強度の差に注意する. CD3 に比して CD43, CD5 の陽性強度が高い条件で比較した場合, 一見後者の陽性細胞の方の数が多いように見える場合がある.
- 形質細胞は CD43 に陽性となる. MALT 型リンパ腫の検索などで, 形質細胞の陽性像を aberrant expression と誤認しないこと.

30 良性 vs リンパ腫（T細胞編）

有効な抗体の組み合わせ	基本	▶ CD20（L26），CD3
	オプション ▶	CD7, CD56, TIA-1, granzyme B, perforin, CD4, CD8 など

- 炎症ではT細胞はびまん性の増殖を示すため，B細胞のように「びまん性陽性＝リンパ腫」の法則は使えない．
- HE染色では，細胞異型の評価は容易でない場合がある．
- 良好なCD3の染色が重要．
- 診断困難な場合はaberrant expression（異常発現）を見出すことが有効な場合がある．

CD3

- 免疫組織化学で使われているCD3はcytoplasmic CD3（CD3ε）であるため，細胞質が陽性となる．
- ヘマトキシリンで染められた核は影絵のごとく陰性となるが，核の形態がより明瞭となり，核膜の切れ込みなどもよく観察ができる．
- CD3免疫染色で，次のような所見がある場合はT細胞性リンパ腫を考える（図1）．
  - 明瞭な核の大小不同：様々な大きさの細胞が混在することがT細胞性リンパ腫の一般的な特徴である．
  - 多数の核膜の切れ込み：核内に茶色（DAB発色の場合）の線として認識できる核膜の切れ込みが，1視野にいくつも容易に見出せるような場合はT細胞性リンパ腫を考える（反応性でも少数は見られうることに注意）．
  - ねじれたような極めて不整な核形態．

図1 CD3の免疫染色
CD3の免疫染色では，細胞の大小不同，核の不整形態，核膜の切れ込み（核内の茶色の線）などに着目する．ⓐT細胞性リンパ腫の典型的な核形態．ⓑCD3での観察が重要．

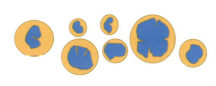
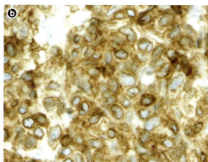

CD3のみでは難しい場合

- 細胞が小型な場合もあり，CD3のみでは診断が難しい場合も多い．
- そのような場合は，異常発現（aberrant expression）を検索する（表1，図2）．

表1 異常発現の検索

- 同一細胞に CD4, CD8 の両者が発現
- T 細胞が明らかであるのに, CD4, CD8 ともに陽性とならない
- T 細胞性マーカーの喪失（CD2, CD3, CD5, CD7）, 特に CD7 の有用性が高い
- CD56 がびまん性, 密に陽性
- 細胞傷害性 T 細胞のマーカー（TIA-1, granzyme B, perforin など）がびまん性密に陽性
- TCR γδ のびまん性陽性
- CD1 や TdT の陽性（胸腺を除く）

図2 菌状息肉症

CD3 では多数の陽性細胞がみられるが, CD7 では反応性 T 細胞と考えられる少数のもののみに陽性. CD7 の発現喪失と考えられ, リンパ腫との診断に有用である.
ⓐ CD3. ⓑ CD7.

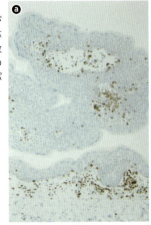
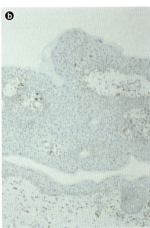

- 良性でもかなりの異型を示すこともあり, T 細胞性リンパ腫の診断が難しい所以である.
- 消化管には CD56 陽性の良性の経過をとる次の病変があることに注意する.
- CD56-positive lymphomatoid gastropathy：竹内らによって見出された病態で, 組織像は全くの悪性であり, CD56 陽性であるが, 自然消退することが知られる[1]. 以下の特徴に注意.
  - 血豆様の表面平滑な小ポリープ.
  - 組織像は異型の強いリンパ球の密な浸潤が見られ, CD56 がびまん性陽性であるが, EBER-ISH は陰性である.
- CD7 の喪失は反応性でもみられることが知られており, 妄信は避ける.

文献 | 1) Takeuchi K, et al：Lymphomatoid gastropathy：a distinct clinicopathologic entity of self-limited pseudomalignant NK-cell proliferation. Blood 2010；116：5631-5637.

31 反応性免疫芽球 vs T細胞／組織球豊富型大細胞型 B 細胞性リンパ腫 vs T細胞性リンパ腫 vs ホジキンリンパ腫

有効な抗体の組み合わせ	基本	▶ CD20, CD3
	オプション	▶ CD30 など

- 散在する大型の CD20 陽性細胞を見た際には，下記の可能性があり，慎重な鑑別が求められる．
  - 反応性の免疫芽球
  - T 細胞／組織球豊富型大細胞型 B 細胞性リンパ腫（T-cell/histiocyte-rich large B-cell lymphoma：THRLBCL）
  - T 細胞性リンパ腫
  - 古典的ホジキンリンパ腫
  - 結節性リンパ球優位型ホジキンリンパ腫（nodular lymphocyte-predominance Hodgkin lymphoma：N-LPHL）
- これらの鑑別には，散在する大型 CD20 陽性細胞が腫瘍性か否か，背景の T 細胞が腫瘍性か否かの見極めが重要である．
- 大型細胞の CD20 陽性強度に差異があり，弱陽性，細胞膜の部分的陽性，陰性細胞の混在を見た場合には，様々な分化段階にあると考えられ，反応性の免疫芽球である可能性が高い．
- CD20 大型細胞の陽性強度が一様に強陽性の場合には B 細胞性リンパ腫の可能性を考慮すべきである．リンパ腫と判断された場合，すべての部位で陽性細胞が散在性の場合には THRLBCL，一部に結節性リンパ球優位型ホジキンリンパ腫の組織像があれば，同リンパ腫とする（図 1, 図 2）．

図 1 大型で散在する CD20 陽性大型細胞の考え方
一様に CD20 強陽性であれば腫瘍性である可能性がある．陽性強度に差があり，一部は非全周性の弱陽性を示したり，陰性のものを混在する場合は反応性の免疫芽球を考慮する．背景の T リンパ球に明らかな異型があれば T 細胞性リンパ腫である（T 細胞の異型は CD3 で観察する）．

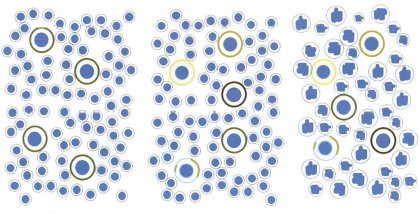

図2	反応性免疫芽球

反応性免疫芽球は大型 CD20 陽性細胞の陽性強度に差が見られる．
THRLBCL では一様に陽性である．
ⓐ反応性免疫芽球．
ⓑ THRLBCL．

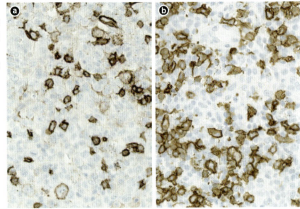

- ホジキンリンパ腫の Reed-Sternberg 細胞は CD20 が陰性であることが多いが，CD20 陽性を弱く示すことがある．形態や他の免疫染色結果が古典的ホジキンリンパ腫であるのに CD20 が強陽性の場合にはこれまでは，B-cell lymphoma, unclassifiable, with features intermediate between DLBCL and classic Hodgkin lymphoma とした．新たな WHO 分類では，縦隔であれば mediastinal grey zone B-cell lymphoma，他の部位では diffuse large B-cell lymphoma, NOS とする（生物学的に異なるため）．

 Pitfall 反応性免疫芽球は弱い CD30 陽性を示す場合が多いので，ホジキンリンパ腫と勘違いしないことが重要．

memo

32 菊池藤本病 vs 悪性リンパ腫

有効な抗体の組み合わせ	基本	▶ myeloperoxidase（MPO）
	オプション	▶ CD123

- 菊池藤本病（亜急性壊死性リンパ節炎）は40歳以下の女性に多い原因不明のリンパ節炎であり，壊死と活性化されたリンパ球の出現をみるため，悪性リンパ腫と誤診される場合がある．通常のCD20，CD3の免疫染色でも，活性化T細胞をリンパ腫細胞と誤認しやすい．
- 以下の状況を見た場合，菊池藤本病をより考える．
  - 若い患者
  - アポトーシスのみで，好中球はない
  - 組織球の浸潤
- 免疫染色で確認したい場合は，菊池藤本病の際に出現する組織球がMPO陽性となることが診断に有用である（**図1**）．
- MPO陽性細胞が組織球か否か鑑別が難しい場合はCD168やCD68などと比較するとよい．
- 菊池藤本病では壊死巣の周囲にplasmacytoid dendritic cellsの増生がみられることが知られている．CD123でその描出が可能であるが，一般的に普及している抗体とはいえず，通常はMPOの利用が推奨される．

図1 菊池藤本病

ⓐ 組織球の浸潤と多数のアポトーシス（HE染色）．
ⓑ CD68．
ⓒ MPO：浸潤している組織球はMPOに陽性となっている．

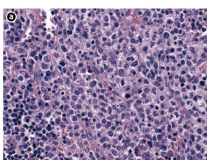
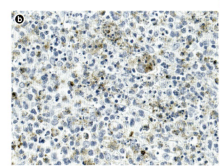
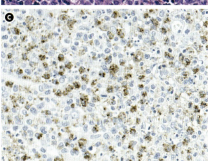

> **Pitfall**　ループスリンパ節炎などでもMPO陽性となることが知られ，注意が必要であるが，その際には好中球の浸潤がみられることが鑑別点である．

文献
1) Pileri SA, et al：Myeloperoxidase expression by histiocytes in Kikuchi's and Kikuchi-like lymphadenopathy. Am J Pathol 2001；159：915-924.
2) Kishimoto K, et al：Cytologic features and frequency of plasmacytoid dendritic cells in the lymph nodes of patients with histiocytic necrotizing lymphadenitis (Kikuchi-Fujimoto disease). Diagn Cytopathol 2010；38：521-526.

33 反応性濾胞 vs 濾胞性リンパ腫

Ⅱ 診断編 ▶ 1 リンパ節

有効な抗体の組み合わせ		
基本	▶ L26, CD3, CD10, bcl-2	
オプション	▶ MIB1, κ, λ	

- 基本として L26, CD3 で良悪性を決定する. さらに濾胞が腫瘍性, すなわち濾胞性リンパ腫であると診断するためには, CD10, bcl-2 を加え, 異常な陽性パターンを見出せれば, 通常は十分な診断が可能である.
- それでも結論に至れない場合は MIB1 や κ, λ を補助的に行う. MIB1 はグレードの決定にも補助的な情報ともなる.
- 濾胞性リンパ腫の場合, 高グレードのものほど免疫組織学的態度が正常に近くなることがあり, 注意を要する. CD10 陰性例では bcl-6 も有効である.

表1 抗体の比較

	反応性濾胞	濾胞性リンパ腫	注意点
L26	濾胞に一致した集簇	濾胞外にもびまん性に陽性	例外あり
CD10	胚中心のみ陽性	濾胞外領域にも陽性	濾胞性リンパ腫でも胚中心に限局する場合あり 高グレードでは陰性の場合が多い
bcl-2	胚中心以外が陽性	胚中心も陽性	高グレードでは陰性の場合がある
MIB1	胚中心に多数の細胞が陽性 陽性率に極性がある	胚中心の陽性率は低い 陽性率の極性を欠く	高グレードでは陽性率が高くなる
κ & λ	陽性数に大きな隔たりをみない（軽鎖制限なし）	胚中心に軽鎖制限をみる	軽鎖制限の検出率は低い

図1 濾胞性リンパ腫
ⓐ CD10：濾胞外領域（★）も陽性である. ⓑ bcl-2：CD10 陽性であった胚中心（●）も陽性である.
ⓒ MIB1：胚中心の陽性率が異常に低く, 極性もみられない.

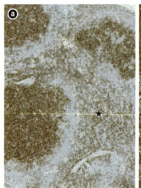
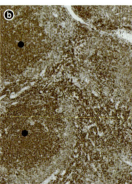
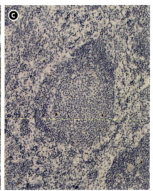

Pitfall
- いずれも例外に注意. 特に高グレード濾胞性リンパ腫は例外が多い.
- bcl-2 は他のリンパ腫にも陽性であり, bcl-2 陽性をもって濾胞性リンパ腫と分類しないこと.

34 小型から中型細胞主体の B 細胞性リンパ腫の鑑別

II 診断編 ▶ 1 リンパ節

有効な抗体の組み合わせ	基本 ▶ CD5，CD10，cyclin D1，LEF1
	オプション ▶ CD23，TdT，CD1a，BRAF V600E，SOX11，IRTA1 など

- 比較的小型の B 細胞性リンパ腫は，形態に加え，免疫染色抗体の組み合わせで多くの症例は明確に鑑別が可能である（表1）．

表1 抗体の比較

	CD5	CD10 bcl-6	cyclin D1 SOX11	CD23	LEF1	IRTA1	BRAF V600E
濾胞性リンパ腫	−	+	−	+／−	−	−	−
マントル細胞リンパ腫	+	−	+	−	−	−	−
小リンパ球性リンパ腫	+	−	−	+	+	−	−
辺縁帯リンパ腫	−	−	−	−	−	+（※）	−
リンパ形質細胞リンパ腫	−	−	−	−	−	−	−
有毛細胞性白血病	−	−	−	−	−	−	+

※脾型は陰性．

- LEF1 は近年登場したマーカーで，CLL/SLL により特異度が高い．first-line としての使用が推奨される．T 細胞に陽性である点に注意．
- CD5 は T 細胞にも陽性であることに注意．
- IRTA1 は近年報告された辺縁帯リンパ腫，特に MALT 型の診断に有用であるが，現状よい抗体の入手が困難である．

図1 マントル細胞リンパ腫
HE 染色にてリンパ腫細胞は小型のものが主体である．本頁の鑑別表に従って免疫染色を行えば，診断は容易である．ⓐ HE 染色．ⓑ CD5．ⓒ CD10．ⓓ cyclin D1．

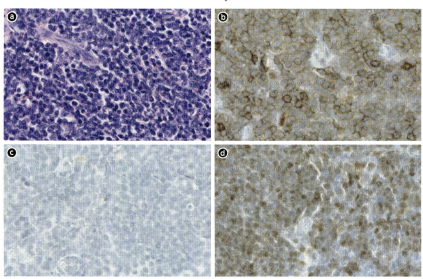

- 濾胞性リンパ腫も比較的頻度が高く CD23 陽性となるので注意．LEF1 の利用が推奨される．
- cyclin D1 陰性マントル細胞リンパ腫など例外も多々あることに注意．

35 中型のびまん性増殖を示すリンパ腫の鑑別

II 診断編 ▶ 1 リンパ節

- 中型細胞が主体のリンパ腫および周辺疾患の鑑別は多種にわたる．
- 表1に主要な鑑別ポイントをまとめた．

表1 主要な鑑別ポイント

	どのような時に考えるか	有用な免疫組織学的所見
バーキットリンパ腫	節外性 比較的均一な中型細胞 starry sky appearance 核がお互いに押し合いへし合いしている	CD10（+），bcl-2（−），MIB1 index：ほぼ100%
リンパ芽球リンパ腫	〈T細胞型〉 男性，若年者（主に10代）の前縦隔（T細胞型），呼吸苦や胸水 特に10代男性の胸水では常に考慮する 〈B細胞型〉 通常はリンパ芽球性白血病として出現 皮膚，軟部など 子供から成人	TdT（+）：TdTは10%陽性を閾値とすることが多い CD10（+） LCA：しばしば陰性 〈B細胞型〉 PAX5（+） CD20：しばしば陰性 CD43：しばしば（+） 〈T細胞型〉 CD3：しばしば陰性 CD7（+）：CD3陰性の場合があるため，本腫瘍が疑わしい場合はパネルに加えておくとよい 稀にCD79a陽性に注意
形質細胞性腫瘍	偏在核，両染性胞体 CD20，CD3ともに陰性の場合	CD79a（+） CD20（−） PAX5（−） CD138（+） κ／λ軽鎖制限
マントル細胞リンパ腫芽球様亜型	高齢者でB細胞性リンパ芽球性リンパ腫と診断する前に（稀である），本腫瘍の可能性を考慮すべきである	TdT（−） CD5（+） cyclin D1（+）
芽球形質細胞様樹状細胞腫瘍	皮膚に多い 芽球様形態の場合，留意する 高齢者の芽球リンパ腫と診断する前に（稀である），本腫瘍を考慮する必要がある	CD56（+） CD123（+） TdT（+/−） T細胞性マーカー（−）
末梢T細胞性リンパ腫，NOS	血管の増生（high endothelial venules），淡明な胞体をもつ中型細胞の集簇，好酸球浸潤	CD3：免疫染色で観察される核の大小不同，核形不整，切れ込みなど
節外性NK/T細胞性リンパ腫	壊死や血管周囲性パターン 鼻内で密なリンパ球を見た場合には本リンパ腫を必ず考えて免疫染色を行う（異型が乏しい場合もある）	CD3（+） CD56（+） EBER-ISH（+）
びまん性大細胞型B細胞性リンパ腫	時に中型細胞が主体となることもある	CD20（+） CD3（−） 高いMIB1 index

	どのような時に考えるか	有用な免疫組織学的所見
顆粒球肉腫（骨髄肉腫）	CD20，CD3 陰性であった場合には常に鑑別に挙げるべきである	CD20（−） CD3（−） myeloperoxidase（＋）：陰性のものもある CD33（＋） CD43（＋）：T 細胞性リンパ腫と誤認しないように
肥満細胞症	皮膚に多く，淡明な中型細胞の集簇像を呈する	CD117（c-kit）

- バーキットリンパ腫が見逃されやすい．節外性で中型の比較的均一な増殖を見た際は常に考える．
- starry sky appearance はバーキットリンパ腫に特異的な像ではない．
- 顆粒球肉腫や肥満細胞腫は気付きづらいので注意．

memo

II 診断編 ▶ 1 リンパ節

36 形質細胞への分化を示すリンパ腫の診断

有効な抗体の組み合わせ	基本 ▶ CD20, CD3, CD79a, CD138, κ, λ
	オプション ▶ PAX5, CD56, cyclin D1 など

形質細胞の免疫形質

- 形質細胞の免疫形質は以下の通り．
  LCA (+), CD20 (-), CD3 (-), CD79a (+), CD138 (+), CD43 (+), κ/λ = 2:1, PAX5 (-)
  ▶ 腫瘍性の場合は異なる場合がある．
  ▶ 腫瘍性の場合，LCA は陰性のことがある．
- 腫瘍性の形質細胞であることの証明は，軽鎖制限や，正常形質細胞では発現しない抗原の異常発現をみるとよい．

> **Memo ▶ 軽鎖制限 light chain restriction**
> - イムノグロブリンは，重鎖 (heavy chain) 2 本と軽鎖 (light Chain) 2 本からなり，そのうち，軽鎖は κ 鎖，λ 鎖の 2 種類がある．
> - 1 つの形質細胞からは κ 鎖のみ，あるいは λ 鎖のみ産生され，正常では κ 産生細胞と λ 産生細胞が混在し，その比は 2:1 前後とされる．
> - 腫瘍性では単クローン性となるため，どちらかのみ陽性となる．
> - 実際には反応性の形質細胞も混在するため，ある程度の混在をみるが，大きな隔たりがあった場合「軽鎖制限あり」とされ，単クローン性，すなわち腫瘍性と判断される．例えば κ 優位の場合は「κ light chain restriction あり」と表現される．
> - 判断基準は教科書などにより異なるが，
>   κ：λ＞10：1 あるいは κ／λ＜1：5
>   で陽性とする．

Pitfall
- 免疫組織化学では背景染色が強く判断が難しい場合が多い．なるべく背景がクリアなところで判断を行う．なお，近年では in situ hybridization が普及をみており，背景の問題は解消しつつある．
- 細胞膜のみの弱い陽性像であることもあるので慎重な観察を要する．
- 免疫組織では，形質細胞腫で明瞭に観察されるが，通常の B 細胞性リンパ腫での検出率は低い．軽鎖制限なし＝良性ではないことに注意．フローサイトメトリーは比較的高い検出率が得られる．

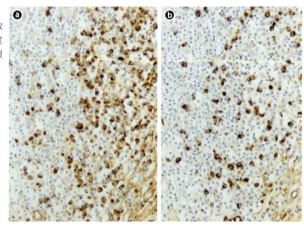

図1 反応性病変
ⓐ κ．ⓑ λ．κ の方がやや数が多いが，正常でもこの程度の比率で混在する．軽鎖制限陰性と判断する．

図2 胃MALTリンパ腫

ⓐ κ．**ⓑ** λ．リンパ球浸潤が比較的軽度で診断に難渋したが，明らかなλ軽鎖制限が認められ，診断の決め手となった．組織での検出率は必ずしも高くないが，形質細胞への分化が明確な場合は有用なことが多い．

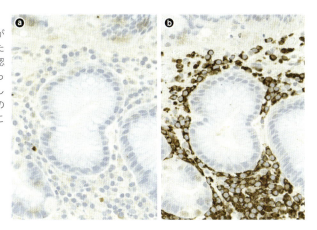

形質細胞性腫瘍の鑑別

- 多数の形質細胞をみるB細胞性腫瘍には主に以下のものがある．
  - 形質細胞性骨髄腫
  - 骨外性（髄外性）形質細胞腫
  - リンパ形質細胞性リンパ腫
  - 粘膜関連リンパ組織型節外性辺縁帯リンパ腫（MALTリンパ腫）
  - 形質芽細胞リンパ腫
- これらを免疫染色で完全に鑑別することは困難であり，臨床像と併せて総合的な判断を行う．
- 形質細胞性骨髄腫は比較的特徴ある免疫形質（cyclin D1, CD56の異常発現）を有し，他の形質細胞性リンパ腫との鑑別に有用である（**表1**，**図3**）．

表1 形質細胞性骨髄腫

	形質細胞性骨髄腫	骨外性（髄外性）形質細胞腫など
cyclin D1	高頻度に陽性	陰性
CD56	高頻度に陽性	低頻度かつ弱い陰性のみ

図3 cyclin D1陽性形質細胞性骨髄腫

マントル細胞リンパ腫などと誤らないよう注意が必要である．

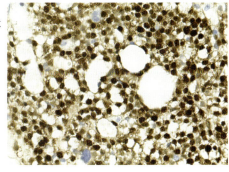

文献 1) Kremer M. et al：Primary extramedullary plasmacytoma and multiple myeloma：phenotypic differences revealed by immunohistochemical analysis. J Pathol 2005；205：92-101.

37 びまん性大細胞型B細胞性リンパ腫の細分類

有効な抗体の組み合わせ	基本	▶ 様々な細分類法があり，臨床サイドとあらかじめよく話し合い，方針を決定する

- WHO分類改訂4版[1]以降，従来のびまん性大細胞型B細胞性リンパ腫は複雑な分類体系となり，細かな対応が求められるようになった．病理のみでは対応できないものもあり，臨床側とあらかじめ話しあい，どれだけの細分類を行うか，行うのであればどのような分類を行うかをあらかじめ決めておくとよい．
- WHO第4版の分類で，大細胞型B細胞性リンパ腫は**表1**のように体系づけられる．

表1 びまん性大細胞型B細胞性リンパ腫の細分類（イタリックはprovisional）

diffuse large B-cell lymphoma, NOS	morphological variants	centroblastic
		immunoblastic
		anaplastic
		other rare variants
	molecular subtypes	germinal centre B-cell subtype
		activated B-cell subtype
other lymphomas of large B cells	T-cell / histiocyte-rich large B-cell lymphoma	
	primary diffuse large B-cell lymphoma of the CNS	
	primary cutaneous diffuse large B-cell lymphoma, leg type	
	EBV-positive diffuse large B-cell lymphoma, NOS	
	diffuse large B-cell lymphoma associated with chronic inflammation	
	lymphomatoid granulomatosis	
	large B-cell lymphoma with *IRF4* rearrangement	
	primary mediastinal (thymic) large B-cell lymphoma	
	intravascular large B-cell lymphoma	
	ALK-positive large B-cell lymphoma	
	plasmablastic lymphoma	
	HHV8-positive diffuse large B-cell lymphoma	
	primary effusion lymphoma	
high-grade B-cell lymphoma	high-grade B-cell lymphoma with *MYC* and *BCL2* and/or *BCL6* rearrangements	
	high-grade B-cell lymphoma, NOS	
B-cell lymphoma, unclassifiable	B-cell lymphoma, unclassifiable, with features intermediate between diffuse large B-cell lymphoma and classic Hodgkin lymphoma	

文献1）より引用．

- 第5版ではさらに再構成が行われていることに注意を要する（**図1**）．
- 問題は，以前はびまん性大細胞型B細胞性リンパ腫，NOSと単独に診断可能であった一部のリンパ腫が，第4版以降別項目になり，遺伝子検索が必要となったことである．
- これらの診断は純形態的には不可能であり，病理部門としては対応の難しいものとなっている．
- びまん性大細胞型B細胞性リンパ腫が考えられる際に使われる基本的なL26，CD3以外の代表的な追加抗体について記載する．

CD5

- CD5陽性びまん性大細胞型B細胞性リンパ腫はわが国で確立されたもので，現状の

図1 WHO 第4版（HAEM4R）と WHO 第5版の比較（WHO-HAEM5）（文献2より引用）

ⓐ Summary of the relationship between large B-cell lymphoma (LBCL) entities as named and defined in the revised 4th edition of the WHO classification (WHO-HAEM4R) and in the present 5th edition (WHO-HAEM5).
ⓑ Algorithm for classification of aggressive B-cell lymphomas in WHO-HAEM5 in the light of MYC, BCL2 and BCL6 rearrangement and complex 11q gain/loss patterns.

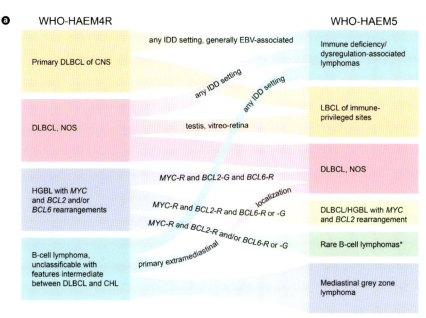

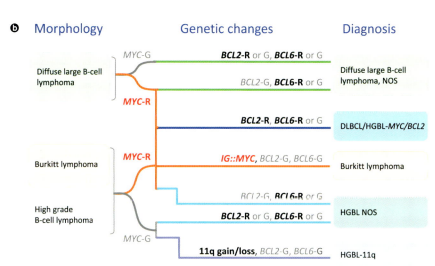

WHO 分類では残念ながら未採用ではあるが，治療後 30％程度に中枢神経再発を来す予後不良群として知られ，臨床側も重視していることが多い．
● 必要であれば CD5 をあらかじめ染色しておくとよい．

- 胚中心型（germinal center-B：GCB）と
  非胚中心型（non-germinal center B：non-GCB）
  - GCB と non-GCB は，Hans らの検討によると図2のフローチャートで分類される．分類には CD10，bcl-6，MUM1 が必要である．

図2 GCB の鑑別フローチャート

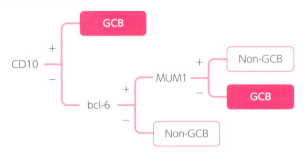

- 当初，GCB の方が大きく予後良好であったため，大きな注目を集めたものの，リツキサンの登場後は両者の差が縮まり，予後の差があるかないかが一時議論の対象となった．
- しかし，non-GCB により有用な治療も登場してきており（イブルチニブなど），今後重要な分類として再評価される可能性がある．

- double expressor（あるいは expression）lymphoma
  - いわゆる"double hit lymphoma"と呼ばれるものは WHO 第 4 版では high-grade B-cell lymphoma with *MYC* and *BCL2* and/or *BCL6* rearrangements と呼ばれ，第 5 版では BCL6 の群は除かれ，diffuse large B-cell lymphoma/high-grade B-cell lymphoma with MYC and BCL2 rearrangements と称されるようになった．BCL6 群は新たな分類では DLBCL, NOS あるいは HGBL, NOS に分類される．
  - double hit lymphoma は，はるかに予後不良であり，近年重要視されている．ただし，遺伝子再構成をみることは通常の病理部門では難しい．
  - 代わりに c-MYC，bcl-2 の免疫染色を用いた分類があり，両者が陽性のものを double expressor（あるいは expression）lymphoma と呼ぶ．ただし，double hit lymphoma とは全く同一ではない．
  - 予後は，double/triple hit 群と non-double/triple hit 群の中間を示し，予後不良群をスクリーニングできる．ただし，現状では必ずしも治療に直結しない．
  - また，陽性の域値は c-MYC 40％，bcl-2 50％とされることが多いようであるが，特に c-MYC は域値前後のことが多く，判定に問題が残る（図3）．

図3 double expressor lymphoma とすべきか判断困難な症例
c-MYC（40％以上）の判定が困難な場合が多い．❶ HE 染色．❷ c-MYC．❸ bcl-2．

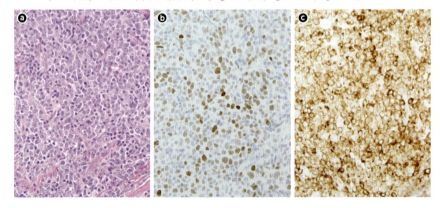

文献
1) Swerdlow SH, et al (eds)：WHO Classification of Tumours of Haematopoietic and Lymphoid Tissues, revised 4th ed. IARC Press, 2017, p.291.
2) Alaggio R, et al：The 5th edition of the World Health Organization Classification of Haematolymphoid Tumours: Lymphoid Neoplasms. Leukemia 2022；36：1720-1748.
3) Yamaguchi M, et al：De novo CD5+ diffuse large B-cell lymphoma：a clinicopathologic study of 109 patients. Blood 2002；99：815–821.
4) Hans CP, et al：Confirmation of the molecular classification of diffuse large B-cell lymphoma by immunohistochemistry using a tissue microarray. Blood 2004；103：275-282.
5) Hu S, et al：MYC/BCL2 protein coexpression contributes to the inferior survival of activated B-cell subtype of diffuse large B-cell lymphoma and demonstrates high-risk gene expression signatures：A report from The International DLBCL Rituximab-CHOP Consortium Program. Blood 2013；121：4021-4031.

memo

38 バーキットリンパ腫 vs びまん性大細胞型 B 細胞性リンパ腫

有効な抗体の組み合わせ	基本 ▶ CD10, bcl-2, MIB1
	オプション ▶ IgH/MYC 転座など

- バーキットリンパ腫とびまん性大細胞型 B 細胞性リンパ腫は類似した形態を示すことがあり，鑑別に難渋することがある（表1，図1）．
- バーキットリンパ腫は教科書的に若年者に多いとされるが，わが国では年齢に関わらず，特に節外性の場合は可能性を考慮することが必要である．

表1 鑑別のポイント

	バーキットリンパ腫	びまん性大細胞型 B 細胞性リンパ腫
形態	比較的均一な中型細胞 核の「押し合いへし合い」像（jig-saw puzzle pattern） starry sky appearance	多形性に富む
CD10	＋	＋（一部）
bcl-2	－	－（一部）
MIB1	95％以上，陰性の腫瘍細胞を見出すのが難しい	陰性細胞が容易に見出せる

図1 バーキットリンパ腫の特徴像
ⓐ 細胞は中型で，核は押し合いへし合いするため，互いに形状が干渉する（jig-saw puzzle pattern）．核密度が高く，細胞もやや好塩基性のため，全体に「紫色」にみえる．starry sky appearance は特徴だが，特異的でないことに注意．
ⓑ MIB1 index は 95％以上で，血管内皮など以外はごく少数の陰性細胞をみるのみ．

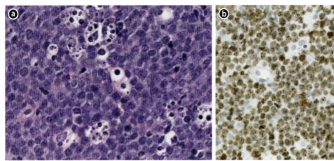
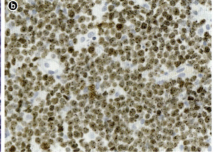

- IgH/MYC 転座の有無も重視する必要がある．
- 転座がみられず，バーキットリンパ腫に落とし込めない場合は，以下を考慮する（☞127頁，図1ⓑ参照）．
  - Burkitt-like lymphoma with 11q aberration（WHO 第4版），High grade B-cell lymphoma with 11q aberration（WHO 第5版）
  - High grade B-cell lymphoma, NOS

- starry sky appearance は高悪性度リンパ腫や，他の系統の腫瘍でも見られ得る変化であり，バーキットリンパ腫に特異的な像ではない．
- 免疫染色の c-MYC 陽性＝バーキットリンパ腫ではない．

39 T細胞性リンパ腫の分類

Ⅱ 診断編 ▶ 1 リンパ節

- T細胞性リンパ腫は，B細胞性リンパ腫のように抗体の組み合わせで鑑別を進めることは難しく，臨床像その他を加味し，総合的に鑑別を進める必要がある．
- 代表的なT細胞性リンパ腫の特徴と免疫形質を表1にまとめた．

表1 代表的なT細胞性リンパ腫の特徴と免疫形質

	どのような時に考えるか	特徴的な免疫形質
Tリンパ芽球性リンパ腫	非常に進行の速い若年者のリンパ腫 特に比較的若年の前縦隔，胸水などでは強く意識する	TdT（+）（20%以上） CD7 variable CD3 variable CD10（+） Pitfall：T細胞マーカー陰性，CD79a陽性のことあり，骨髄球マーカー陽性のことあり
成人T細胞性白血病	わが国では常に鑑別を要し，HTLV-1のチェック（少なくとも抗体検査）は必須である．脳回状の大型細胞の混在などの特徴に注意するが，ホジキンリンパ腫様の形態も示すことがある．臨床情報が重要である	CD3（+） CD7（-） CD4（+）/CD8（-）：逆のこともあり CD25（+）：特異的ではない
節外性 NK/T 細胞性リンパ腫，鼻型	血管破壊性周囲性の浸潤や壊死 鼻腔である程度のリンパ球浸潤がある際は必ず考える．異型が弱い場合もあるので注意	CD3 ε（+） surface CD3（-）：要凍結 CD5（-） CD56（+） 細胞傷害性マーカー（+） EBER-ISH（+）：CD56（-）でも，細胞傷害性マーカーと EBER-ISH が陽性であればよい
節性濾胞性ヘルパーT細胞性リンパ腫（血管免疫芽球性T細胞性リンパ腫）	淡明な胞体を有する中型細胞の集簇と，血管の著明な増生（high endothelial venules） 皮膚症状，高ガンマグロブリン血症などの特徴的な臨床症状	CD21などによる胚中心外の濾胞樹状細胞の増生（図1） CD10，CXCL13などのT follicular helper cell マーカーが陽性（60〜100%）
末梢T細胞性リンパ腫，NOS	血管増生（high endothelial venules）や好酸球の浸潤などが診断のきっかけとなりやすい	CD3で核の形態をよく観察する．特徴的な免疫形質はないので，他のリンパ腫を否定すること

図1 血管免疫芽球性T細胞性リンパ腫
CD21免疫染色にて胚中心外の濾胞樹状細胞の増生がみられる

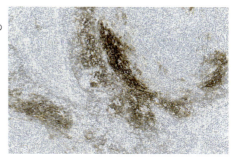

- T細胞性リンパ腫，特に節性濾胞性ヘルパーT細胞性リンパ腫（血管免疫芽球性T細胞性リンパ腫）では大型免疫芽球の出現を見るので，B細胞性リンパ腫と誤らないことに注意．
- 節外性 NK/T 細胞性リンパ腫，鼻型で異型が乏しい場合があり，注意を要する．

40 節性 T 濾胞ヘルパー細胞起源節性リンパ腫 vs 末梢 T 細胞性リンパ腫，非特異型

有効な抗体の組み合わせ	基本	▶ PD1，ICOS，CXCL13，CD10，bcl-6
	オプション	▶ CXCR5，SAP，MAF，CD200

- 旧来の血管免疫芽球性 T 細胞リンパ腫（angioimmunoblastic T-cell lymphoma：AITL）は表1のように節性 T 濾胞ヘルパー細胞起源節性リンパ腫（Nodal T follicular helper〔TFH〕cell lymphoma）の枠組みに入った．

表1 Nodal T follicular helper T-cell lymphoma

① angioimmunoblastic type	古典的な AITL
② follicular type	TFH phenotype を示すが angioimmunoblastic T-cell lymphoma の特徴である高内皮細静脈（HEV）増生，濾胞外濾胞樹状細胞（FDC）meshwork を欠き，濾胞性のパターンをとる
③ NOS	TFH phenotype を示すが（CD4 と 2 つ以上の TFH マーカー陽性），上記①②のタイプに当てはまらないもの

- TFH phenotype は T follicular helper（TFH）マーカーの陽性による．代表的な TFH マーカーは PD1，ICOS，CXCL13，CD10，bcl-6 で，入手性もよい．CXCR5，SAP，MAF，CD200 はオプションと考えられる TFH マーカーである．
- NOS の診断は慎重にすべきであり，CD4 陽性に加え，TFH マーカー 2 種の陽性を証明することが推奨される．

図1 Nodal T follicular helper T-cell lymphoma, angioimmunoblastic type
ⓐ HE．
ⓑ CD10．
ⓒ ICOS．

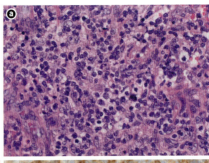
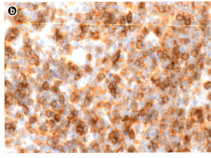
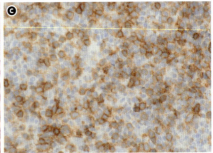

Pitfall
- 既存の胚中心の非腫瘍性細胞の陽性とは区別する必要がある

文献 1）Attygalle AD, et al：WHO Classification of Tumours, 5th Edition, Volume 11. Haematolymphoid Tumours, PART B. IARC Press, 2024, pp.742-756.

41 NK/T 細胞性リンパ腫 vs 炎症

有効な抗体の組み合わせ	基本	▶ CD3, CD56, EBER-ISH※
	オプション	▶ CD5, TIA-1, granzyme B, perforin など

※抗体名ではなく、in-situ hybridization である.

- 節外性 NK/T 細胞性リンパ腫, 鼻型は, 東アジアに多い型で, 鼻腔に多発するが, 時に炎症性疾患, 特に多発血管炎性肉芽腫症（ウェゲナー肉芽腫症）などと誤られる場合がある.
- 積極的に免疫染色を行うことが必要である. 節外性 NK/T 細胞性リンパ腫, 鼻型を疑う免疫形質を表1にまとめた.
- 時に EB ウイルス陰性の場合があるが, TIA-1, granzyme B, perforin といった細胞傷害性マーカーがびまん性に陽性であれば, 同リンパ腫とする.

表1 節外性 NK/T 細胞性リンパ腫, 鼻型を疑う免疫形質など

- CD3（＋）
- CD5（－）（診断に必須な抗体ではない）
- CD56 のびまん性陽性（図1 ❺）
- EBER-ISH による EB ウイルスの検出

図1 節外性 NK/T 細胞性リンパ腫, 鼻型

❹ 壊死, 血管周囲性パターンを伴う異型リンパ球浸潤. 節外性 NK/T 細胞性リンパ腫, 鼻型を考えるべき組織像.
❺ CD56 免疫染色. びまん性陽性であればリンパ腫の可能性が極めて高い. 炎症では通常散在性に陽性細胞をみるにすぎない.

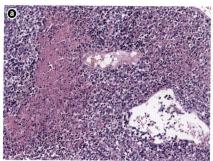
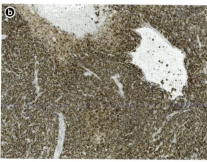

- 消化管, 主に胃には例外的に CD56 がびまん性に陽性となる次の良性疾患がある.
  ▶ lymphomatoid gastropathy：血豆様の特徴的な表面平滑な小隆起を形成し, CD56 がびまん性と良性となるが, 自然消退を示す. EBER-ISH は陰性である. 胃には節外性 NK/T 細胞性リンパ腫, 鼻型は稀であり, 本疾患を常に頭に入れておく必要がある. 肉眼像が重要[1]．
- 神経内分泌系腫瘍の CD56 陽性を, NK/T 細胞性リンパ腫と勘違いしない.

文献 1) Takeuchi K, et al：Lymphomatoid gastropathy：a distinct clinicopathologic entity of self-limited pseudomalignant NK-cell proliferation. Blood 2010；116：5631-5637.

42 古典的ホジキンリンパ腫 vs 未分化大細胞型リンパ腫

有効な抗体の組み合わせ	基本 ▶ EMA，PAX5，ALK
	オプション ▶ EBER-ISH，細胞傷害性マーカーなど

- 古典的ホジキンリンパ腫における Hodgkin/Reed-Sternberg 細胞と未分化大細胞型リンパ腫は，ともに CD30 が陽性となり，時に類似した形態を示す場合がある．
- 両者の鑑別には EMA，PAX5，EBER-ISH が有用である．

表1 抗体の比較

	Hodgkin/Reed-Sternberg 細胞	未分化大細胞型リンパ腫
EMA	−	+
PAX5	+	−（稀に陽性）
ALK	−	+/−
EBER-ISH	+/−	−
細胞傷害性 T 細胞マーカー	−	+
CD3	−	+/−（75％が陽性）
CD20	−〜弱陽性	−

図1 古典的ホジキンリンパ腫における PAX5 陽性細胞
Hodgkin/Reed-Sternberg 細胞の陽性像は背景の反応性 B 細胞の強陽性に比較して弱い陽性であることが多い．

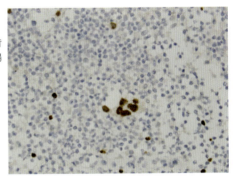

- 未分化大細胞型リンパ腫の数パーセントは結節状となり，結節硬化型ホジキンリンパ腫に類似した形態を示す．
- 未分化大細胞型リンパ腫も稀に PAX5 陽性となる．

43 結節リンパ優勢型ホジキンリンパ腫 vs 古典的ホジキンリンパ腫

II 診断編 ▶ 1 リンパ節

有効な抗体の組み合わせ	基本	▶ CD20，CD3，CD30，EMA
	オプション	▶ Oct-2，Bob.1 など

- 結節リンパ優勢型ホジキンリンパ腫には LP（lymphocyte predominant）cells ないし popcorn cells と呼ばれる大型細胞が出現し，古典的ホジキンリンパ腫の Hodgkin/Reed-Sternberg 細胞とは明確に区別される．免疫形質も異なっている．
    - LP cells は以前 L&H cells とも呼ばれていた．
- 結節リンパ優勢型ホジキンリンパ腫は T cell rosette（T 細胞ロゼット）と呼ばれる特徴的な所見を有し，診断のきっかけとなる．
- 進行に伴って T 細胞の量が増し，一部，あるいは多くの部位が T 細胞組織球豊富型 B 細胞性リンパ腫に類似した像を呈する場合がある．
- このような場合でも結節リンパ優勢型ホジキンリンパ腫とし，T 細胞組織球豊富型 B 細胞性リンパ腫とはしない．

表1 抗体の比較

	CD20	CD30	EMA	Oct-2/Bob.1
LP cells	＋	－	多くは＋	両方＋
popcorn cells	－ないし弱陽性	＋	－	通常は片方のみ＋

図1 T cell rosette（CD20 免疫染色）

中央の大型細胞が LP cells．周囲には CD20 陰性細胞が取り囲んでいる．これらは CD57 陽性の T 細胞である．

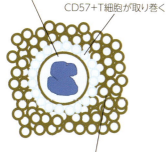

ⓐ LP cells: CD20＋
CD57＋T細胞が取り巻く
背景の非腫瘍性小型B細胞

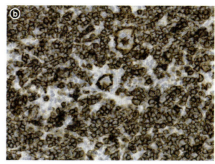

- 古典的ホジキンリンパ腫でも T cell rosette はみられる時がある．
- 結節リンパ優勢型ホジキンリンパ腫は表2に示すような様々なパターンを示す．パターンによっては診断に気付きづらいので注意．

表2 結節リンパ優勢型ホジキンリンパ腫の増殖パターン（文献1より引用）

Designation	Description
Pattern A	Classical B-cell-rich nodular
Pattern B	Serpiginous/interconnected
Pattern C	Prominent extra-nodular T-cells
Pattern D	T-cell-rich nodular
Pattern E	Diffuse THRLBCL/DLBCL-like
Pattern F	Diffuse math-eaten, B-cell-rich

THRLBCL T-cell/histiocyte-rich large B-cell lymphoma.

文献 1) Hartmann S et al：The 5th edition of the World Health Organization Classification of Haematolymphoid Tumours: Lymphoid Neoplasms. Leukemia 2022；36：591-597.

memo

44 悪性リンパ腫が疑われたが，CD20，CD3 が陰性の場合

Ⅱ 診断編 ▶ 1 リンパ節

有効な抗体の組み合わせ	基本	▶ cytokeratin，LCA，S100
	オプション	▶ 表1参照

- 表1 が主な鑑別となるが，まずは基本の cytokeratin，LCA，S100 の3種類で，だいたいの方向付けを行っておくとよい．

表1 主な鑑別

	疾患	追加すべき抗体
CD20 陰性のB細胞性リンパ腫	B リンパ芽球性リンパ腫	CD79a，PAX5，TdT，CD10 など
	小リンパ球性リンパ腫（通常は陽性だが，時に弱陽性から陰性となる）	CD79a，PAX5，CD5，LEF1 など
	リツキサン治療後のB細胞性リンパ腫	CD79a，PAX5 など
	形質細胞性腫瘍	CD79a，CD138，κ，λ など
	未分化大細胞型リンパ腫	CD30，ALK など
	古典的ホジキンリンパ腫	CD30，CD15，PAX5 など
他系統の腫瘍	癌腫（特に小細胞癌）	cytokeratin など
	神経内分泌系腫瘍	INSM1，chromogranin A，synaptophysin
	悪性黒色腫	SOX10，S100，Melan A，HMB45 など
	顆粒球肉腫	myeloperoxidase，CD33 など
	組織球系腫瘍	CD68，CD163 など
	その他の肉腫	myoglobin，NXK2.2，MIC2 などを適宜追加してゆく

- LCA は形質細胞性腫瘍，未分化大細胞型リンパ腫には通常陰性であることに注意．
- PAX5 は新たなB細胞性マーカーとして普及しつつあるが，形質細胞には陰性であることに注意．未分化大細胞型リンパ腫に稀に陽性である点も注意である．

memo

45 組織球系腫瘍の鑑別

- 組織球性腫瘍／病変に関する鑑別について**表1**にまとめた．

表1 主な組織球性腫瘍／病変に関する鑑別表

	組織像	S100	CD68 CD163 Lysosome	CD1a langerin	CD21 CD23 CD35
組織球肉腫	非常に大型の異型の強い腫瘍細胞が密に増殖	−	+	−	−
ランゲルハンス組織球症（LCH）	核溝，切れ込み，分葉核を有する特徴的LCH細胞と好酸球浸潤	+	+	+	−
指状嵌入細胞肉腫	紡錘形腫瘍細胞の束状，花簇状増殖	+	+（weak）	−	−
濾胞樹状細胞肉腫	リンパ球を伴って，やや大型の紡錘形腫瘍細胞が細胞境界不明瞭に増殖	+/−	+/−	−	+
Rosai-Dorfman病	リンパ節では，リンパ洞の拡張と大型のRosai-Dorfman細胞の浸潤．emperipolesisをみる（HEよりS100免疫染色で探した方がよい）．節外ではRosai-Dorfman細胞の集簇巣と形質細胞浸潤巣が交互に現れる	+	+	−	−

図1 Rosai-Dorfman病
ⓐ HE染色では大型組織球浸潤巣と形質細胞浸潤巣が交互に現れ，縞状にみえる．
ⓑ emperipolesisを示すRD histiocytes．教科書通りのemperipolesisはなかなか見つからない．
ⓒ S100免疫染色ではemperipolesisを容易に見出せる（矢印）．なお，CD1aは陰性である．

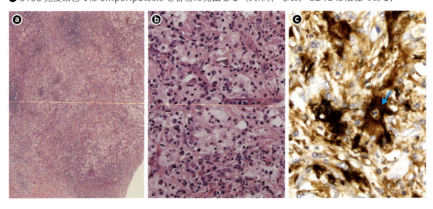

- 濾胞樹状細胞肉腫ではCD21，CD23，CD35などは一部の陽性にとどまる場合が多く，単一の抗体での診断は難しい．CD21＋CD35などのカクテル抗体が用いられる場合もある．
- ランゲルハンス細胞肉腫では組織球マーカーやCD1aなどが減弱・陰転化することがある．

46 骨髄球系，赤芽球系，巨核球系の鑑別をどう行うか

Ⅱ 診断編 ▶ 2 骨髄

有効な抗体の組み合わせ	基本	▶ myeloperoxidase（MPO），lysozyme，hemoglobin，CD61
	オプション▶	CD33，CD71，glycophorin C（ret 40f），E-cadherin，CD42b，CD62，CD4，CD68

- 顆粒球系細胞は MPO 陽性が基本である．ナフトール AS-D クロロアセテートエステラーゼやペルオキシダーゼの酵素染色も同等の意味を持つ．組織標本での骨髄芽球の MPO 発現は検出が難しく，CD33，CD13 などの顆粒球系分化抗原の検討が必要である．lysozyme は単球の基本マーカーであるが，分化型顆粒球に陽性であり単球の同定には MPO 陰性，CD4 発現の確認が必要である．CD68，CD163 は分化型マクロファージに陽性であるが，単芽球や骨髄単球のほとんどは陰性である．
- 赤芽球系細胞は hemoglobin 産生が分化の指標であるが，幼若な前赤芽球は陰性である．glycophorin A や C は hemoglobin と同等で，いずれも赤血球に強い陽性を呈し，赤血球が多い骨髄では赤芽球の評価が難しい．
- CD71，E-cadherin は前赤芽球以降の赤芽球に陽性で，赤血球での発現がないため幼若赤芽球の鑑別に有効である．
- 血小板抗体である CD61，CD42b，CD62 は，巨核球分化を呈するほとんどの細胞に陽性であるが，電顕レベルで血小板ペルオキシダーゼが証明可能な未熟芽球はいずれの抗体も発現しない．CD62 はより分化した細胞に陽性である．第 8 因子関連抗原（FVIII）は分化型巨核球に発現するが，巨核芽球は陰性である．

表 1 抗体の比較

	正常細胞	腫瘍細胞	注意点
MPO	前骨髄球から分葉核球まで陽性	骨髄芽球の陽性は少数のみで，細胞質の一部のみ陽性	AML の鑑別の基本であるが，しばしば陰性である
CD33	骨髄芽球から分葉核球	AML のほとんどは陽性	ALL の一部で陽性となる
lysozyme	単芽球，単球，分葉核球	単芽球	未熟単芽球は陰性の場合がある
CD4	T 細胞，単芽球，単球	T 細胞，単芽球	単球は T 細胞に比べ弱い陽性である．未熟単芽球は陰性の場合が多い
CD68	マクロファージ	腫瘍細胞の発現はない	骨髄単球のほとんどは陰性である
hemoglobin	分化型赤芽球から赤血球まで	赤血病では発現はない	赤血病の鑑別には使えない
CD71	前赤芽球から正染性赤芽球まで	赤血病のほとんどで陽性	赤芽球以外に単球などにも一部陽性となる
CD61	巨核球（幼若から成熟まで陽性）	巨核芽球性白血病の多くで陽性	MDS の微小巨核球や AML，M7 の診断に有用
CD42b	巨核球（幼若から成熟まで陽性）	巨核芽球性白血病の多くで陽性	MDS の微小巨核球や AML，M7 の診断に有用
CD62	巨核球（幼若から成熟まで陽性）	巨核芽球性白血病は分化型のみ陽性	MDS の微小巨核球や AML，M7 の診断には無効

AML：急性骨髄性白血病．ALL：急性リンパ性白血病．MDS：骨髄異形成症候群．

図1 反応性顆粒球過形成

ⓐ ナフトール AS-D ギムザ染色：分化型顆粒球は淡紅色に染色される．
ⓑ MPO：分化型顆粒球はすべてほぼ同程度の陽性所見を呈する．
ⓒ CD71：赤芽球は幼若細胞から分化型まで陽性となり，赤血球は陰性である．
ⓓ CD61：巨核球が陽性となる．血小板も陽性であるが，血管内皮細胞は陰性である．

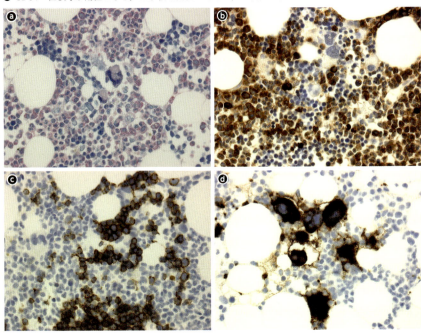

Pitfall
- 白血病では，正常の発現パターンと異なるので注意が必要．
- CD33 や CD61 は特異的分化マーカーであるが，陽性の場合のみ意味がある．
- CD68 はクローンにより染色態度が異なる．KP-1 は顆粒球系細胞の一部が陽性で，PG-1 は成熟マクロファージのみが陽性である．いずれも単芽球での発現はない．

文献　1）定平吉都，他：免疫組織化学―診断と治療選択の指針　第2部　腫瘍の鑑別に用いられる抗体（各臓器別）　21．骨髄．病理と臨 2014；32（臨時増刊号）：240-247．

memo

47 白血病の診断

Ⅱ 診断編 ▶ 2 骨髄

有効な抗体の組み合わせ	基本	▶ myeloperoxidase（MPO），CD34，TdT，CD33，c-kit，p53
	オプション ▶	CD3，CD10，CD79a，CD56，CD4，lysozyme

- 急性白血病は芽球が骨髄で≧20％を占める造血細胞腫瘍であるが，特定の遺伝子異常が確認できる場合に芽球の定量評価にかかわらず急性白血病と診断される．白血病分類の基本は顆粒球分化とリンパ球分化であるが，CD34，c-kit，MPO，TdT の組み合わせで，大多数の症例での評価は可能である．
- 骨髄性白血病（AML）は MPO 発現が基本であるが，組織標本では MPO が同定できない場合がある．
- 単芽球は有効なマーカーが少なく，lysozyme，CD4 を組み合わせて特定する．単芽球の遺伝子プロファイルから抽出された IRF8 は単芽球に核発現する特異性の高い抗体である．形質細胞様樹状細胞にも発現するため芽球性形質細胞様樹状細胞腫瘍（Blastic plasmacytoid dendritic cell neoplasm：BPDCN）との鑑別には使用できない．
- リンパ球性白血病（ALL）は CD3 もしくは CD79a のリンパ球マーカー発現が必須で，TdT が ALL のほとんどで発現するが，AML でも発現し，ALL で陰性の場合もある．
- T-ALL は CD3 陽性が基本で，CD2，CD7 が種々の程度に陽性となる．CD4，CD8 は分化段階により，CD4（−）8（−）（double negative），CD4（＋）8（＋）（double positive），CD4（−）／（＋）8（−）／（＋）の未熟型から成熟型 T-ALL まで分化段階が評価できる．T リンパ球の同定は複数のマーカーで確認が必要である．
- B-ALL は CD79a 陽性が基本で，CD20，CD10，CD34 が様々な程度で陽性で特定の遺伝子異常で特定の陽性パターンを呈する．
- ALL は，図1❶のアルゴリズムで鑑別を進める．
- AML は，図1❷のアルゴリズムで鑑別を進める．

Pitfall
- T-ALL では TdT 陰性の場合があり，複数の T 細胞マーカーで確認が必要である．
- B-ALL は特定の遺伝子異常により細分類されるが，免疫染色で推定可能な場合がある．
- T-ALL ではしばしば CD79a 陽性を示す．
- B-ALL は CD20 陰性が基本で，分化型では陽性となる．CD79a を用いるのが良い．
- AML で TdT，T,/B 細胞マーカーの発現が共存する場合，混合型および分化系統不明瞭な急性白血病（Acute leukemia of mixed or ambiguous lineage leukemia）を考える必要があるが，形態的未熟性と複数のマーカーで確認が必要である．

文献
1) 伊藤雅文：急性白血病病理診断のアルゴリズム．病理と臨 2015；33：136-144.
2) Katz SG, et al：IRF8 is a reliable monoblast marker for acute monocytic leukemias. Am J Surg Pathol 2021；45：1391-1398.

図1 鑑別アルゴリズム
ⓐ ALL．ⓑ AML．

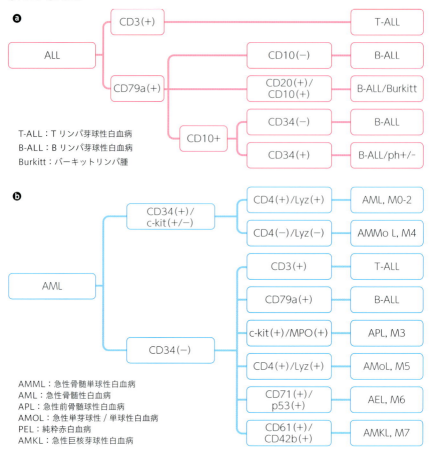

T-ALL：Tリンパ芽球性白血病
B-ALL：Bリンパ芽球性白血病
Burkitt：バーキットリンパ腫

AMML：急性骨髄単球性白血病
AML：急性骨髄性白血病
APL：急性前骨髄球性白血病
AMOL：急性単芽球性／単球性白血病
PEL：純粋赤白血病
AMKL：急性巨核芽球性白血病

図 2 T リンパ芽球性白血病（T-ALL）
ⓐ CD3. ⓑ CD2. ⓒ CD7. ⓓ CD1a.
CD3 陽性が基本で，CD2，CD7 が陽性となる．T リンパ球の同定は複数のマーカーで確認が必要である．

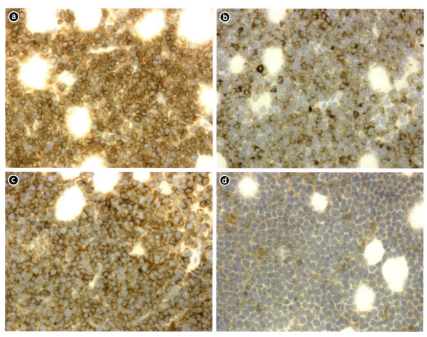

図 3 B リンパ芽球性白血病（B-ALL）
ⓐ CD79a. ⓑ CD10. ⓒ CD34. ⓓ TdT.
CD79a，CD10，CD34 がいずれも陽性であるが，CD34 は 30％程度に陽性である．B リンパ球の同定には複数のマーカーで確認が必要である．

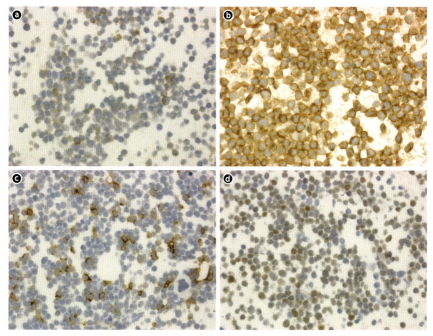

図4 バーキットリンパ腫・B-ALL

ⓐ CD20. ⓑ CD10. ⓒ bcl-2. ⓓ Ki67（MIB1）．
バーキットリンパ腫・B-ALL では，CD20（＋），CD10（＋），bcl-2（－）で，CD20（－）の場合もある．ほとんどの芽球は MIB1（＋）で，Myc 遺伝子の転座を確認することで確定診断する．

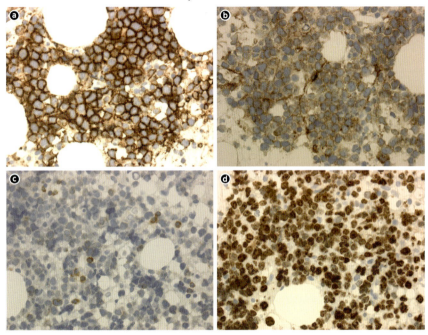

図5 Ph1 陽性 B-ALL

ⓐ TdT. ⓑ CD10. ⓒ CD34. ⓓ CD79a．
Ph1 陽性 B-ALL は頻度の高い特定の遺伝子異常を呈する白血病である．均一性の高いやや大型芽球で細胞形態からは AML と鑑別が難しい．TdT，CD10，CD34，CD79a がいずれもほとんどの白血病細胞に均一な強い陽性を呈する特徴がある．

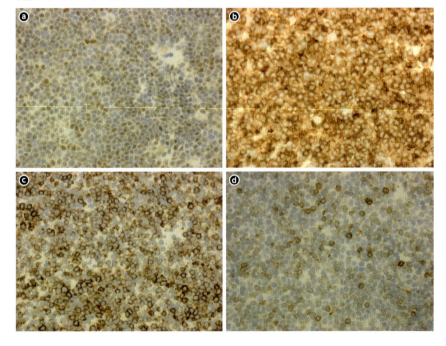

図6 骨髄性白血病（AML，M2）

ⓐ CD34．**ⓑ** CD33．**ⓒ** CD56．**ⓓ** c-kit．
CD33，CD34，CD56，c-kit いずれも陽性である．CD33 は陽性所見の評価が難しい抗体である．CD34 は正常の芽球にも陽性であるが，AML では顆粒状やゴルジ野に一致した陽性パターンを呈することが多い．

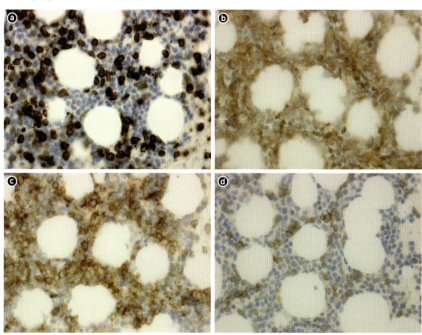

図7 急性前骨髄球性白血病（APL，M3）

ⓐ ナフトール AS-D ギムザ染色．**ⓑ** CD33．**ⓒ** c-kit．
形態的に「目玉焼き」様の均一な芽球からなり，単芽球と鑑別を要するが MPO，AS-D，CD33 の強い発現が見られる．c-kit が膜に弱い発現を認める陽性となる場合が多い．

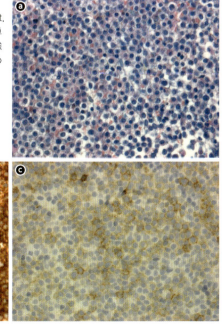

図8 急性骨髄単球性白血病（AMMoL, M4）

ⓐナフトール AS-D ギムザ染色．ⓑ CD34．ⓒ CD56．ⓓ Lysozyme．
CD34（＋）芽球と CD56（＋），lysozyme（＋）単芽球からなる．lysozyme は分化型顆粒球にも陽性となるので，形態と合わせ評価が必要である．CD68 や CD163 などの単球・マクロファージ抗体の多くは AMML では陰性である．

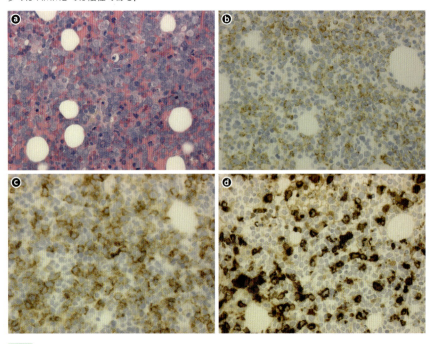

図9 急性単球性白血病（AMoL, M5）

ⓐナフトール AS-D ギムザ染色：明瞭な核小体を有する大型類円形核で，好塩基性の細胞質を伴うリンパ腫と鑑別を要する芽球からなる．増殖パターンも結節性で，組織学的には固型腫瘍のパターンを呈する．ⓑ lysozyme, ⓒ CD4, ⓓ CD56：いずれも陽性であるが，CD56 は陰性の場合も多い．CD4 は芽球では弱い発現を呈する．

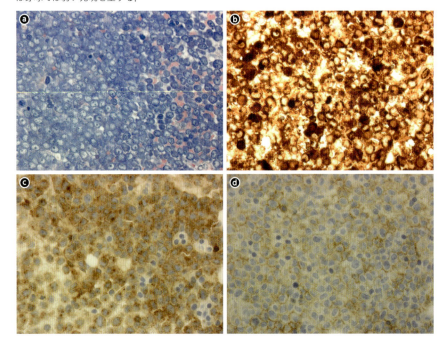

図10 急性赤血病（AEL，M6）

ⓐ ナフトール AS-D ギムザ染色：明瞭な核小体を有する大型類円形核で，好塩基性の強い細胞質を伴う大型異型芽球からなる．組織学的にはリンパ腫と鑑別を要する細胞である． ⓑ CD71：腫瘍性赤芽球のほとんどは CD71（＋）で，E-cadherin も陽性となる．hemoglobin や glycophorin C（Ret 40f）などは，幼若な腫瘍細胞では発現しない． ⓒ p53：白血病細胞のほとんどが陽性となる．

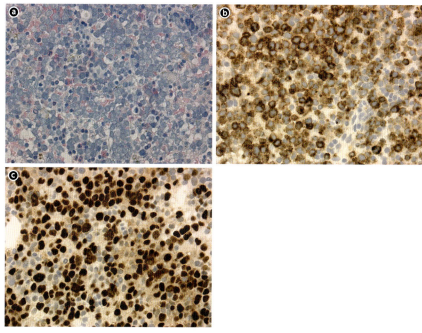

図11 急性巨核芽球性白血病（AMKL，M7）

ⓐ HE 染色：小型成熟巨核球分化を呈する細胞に混じり，大型異型芽球の増生を認める． ⓑ CD34：大小不同を呈する芽球の一部は CD34（＋）で，形態的に巨核球分化が明瞭な細胞にも陽性となる． ⓒ CD61：成熟傾向を呈する細胞と，芽球形態を呈する大型細胞に陽性である．極めて未分化な芽球では陰性であり，陽性細胞の形態的連続性の評価が重要である． ⓓ p53：M7 はしばしば MDS と鑑別が問題となる．MDS 同様に p53（＋）細胞が比較的多数見られる．

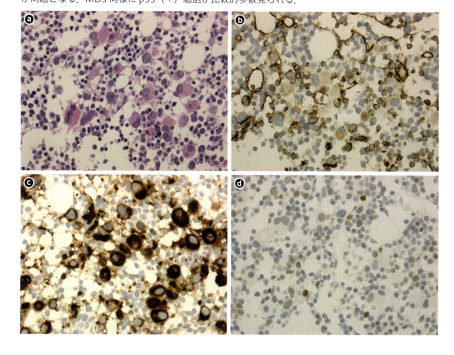

48 悪性リンパ腫浸潤の評価

Ⅱ 診断編 ▶ 2 骨髄

有効な抗体の組み合わせ	基本	▶ CD20, CD3, CD79a, CD4, CD8
	オプション	▶ CD25, CD30, CD56, CD10, BCL2, cyclin D1, EBER1-ISH, BRAF VE1

- 骨髄ではしばしば反応性にリンパ球集簇が観察され，組織学的にリンパ腫と鑑別が難しい場合がある．均一なマーカーパターンや，皮質骨下にB細胞集簇の場合はリンパ腫と特定可能であるが，小型リンパ球が主体の低悪性度B細胞リンパ腫は比較的多数のT細胞を伴い診断が難しい．フローサイトメーターによる免疫グロブリン軽鎖制限の確認や遺伝子解析を含めた統合的な評価が必要な場合が多い．
- リンパ腫の骨髄浸潤は，リンパ腫の組織型が確定している場合と未確定の場合で異なる．
- 組織型が確定している場合は，固有のマーカーを用いる．
- リンパ節腫大のない脾腫などで未確定の場合は，浸潤パターンと腫瘍細胞の大きさで鑑別のパターンを分けて考える．

大型異型リンパ球が集簇性増生する場合（図1）

- 大型異型リンパ球が血管内増殖パターンを呈する場合は血管内大細胞B細胞性リンパ腫（IVL）で，CD20（+）でCD5の発現が見られる場合が多い．

図1 アルゴリズム

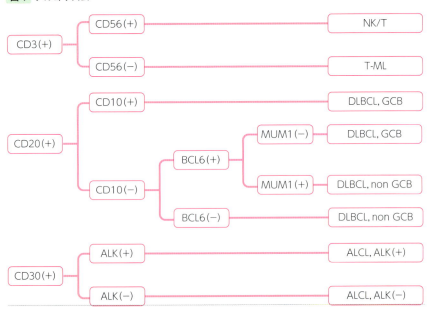

NK/T：NK/Tリンパ腫
T-ML：T細胞性リンパ腫
DLBCL：びまん性大細胞型B細胞性リンパ腫
GCB：胚中心型
non GCB：非胚中心型
ALCL：未分化大細胞リンパ腫
ATLL：成人T細胞白血病/リンパ腫
CTCL：皮膚T細胞性リンパ腫
FL：濾胞性リンパ腫
B-CLL：慢性Bリンパ球性白血病
SLL：小リンパ球性リンパ腫
MZL：辺縁帯リンパ腫
MCL：マントル細胞リンパ腫
HCL：有毛細胞性白血病

● 小型細胞が集簇性に増生する場合（図 2）

図 2 アルゴリズム

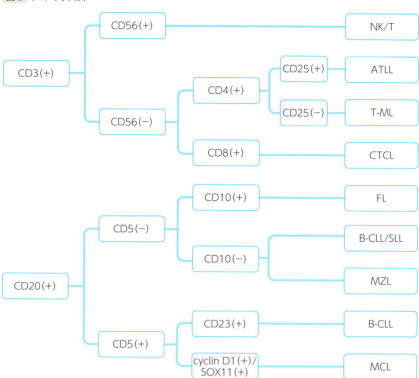

● 小型 B 細胞がびまん性，あるいは血管内増殖を呈する場合（図 3）

図 3 アルゴリズム

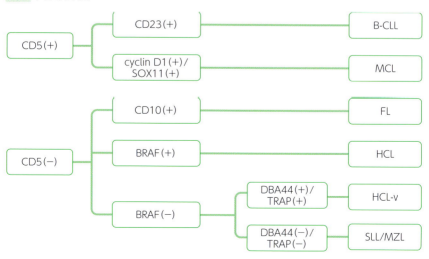

- T細胞がびまん性，血管内増殖パターンを呈する場合
  - CD4（＋），CD25の場合，ATLがより考えられる．CD8（＋）Tリンパ球の場合，前リンパ球性白血病（PLL）や大顆粒T細胞性白血病（LGL）と肝脾T細胞性リンパ腫の鑑別が重要である．

- AEL（急性赤芽球性白血病）は組織学的にしばしばリンパ腫と誤診される．リンパ球マーカーが全く発現せず，p53強陽性の場合鑑別に挙げる必要がある．
- CD56のみ陽性の場合，単芽球性腫瘍とBDDCNの鑑別をする必要がある．
- 治療後にCD20陰性化を呈するB細胞リンパ腫はしばしば経験するので，CD79aなど他のB細胞マーカーとの併用が望ましい．

図4 リンパ腫の骨髄浸潤パターンの違い：
低悪性度B細胞性リンパ腫（low grade B-cell lymphoma）

ⓐナフトール AS-D ギムザ染色．ⓑ CD20．
ⓒ CD3．
皮質骨に沿った小型リンパ球集簇のパターンで浸潤する特徴を有する．この領域はTリンパ球の増殖部位であり，マーカーでBリンパ球の確認が必要である．しばしばCD3（＋）Tリンパ球が多く，鑑別が難しい場合がある．

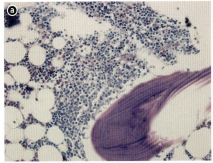
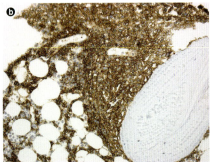
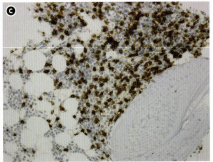

図5 リンパ腫の骨髄浸潤パターンの違い：
肝脾T細胞性リンパ腫（hepatosplenic T-cell lymphoma）
ⓐ CD3. ⓑ CD8. ⓒ EBER-1.
T細胞性リンパ腫の多くは，結節性肉芽腫様に浸潤する．肝脾T細胞性リンパ腫，ATLはびまん性，類洞浸潤性パターンを呈する特徴があり，CD4，CD8でのクローナルな増殖を確認する．EBER1-ISHは腫瘍性増生の補助手段となる．

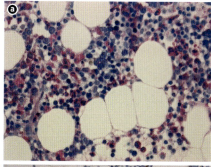
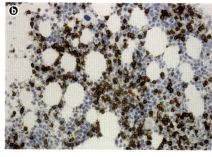
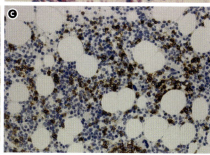

図6 リンパ腫の骨髄浸潤パターンの違い：
節性辺縁帯リンパ腫（nodal marginal zone lymphoma：nMZL）
ⓐナフトールAS-Dギムザ染色．ⓑ CD20.
CD20（＋），bcl-2（＋），CD5（−），CD10（−）でbcl-6，MUM1が陰性もしくは弱い陽性を呈する．洞内浸潤パターンを伴う点が鑑別点の一つである．

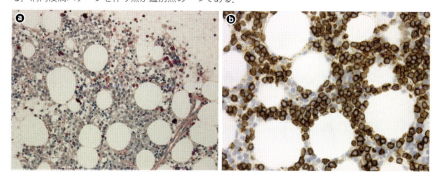

図7 成人型T細胞白血病/リンパ腫：(adult T-cell leukemia/lymphoma：ATLL)
ⓐ CD3．ⓑ CD4．ⓒ CD25．ⓓ FOX-P3．
不明瞭な集簇パターンを呈し，浸潤の評価が難しい場合が多いが，CD3，CD4，CD25，FOX-P3 がいずれも陽性の細胞集団を呈する．

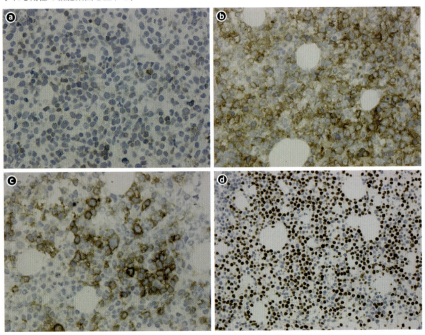

図8 濾胞性リンパ腫の骨髄浸潤
ⓐ CD20．ⓑ bcl-2．ⓒ CD10．ⓓ bcl-6．
濾胞性リンパ腫は濾胞状集簇を呈し，皮質骨に接して腫瘍性浸潤を呈する特徴がある．リンパ節での表現型と同様であるが，しばしば CD10 の発現は消失する．

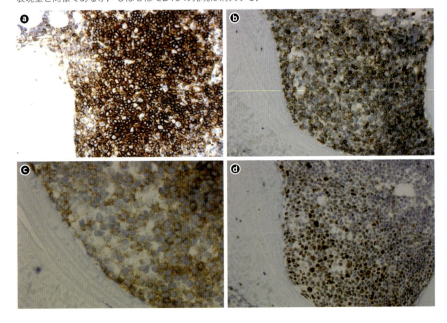

図8 血管内B細胞性リンパ腫（IVL）
ⓐ HE染色．ⓑ CD20．
血管内充満性に大型異型リンパ球の増殖を呈する組織像が特徴的である．CD20（＋）細胞からなり，免疫染色でハイライトされ，診断価値の高い所見である．CD5（＋）症例が多いが必須ではない．血球貪食を見る場合がある．血管内を逸脱して腫瘤型の増殖を呈する場合もあるが，特徴的組織所見があれば積極的にIVLパターンの指摘が必要である．

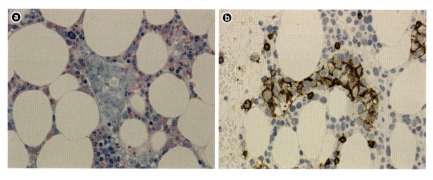

図9 有毛細胞性白血病（hairy cell leukemia）
ⓐ末梢血細胞．ⓑ CD20．ⓒ BRAF VE1．ⓓ CD25．
末梢血自然乾燥標本で，特徴的な毛髪状突起を呈する異型リンパ球の形態診断の価値が高い．免疫染色では，CD20で毛髪状突起が見られる場合があり，診断に有用である．CD25，BRAF V600E変異が特徴的でBRAF VE1の免疫染色は有用な診断マーカーである．

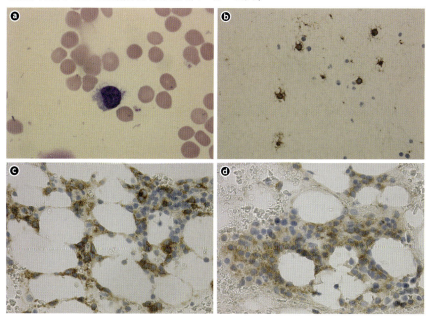

文献 1) Sovani V, et al. Bone marrow trephine biopsy involvement by lymphoma：review of histopathological features in 511 specimens and correlation with diagnostic biopsy, aspirate and peripheral blood findings. J Clin Pathol 2014；67：389-395.

49 骨髄異形成症候群の診断

II 診断編 ▶ 2 骨髄

有効な抗体の組み合わせ	基本	▶ CD34, c-kit, CD61, p53, CD71
	オプション	▶ HbF, CD8

- 組織学的異形成の評価に免疫染色は重要である．赤芽球の異形成は HbF 発現が見られるが，クローン性異常を示唆する血島単位の発現が重要である．CD71 による赤芽球の同定で血島形成のパターンを見る．赤芽球異形成では，血島形成の不良，大小不同，孤立した血島形成，前赤芽球が主体（左方移動）の血島などが出現する．微小巨核球や，単核小型巨核球の同定は CD61 や CD42b の免疫染色が必須である．
- 芽球は CD34，c-kit による評価が必要で，多くは CD34（＋），c-kit（−）芽球であるが赤芽球過形成の場合 CD34（−），c-kit（＋）が多い．骨髄異形成症候群（MDS）の c-kit（＋）芽球は膜に弱い発現が特徴で，明瞭な陽性は mast cell の場合が多い．単芽球増生の場合ではいずれも陰性となる．
- p53（＋）細胞の出現は MDS の重要な所見で，少数の陽性細胞も評価の対象となる．強陽性細胞を多数見る場合は，biallelic mutation の可能性が示唆される．
- 再生不良性貧血と鑑別を要する低形成造血不全では，CD8（＋）T リンパ球の増加は免疫性造血不全を疑う所見で，免疫抑制治療への有効な情報となる．

表1 抗体の比較

	正常・反応性病変	MDS	注意点
p53	陽性細胞を見ることは稀	少数の陽性も評価が重要で，芽球比率と相関して増加する．強陽性細胞が多数の場合は p53 遺伝子の両アレル変異が示唆される	全く陰性の場合がある 巨赤芽球性貧血では陽性細胞が多数出現する
CD34	正常の骨髄芽球に陽性であるが，少数散在性に分布する	MDS の芽球はゴルジ野に一致した陽性所見や，弱い陽性の場合がある．低形成領域に出現する傾向がある	血管内皮細胞に陽性となる 巨核球の一部で陽性の場合がある
c-kit	マスト細胞に陽性	MDS の芽球陽性所見は，マスト細胞に比べ弱い発現で，赤芽球過形成症例で多い．	再生不良性貧血などマスト細胞の増多症例では，多数の陽性細胞を認める
HbF	乳児以外ではほとんど陽性赤芽球は見られない 反応性赤芽球過形成では陽性赤血球の増加を見る	赤芽球血島単位で集簇性に陽性である．赤芽球の一部にも陽性細胞を見るが少ない	赤芽球血島単位で赤芽球すべてが陽性とはならない
CD61	幼若から成熟まで陽性	微小巨核球に陽性で，芽球様細胞にも陽性	MDS の微小巨核球や巨核芽球転化の診断に有用
CD42b	幼若から成熟まで陽性	微小巨核球に陽性で，芽球様細胞にも陽性	MDS の微小巨核球や巨核芽球転化の診断に有用
CD8	免疫性造血不全で増加する	低形成 MDS で陽性細胞の増加を見る	MDS では多い症例も少ない場合もある

| 図1 | 低頻度芽球を伴うMDS（MDS LB） |

ⓐ ナフトール AS-D ギムザ染色：正形成髄で軽度赤芽球過形成である．
ⓑ p53：MDS の多くで p53（＋）細胞が見られる．固型腫瘍での陽性パターンと異なり，少数の陽性細胞を見ることが多い．
ⓒ CD61：正常でも単核小型細胞を見るが，大型の成熟細胞に比較して小型細胞の増加することが重要である．微小巨核球はより芽球に近い形態で，小型細胞の増加する場合に見られる．
ⓓ HbF．赤芽球の血島単位で HbF 発現を認める．赤芽球のクローン性異常を示唆する所見である．

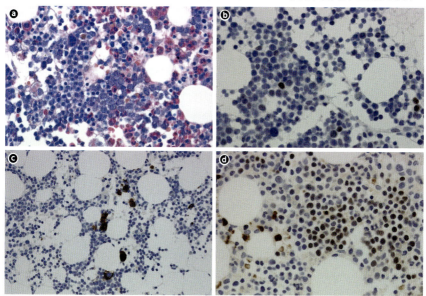

- p53（＋）細胞の出現は少数であっても有力な診断的価値をもつが，多数の場合でも CD34（＋）芽球と c-kit（＋）芽球の増加がない場合がある．
- 第Ⅷ因子関連抗原や CD62 は，微小巨核球や芽球形態ではほとんど陰性である．
- 赤芽球の HbF 発現が弧在性に見られる場合は，反応性（溶血性貧血，巨赤芽球性貧血，ストレス造血など）の場合が多い．
- c-kit（＋）芽球は極めて弱い陽性所見の場合が多い．染色感度の確認が必要である．
- CD34（＋）芽球は，正常の芽球と異なる反応様式（部分的陽性，ゴルジ野の陽性など）に注意が必要である．

文献 1）伊藤雅文：MDS 病理診断のアルゴリズム．病理と臨 2015；33：125-135.

図2 芽球増多を伴う骨髄異形成症候群（MDS IB-2）
ⓐ ナフトール AS-D ギムザ染色：高度な過形成髄で顆粒球過形成で，赤芽球の血島が消失する．
ⓑ p53：陽性細胞の集簇を伴う増加が見られる．
ⓒ CD34：陽性細胞が集簇傾向を呈し増加する．
ⓓ CD61：小型細胞が増加し，細胞質の乏しい成熟細胞を見る．微小巨核球が見られる．

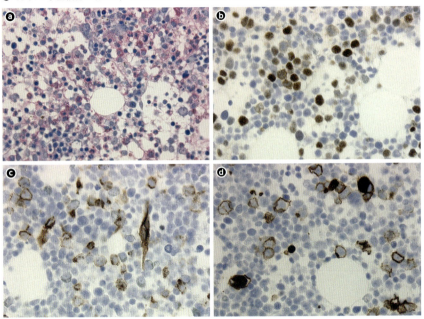

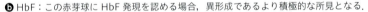

図3 MDS における HbF 発現
ⓐ ナフトール AS-D ギムザ染色：皮質骨に沿った領域には通常赤芽球造血は見られない．この領域に赤芽球の血島が形成される所見は abnormal localization として，異形成の所見である．
ⓑ HbF：この赤芽球に HbF 発現を認める場合，異形成であるより積極的な所見となる．

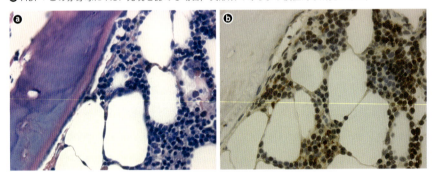

図4 特定の遺伝子異常を有する MDS：*SF3B1* 変異を伴う MDS（MDS with low blasts and SF3B1 mutation：MDS-SF3B1）

ⓐナフトール AS-D ギムザ染色．**ⓑ**鉄染色．**ⓒ** p53．**ⓓ** CD61．
過形成髄で血島形成が明瞭な赤芽球過形成である．鉄染色で鉄芽球の増加を見る．異形成が弱く，芽球増多を見ない．通常の MDS 同様に少数の p53（＋）細胞や，少数の小型巨核球が見られる．

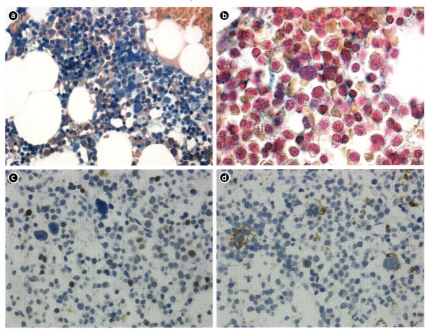

図5 特定の遺伝子異常を有する MDS：*TP53* 変異を伴う MDS（MDS with biallelic TP53 inactivation：MDS-TP53）

ⓐナフトール AS-D ギムザ染色．**ⓑ** p53．**ⓒ** CD34．**ⓓ** CD61．
多くは過形成髄で各系統に高度な異形成を呈する．芽球増多を呈し，p53 免疫染色の強陽性を特徴とする．遺伝子診断が困難なため免疫染色が重要なサロゲートマーカーである．

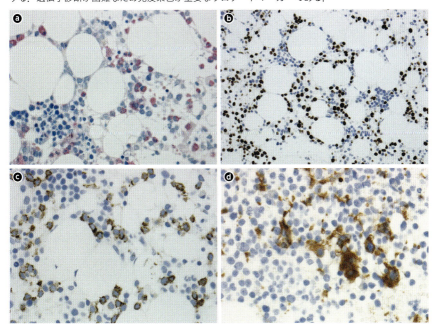

50 多発性骨髄腫

有効な抗体の組み合わせ	基本 ▶ CD138, CD56, κ, λ
	オプション▶ CD38, p53, cyclin D1, c-kit, CD20, c-MYC

- 分化型形質細胞の腫瘍性増殖疾患である骨髄腫の診断は，骨髄免疫染色が確定診断に重要である．免疫グロブリン軽鎖制限が診断のポイントである．免疫グロブリン軽鎖は細胞質 in situ hybridization（ISH）法がより明確に単クローン性を示す．免疫グロブリン重鎖の評価は意義が低いが，IgD 型は低頻度であるが予後不良である．IgG4（+）骨髄腫は稀で，高 IgG4 血症であるが IgG4 関連疾患とは臨床像が異なる．
- CD38（+），CD138（+）形質細胞の集簇増生であれば診断は容易である．腫瘍性増生か判断が難しい場合に，CD56，cyclin D1 免疫染色は有用である．いずれも腫瘍性を示唆するマーカーで，CD56 は骨髄腫の 60％程度で陽性となる．Cyclin D1 発現は，染色体の転座と関連が強い．p53 も陽性であれば腫瘍性を示唆するが，予後不良の場合が多い．
- c-kit，CD20，c-MYC 発現は少数例でみられるが，予後との相関は明らかではない．
- CD38 と CD138 の比較では，より後者が染色性に優れる．抗 CD38 抗体療法抵抗性の場合，CD38 の免疫染色で評価が治療選択に重要である．
- 初発時のマーカーパターンを把握しておくと，治療後の残存，再発の評価に有用である．特異マーカーを用いると微小残存も組織標本では検出が可能である．

図1 多発性骨髄腫

ⓐ CD138．ⓑ CD56．ⓒ κ．ⓓ λ．

形質細胞の評価には CD138 が有用である．CD38 もほぼ同等な染色性を示す．CD56 は骨髄腫でしばしば発現し，正常ではほとんど発現しないので，腫瘍性を示唆する所見である．免疫グロブリン軽鎖の単クローン性を評価することが重要であるが，ISH は単クローン性をより明確に示すことができる．

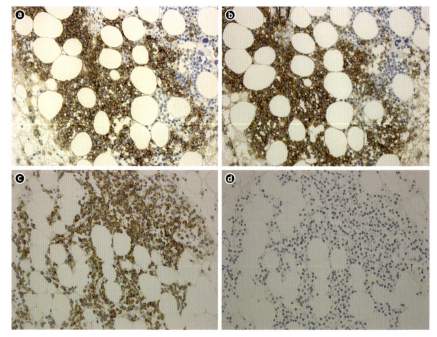

図2 骨髄腫微小残存腫瘍
ⓐ CD138．ⓑ CD56．ⓒ λ．ⓓ κ．
初発時マーカーを用いることで治療後の微小残存の検出が容易である．

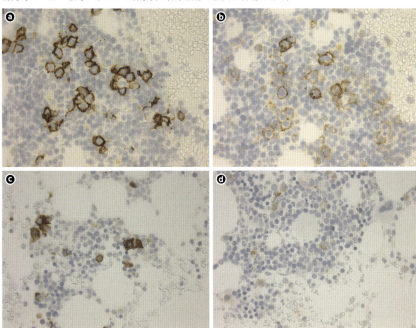

- 免疫グロブリン軽鎖の単クローン性の評価は，高タンパクがある場合，免疫染色ではバックグランド高く評価が困難な場合がある．ISHはバックグランドが低く明瞭な単クローン性を示す．
- 免疫グロブリン軽鎖制限が診断の基本であるが，低分泌型で軽鎖制限の評価ができない場合は，その他の特異マーカー，増殖パターンで診断する．
- 免疫グロブリン重鎖の評価は診断上重要ではない．
- 骨髄腫は多クローン性腫瘍細胞からなる場合があり，腫瘍胞巣ごとに異なる染色態度を呈する場合がある．
- CD138は肝細胞など上皮細胞の一部に陽性である．
- 稀にCD138陰性骨髄腫がある．

文献 1) Fujino M：The histopathology of myeloma in the bone marrow. J Clin Exp Hematop 2018：58：61-67.

51 転移性腫瘍

有効な抗体の組み合わせ	基本	EMA, CAM5.2, CD56
	オプション	p53, desmin, CD20, CD30, MIC-2 (CD99)

- small round cell tumor の骨髄浸潤は，しばしば急性白血病と鑑別が困難である．
- 未分化癌，神経内分泌腫瘍，神経芽腫，横紋筋肉腫，悪性黒色腫，Ewing/PNET などは，細胞形態から鑑別は困難で，IHC パネルを使った鑑別が重要である．
- 原発不明癌の骨髄転移では，IHC パネルによる原発臓器の推定が可能な場合がある．
- 高度な線維化病変で，原発性骨髄線維症（primary myelofibrosis：PMF）と鑑別が難しい場合がある．緩徐進行性腫瘍である前立腺癌や乳癌で線維化が高度で腫瘍細胞がわずかな場合がある．鑑別のポイントは，PMF では異型巨核球の増加が必ず見られるが，転移性腫瘍に伴う線維化では巨核球増多は見られない．

図1　原発不明癌骨髄転移
ⓐ HE 染色．ⓑ AE1/AE3．ⓒ mammaglobin．ⓓ E-cadherin．
原発不明癌の多発骨転移症例で，免疫染色により原発巣が特定できる場合がある．胞巣状に増生する腺癌の像で，mammaglobin（＋），E-cadherin（－）であり，乳腺原発の小葉癌が推定できる．

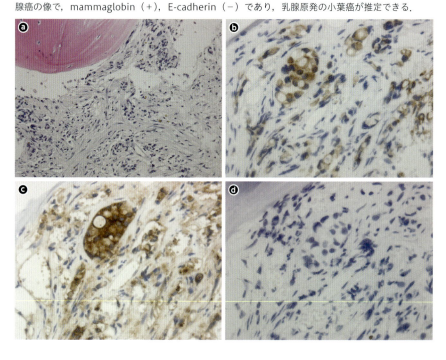

図2 線維化期骨髄線維症
ⓐ HE 染色．ⓑ CD61．
高度な線維化を呈し造血細胞が減少するが，異型核を有する成熟巨核球は集簇性に観察される．

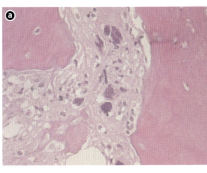
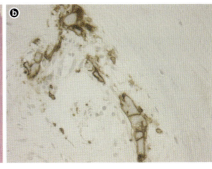

図3 急性白血病と鑑別が難しい横紋筋肉腫
ⓐ HE 染色．ⓑ CD56．ⓒ desmin．
小型類円形細胞増生からなり，組織所見からは急性リンパ性白血病などの急性白血病と鑑別が難しい症例で，免疫染色が確定診断に有用である．

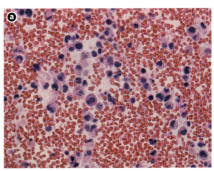
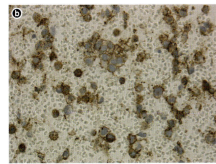
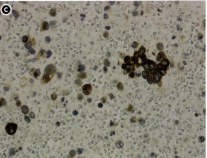

- EMA は形質細胞や非上皮細胞腫瘍での発現もある．上皮細胞の確認にはサイトケラチンとの併用が望ましい．

- EMA は形質細胞や非上皮細胞腫瘍での発現もある．上皮細胞の確認にはサイトケラチンとの併用が望ましい．
- 分化抗原の発現が極めて乏しい未分化急性白血病では，リンパ腫や転移性腫瘍との鑑別が重要で，分化抗原の発現が極めて乏しい場合が多く，慎重な評価が重要である．

52 鼻腔小円形腫瘍の鑑別

Ⅱ 診断編 ▶ 3 鼻咽頭

有効な抗体の組み合わせ	基本	▶ CK, S100, CD20 (L26), CD3, CD56
	オプション	▶ 神経内分泌マーカー，細胞傷害性T細胞マーカー，その他

- 鼻腔は，様々な腫瘍が類似した形態を示し，誤判断の多い領域である．
- 免疫染色を積極的に行って，正確な診断を行う必要がある．鑑別は低分化癌，びまん性大細胞型B細胞性リンパ腫，節外性NK/T細胞性リンパ腫鼻型，悪性黒色腫，嗅神経芽細胞腫が中心となる．鑑別表を示す（表1）．

表1 頻度の高い腫瘍と免疫組織学的所見

	CK	CD20 (L26)	CD3	CD56	S100
低分化癌	+	−	−	−	−
びまん性大細胞型B細胞性リンパ腫	−	+	−	−	−
節外性NK/T細胞性リンパ腫，鼻型	−	−	+	+	−
悪性黒色腫	−	−	−	+/−	+
嗅神経芽細胞腫	−	−	−	+	※

※胞巣を取り巻くように陽性（支持細胞）．腫瘍細胞にも陽性の場合あり．

図1 代表的な鼻腔内腫瘍の免疫組織診断フローチャート

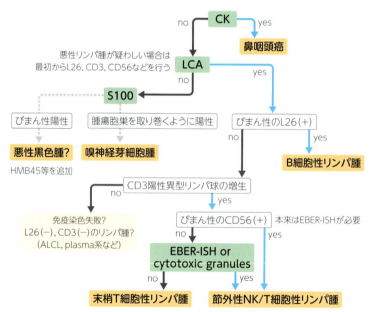

- 鼻腔内は組織が類似した腫瘍が多く，極めて注意が必要な領域である．上記のフローチャートも思考過程を例示したものであり，例外やその他の腫瘍の存在にも留意が必要である．
- 節外性NK/T細胞性リンパ腫，鼻型は小型細胞のみからなることもあり，一定数のリンパ球浸潤を見た際には念のため免疫染色を行うことを推奨する．

53 リンパ腫 vs いわゆるリンパ上皮癌

II 診断編 ▶ 3 鼻咽頭

有効な抗体の組み合わせ	基本	▶ CK, CD20, CD3
	オプション	▶ EBER-ISH, CD56, 細胞傷害性マーカー

- 咽頭に主に発生するいわゆるリンパ上皮癌（lymphoepithelial carcinoma）は，間質に密なリンパ球浸潤を来し，腫瘍細胞は角化を示さず，胞巣構造も不明瞭となりがちで，リンパ腫と誤認される場合がある．
- 「この領域ではリンパ腫の鑑別に常にリンパ上皮癌を考える」ことが肝要．
- CK の免疫染色を積極的に施行すべきである．EBER-ISH による EB ウイルスの検出も診断的価値が高い．
- びまん性大細胞型 B 細胞性リンパ腫であれば大型異型リンパ球の密な増殖をみる．
- 節外性 NK/T 細胞性リンパ腫をみることもあり，この場合は CD56 や細胞傷害性マーカー，EBER-ISH を追加する．

図1 いわゆるリンパ上皮癌

ⓐ HE 染色．ⓑ CK 免疫染色．ⓒ EBER-ISH．HE 染色では通常の癌腫のような胞巣形成が不明瞭である．CK 免疫染色で明瞭な陽性が確認できる．本例は EBER-ISH も陽性であった．

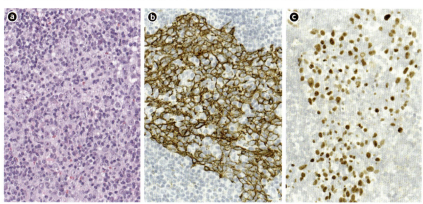

- 扁桃などでは，正常の上皮内にリンパ球が多く侵入するため，網目状の CK（＋）像を示す．これをリンパ上皮癌と誤認しないこと．
- また，lymphoepithelial lesion でもないことに注意し，粘膜関連リンパ組織型節外性辺縁帯リンパ腫（MALT リンパ腫）などと誤認しないこと．

54 リンパ腫 vs 多発血管炎性肉芽腫症（ウェゲナー肉芽腫症）

Ⅱ 診断編 ▶ 3 鼻咽頭

有効な抗体の組み合わせ	基本	▶ CD20, CD3, CD56
	オプション	▶ TIA-1, granzyme B, perforin, EBER-ISH

- 鼻で一定数以上のリンパ球浸潤を見た場合には，常にリンパ腫を考えて行動すべきである（表1）．

表1 リンパ腫を考える所見
- 密なリンパ球浸潤（異型が弱い場合もあり注意）
- びまん性のCD20（L26）の陽性像：B細胞性リンパ腫
- びまん性のCD56の陽性，EBER-ISHの陽性：節外性NK/T細胞性リンパ腫

- 頻度の高いリンパ腫は，びまん性大細胞型B細胞性リンパ腫と節外性NK/T細胞性リンパ腫であるが，特に後者は臨床的に多発血管炎性肉芽腫症（ウェゲナー肉芽腫症）と誤って診断されることが多く，注意が必要である（表2，図1）．

表2 多発血管炎性肉芽腫症の古典的な組織所見
- 血管炎
- 肉芽腫性炎症
- 壊死

注意！ いずれも節外性NK/T細胞性リンパ腫の特徴でもあり，免疫染色が必須である．浸潤細胞に異型がなくとも，念のため行っておくとよい．

図1 節外性NK/T細胞性リンパ腫
壊死など多発血管炎性肉芽腫症と共通した所見が多い．必ずCD56などの免疫染色を行う．シート状の陽性が得られれば節外性NK/T細胞性リンパ腫である．❶ HE染色．❷ CD56．

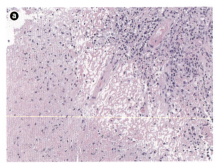
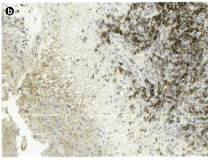

- 好酸球性多発血管炎性肉芽腫症も多発血管炎性肉芽腫症に類似した所見を示す．また，抗好中球細胞質抗体も陽性となりうる．喘息，全身の血管炎，末梢血好酸球増多などが診断の参考となる．
- 他の型のリンパ腫や未分化癌，嗅細胞神経芽腫などにも注意．

55 上皮過形成 vs 口腔上皮性異型性，扁平上皮癌

Ⅱ 診断編 ▶ 4 口腔

有効な抗体の組み合わせ	基本	▶ p53，Ki-67
	オプション	▶ p40，CK13，CK17

- 口腔扁平上皮癌の診断において p53 は有用であり，上皮組織における発現増加と上皮の中層から表層での異常な局在所見が重要である．
- Ki-67 の発現は細胞の悪性化に伴う増殖活性の評価に加えて，構造異型の評価に用いることができる．口腔粘膜上皮では通常は傍基底細胞に陽性を示すが，口腔上皮性異形成や上皮内癌では中層から表層での陽性像がみられる．
- p40 は肺の扁平上皮癌のマーカーとして使用されているが，口腔扁平上皮癌でも癌化に伴って陽性像が増加する．口腔上皮性異形成では上皮の異型に伴って基底層から表層へ陽性像が増加する．
- 正常粘膜上皮では CK13 は陽性，CK17 は陰性を示すが，口腔上皮性異形成や上皮内癌では CK13 の消失傾向，CK17 の発現傾向がみられる．腫瘍性病変と正常上皮間では領域性をもった染色性を示す場合もある．一方，反応性上皮でも CK13 と CK17 の発現状況に変化がみられるため，補助的な診断マーカーであることを念頭において使用する．

表1 過形成上皮，口腔上皮性異形成，口腔扁平上皮癌における染色性

	過形成上皮	口腔上皮性異形成	口腔扁平上皮癌
p53	基底層を中心に散在性に陽性	中層，表層で陽性細胞が増加	腫瘍胞巣に広範に陽性
Ki-67	傍基底層に陽性	中層から表層に陽性細胞数の増加	腫瘍胞巣に広範に陽性
p40	基底層を中心に陽性	基底層から表層へ陽性細胞が増加	腫瘍胞巣に広範に陽性
CK13	陽性	陽性〜陰性	陰性
CK17	陰性	陰性〜陽性	陽性

Pitfall
- Ki-67 陽性像は細胞増殖活性の評価のみならず，構造異型の評価としての意味合いが重要である．
- 反応性変化であっても CK13 の消失，CK17 の発現を伴う場合があり，あくまでも補助的な所見であることを念頭におく．
- p40 は扁平上皮癌の角化に伴って消失する傾向があるので注意を要する．

文献 1) Sloan P, et al：Malignant surface epithelial tumours, in El-Naggar AK, et al(eds)：WHO Classification of Head and Neck Tumors, 4th ed. IARC Press, 2017, pp.109-111.

図1 上皮過形成，口腔上皮性異形成，口腔扁平上皮癌における染色性の比較（図は次頁）
HE 染色：ⓐⓑⓒ．
p53：ⓓ基底細胞層に散在性に陽性．ⓔ基底層から中層にかけて陽性像が増加．ⓕ腫瘍胞巣に広範に陽性．
Ki-67：ⓖ傍基底細胞領域に限定した陽性像を認める．ⓗ上皮層の下層で陽性像が増加し，中層でも陽性像を認める．ⓘ腫瘍胞巣に広範に陽性像を認める．
p40：ⓙ基底細胞層に限定して陽性反応を認める．ⓚ基底層から中層にかけて陽性像が増加．ⓛ腫瘍胞巣に広範に陽性．
CK13：ⓜ基底層より表層の上皮全層に陽性像を認める．ⓝ上皮層で領域性をもった陽性像消失を認める．ⓞ腫瘍胞巣では陽性像を認めない．
CK17：ⓟ上皮層では陽性像を認めない．ⓠ上皮層では領域性をもった陽性像を認める．ⓡ腫瘍胞巣にびまん性に強い陽性像を認める．

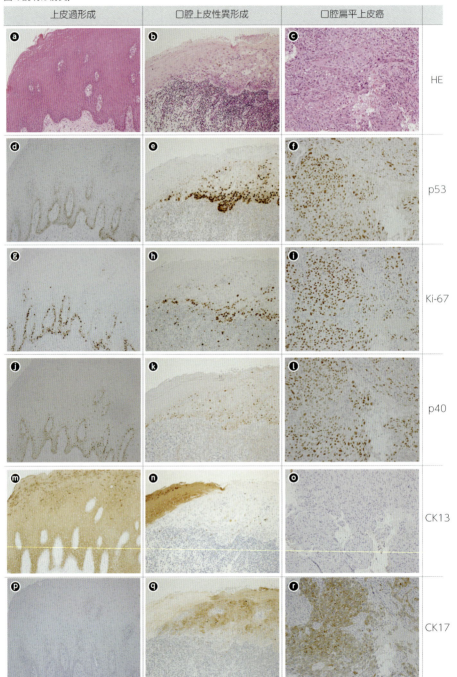

図1 上皮過形成，口腔上皮性異形成，口腔扁平上皮癌における染色性の比較
図の説明は前頁．

56 歯原性腫瘍の鑑別（腫瘍と囊胞）

Ⅱ 診断編 ▶ 4 口腔

有効な抗体の組み合わせ	基本	▶ D2-40（podoplanin），bcl-2
	オプション	▶ CD56，calretinin，β-catenin

- 歯原性腫瘍の鑑別では，歯根囊胞などの歯原性囊胞性疾患との鑑別が問題となる．疾患特異的なマーカーは存在しないので，組織像も併せて免疫染色の結果から総合的に判断する必要がある．
- D2-40（podoplanin）は歯原性腫瘍の基底細胞様細胞や高円柱状細胞に陽性像を認めるが，歯根囊胞や含歯性囊胞では陰性傾向を示す．
- bcl-2 は歯原性角化囊胞では基底層に強い発現傾向がみられる．
- CD56 はエナメル上皮腫の腫瘍胞巣で陽性像を認めることが多く，比較的に特異性も高いので診断マーカーとして有用である．エナメル上皮腫，単囊胞型では陽性像は主に luminal な増殖部位で認められる．
- calretinin はエナメル上皮腫の星芒状細胞に陽性像を認める．一方で，組織型によって明瞭な染色性が得られない場合がある．
- β-catenin は細胞膜上に陽性像を示す例が多いが，歯原性石灰化囊胞では明瞭な核内陽性像を示し，診断マーカーとして有用である．

表1 歯原性囊胞とエナメル上皮腫，単囊胞型における染色性

	D2-40（podoplanin）	bcl-2	CD56	calretinin	β-catenin
歯根囊胞	裏装上皮は陰性	裏装上皮は陰性	裏装上皮は陰性	裏装上皮は陰性	裏装上皮は陰性
含歯性囊胞	裏装上皮は陰性	裏装上皮は陰性	裏装上皮は陰性	裏装上皮は陰性	裏装上皮は陰性
歯原性角化囊胞	基底層に陽性	基底層に陽性	多くの場合裏装上皮は陰性	裏装上皮は陰性	陽性像は限局的，細胞膜主体の陽性像
石灰化歯原性囊胞	基底細胞様細胞に陽性	基底細胞様細胞，星芒状細胞に陽性	多くは陰性	陰性	星芒状細胞の細胞質と核に陽性
エナメル上皮腫，単囊胞型	腫瘍胞巣に広く陽性	星芒状細胞主体に陽性	腫瘍胞巣に陽性，囊胞壁部分では陽性像に乏しい	星芒状細胞に陽性	陽性像は細胞膜主体，限局的な陽性

- 歯原性腫瘍では疾患特異的な絶対的マーカーはない．
- 歯原性腫瘍の囊胞構造形成部位では染色性が減弱することがあり注意を要する．
- calretinin はエナメル上皮腫，単囊胞型では明瞭な染色性がみられないことが多い．
- bcl-2 や D2-40（podoplanin）は歯原性角化囊胞だけでなく，エナメル上皮腫でも陽性を示すため鑑別の際は注意が必要である．

文献 1）長塚仁：歯原性腫瘍と歯原性囊胞の鑑別診断．森永正二郎，他（編集）：腫瘍病理鑑別診断アトラス 頭頸部腫瘍Ⅱ．文光堂，2015．pp.237-243．

図1 歯原性角化嚢胞，石灰化歯原性嚢胞，エナメル上皮腫，単嚢胞型における染色性の比較

D2-40（podoplanin）：ⓐ基底層に陽性像を認める．ⓑ基底層に陽性像を認める．ⓒ基底層から中層にかけて陽性像を認める．

bcl-2：ⓓ基底層を中心に強い陽性像を認める．ⓔ基底細胞層と星芒状細胞に陽性像を認める．ⓕ上皮層の中層に陽性像を認める．

CD56：ⓖ多くの症例でCD56は陰性．ⓗ嚢胞壁内腔側の裏装上皮では陰性．ⓘ主としてluminalな増殖を示す腫瘍胞巣に陽性．

β-catenin：ⓙ基底層から中層にかけて散在性に陽性．ⓚ星芒状細胞の核と細胞質に陽性像を認める．ⓛ基底層から中層にかけて陽性像を認める．

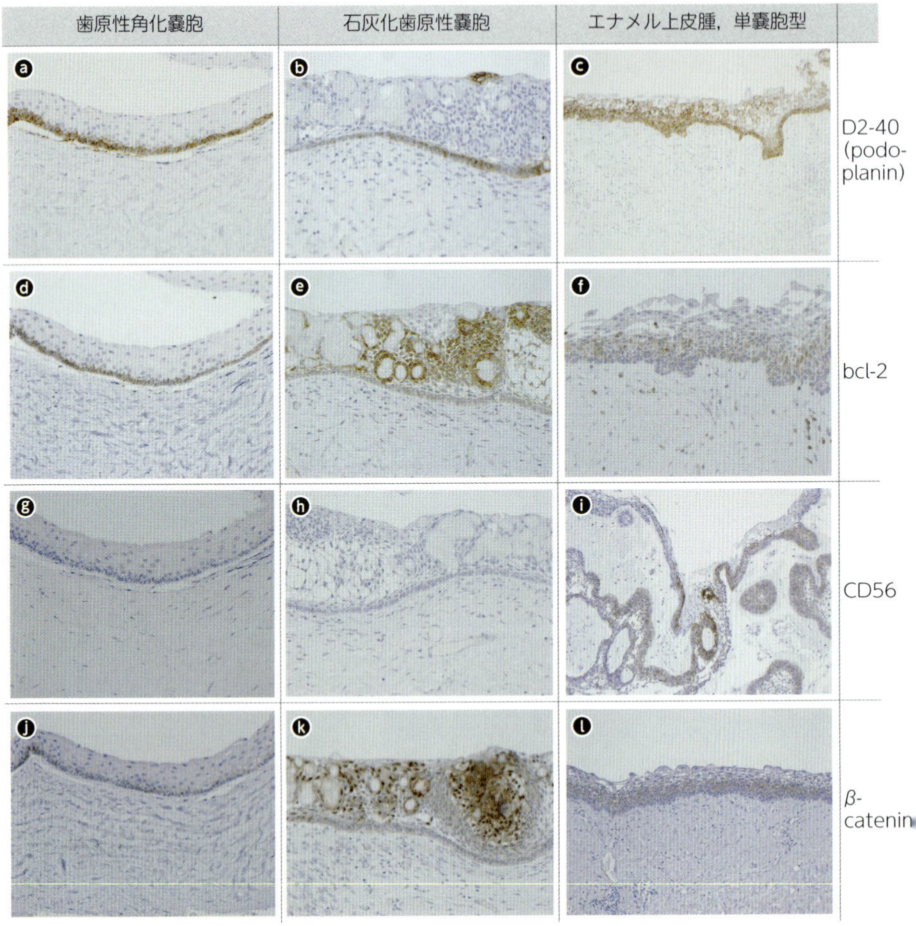

57 エナメル上皮腫の鑑別

Ⅱ 診断編 ▶ 4 口腔

有効な抗体の組み合わせ	基本	▶ D2-40（podoplanin），bcl-2，CD56，calretinin
	オプション	▶ β-catenin

- 組織学的にエナメル器類似の構造を呈する腫瘍，囊胞が鑑別に挙がる．
- エナメル上皮腫では D2-40（podoplanin）は主として基底細胞様細胞に陽性を示す．bcl-2 も同様に基底細胞様細胞を主体に陽性像がみられる．この点は歯根囊胞や含歯性囊胞とは異なる発現様式であり鑑別点となる．（☞ 56 歯原性腫瘍の鑑別，167 頁）．
- エナメル上皮腫では calretinin は主として星芒状細胞に陽性を認める．
- CD56 はエナメル上皮腫の腫瘍胞巣で陽性像を認めることが多く，比較的に特異性も高い．
- βcatenin は細胞膜上に陽性像を示す例が多いが，歯原性石灰化囊胞では明瞭な核内陽性像を示し，診断マーカーとして有用である．
- 炎症性修飾を受けた反応性上皮では各抗体の局在が影響を受けるため注意が必要である．
- 症例の 60 ～ 70% 程度に BRAF V600E 遺伝子変異が報告されており，免疫染色が診断の一助となる可能性がある．

表1 エナメル上皮腫，腺腫様歯原性腫瘍，石灰化歯原性囊胞，歯根囊胞における染色性

	D2-40（podoplanin）	bcl-2	calretinin	CD56	β-catenin
エナメル上皮腫	基底細胞様細胞に陽性	基底細胞様細胞に陽性	エナメル髄様細胞主体に陽性	腫瘍胞巣に陽性	腫瘍胞巣に陽性 細胞質，細胞膜に陽性
腺腫様歯原性腫瘍	腫瘍胞巣に陽性	陽性例，陰性例が同程度	腫瘍胞巣では陰性	腫瘍胞巣に陽性	腫瘍胞巣に陽性 細胞質，細胞膜に陽性
石灰化歯原性囊胞	エナメル器様裏装上皮に陽性	基底細胞様細胞，星芒状細胞に陽性	裏装上皮では陰性	裏装上皮では陰性	裏装上皮に陽性 細胞質，核に陽性
歯根囊胞	裏装上皮は陰性	裏装上皮は陰性	裏装上皮は陰性	裏装上皮は陰性	裏装上皮は陰性

Pitfall
- エナメル上皮腫に特異的なマーカーはない．陽性を示す抗体であっても，症例によって発現様式に多少の隔たりがある．
- 多くの抗体で囊胞構造形成部位では染色性が減弱することがあり注意を要する．
- エナメル上皮腫，単囊胞型では calretinin の明瞭な染色性を欠く場合が多い．
- bcl-2 や D2-40（podopranin）は歯原性角化囊胞でも陽性を示すため，鑑別の際は注意が必要である．

文献 1) Vered M, et al：Ameloblastoma unicystic type, in El-Naggar AK, et al (eds)：WHO Classification of Head and Neck Tumors. 4th ed. IARC Press, 2017, pp.215-218.

図1 エナメル上皮腫における染色性

ⓐ calretinin：腫瘍胞巣の星状網様細胞に陽性像を認める．
ⓑ CD56：基底層を中心に陽性．扁平上皮化生を示す部位では陽性像に乏しい．
ⓒ β-catenin：基底層を中心に細胞質および細胞膜での陽性．

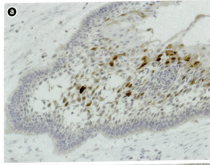

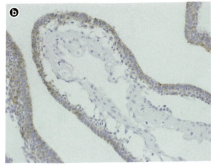

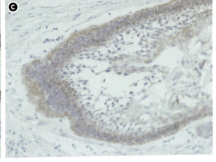

図2 石灰化歯原性嚢胞

ⓐ bcl-2：星芒状細胞に陽性像を認める．
ⓑ D2-40（podoplanin）：基底細胞様細胞に陽性像を認める．
ⓒ β-catenin：エナメル髄に類似する裏装上皮の核に陽性像を認める．

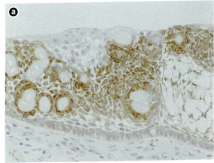

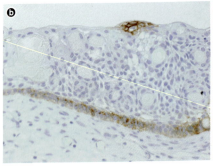

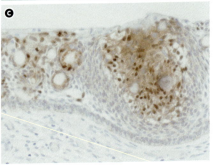

58 唾液腺腫瘍の筋上皮マーカー

有効な抗体の組み合わせ	基本 ▶ pan-CK（AE1/AE3），α-SMA, p63, calponin, S100 オプション ▶ CK14, GFAP, p40, CK5/6

- 唾液腺腫瘍の病理診断においては，二相性分化（導管上皮細胞＋筋上皮細胞あるいは基底細胞）の有無を判断することが極めて重要である．
- 正常唾液腺では，腺房から線条部導管の一部までの非管腔側の細胞は筋上皮細胞からなり，線条部導管より太くなるにつれ，基底細胞へと移行する．基底細胞も筋上皮細胞同様に p63 陽性であるが，α-SMA や calponin は陰性である．
- それぞれのマーカーの感度・特異度や特色は異なり，いくつかのマーカーを組み合わせて評価することが望ましい．

表 1　代表的な唾液腺腫瘍の二相性分化の有無と組織型

	二相性分化を伴う	二相性分化を伴わない
良性	●多形腺腫 ●基底細胞腺腫 ●乳頭状唾液腺腺腫 ●介在部導管腺腫	●筋上皮腫 ●ワルチン腫瘍 ●オンコサイトーマ ●線条部導管腺腫
悪性	●腺様嚢胞癌 ●上皮筋上皮癌 ●基底細胞腺癌 ●導管内癌 ●粘液腺癌	●腺房細胞癌 ●粘表皮癌 ●唾液腺導管癌 ●分泌癌 ●筋上皮癌 ●多型腺癌 ●硝子化明細胞癌

表 2　上皮細胞・筋上皮細胞マーカー

導管上皮マーカー	pan-CK（AE1/AE3）（強陽性），EMA, CK7, CEA
筋上皮マーカー	pan-CK（AE1/AE3）（弱陽性），α-SMA, calponin, p63, p40, S100, CK5/6

表 3　代表的な筋上皮マーカーの特徴

抗体名	染色性	特徴
α-SMA, calponin	細胞質	●特異性は高いが，感度は低い ●血管壁や筋線維芽細胞も陽性となる
p63	核	●筋上皮細胞，基底細胞いずれも陽性となる ●扁平上皮細胞や粘表皮癌の中間細胞でも陽性になる ●別のアイソフォームの p40 は，p63 に比べて特異性が高い
S100	核・細胞質	●感度は高いが，特異性は低い ●核・細胞質いずれも染まることがある ●染色強度もばらつきがあり，評価が難しい

Pitfall
- S100 は腺様嚢胞癌，基底細胞腺腫・腺癌は筋上皮細胞（基底細胞）ではなく，導管上皮細胞優位に発現することが多い（図 2）．
- 分泌癌，多型腺癌，導管内癌などの腫瘍は，筋上皮分化を伴わないが，S100 がびまん性に陽性になる（図 3）．

図1 正常唾液腺の組織像と免疫染色

腺房および介在部導管（矢印）．筋上皮細胞は p63（ⓑ），α-SMA（ⓒ）いずれも陽性である．
小葉間導管．基底細胞は p63（ⓔ）のみ陽性で，α-SMA（ⓕ）は陰性である．

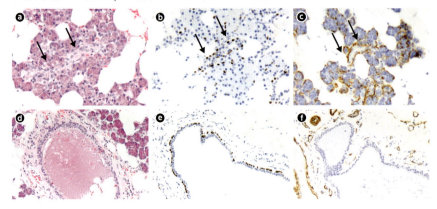

図2 腺様嚢胞癌の二相性分化

ⓑ pan-CK（AE1/AE3），ⓒ p63，ⓓ calponin，ⓔ α-SMA，ⓕ S100：導管上皮細胞は pan-CK（AE1/AE3）強陽性，S100 陽性，筋上皮細胞は pan-CK（AE1/AE3）弱陽性，p63，calponin，α-SMA 陽性である．

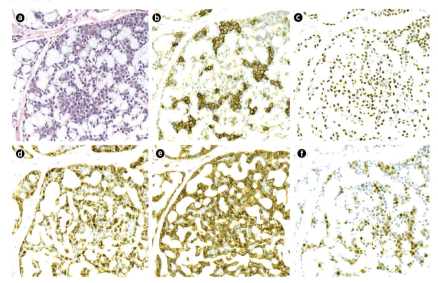

図3 分泌癌

ⓐ HE，ⓑ S100：筋上皮分化はないにも関わらず，びまん性に陽性である．

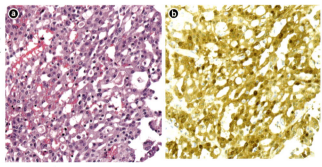

59 唾液腺類基底細胞型腫瘍の鑑別

Ⅱ 診断編 ▶ 5 唾液腺

有効な抗体の組み合わせ	基本	▶ p63, S100, α-SMA, β-catenin
	オプション	▶ EMA, Ki-67

- "類基底細胞型腫瘍" とは, N/C 比が高い基底細胞類似の細胞からなる腫瘍を指す.
- 様々な唾液腺腫瘍で部分的に類基底細胞型腫瘍の像を呈することがある. したがって, 診断には腫瘍全体を観察し, 他に特徴的な成分がないかを探すことが重要である.
- 免疫染色での診断が困難な場合に, 分子生物学的検査の活用が有効である (腺様嚢胞癌の *MYB/MYBL1::NFIB* 融合遺伝子, 基底細胞腺腫・基底細胞腺癌での *CTNNB1* 遺伝子の点突然変異など).
- 二相性分化を伴う腫瘍でも, 筋上皮細胞 (基底細胞) の優位な増殖により導管上皮細胞が見つけにくい場合があり, 免疫染色が有用である (☞ **47** 唾液腺腫瘍の筋上皮マーカー参照).

表1 類基底細胞腫瘍の鑑別

二相性分化を伴う	基底細胞腺腫・腺癌	●胞巣辺縁の柵状配列を伴う ●浸潤がなければ腺腫, 浸潤があれば腺癌 ●多くの症例で β-catenin の核陽性所見をみる ●S100 陽性の紡錘形間質細胞がみられることがある
	腺様嚢胞癌	●強い浸潤傾向 ●角ばった濃染性の核 ●篩状構造の部分がみられる ●Ki-67 陽性率は高い
	上皮筋上皮癌	●好酸性の細胞質を持つ導管上皮細胞 ●淡明な細胞質の筋上皮細胞
	多形腺腫	●被膜外浸潤は通常ない ●軟骨様基質などの特徴的な組織像の存在
二相性分化を伴わない	筋上皮癌	●多くは多形腺腫由来癌で, 筋上皮マーカー陽性 ●導管上皮細胞を欠く
	扁平上皮癌	●原発性は極めて稀 ●p63 陽性, S100 と α-SMA は陰性
	多型腺癌	●基本的に口腔内に発生 ●S100 びまん性陽性 ●典型的には p63 (+) / p40 (−)

図1 基底細胞腺腫

ⓐ HE：浸潤の有無が基底細胞腺癌との鑑別点のため, この写真のみでは鑑別できない.
ⓑ p63：陽性の筋上皮細胞と陰性の導管上皮の二相性分化を示す.
ⓒ β-catenin：筋上皮細胞の一部が核陽性となる. 膜発現は陽性と判断しない.

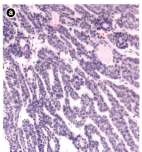
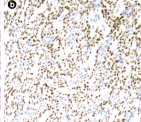
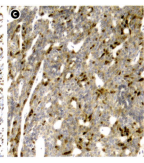

図2 基底細胞腺癌
ⓐ HE：辺縁の柵状配列が観察される．ⓑ S100：S100 陽性の紡錘形間質細胞は基底細胞腺腫・腺癌に特異的である．本症例では基底細胞は S100 陰性で，導管上皮細胞にのみ発現がみられる（☞ 58 唾液腺腫瘍の筋上皮マーカー Pitfall 参照）．

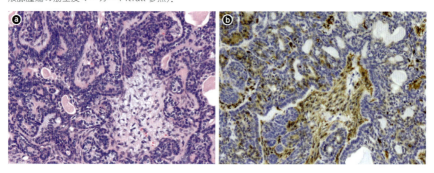

図3 多形腺腫
ⓐ HE，ⓑ p63：大部分が筋上皮細胞からなることがわかる．ⓒ EMA：少量の導管上皮細胞の存在がより明瞭に判別できる．

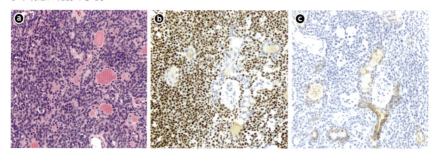

図4 上皮筋上皮癌
ⓐ HE：N/C 比が高いため基底細胞様だが，淡明な細胞質を持つ筋上皮細胞の増殖が主体である．一部好酸性の細胞質を持つ導管上皮への分化を伴う（矢印）．
ⓑ p63：HE で認められる 2 相性分化がより明瞭に認識できる．

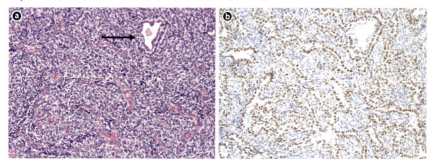

> **Pitfall** ● 周囲組織浸潤の有無が診断に重要な情報となるため，針生検のような少量の材料での組織型の確定診断はしばしば困難である．

文献
1) Nagao T, et al：Immunohistochemical analysis of salivary gland tumors：application for surgical pathology practice. Acta Histochem Cytochem 2012；45：269-282.
2) Seethala RR：Basaloid/blue salivary gland tumors. Mod Pathol 2017；30：84-95.
3) Palsgrove DN：The basaloid-spectrum of salivary gland tumors: A focused review with practical diagnostic considerations. Semin Diagn Pathol 2024；41：173-181.

60 明細胞からなる唾液腺腫瘍の鑑別

Ⅱ 診断編 ▶ 5 唾液腺

有効な抗体の 組み合わせ	基本	▶ p63，S100，α-SMA，NR4A3，RAS Q61R
	オプション	▶ DOG1，SOX10

- 標本作製時のアーチファクトを含めて，多種の唾液腺腫瘍で明細胞を認める．
- 全体像の観察，二相性分化の有無，粘液細胞の有無などを観察し，明細胞からなる腫瘍を鑑別する必要がある．
- 口腔内小唾液腺由来では，硝子化明細胞癌と粘表皮癌の鑑別が最も問題となる．粘液細胞がほとんどみられない粘表皮癌も多く存在し，注意深い除外が必要である．

表1　明細胞からなる唾液腺腫瘍の鑑別

	発生部位	組織・免疫組織化学的所見
硝子化明細胞癌	小唾液腺 85%	● シート状，索状増殖を示し，腺管構造は基本的にはみられない ● 腫瘍胞巣周囲に硝子化を伴う． ● 稀に PAS・Alcian blue 陽性粘液細胞が存在することがある ● p63 陽性 ● *EWSR1::ATF1/CREM* 融合遺伝子が検出される
粘表皮癌	大唾液腺 50% 小唾液腺 50%	● PAS・Alcian blue 陽性粘液細胞が存在 ● p63 は部分的に陽性 ● *CRTC1/3::MAML2* 融合遺伝子が検出される
腺房細胞癌	大唾液腺 90%	● ジアスターゼ消化 PAS 陽性の zymogen 顆粒が存在 ● NR4A3，DOG1，amylase，SOX10 陽性
筋上皮癌	大唾液腺	筋上皮マーカーの発現
上皮筋上皮癌	大唾液腺 70%	● 筋上皮細胞が明細胞となる． ● EMA 陽性の導管上皮細胞の存在 ● 65% の症例で RAS Q61R が陽性となる．

図1　明細胞癌
ⓐ HE：淡明な細胞質を持つ細胞がシート状に増殖する．周囲の間質には線維化がみられる．
ⓑ p63：大部分の腫瘍細胞が陽性である．
ⓒ α-SMA：腫瘍細胞は陰性で，筋上皮への分化はない．

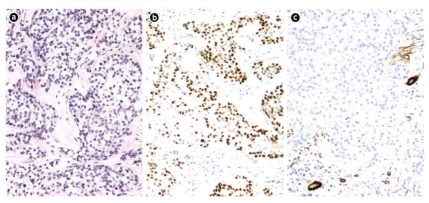

- 硝子化明細胞癌の腫瘍細胞は必ずしも明細胞のみではなく，好酸性の細胞質を持つこともある．
- 明細胞型の粘表皮癌の一部の症例では，p63 陽性細胞がみられない（図3）．
- 転移性の腎細胞癌（vimentin，CD10 陽性）も鑑別になる．

図2 腺房細胞癌

ⓐ HE：淡明細胞が主体であるが，一部には典型的な好塩基性の細胞質をもつ腫瘍細胞もみられる（inset）．ⓑ NR4A3：明瞭な核発現がみられる．正常唾液腺は陰性である（inset）．ⓒ DOG1：細胞膜陽性像がみられる．

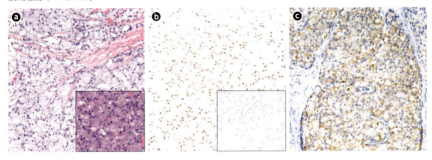

図3 粘表皮癌（明細胞型）

ⓐ HE：淡明な細胞質を持つ細胞が一部に囊胞構造を伴いシート状に増殖する．ⓑ p63：陽性細胞はみられない．

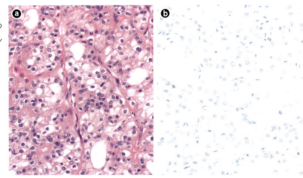

図4 筋上皮癌

ⓐ HE，ⓑ S100：びまん性に陽性で，導管上皮細胞はみられない．

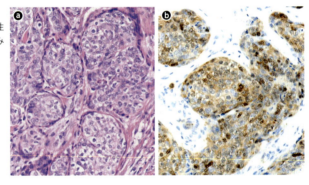

図5 上皮筋上皮癌

ⓐ HE，ⓑ EMA：導管上皮細胞のみ陽性となり，二相性分化がより明瞭に確認できる．

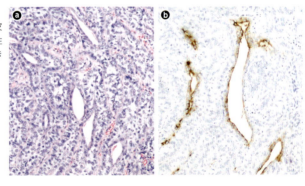

61 唾液腺導管癌の免疫染色所見

Ⅱ 診断編 ▶ 5 唾液腺

有効な抗体の組み合わせ	基本	▶ androgen receptor（AR），HER2
	オプション	▶ GATA3，GCDFP15，CEA，S100，p63

- 高異型度乳管癌に類似した組織像を示す極めて予後不良の唾液腺腫瘍である．
- 約半数は多形腺腫から発生し，多形腺腫由来癌の癌成分として唾液腺導管癌の頻度が最も高い．
- 近年 HER2 陽性症例に対して，トラスツズマブでの治療が可能になった．また，アンドロゲン受容体（AR）陽性症例ではアンドロゲン遮断療法も可能になっており，診断・治療の両側面で AR と HER2 の免疫染色が重要である．
- 細胞異型の強い腫瘍が鑑別となり，筋上皮癌に加えて，腺様嚢胞癌，腺房細胞癌，上皮筋上皮癌，分泌癌などの高悪性度転化癌も鑑別となる．

表1 唾液腺導管癌に特徴的なマーカー

AR	高率に（80%以上）陽性
GATA3，GCDFP15，CEA	70〜100%で陽性
HER2	30〜50%で陽性
筋上皮マーカー（S100，p63）	陰性

図1 唾液腺導管癌

ⓐ HE：面皰様の壊死がみられ，高度な核異型と多数の分裂像を伴う．細胞質は広く，好酸性である．
ⓑ HE：腫瘍細胞は好酸性の広い細胞質を持ち，核小体が明瞭である．
ⓒ AR：大多数の腫瘍細胞で核に陽性となっている．
ⓓ p63：陽性細胞はほぼみられない．
ⓔ HER2：強陽性（3+）を示す．

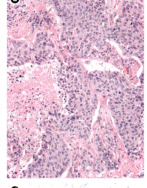
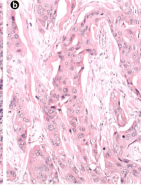

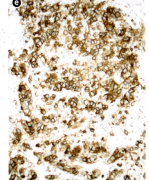

 多形腺腫由来の唾液腺導管癌には導管内増殖がみられる．p63陽性の筋上皮細胞を認めても，二相性分化を有する唾液腺腫瘍と誤解しないように注意する（図3）．

表2 唾液腺導管癌類似腫瘍との鑑別点

筋上皮癌	● 唾液腺導管癌に比べN/C比が高い ● しばしば基質産生を伴う． ● 筋上皮マーカー（S100, p63など）が陽性，あるいは部分陽性
高悪性度粘表皮癌	● PAS・Alcian blue染色陽性の粘液細胞が存在 ● p63が部分的に陽性 ● *CRTC1/3::MAML2* 融合遺伝子が高率に検出される
扁平上皮癌	p63陽性
高悪性度転化癌	転化する前の典型的な腫瘍が一部にみられる

図2 筋上皮癌

ⓐ HE：唾液腺導管癌と同様に強い異型を伴う細胞からなり，壊死を伴う．N/C比は唾液腺導管癌よりも高い．ⓑ HE：唾液腺導管癌に比べ細胞質は広く，腫瘍細胞の胞巣周囲に粘液様の基質を伴っている．ⓒ calponin．ⓓ p63：腫瘍細胞は部分的に陽性である．

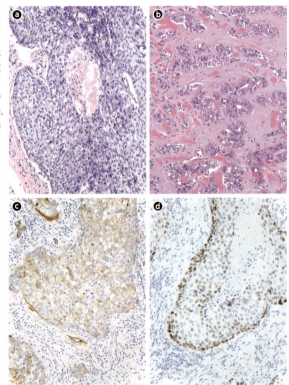

図3 唾液腺導管癌の導管内増殖（多形腺腫由来癌）

ⓐ HE，ⓑ p63：多形腺腫成分であるp63陽性の小型の筋上皮細胞に癌細胞が取り囲まれている．

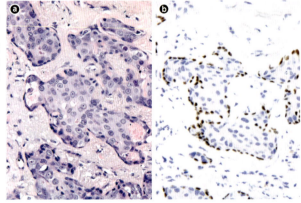

文献
1) Nakaguro M, et al：Salivary duct carcinoma：Updates in histology, cytology, molecular biology, and treatment. Cancer Cytopathol 2020；128：693-703.
2) Takase S, et al. Biomarker immunoprofile in salivary duct carcinomas：clinicopathological and prognostic implications with evaluation of the revised classification. Oncotarget 2017；8：59023-59035.

II 診断編 ▶ 5 唾液腺
62 分泌癌と鑑別を要する唾液腺腫瘍

有効な抗体の組み合わせ	基本 ▶ mammaglobin, p63, NR4A3
	オプション ▶ S100, GATA3

- 分泌癌はもともと腺房細胞癌の一種と考えられていたが、*ETV6::NTRK3/RET* 融合遺伝子の発見により、独立した腫瘍型となった．
- 頻度は比較的高く、特徴的な組織像、免疫染色所見から概ね診断が可能である．
- 分泌癌は小型〜中型の好酸性細胞質を持つ細胞からなり、微小嚢胞状、濾胞状、乳頭嚢胞状増殖を呈する．嚢胞内には好酸性分泌物を入れる．
- 腺房細胞癌と異なり、細胞質内の zymogen 顆粒はなく、NR4A3 陰性である．
- 導管内癌とは増殖パターンや細胞像が類似しており、HE 染色での鑑別はしばしば困難である．いずれも mammaglobin, S100 陽性だが、p63 免疫染色で導管内増殖を確認することで区別できる．

表1 分泌癌と鑑別を要する腫瘍の免疫染色・遺伝子異常所見

	分泌癌	腺房細胞癌	導管内癌	粘表皮癌
S100	diffuse（+）	ほぼ（−）	diffuse（+）	（−）
mammaglobin	diffuse（+）	（−）	diffuse（+）	patchy（+）
NR4A3	（−）	（+）	（−）	（−）
pan-Trk	*NTRK3* 融合症例は（+）	（−）	（−）	（−）
p63	（−），まれに細胞質に（+）	（−）	腫瘍辺縁の筋上皮細胞のみ（+）	（+）
特異的な遺伝子異常	*ETV6::NTRK3/RET*	*NR4A3* 再構成	*RET* 再構成 *BRAF* p.V600E など	*CRTC1/3::MAML2*

図1 分泌癌
ⓐ HE.
ⓑ mammaglobin：びまん性強陽性．
ⓒ S100：びまん性陽性．
ⓓ p63：一部の症例では p63 の細胞質での発現がみられる．

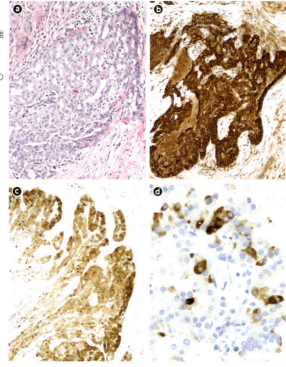

図2 腺房細胞癌
ⓐ HE：微小囊胞状構造など，組織構築は分泌癌に類似するが，細胞質内に zymogen 顆粒を伴い好塩基性を呈する．ⓑ S100：陰性．ⓒ NR4A3：腫瘍細胞の核に強く発現する．

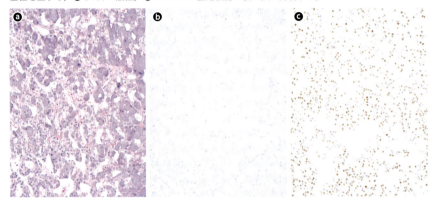

図3 導管内癌
ⓐ HE：導管内の篩状増殖が認められるが，辺縁の筋上皮細胞は HE 染色では認識しがたい．細胞像は分泌癌に類似している．ⓑ mammaglobin：びまん性陽性．ⓒ p63：胞巣を取り囲むように非腫瘍性の筋上皮が明瞭に認められ，導管内増殖病変であることがわかる．

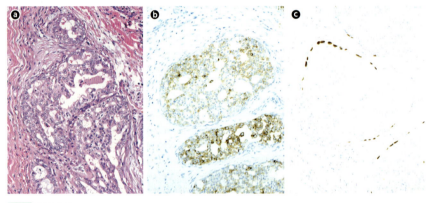

図4 粘表皮癌
ⓐ HE：粘液細胞の目立たない粘表皮癌にはしばしば遭遇する．囊胞状構造を呈する際は分泌癌との鑑別が問題となる．ⓑ p63：中間細胞に相当する細胞が p63 に部分的に陽性となる．

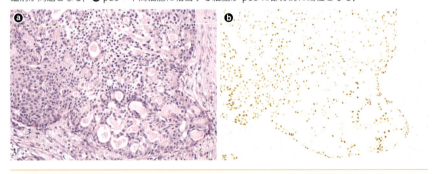

- p63 陽性筋上皮細胞による取り囲みは導管内癌を示唆する所見だが，まれに分泌癌でも部分的に導管内増殖を呈する．
- 分泌癌・導管内癌・多型腺癌では，筋上皮への分化がないが，S100 がびまん性に発現する．

文献
1) Stevens TM, et al：Mammary analog secretory carcinoma, low-grade salivary duct carcinoma, and mimickers：a comparative study. Mod Pathol 2015；28：1084-1100.
2) Todorovic E, et al：Intraductal Carcinomas of the Salivary Gland. Surg Pathol Clin 2021；14：1-15.

II 診断編 ▶ 5 唾液腺

63 遺伝子異常検出のための代替的免疫染色

有効な抗体の組み合わせ	基本	▶ β-catenin, NR4A3, Pan-Trk, HER2
	オプション ▶	BRAF V600E, RAS Q61R

- 唾液腺腫瘍では腫瘍型に特異的な遺伝子異常が多数報告されている．
- 点突然変異などによって生じた変異タンパクを検出する変異特異的免疫染色や遺伝子異常の結果生じるタンパクの過剰発現を検出する免疫染色が有用である．
- 一部の抗体を除いて，必ずしも感度や特異度が高くなく，偽陽性や偽陰性に注意が必要である．
- 染色性が弱い場合もあり，陽性・陰性コントロールを適切に置く必要がある．

図1 *HRAS* p.Q61R 変異を伴う上皮筋上皮癌
ⓐ HE．好酸性の細胞質を持つ導管上皮細胞と淡明な細胞質を持つ筋上皮細胞からなる．
ⓑ RASQ61R 変異特異的免疫染色．筋上皮細胞の膜および細胞質が陽性となる．

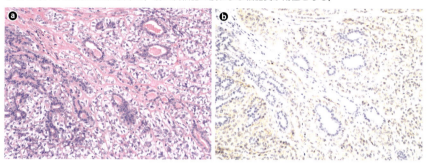

図2 乳頭状唾液腺腺腫
ⓐ HE．表層の重層扁平上皮は乳頭状に増殖し，深部で導管内の乳頭状増殖がみられる．ⓑ 深部の拡大像．導管内には複雑な乳頭状増殖がみられる．ⓒ BRAF V600E 変異特異的免疫染色．

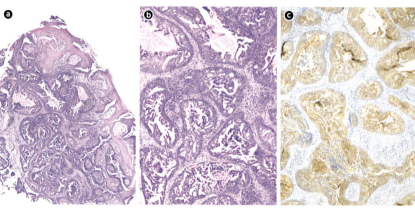

- 変異特異抗体は，目的とする変異タンパク以外は検出できない（*HRAS* p.Q61K を伴う上皮筋上皮癌は RAS Q61R 変異特異的免疫染色は陰性である）．
- 免疫染色はタンパク発現をみているため，全ての腫瘍細胞が陽性となるとは限らない（免疫染色陰性が，遺伝子異常陰性とは限らない）．
- 2相性分化を伴う腫瘍では通常，遺伝子異常は上皮細胞・筋上皮細胞の双方にみられるが，免疫染色は筋上皮細胞にのみ陽性となることが多い．

表1 唾液腺腫瘍にみられる遺伝子異常と対応する代替的免疫染色

	腫瘍型	遺伝子異常	抗体名	備考
良性腫瘍	多形腺腫	PLAG1 再構成（> 50%）	PLAG1	主に筋上皮細胞の核に発現.
		HMGA2 再構成（10-20%）	HMGA2	主に筋上皮細胞の核に発現.
	基底細胞腺腫	CTNNB1（大部分が p.I35T）（50-80%）	β-catenin	核発現を陽性と判断. 基底細胞の20%程度の核に陽性となる. 感度・特異度とも高い.
	乳頭状唾液腺腫	BRAF p.V600E（70-100%）	BRAF V600E 変異特異抗体	細胞質に発現.
	線条部導管腺腫	IDH2 点突然変異	IDH1／IDH2 変異特異抗体	細胞質の顆粒状の発現を陽性と判断する.
	角化嚢胞腫	IRF2BP2::RUNX2	—	
悪性腫瘍	粘表皮癌	CRTC1／3::MAML2	—	
	腺様嚢胞癌	MYB::NFIB（75%）MYBL1::NFIB（25%）	MYB	筋上皮細胞／基底細胞の核に発現. 特異性が低いとの報告もある.
	腺房細胞癌	NR4A3 再構成（84%）	NR4A3	核に発現. 染色性は明瞭で, 感度・特異度とも極めて高い.
	分泌癌	ETV6::NTRK3（82%）	Pan-Trk	核染色を陽性と判断する. 遺伝子変異に対する感度・特異度は高い.
		ETV6::RET（16%）	—	
	微小分泌腺癌	MEF2C::SS18	—	
	多型腺癌	PRKD1 点突然変異	—	
		PRKD1-3 再構成	—	
	硝子化明細胞癌	EWSR1::ATF1/CREM	—	
	基底細胞癌	CTNNB1 点突然変異	β-catenin	核発現を陽性と判断.
	導管内癌	RET 再構成（47%）	—	
		BRAF p.V600E（オンコサイト亜型の一部）	BRAF V600E 変異特異抗体	細胞質に発現.
	唾液腺導管癌	ERBB2 増幅	HER2	トラスツズマブ治療の際にはコンパニオン診断薬を用いる必要がある.
	上皮筋上皮癌	HRAS 点突然変異（主に p.Q61R）（82%）	RAS Q61R 変異特異抗体	筋上皮細胞の膜・細胞質に発現. p.Q61R 変異に対する感度・特異度は高いが, 変異のタイプが異なる症例は陰性となる.
	粘液腺癌	AKT1 p.E17K(大部分), PTEN 欠損	—	
		BRAF p.V600E	BRAF V600E 変異特異抗体	細胞質に発現.
	多形腺腫由来癌	PLAG1 再構成	PLAG1	核に発現.
		HMGA2 再構成	HMGA2	核に発現.

図3 多形腺腫
ⓐ HE．粘液様基質内に2相性腺管がみられる．**ⓑ** PLAG1：筋上皮細胞にのみ陽性となる．

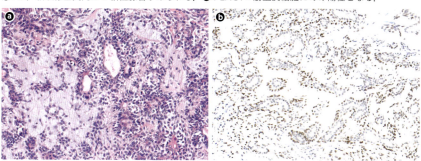

図4 分泌癌
ⓐ HE．**ⓑ** pan-Trk 免疫染色．核に陽性となる．

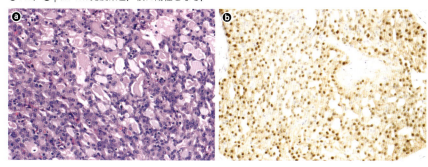

図5 腺様嚢胞癌
ⓐ HE：腫瘍細胞が篩状構造を伴って増殖する．**ⓑ** MYB：びまん性に核陽性像がみられる．腫瘍性導管上皮細胞は陰性である（矢印）．

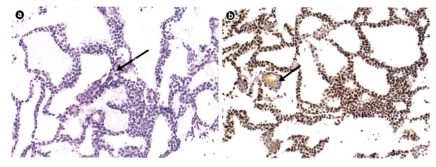

文献
1) 中黒匡人，他：唾液腺腫瘍の病理診断における遺伝子異常の代替的免疫染色マーカー．病理と臨 2022；40：940-944．
2) Swid MA, et al：W. Updated Salivary Gland Immunohistochemistry: A Review. Arch Pathol Lab Med 2023；147：1383-1389．
3) Nakaguro M, et al：The Diagnostic Utility of RAS Q61R Mutation-specific Immunohistochemistry in Epithelial-Myoepithelial Carcinoma. Am J Surg Pathol 2021；45：885-894．

64 肺腺癌 vs 扁平上皮癌

有効な抗体の組み合わせ	基本	▶ TTF-1, p40
	オプション	▶ napsin A, CK5/6 など

- 最も信頼性が高い組み合わせは TTF-1（腺癌）, p40（扁平上皮癌）である．napsin A（腺癌），CK5/6（扁平上皮癌）などを加えてもよい．
- TTF-1 の代表的クローンは主に 3 つで，SP141，SPT24 と 8G7G3/1 があり，一般的に，感度は SP141 > SPT24 > 8G7G3/1，特異度は SP141 < SPT24 < 8G7G3/1 とされている．例えば SPT24 は Matoso らの報告によれば，肺扁平上皮癌の 14％ にも陽性とされている（8G7G3/1 は 1％ のみ，表1）．

表1 TTF-1 クローンの比較

	SPT24	8G7G3/1	p
腺癌	72.4%	65.4%	0.08
大細胞癌	46.8%	36.2%	0.201
カルチノイド	60.8%	17.4%	0.003
扁平上皮癌	16.8%	1%	0.003

文献 1 より改変．

- 以前は surfactant apoprotein A（PE10）がよく用いられた．特異度は良好であるが，感度が 50％ 前後と低く，現在ではあまり用いられていない．
- 扁平上皮マーカーとしては現在のところ，p40 が最も優秀である．感度，特異度とも極めて優れる．以前用いられた p63 は特異度に問題があり，腺癌にもしばしば陽性となるため，現在ではほとんど用いられることがなくなった．

- TTF-1 は肺と甲状腺に完全に特異的とはいえず，他部位の腺癌にもごく稀に陽性となることがある（この場合，上記 2 クローン間に大きな差異はない）．
- napsin A は II 型肺胞上皮のマーカーであるが，肺扁平上皮癌にも時に陽性となることがあるので注意を要する．腎癌などにも陽性となることがある．

文献
1) Matoso A, et al：Comparison of thyroid transcription factor-1 expression by 2 monoclonal antibodies in pulmonary and nonpulmonary primary tumors. Appl Immunohistochem Mol Morphol 2010；18：142-149.
2) Nonaka D：A study of ΔNp63 expression in lung non-small cell carcinomas. Am J Surg Pathol 2012；36：895-899.

65 小細胞癌 vs 非小細胞癌

有効な抗体の組み合わせ	基本	▶ chromogranin A, synaptophysin, INSM1 など
	オプション	▶ cytokeratin（特に CAM5.2）

- chromogranin A, synaptophysin, CD56 がこれまで神経内分泌マーカーとして頻用されてきた．ただし，CD56 は特異度が低く，近年はその使用が推奨されなくなりつつある．
- INSM1 が登場し，信頼性の高い神経内分泌性マーカーとして利用が可能である．
- 小細胞癌の診断には神経内分泌系マーカーの他，cytokeratin が有用な場合がある．形態的な診断が困難な場合に特に役に立つ．
- 小細胞癌は細胞質が非常に乏しいため，cytokeratin（特に CAM5.2）の免疫染色にてドット状の陽性を示すことがあり，このパターンを見た場合には小細胞癌の可能性が高い．

図1 肺小細胞癌

ⓐ HE．ⓑ CAM5.2．
HE では挫滅が強く，診断が困難である．CAM5.2 を用いた免疫染色では，細胞質にドット状の陽性が確認される．小細胞癌が強く示唆される．

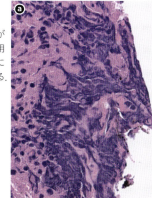 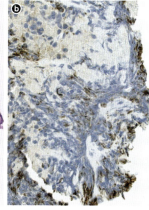

Pitfall　小細胞癌におけるドット状の陽性は全例ではなく，びまん性の強陽性を呈することもある．形態を加味して総合的な診断を行うこと．

memo

66 肺原発性 vs 転移性

有効な抗体の組み合わせ	基本	▶ 腺癌では TTF-1，napsin A，CK7，CK20 など．その他の組織型では有用なものは乏しい．

● 腺癌：TTF-1，napsin A，CK7，CK20 など
- 最も有用性が高い抗体は TTF-1 と考えられる．肺・甲状腺以外の腺癌でもごく稀な陽性例があるが，基本的に特異度は優れている．
- napsin A を用いることも可能だが，腎癌，明細胞腺癌なども陽性であることに注意する．
- CK7，CK20 は大腸癌との鑑別に優れ，CK7（−）/CK20（＋）は大腸癌，CK7（＋）/CK20（−）は肺腺癌に多いパターンである．肺腺癌でも大腸形質を有する場合があるが，その場合でも CK7（＋）/CK20（＋）が多い．
- CDX2 は大腸形質を呈した肺原発腺癌にも陽性となるので，鑑別には用いることはできない．近年は SATB2 が大腸癌のみに陽性で，有用性が高い．

図1 転移性肺癌（大腸原発）
ⓐ HE．ⓑ TTF-1．ⓒ SATB2．原発性も否定できない組織像であったが，TTF-1 陰性，SATB2 で，原発は否定された．大腸形質を呈した肺原発腺癌でも SATB2 は陽性とならない．

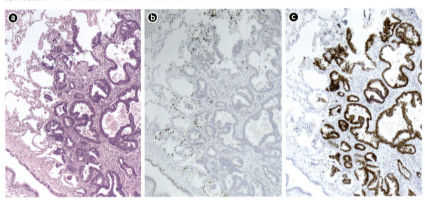

● 扁平上皮癌：有効なものはほとんどない
- 扁平上皮癌の場合，部位特異的なマーカーは知られておらず，組織学的に原発性か転移性かを鑑別することは基本的にできない．
- 胸腺癌のみが CD5 陽性という特徴がある．
- また，EBER-ISH が陽性であれば，上咽頭などのいわゆるリンパ上皮癌からの転移の可能性が高い．

● 小細胞癌：有効なものはない
- TTF-1 が肺原発小細胞癌に高頻度に陽性であるが，肺原発性か転移性かの判断には用いることはできない．他部位の小細胞癌も高頻度に TTF-1 が陽性である．
- 形態的にはメルケル細胞癌の転移も類似するが，この場合は同腫瘍に特徴的な CK20 を用いることができる．

● 大細胞癌：TTF-1
- 肺原発大細胞癌では TTF-1 の陽性は半数弱と感度に問題があるが，陽性となれば比較的有用性が高い．

高分化型神経内分泌腫瘍：TTF-1，NKX6.1

- 肺の高分化型神経内分泌型腫瘍，いわゆるカルチノイド腫瘍は60％程度にTTF-1陽性である．ただし，甲状腺原発のものも陽性となり，その他，頻度の高い大腸カルチノイド腫瘍などでも陽性となる場合があることに注意．
- NKX6.1は近年報告されたマーカーで，陽性となれば十二指腸，膵が原発である可能性があるが，稀に肺原発カルチノイド腫瘍でも少数は陽性となる．

組織学的に肺胞を置換しながら増殖するパターンは，通常は原発性腺癌の特徴であるが，特に胆管癌などは転移であってもこのようなパターンを示すことに注意．

文献
1) Dabir PD, et al：SATB2 is a supplementary immunohistochemical marker to CDX2 in the diagnosis of colorectal carcinoma metastasis in an unknown primary. APMIS 2018；126：494-500.
2) Tseng IC, et al：NKX6-1 Is a Novel Immunohistochemical Marker for Pancreatic and Duodenal Neuroendocrine Tumors. Am J Surg Pathol 2015；39：850-857.

memo

67 線維化 vs 腫瘍

有効な抗体の組み合わせ	基本	▶ cytokeratin
	オプション	▶ α-SMA, ALK, HMB45, CD31 など

- 生検などで肺の線維化様病変を見た場合，炎症などに伴う反応性のものと腫瘍に伴うものがある．

癌腫の否定
- 線維化の中に，腫瘍が少量のみみられ，認識が難しい場合は cytokeratin（AE1/AE3 など）が有効である．既存の上皮とは慎重に鑑別を進める．

炎症性筋線維芽細胞腫瘍（inflammatory myofibroblastic tumor：IMT）
- 同腫瘍は，炎症に伴う線維化に類似した形態を示すため，注意が必要である．ALK が特徴的だが，陽性率は約半数に留まる．

類上皮血管内皮腫（epithelioid hemangioendothelioma，図1）
- 気腔内を充満するように一見線維化のように見える腫瘍成分が増殖する．単なる線維化と誤られる可能性がある．
- 詳細に観察すると，空胞状の細胞質を有する印環細胞に類似した腫瘍細胞が観察される（原始管腔を形成している）．
- CD31，CD34，factor Ⅷ などの血管内皮マーカーが診断に有用である．
- cytokeratin も高率に陽性であることに注意．

図1 肺類上皮性血管内皮腫
ⓐ HE，ⓑ cytokeratin（AE1/AE3）．肺の気腔内に増殖する腫瘍内に cytokeratin 陽性細胞をみる．癌腫と誤診しないこと．

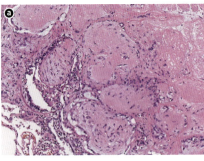
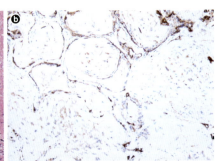

リンパ脈管筋腫症（lymphomagiomyomatosis：LAM）
- 肺胞壁に平滑筋の増生を示し，線維化と鑑別が必要になる．HMB45 が有効．次項（☞ 189 頁）参照のこと．

その他の間葉系腫瘍（原発・転移）
- 形態を注意深く観察し，腫瘍が考えられる場合は，各種肉腫に応じた抗体を加える．

表1 抗体の比較

	cytokeratin	α-SMA	desmin	HMB45	ALK	CD31 ※
炎症性	−	+	−	−	−	−
癌腫	+	−	−	−	−	−
IMT	稀に +	+ / −	+ / −	−	+ （半数）	−
類上皮血管内皮腫	+	−	−	−	−	+
LAM	−	+	+	+ (散在性)	−	−
その他の間葉系腫瘍	腫瘍によって異なる					

※ CD31 は組織球の陽性に注意．

68 平滑筋過形成 vs リンパ脈管筋腫症

有効な抗体の組み合わせ	基本	HMB45, β-catenin
	オプション	Melan A, ER, PgR

- リンパ脈管筋腫症においては肺胞壁に平滑筋の増生が認められ，嚢胞を形成する．
- 正常肺では気管支壁ならびに血管壁に平滑筋が存在するが，間質性肺炎などの状況下では，間質に平滑筋の過形成が生じる．
- リンパ脈管筋腫症の確定診断のために HMB45 の免疫染色が有用である．本疾患では平滑筋増生巣の中に散在性に HMB45 陽性細胞が認められる．びまん性の陽性とはならないことに注意する．
- Melan A も同様に使用できる．近年，β-catenin も有力なマーカーであることが報告されている．一部の症例には ER，PgR も陽性となる．

Pitfall 転移性肉腫が薄壁性嚢胞を呈し，リンパ脈管筋腫症に類似した形態を示すことがあるので注意[2]．免疫染色にて慎重に鑑別を進める．

図1 リンパ脈管筋腫症
 HE． α-SMA． HMB45．HMB45 は散在性に陽性となる．

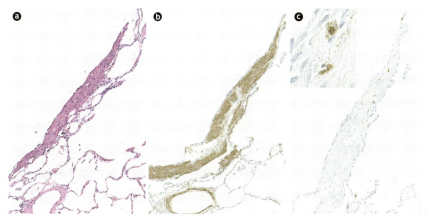

文献
1) Flavin RJ, et al：β-Catenin is a useful adjunct immunohistochemical marker for the diagnosis of pulmonary lymphangioleiomyomatosis. Am J Clin Pathol 2011；135：776-782.
2) Itoh T, et al：Cystic pulmonary metastases of endometrial stromal sarcoma of the uterus, mimicking lymphangiomyomatosis：a case report with immunohistochemistry of HMB45. Pathol Int 1997；47：725-729.

69 胸腺腫 vs T リンパ芽球性リンパ腫

有効な抗体の組み合わせ	基本	▶ cytokeratin，CD3，CD7，TdT
	オプション	▶ NOTCH1 intercellular domain，CD10

- 前縦隔に好発するリンパ腫として，縦隔大細胞 B リンパ腫と T リンパ芽球性リンパ腫（T-LBL）が挙げられる．
- 前者は，胸腺腫と誤る可能性はほとんどないが，T リンパ芽球性リンパ腫は比較的小型のリンパ球の密な増殖がみられ，type B1 の胸腺腫との鑑別が必要となる．
- 胸腺腫では網目状の胸腺上皮が介入するため，cytokeratin が鑑別の基本となる．T リンパ芽球性リンパ腫では一般的に上皮の介在はみられない．

図1 T リンパ芽球性リンパ腫
ⓐⓑ：胸腺腫．**ⓐ** HE．**ⓑ** AE1/AE3．**ⓒⓓ**：T-LBL．**ⓒ** HE．**ⓓ** AE1/AE3．

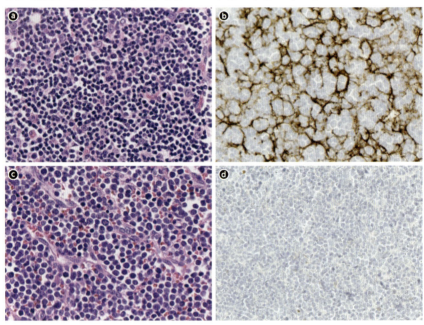

- 一方で，T リンパ芽球性リンパ腫が胸腺組織を巻き込んだ場合，上皮が混在するため小検体では鑑別が難しくなる．この場合，NOTCH1 intercellular domain が T リンパ芽球性リンパ腫に陽性で胸腺腫には陰性となることが近年報告されている．
- なお，T リンパ芽球性リンパ腫の診断は，CD3 が陰性である場合も多いことから，CD7 を追加することを推奨する．

 Pitfall T リンパ芽球性リンパ腫は CD10，TdT も陽性となり，診断に有用であるが，胸腺腫にみられるリンパ球も TdT 陽性であることに注意する．

文献 1) Jegalian AG, et al：NOTCH1 intracellular domain immunohistochemistry as a diagnostic tool to distinguish T-lymphoblastic lymphoma from thymoma. Am J Surg Pathol 2015；39：565-572.

70 胸腺腫 vs 胸腺癌

有効な抗体の組み合わせ	基本	▶ CD5, TdT
	オプション	▶ CD99, CD1a, c-kit

- 胸腺腫と胸腺癌は形態的な鑑別を基本とするが，いくつかの補助的手段がある．
- 上皮と介在するリンパ球の免疫形質を比較し，鑑別する．
  - ▶ 胸腺腫では，背景リンパ球は既存のTリンパ芽球であり，TdT，CD1a，CD99が陽性である．
  - ▶ 一方，胸腺癌ではこれらの芽球は消失し，反応性のTリンパ球となるため，これらは陰性となる．
- 胸腺腫の上皮はほぼc-kit，CD5ともに陰性だが，胸腺癌では半数強の症例にてCD5やc-kitが陽性となる．

表1 抗体の比較

		CD5/c-kit	TdT / CD1a/CD99
上皮	胸腺腫	−	−
	胸腺癌	+	−
リンパ球	胸腺腫	+	+
	胸腺癌	+	−

Memo ▶
CD5陽性の扁平上皮癌は胸腺癌の特徴でもあり，転移性扁平上皮癌でCD5陽性の場合は，胸腺原発を示唆する．

図1 胸腺癌
ⓐ HE．ⓑ CD5．腫瘍細胞にCD5が陽性であり，悪性であることを示唆するとともに，胸腺原発であることの証左となる．

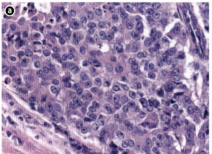 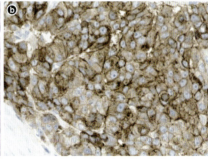

文献
1) Dorfman DM, et al：Thymic carcinomas, but not thymomas and carcinomas of other sites, show CD5 immunoreactivity. Am J Surg Pathol 1997；21：936-940.
2) Hishima T, et al：CD5 expression in thymic carcinoma. Am J Pathol 1994；145：268-275.

71 結核 vs 腫瘍

有効な抗体の組み合わせ	基本	▶ チールニールセン染色，CD20，CD30，CD15 など
	オプション	▶ Grocott 染色，PAS 染色などを含むその他の感染症との鑑別など

- 結核症は陥落壊死を類上皮肉芽腫が取り囲み，ランゲルハンス巨細胞が散在する特徴的所見を示すが，腫瘍性疾患が結核様の壊死を呈する場合があり，常に鑑別を要する．真菌を含むその他の感染症や肉芽腫性疾患など鑑別するべき疾患は多い．
- 縦隔領域で鑑別が必要となる最大の疾患はホジキンリンパ腫である．ホジキンリンパ腫は時に広範な壊死を来し，それを肉芽腫性反応が取り囲むことがあるため，結核との鑑別が必要となる．
- Hodgkin/Reed-Sternberg 細胞が慎重な観察によって見出せるが，CD30 などの免疫染色が有用である．その他，CD15，PAX5 など，ホジキンリンパ腫のマーカーを適用すればよい．
- びまん性大細胞 B 細胞性リンパ腫も梗塞に陥り，結核様の壊死を来すこともある．
- 杯細胞性腫瘍，癌腫，その他感染症などにも注意を払う．

図1 広範な壊死を来したホジキンリンパ腫の例

ⓐ辺縁は肉芽腫様にも見え，結核に類似した所見を呈する．ⓑ CD30 の免疫染色により，辺縁部分に Hodgkin/Reed-Sternberg 細胞として矛盾のない形態を示す大型の陽性細胞が確認できる．細胞形態も十分に確認すること．

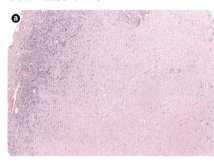
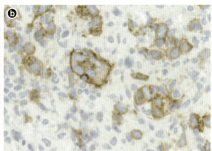

- CD30 は活性化されたリンパ球にも陽性となることに注意．
- その場合は，弱く，不均一な染色性となる．ホジキンリンパ腫では一様なしっかりとした陽性像である．

72 悪性中皮腫 vs 転移性肺癌

有効な抗体の組み合わせ	基本	▶ TTF-1（肺腺癌の場合のみ），claudin 4，MOC31，CEA，calretinin，D2-40 など
	オプション	▶ p16 ホモ欠失　など

- 旧来より，中皮腫と転移性癌の鑑別は問題となっており，多くの研究がなされている．
- 免疫組織学的マーカーとしてどの抗体がよいかは様々な意見があるが，ここでは the International Mesothelioma Interest Group の作製したガイドライン[1]に従い記載する（表1，表2）．

表1 中皮腫と肺腺癌の鑑別

抗体	有用性	肺腺癌	中皮腫
上皮性中皮腫の陽性マーカー			
calretinin	非常に有用	5〜10%（通常 focal）	ほぼ100%びまん性強陽性（human recombinant calretinin に対する抗体使用時）
CK5 or CK5/6	非常に有用	2〜20%（focal）	75〜100%
WT1	非常に有用	陰性	70〜95%
podoplanin（D2-40）	非常に有用	≦15%（focal）	90〜100%
肺腺癌の陽性マーカー			
claudin 4	非常に有用	ほぼ全例，びまん性強陽性	陰性
MOC31	非常に有用	95〜100%	2〜10%（focal）
CEA	非常に有用	80〜100%	<5%（focal）
B72.3	非常に有用		

表2 中皮腫と肺扁平上皮癌の鑑別

抗体	有用性	肺扁平上皮癌	中皮腫
上皮型中皮腫の陽性マーカー			
WT1	非常に有用	陰性	〜95%（核）
calretinin	ある程度有用	40%（focal）	びまん性強陽性（核と細胞質）
podoplanin（D2-40）	有用ではない	50%	80〜100%
CK5 or CK5/6	有用ではない	100%	75〜100%
肺扁平上皮癌のマーカー			
P40 or p63	非常に有用	100%（核）	2.5%（p40）7%（p63）
claudin 4	非常に有用	95%	陰性
MOC31	非常に有用	97〜100%	10%（focal）
BG8（Lewis^y）	非常に有用	80%	3〜7%
Ber-EP4	有用	85〜100%	≦20（focal）
CK5 or CK5/6	有用ではない	100%	75〜100%

Pitfall D2-40 が中皮腫マーカーとしてよく用いられるが，扁平上皮癌では陽性率が高いことに注意する．

文献 1) Husain AN, et al：Guidelines for Pathologic Diagnosis of Malignant Mesothelioma 2017 Update of the Consensus Statement From the International Mesothelioma Interest Group. Arch Pathol Lab Med 2018；142：89-108.

73 良性中皮細胞 vs 悪性中皮腫

有効な抗体の組み合わせ	基本 ▶ MTAP, BAP1
	オプション ▶ GLUT-1, p53, IMP3, EMA, desmin など．p16 FISH ができれば理想的

- 中皮細胞は様々な刺激に対し，過形成状態となり，腫瘍，特に悪性中皮腫との鑑別が問題となる．
- 乳頭状増殖，細胞異型を呈することも多く，さらには壊死や多数の核分裂像など形態的な鑑別が極めて困難な場合も多い．これまで様々な免疫組織学的鑑別手法が提案されてきたが，今もって確実な方法はない．特に，「1つの抗体の染色結果を信じない」ことが重要である．常に総合的判断が求められる．
- the International Mesothelioma Interest Group による 2017 年版コンセンサス文書[1]が報告されている．
- わが国では日本肺癌学会中皮腫ガイドライン小委員会による「悪性胸膜中皮腫病理診断の手引き」[2]が出版されている．
- 鑑別が難しい場合は p16 FISH による p16 遺伝子の欠失の検出も積極的に行うべきであろう．なお，近年，p16 遺伝子欠失の優秀な surrogate markers が報告され，補足して記載する（**表 1**，**表 2**）．

表 1 中皮過形成と悪性中皮腫の形態学的鑑別

	中皮過形成	悪性中皮腫
間質浸潤	認められない（線維化に巻き込まれた胞巣や切れ方による浸潤様の所見に注意）	通常明瞭である（汎 cytokeratin が有用）
cellularity	高い場合があるが，表面に限局し，浸潤はない	高く，間質に囲まれた細胞がみられる
構造	単純な乳頭状構築および単層の細胞	複雑な乳頭状構造，管状構造，細胞重層化
間質	間質を欠く loose な細胞胞巣	間質に囲まれた細胞がみられる（bulky tumor では，間質浸潤なく体腔内に進展することがある）
壊死	稀	時に伴う
炎症	一般的にみられる	通常認めない
増殖	均一な増生（cytokeratin で明瞭化する）	他を圧排する結節，無秩序な増殖（cytokeratin で明瞭化する）
核分裂像，細胞異型	核分裂像，軽度から中等度の細胞異型は鑑別には通常役立たない	

文献 1 より一部改変．

表 2 免疫組織学による反応性中皮と悪性中皮腫の鑑別

抗体	解釈
GLUT-1	報告により差があるが，感度は 50 ～ 100％と一部の報告で低く，特異度は一般的に高い 陽性であれば中皮腫の可能性が高い
p53	びまん性強陽性あるいは完全陰性の場合は中皮腫の可能性が強い wild type pattern は鑑別に役立たない
IMP-3	3/4 程度の中皮腫が陽性 反応性中皮は稀に陽性を示すのみ
EMA	中皮腫は陽性が多く，反応性は陰性が多い
desmin	中皮腫は陰性が多く，反応性は陽性が多い
MTAP *	p16 遺伝子の存在する 9p21 領域に存在する遺伝子の蛋白産物で，p16 のホモ欠失とよく相関する p16 FISH の代わりとなる surrogate marker で，特異度が非常に高い 非腫瘍細胞は核と細胞質に陽性で，中皮腫は発現喪失がみられる
BAP1 *	BAP1 遺伝子産物（BAP1 蛋白）の核内発現の欠失をみる（中皮腫では発現喪失） p16 FISH と BAP1 免疫染色の併用でほぼ完全な特異度が得られる

文献 1 に＊を補足して記載．

文献
1) Husain AN, et al：Guidelines for Pathologic Diagnosis of Malignant Mesothelioma 2017 Update of the Consensus Statement From the International Mesothelioma Interest Group. Arch Pathol Lab Med 2018；142：89-108.
2) 日本肺癌学会中皮腫ガイドライン小委員会：悪性胸膜中皮腫病理診断の手引き 第 1.0 版．2013．
3) Hida T, et al：Immunohistochemical detection of MTAP and BAP1 protein loss for mesothelioma diagnosis：Comparison with 9p21 FISH and BAP1 immunohistochemistry. Lung Cancer 2017；104：98-105.

memo

74 反応性異型 vs 腫瘍性疾患

Ⅱ 診断編 ▶ 7 食道

| 有効な抗体の組み合わせ | 基本 | ▶ p53, MIB1 |

- 食道上皮内病変は反応性異型と腫瘍性の病態の形態的判断が難しい.
- 現状では, 上皮の構造ならびに細胞の異型から腫瘍と判定される上皮内病変のうち, 癌を除いたものを扁平上皮内腫瘍（squamous intraepithelial neoplasia）とよび, 扁平上皮内癌は pT1a-EP の扁平上皮癌として別途呼称される.
- 上記は構造異型, 細胞異型といった形態的な判断に基づくが, しばしば判断に迷う場合がある.
- 補助的に p53 の免疫染色を用いるが, 特に陰性所見の際には過信をすべきではない.
- 腫瘍性を考えるのは病変部異型細胞に「びまん性強陽性を示した場合」と「完全陰性」である. ただし, 完全陰性の解釈には慎重となるべきで, あくまでも形態と併せて判断する. いわゆる wild type pattern の場合は腫瘍と反応性の両者が含まれ, 判断材料とはならない.
- MIB1 は非腫瘍性では上皮の最下層, すなわち基底細胞は陰性である.

図1 反応性異型

ⓐ 核の反応性腫大や濃染が目立ち, 腫瘍性との鑑別が問題となる.
ⓑ p53. 少数の細胞が陽性で, かつ陽性強度に差異がみられる. いわゆる wild type pattern である. 良悪性の判断には有用とはいえない.
ⓒ MIB1. 最下層1層の基底細胞はほぼ陰性であり, 良性パターン.

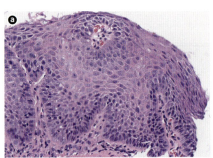

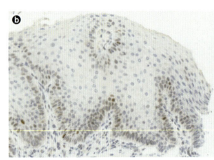

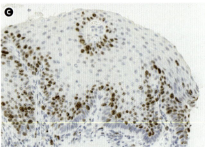

図2 扁平上皮内腫瘍
ⓐ HE.
ⓑ p53. 異型細胞に一様に強陽性．腫瘍性パターンである．
ⓒ MIB1. 基底細胞にも陽性細胞が散見され，異常パターン．

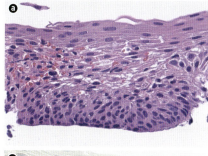
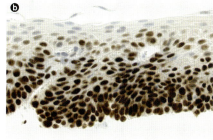
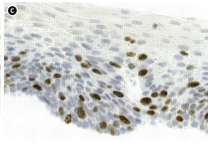

図3 明らかな扁平上皮癌の症例
ⓐ HE.
ⓑ p53. 完全陰性を示した．これも異常パターンである．

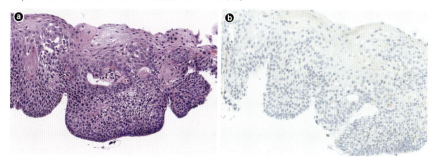

Pitfall wild type pattern をもって良性としないこと．

75 食道非上皮性腫瘍の診断

有効な抗体の組み合わせ	基本	α-SMA, S100, c-kit など
	オプション	組織型に応じて選択する

- 小型病変で異型の乏しい紡錘形腫瘍を見た場合，食道では多くが平滑筋腫である．
- 免疫染色による確認を行う場合は c-kit, S100, α-SMA が基本だが，食道の粘膜下腫瘍は GIST よりも平滑筋腫が多い．
- 顆粒細胞腫（granular cell tumor）に注意を要する．扁平上皮の過形成が目立つことが多く（pseudocarcinomatous hyperplasia），それに目を奪われるため，間質の腫瘍細胞に気付かないことがある．この場合，扁平上皮癌と誤診されやすい．免疫染色は S100 が有効だが，HE での「気付き」が最重要である．なお，顆粒細胞腫は肉眼で大臼歯様の特徴ある像を呈し，内視鏡医も通常は認識しているが，依頼書にその記載がないことも多い．
- 大型の有茎性腫瘍の場合は癌肉腫（carcinosarcoma）であることが多い．組織上，純粋な肉腫に見えても，このような肉眼型を示した場合は癌肉腫を考慮する．上皮性性格が混在していることを確認するためには cytokeratin が有用である．

図1 食道顆粒細胞腫

扁平上皮の pseudocarcinomatous hyperplasia が強く，癌真珠様の角化を伴うため，扁平上皮癌と誤診されかねない．ⓐ弱拡大．ⓑ強拡大．扁平上皮癌を想起させる．ⓒ間質をみれば好酸性顆粒状胞体をもつ腫瘍細胞が存在するが，気付きづらい．ⓓ腫瘍細胞は S100 に陽性である．

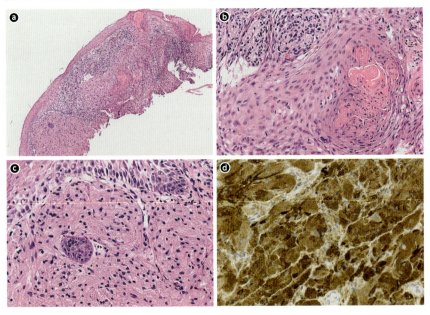

Pitfall 食道の粘膜下腫瘍は平滑筋腫が多い．顆粒細胞腫に注意．

76 腸型腺腫 vs 低異型度高分化管状腺癌

有効な抗体の組み合わせ	基本	▶ p53, Ki-67
	オプション	▶ CD10, MUC2

- 基本は HE 染色で良悪性を判定し，鑑別困難な例に限り免疫染色を行う．
- p53 は全層性のびまん性陽性像を示した場合，領域性のある陽性像を示したときは腺癌の可能性が高い．
- 腫瘍部で p53 の発現が全く見られない場合（null type）も腺癌の可能性がある．
- p53 変異自体が胃癌に必須ではなく，wild type の腺癌も存在するため，陰性でも癌が否定できるわけではない．
- 腸型腺腫では CD10 陽性の吸収上皮型細胞が多く，MUC2 陽性の杯細胞型細胞が混在し，Ki-67 陽性の増殖細胞が局在する．

図1　腸型腺腫
ⓐ HE．ⓑ Ki-67．増殖帯主体に陽性である．

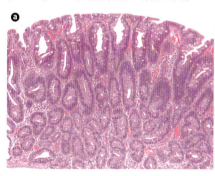
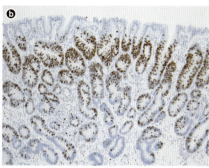

図2　低異型度高分化管状腺癌
ⓐ HE．ⓑ p53．領域性に陽性像を示す．

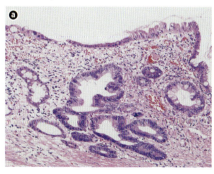
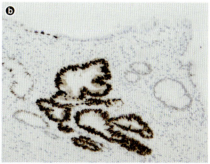

Pitfall
- 少しでも悩んだ場合は無理せず group 2（良悪性鑑別困難）とするべきである．

77 腫瘍形質発現

有効な抗体の組み合わせ	基本	▶ MUC5AC，MUC6，MUC2，CD10，CDX2
	オプション	▶ pepsinogen I，anti-proton pump（H. K-ATPase），HIK1083，CLDN18

- 胃型粘液は胃腺窩上皮（表層粘液），胃底腺，幽門腺（もしくは偽幽門腺），腸型粘液は杯細胞に存在する．
- MUC5AC は胃腺窩上皮細胞から産生される胃型粘液のコア蛋白抗体である．
- MUC6 は幽門腺や頚部粘液細胞（偽幽門腺）から産生される胃型粘液のコア蛋白抗体で，十二指腸 Brunner 腺の粘液にも陽性となる．
- HIK1083 は胃固有腺の III 型粘液に陽性だが，現在は婦人科領域（分葉状頚管腺過形成もしくは胃型腺癌の拾い上げ）に使用されることが多く，消化管領域での使用例は減少している．なお HIK1083 と MUC6 は微妙に染色態度が異なる．
- pepsinogen I や anti-proton pump はそれぞれ胃底腺の主細胞・頚部粘液細胞と壁細胞に陽性を示す．
- MUC2 は腸の杯細胞から産生される粘液のコア蛋白抗体である．胃では腸上皮化生粘膜で陽性となる．
- CD10 は本来，芽球化 B 細胞に対するマーカーで悪性リンパ腫の鑑別に使用されるが，消化管上皮では小腸上皮の apical side 表面の刷子縁に陽性を示すことが知られている．厳密には粘液ではないが，形質発現精査に有用であり，かつどこの検査室にもある抗体のため頻用される．
- CD10 は不完全型腸上皮化生粘膜では陰性で，その代わりに種々の程度で胃型マーカーが陽性になる．このため不完全型腸上皮化生は胃腸混合型化生と捉えることもできる．
- CDX2 は腸型形質を誘導するホメオボックス遺伝子で，腸型方向への分化傾向の有無がわかる．
- MUC5AC，MUC6，MUC2，CD10 の染色性によって胃型と腸型の判定を行うが，純粋な胃型もしくは腸型腫瘍はほとんど存在せず多くは胃腸混合型となる．胃腸混合型の中で胃優位型，腸優位型を判定することが多い（**表1**）．
- CLDN18（Claudin18）は胃上皮細胞の接着因子であり，胃型形質マーカーとして有用である．

- 腫瘍や化生以外でも強い炎症により一時的に上皮の性質が変化することがある．
- 早期の胃癌は胃型形質をもつことが多いが，浸潤するにつれて腸型への分化傾向を示すことが知られている[2]．このため，粘液形質は完全な胃型を示していても CDX2 が陽性になる場合もあり，厳密には胃型とはいえなくなる．
- 最近，胃型腫瘍を腺窩上皮型，胃底腺型，胃底腺粘膜型，幽門腺型に細分する分類が提唱されつつある．だが胃の固有粘膜は元来多様な形質発現能をもっているため，典型例以外は慎重な対応が望まれる[3]．その場合は無理に分類する必要はなく，胃型腺癌の記載に留めるべきである．

文献
1) Tsukashita S, et al：MUC gene expression and histogenesis of adenocarcinoma of the stomach. Int J Cancer 2001；94：166-170.
2) Kakinoki R, et al：Re-evaluation of Histogenesis of Gastric Carcinomas：A Comparative Histopathological Study Between Helicobacter pylori-Negative and H. pylori-Positive Cases. Dig Dis Sci 2009；54：614-620.
3) 九嶋亮治：上皮性腫瘍に対する免疫組織化学染色　胃腫瘍の免疫染色．胃と腸 2017；52：997-1009.

表1 免疫染色結果（MUC2，MUC5AC，MUC6，CD10）の組み合わせによる形質の評価 1)

		MUC5AC + MUC6						
		−	1+	2+	3+	4+	5+	6+
MUC2 + CD10	−	Non-classified phenotype	Completely gastric phenotype					
	1+	Completely Intestinal phenotype	■	Mixed phenotype (gastric predominant)				
	2+			■				
	3+				■			
	4+					■ Mixed phenotype (intestinal predominant)		
	5+						■	
	6+							■

■：mixed phenotype（gastric = intestinal）

図1 胃型腺癌（印環細胞癌）
ⓐ HE：粘膜固有層の表層に淡好酸性，深部に強い好酸性の胞体をもつ印環細胞が見られる．
ⓑ MUC5AC：表層の淡好酸性の印環細胞に陽性を示す．
ⓒ MUC6：深部の好酸性胞体をもつ印環細胞に陽性を示す．

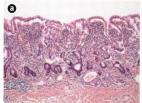 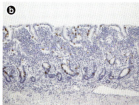 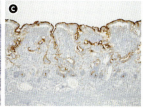

図2 腸型腺癌（中分化管状腺癌：いわゆる手つなぎ型）
ⓐ HE：不完全型腸上皮化生粘膜で，粘膜層内部で腫瘍腺管が側方癒合している．
ⓑ MUC2：腸上皮化生腺管内の杯細胞に陽性を示す．
ⓒ CD10：腸上皮化生粘膜表面の刷子縁に陽性を示す．

78 胃底腺型腺癌 vs 通常の腺癌 and/or 神経内分泌腫瘍（カルチノイド腫瘍）

有効な抗体の組み合わせ

基本　▶ MUC6, pepsinogen I, anti-proton pump（H. K-ATPase）
オプション ▶ chromogranin A, synaptophysin, MUC5AC

- 胃底腺型胃癌は胃底腺の細胞（頸部粘液細胞，主細胞，壁細胞）への分化を示す細胞からなる腫瘍である．
- 胃底腺型腺癌の粘膜内病変を oxyntic gland adenoma と呼ぶこともある．
- 腫瘍細胞は頸部粘液細胞から主細胞へ分化する系列の細胞が多く，MUC と pepsinogen I がそれぞれ種々の程度に陽性となる）．
- 壁細胞への分化は anti-proton pump で証明されるが，ほとんどの症例で 30％以下である[1]．
- 神経内分泌腫瘍（カルチノイド腫瘍）と通常型胃底腺に発生した通常型の分化型腺癌が鑑別疾患である．神経内分泌腫瘍は免疫染色で鑑別が可能である．
- 通常型分化型胃癌との鑑別は上記 3 種の免疫染色で行う．
- 胃底腺型胃癌の中に，MUC5AC 陽性の腺窩上皮細胞も腫瘍化している症例が知られており，これを胃底腺粘膜型腺癌と亜分類する（77 Pitfall 参照）．

図1 胃底腺型腺癌
ⓐ HE：異型は弱いが，胃底腺方向への分化をもつ腫瘍．写真左側が腫瘍，右側は非腫瘍部である．
ⓑ MUC6：全体的に陽性で，粘膜深部（写真左下方向）で強陽性を示す．ⓒ pepsinogen I：基本的に中等度以上の陽性像を示す．症例によっては MUC6 の方が染色性が強い場合もある．ⓓ anti-proton pump：壁細胞に陽性となる．

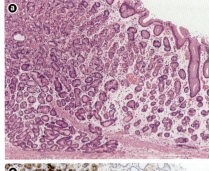
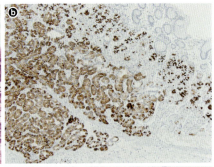
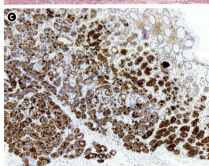
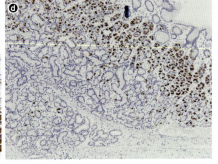

Pitfall 神経内分泌マーカーは病変全体にびまん性の陽性像を示した場合のみ，有意な所見と判断すべきである．

文献　1）八尾隆史，他：胃底腺型胃癌．深山正久，他（編集）：腫瘍鑑別診断アトラス　胃癌　第2版．文光堂，2015, pp.133-139.

79 胎児消化管類似癌 vs 通常型腺癌

Ⅱ 診断編 ▶ 8 胃

有効な抗体の組み合わせ	基本	▶ AFP, glypican-3, SALL4
	オプション	▶ claudin 6, HEP-PAR1

- 胎児消化管類似癌は肝様腺癌とともに AFP 産生腫瘍として知られており，基本的には AFP と glypican-3，SALL4 の 3 種が用いられる．
- 分化型胃癌の進展に伴って見られるものも多く，肝様腺癌がしばしば混在する．
- AFP（α-fetoprotein）は感度が低い一方で特異度が高いため，少数でも発現細胞を認めれば陽性と判断する．
- glypican-3 は胎児期の肝臓や消化管，卵黄嚢腫瘍などで陽性となる癌胎児性蛋白で，肝細胞癌でも陽性となる．
- SALL4 は卵巣・精巣の胚細胞腫瘍マーカーで，glypican-3 と同様に胎児期の消化管や卵黄嚢腫瘍に陽性となるが，肝細胞癌には陰性である．
- claudin 6 は胚細胞マーカーの一種で，通常型胃癌ではほとんど陰性である[1]．
- HEP-PAR1 は肝細胞癌のマーカーで，陽性率は肝細胞癌より低いが胎児消化管上皮類似癌でも陽性を示す．

図1 胎児消化管類似癌
ⓐ HE：濃染核と淡い好酸性胞体をもつ異型の強い異型細胞からなる．核分裂像が目立つ．
ⓑ SALL4：腫瘍細胞の核に陽性を示す．

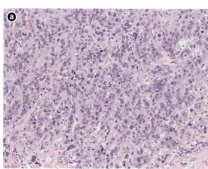
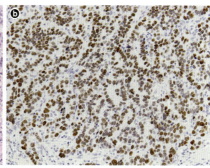

- 胞体内にグリコーゲンを貯留していることが多いため，PAS 染色を追加すると診断の参考になる．この PAS 陽性像はジアスターゼ消化反応で消失する．
- 少数の細胞では神経内分泌マーカーが陽性を示すため，注意が必要である[1]．
- この腫瘍で粘液形質が論じられることは少ないが，一般的に腸型とされている[2]．

文献
1) 牛久哲男，他：AFP 産生腫瘍．深山正久，他（編集）：腫瘍鑑別診断アトラス 胃癌 第 2 版．文光堂，2015，pp.117-123.
2) Kinjo T, et al：Histologic and immunohistochemical analysis of α-fetoprotein—producing cancer of the stomach. Am J Surg Pathol 2012；36：56-65.

80 炎症 vs MALT リンパ腫

有効な抗体の組み合わせ	基本 ▶ CK AE1/AE3, CD20
	オプション ▶ κ-chain, λ-chain

- 淡明な細胞質を持つリンパ球が, 胃上皮内に破壊性に浸潤し lymphoepithelial lesion (LEL) を形成している場合, MALT リンパ腫が鑑別に挙がる.
- MALT リンパ腫で LEL を形成するリンパ球は CD20 陽性となる.
- CK AE1/3 で LEL を描出できる.
- 浸潤しているリンパ球に形質細胞分化が目立つ場合には, 免疫グロブリン軽鎖である κ-chain と λ-chain の免疫染色が有用である. 通常, κ：λ比は 1.5〜2：1 程度だが, κ が λ の 10 倍以上, λ が κ の 5 倍以上の比率で存在する場合は単クローン性と判断できる[1].

表1 Wotherspoon の scorering[2]

Grade	Description	Histological features
0	Normal	Scattered plasma cells in lamina propria. No lymphoid follicles
1	Chronic active gastritis	Small clusters of lymphocytes in lamina propria. No lymphoid follicles. No LELs
2	Chronic active gastritis with florid lymphoid follicle formation	Prominent lymphoid follicles with surrounding mantle zone and plasma cells. No LELs.
3	Suspicious lymphoid infiltrate in lamina propria, probable reactive	Lymphoid follicles surrounded by small lymphocytes that infiltrate diffusely in lamina propria and occasionally into epithelium.
4	Suspicious lymphoid infiltrate in lamina propria, probable lymphoma	Lymphoid follicles surrounded by CCL cells that infiltrate diffusely in lamina propria and into epithelium in small groups
5	Low-grade B-cell lymphoma of MALT	Presence of dense diffuse infiltrate of CCL cells in lamina propria with prominent LELs

表2 GELA 分類[3]（除菌治療後の組織学評価法）

Score	Lymphoid infiltrate	LEL	Stromal changes
CR (complete histological remission)	Absent or scattered plasma cells and small lymphoid cells in the LP	Absent	Normal or empty LP and/or fibrosis
pMRD (probable minimal residual disease)	Aggregates of lymphoid cells or lymphoid nodules in the LP/MM and/or SM	Absent	Empty LP and/or fibrosis
rRD (responding residual disease)	Dense, diffuse, or nodular extending around glands in the LP	Focal LEL or absent	Focal empty LP and/or fibrosis
NC (no change)	Dense, diffuse, or nodular	Present, "may be absent"	No changes

MM：muscularis mucosa, LP：lamina propria, SM：submucosa, LEL：lymphoepithelial lesions.

| 図1 | MALTリンパ腫 |

ⓐ HE：生検標本．写真左側が粘膜表面．
ⓑ CK AE1/AE3：上皮内に浸潤した異型リンパ球により lymphoepithelial lesion（LEL）△を認める．
ⓒ CD20：HE と同じ部位．

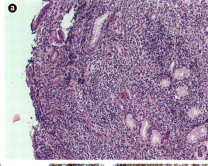
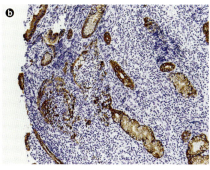
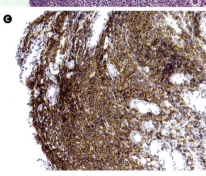

Pitfall
- LEL は MALT リンパ腫診断に有用な所見であるが，LEL イコール MALT リンパ腫ではない．
- LEL に，より単離した上皮細胞が印環細胞様に見えることがある．
- Lymphocytic gastritis や自己免疫性胃炎でも上皮内にリンパ球が浸潤しているが，異型のない T リンパ球（CD3 陽性）である．

文献
1) 田中健大, 他：リンパ増殖性疾患に対する免疫組織化学染色. 胃と腸 2017；52：1031-1039.
2) Wotherspoon AC, et al：Regression of primary low-grade B-cell gastric lymphoma of mucosa-associated lymphoid tissue type after eradication of Helicobacter pyroli. Lancet 1993；342：575-577.
3) Copie-Bergman C, et al：Proposal for a new histological grading system for post-treatment evaluation of gastric MALT lymphoma. Gut 2003；52：1656.

memo

81 B細胞性リンパ腫 vs T細胞性リンパ腫 vs lymphomatoid gastropathy（MALTリンパ腫以外）

有効な抗体の組み合わせ	基本	▶ CD3, CD20, bcl-2, CD10, bcl6, MUM1
	オプション	▶ cyclin D1, CD5, EBER-ISH

- 胃は節外性臓器の中ではリンパ腫が好発する臓器として知られるが，吉野らが自験例 1600 例を検討したところ，圧倒的（97％）にB細胞性リンパ腫が多く，T/NK細胞リンパ腫が3％，ホジキンリンパ腫は見られなかったという[1]．B細胞リンパ腫の中ではMALTリンパ腫が58.3％，びまん性大細胞型B細胞リンパ腫（DLBCL）が30.9％でその他少数例としてマントル細胞リンパ腫，濾胞性リンパ腫，バーキットリンパ腫を認めたという[1]．このため，まずはB細胞性リンパ腫を念頭に置いた免疫染色を施行することになる．ただし，九州・沖縄をはじめとするHTLV-1の地域集積性が高い地方ではその限りではない．

- DLBCLの場合，CD20が陽性，多くはbcl-2陽性である．いわゆるGCB（germinal center B-cell like）型はCD10もしくはbcl-6が陽性，ABC（activated B-cell like）型はMUM1が陽性になるが，消化管DLBCLで両者に予後や分子標的薬治療の反応性に差があるか否かは不明である．

- T/NK細胞リンパ腫では成人T細胞性白血病（ATL），未分化大細胞型リンパ腫，腸管症型T細胞リンパ腫（EATL）や節外性鼻型NK/T細胞リンパ腫が知られているが，組織像はNK/T細胞リンパ腫に酷似した良性病変としてリンパ腫様胃症（lymphomatoid gastropathy：LyGa）の概念が提唱されている．

- LyGaの場合，免疫染色結果はNK/T細胞となるため，CD3，CD7，CD56，細胞傷害性顆粒（TIA1，granzyme B, perforin）が陽性，CD4，CD8，CD20は陰性である．ただし，CD3は細胞質内におけるCD3εの発現を見ているものなので，膜ではなく細胞質に陽性を示す[2]．EBER-ISHは陰性である．

- LyGaの鑑別疾患として，単形性上皮向性腸管T細胞性リンパ腫（monomorphic epitheliotropic intestinal T-cell lymphoma: MEITL）が挙げられる．MEITLは2016年改定のWHO分類で新たに定義され，その大部分はかつて腸管症関連T細胞リンパ腫（EATL）typeⅡと呼ばれていた疾患である．免疫染色では一般的にCD3，CD8，CD56，TIA-1が陽性，CD20，CD4は陰性である．

図1 びまん性大細胞型B細胞性リンパ腫
ⓐ HE：中拡大．ⓑ CD20：粘膜中層より深部にびまん性に陽性像を示す．

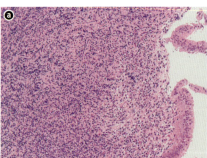
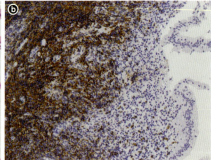

図2 胃 Monomorphic epitheliotropic intestinal T-cell lymphoma（MEITL）

ⓐ HE．固有層間質に核の腫大した異型リンパ球が浸潤している．
ⓑ CD3，**ⓒ** CD7，**ⓓ** granzymeB：浸潤している異型リンパ球に陽性を示す．この異型リンパ球は granzyme B 陽性で，NK 細胞の性質も含む．なおこの症例は組織所見および免疫染色所見では MEITL と LyGa の鑑別がつかなかったが，TCR 再構成を認めたため最終的に MEITL と診断された．

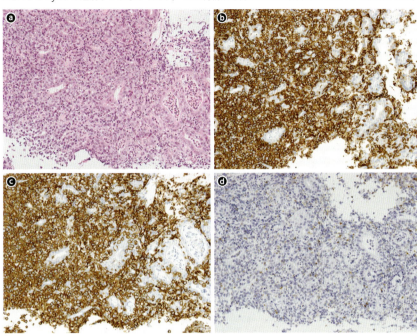

LyGa の鑑別は MEITL だが，LyGa は通常 CD8 が陰性のためそこで鑑別する．ただし稀に LyGa でも CD8 が陽性となるため最終的には内視鏡像（俗に"血豆状"の外観を示す）や TCR 再構成などの結果を踏まえて総合的に判断する必要がある．

文献　1）吉野 正：胃リンパ腫．深山正久，他（編集）：腫瘍鑑別診断アトラス　胃癌　第2版．文光堂，2015，pp.187-197．
　　　2）竹内健吾：リンパ腫様胃症．深山正久，他（編集）：腫瘍鑑別診断アトラス　胃癌　第2版．文光堂，2015．pp.198-201．

memo

82 胃癌 vs 大腸癌

有効な抗体の組み合わせ	基本	▶ CK7, CK20, CDX2
	オプション	▶ MUC5AC, SATB2

- CK7 と CK20 を用いて原発不明腺癌の原発巣をある程度鑑別する方法があり，その中でも大腸腺癌は通常，CK7 陰性，CK20 陽性という比較的特異的な染色性を示す．胃癌は CK7/CK20 の免疫染色では特定の染色パターンをとらない（**表1**）．
- CDX2 は大腸以外を原発とする腸型腺癌でも陽性となる．
- SATB2 は近年登場した特異度の高いマーカーで，大腸癌にのみ陽性となるという報告がある．

表1 胃癌の CK7/CK20 陽性率 [1]

	CK7（+）	CK7（−）
CK20（+）	35%	25%
CK20（−）	25%	15%

- 大腸原発の腺癌で CK7 陰性/CK20 陽性以外の染色性を示すのは，痔瘻癌〔CK7（+）/CK20（−）〕[2] と MSI（microsatellite instability）陽性大腸癌〔CK7（−）/CK20（variable）〕[3] が知られている．
- MSI 陽性大腸癌では CDX2 の発現減弱も見られる．髄様癌のうち 89%の症例で陰転化もしくは発現が減弱しているという報告もある [4]．
- 胃癌の鑑別として MUC5AC を推奨する文献もあるが腸型腺癌には染色されにくく，かつ膵胆道系腫瘍や子宮頸部腺癌，低異型度虫垂粘液性腫瘍（low-grade appendiceal mucinous neoplasm, LAMN）でも陽性を示すことが多い．このため参考程度に留めるべきである．

文献
1) Krasinskas A, et al：Immunohistology of the gastrointestinal tract, in Dabbs DJ (ed)：Diagnostic immunohistochemistry, 3rd ed. Saunders elsevier, 2009, pp.500-540.
2) Hobbs CM, et al：Anal gland carcinoma. Cancer 2001；92：2045-2049.
3) Lugli A, et al：Differential diagnostic and functional role of the multi-marker phenotype CDX2/CK20/CK7 in colorectal cancer stratified by mismatch repair status. Mod Pathol 2008；21：1403-1412.
4) Hinoi T, et al：Loss of CDX2 expression and microsatellite instability are prominent features of large cell minimally differentiated carcinomas of the colon. Am J Pathol 2001；159：2239-2248.

memo

83 間葉系腫瘍の鑑別

Ⅱ 診断編 ▶ 8 胃

有効な抗体の組み合わせ	基本 ▶ c-kit（CD117），S100，DOG1，α-SMA，SOX10，desmin
	オプション▶ CD31，CD34，Caldesmon，ERG，HHV8

- 胃から発生する間葉系腫瘍は GIST（gastrointestinal stromal tumor）が最も頻度が高い．
- 他には，平滑筋系腫瘍，神経系腫瘍，脂肪系腫瘍が発生する．これら以外の腫瘍は稀である．
- 消化管の GIST では c-kit 陽性率が 90％を超えるが，c-kit 陰性の場合もあるため，DOG1 や CD34 も併用するとよい．
- GIST 以外の間葉系腫瘍は胃以外（軟部など）でも発生するため，詳細は別項に譲る．

図1 GIST

ⓐ HE：胃壁の粘膜下腫瘍を経内視鏡針生検した標本．紡錘形細胞が増殖している．
ⓑ c-kit：濃淡はあるが，紡錘形細胞は免疫染色で概ね陽性である．
ⓒ DOG1：強い陽性像を示す．

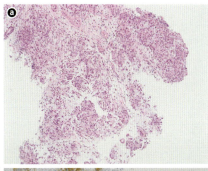
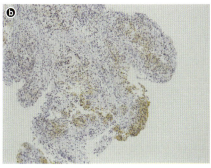
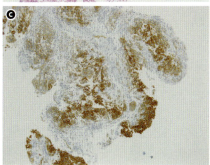

Pitfall
- 胃癌などの切除標本で偶発的に発見される例を除くと，診断はボーリング生検もしくは EUS-FNA 標本で行うことになる．
- 微小標本で標本消失のリスクが高い場合は c-kit と DOG1 が最優先される．

84 胃癌（印環細胞癌・低分化腺癌）vs 乳癌の胃転移

有効な抗体の組み合わせ	基本	▶ CK7, CK20, ER（clone：6F11）
	オプション	▶ GCDFP15, mammaglobin, GATA3, HNF4a

- 転移性胃癌の中でも，浸潤性小葉癌または硬性型浸潤性乳管癌の転移例が原発性胃癌との鑑別で問題となりやすい．
- 乳癌は基本的にCK7陽性，CK20陰性かつER陽性を示す．一方胃癌はCK7/CK20は特定の染色パターンをとらず，ERは陰性である．
- ERは腫瘍により陰性の場合もあるため，適宜GCDFP15やmammaglobin，GATA3を追加する．既往乳癌がER陽性と判明している場合はER単独でもよい．

図1 乳癌の胃転移
ⓐ HE：写真左下側に異型細胞集塊が見られる．ⓑ ER，ⓒ CK7，ⓓ GATA3：いずれも異型細胞は陽性，背景胃底腺は陰性である．

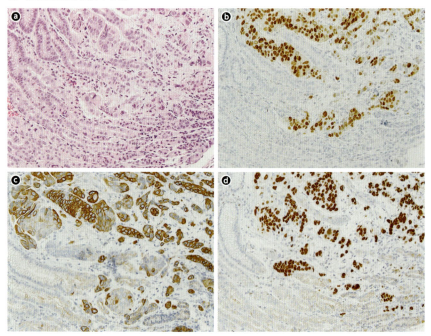

Pitfall
- 浸潤性小葉癌の場合，原発巣切除術後10年以上経過してから転移再発することも稀ではない．また，内視鏡的にも4型進行胃癌との鑑別が困難とされる．このため内視鏡診断では胃癌として提出されることも多く，文字通り"落とし穴"になりうる．
- 乳癌の胃転移の場合，腫瘍細胞の周囲に非腫瘍の胃固有腺や腺窩上皮が混在していることが多く，まずは疑うこと，次いで既往歴を確認することが重要である．
- 肺癌，腎細胞癌や悪性黒色腫の転移も鑑別となる．

85 十二指腸反応性濾胞 vs 濾胞性リンパ腫

II 診断編 ▶ 9 小腸

有効な抗体の組み合わせ	基本 ▶ L26, CD3, CD10, bcl-2
	オプション▶ cyclin D1, LEF1 など

- 十二指腸で最も多いリンパ腫は十二指腸型の濾胞性リンパ腫である.
- 十二指腸でリンパ濾胞を見た際には必ず濾胞性リンパ腫を念頭に免疫染色を行う.
- L26で濾胞外領域にもびまん性陽性がみられ,特に絨毛先端まで陽性細胞がシート状の陽性を示せばリンパ腫の可能性が極めて高い.
- CD10では胚中心以外の細胞に弱陽性がみられる.
- 胚中心が反応性と異なり,bcl-2陽性となる.
- その他,悪性リンパ腫の章も参照のこと.

図1 十二指腸型濾胞性リンパ腫

ⓐ 濾胞をみれば,必ず濾胞性リンパ腫を疑ってかかった方がよい.
ⓑ L26. 濾胞外領域にも陽性で,特に絨毛先端まで達しているびまん性陽性(矢印)が診断的意義が高い.
ⓒ CD10. 濾胞外領域にもCD10陽性であるが,弱陽性のことが多く,このような弱拡大では判断困難である.詳細に観察すること.
ⓓ bcl-2. CD10と比較し,CD10陽性胚中心部分がbcl-2陽性となっていることを確かめる.

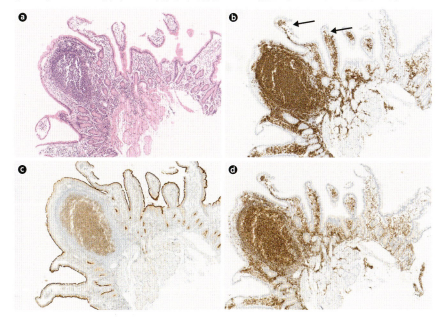

- 十二指腸に発生するリンパ腫は濾胞性リンパ腫のみではない.稀にMALT型リンパ腫やマントル細胞リンパ腫がみられることがある.特に後者を濾胞性リンパ腫と誤認しないように注意する.
- 型の鑑別にbcl-2は役立たないことにも注意(MALT型リンパ腫やマントル細胞リンパ腫ともにbcl-2陽性).

文献 1) Yoshino T, et al : Increased incidence of follicular lymphoma in the duodenum. Am J Surg Pathol 2000 ; 24 : 688-693.

86 良性異型上皮 vs 腺癌

有効な抗体の組み合わせ	基本	p53, Ki-67
	オプション	CD10, SMA (smooth muscle actin)

- 良性異型上皮には再生性異型上皮と腺腫があるが，再生異型上皮に関しては潰瘍性大腸炎の dysplasia の診断の項で解説するので，本稿では散発性腺腫と腺癌の鑑別について解説する．
- 内視鏡的切除材料において，完全切除の場合は粘膜内病変であれば癌であっても転移はしないので癌を腺腫と判定しても臨床的には問題とならない．しかしながら，生検診断においてはその病変の治療方針に関わるので，両者の鑑別は重要である．なお，高異型度腺腫は臨床的には粘膜内癌と同等に扱う必要があるので，生検で高異型度腺腫と判定して場合は Group 4 に分類すればよい．
- p53 免疫染色において，過剰発現を認めた場合は *TP53* 遺伝子変異が存在する確立が高いと考えられ，癌（少なくとも癌に準じた病変）と判定可能である．散在性に陽性の場合は変異なしと考えられるが，癌を否定する根拠とはならない．また，p53 タンパク過剰発現をきたさないタイプの *TP53* 遺伝子変異もあり，p53 が完全陰性となった場合はこの変異の可能性を考慮する必要があるが，染色エラーに起因することも想定して慎重に判断する必要がある．
- Ki-67 陽性細胞は腺腫では増殖帯様に分布（管状腺腫では表層部優位に分布）するが，高度異型腺腫および癌では全層性あるいは不規則な分布を示すので，鑑別診断において参考となるが，癌でも腺腫と同様のパターンを示すこともあるので，確実な鑑別手段ではない．

図1 低異型度の高分化腺癌である平坦型腫瘍の症例
ⓐ 核は正常より腫大しているが，N/C 比は低く，基底膜側に整然と配列しており，一見腺腫様組織像を示すが，異型が軽度の割には粘液がほとんどみられない点が腺腫としては不自然である．
ⓑ p53 免疫染色にて過剰発現を示し，癌であることを支持する所見である．

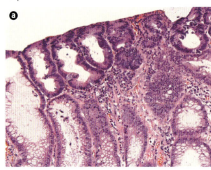 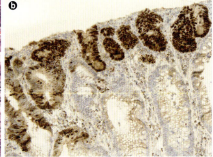

図2 腺腫の偽癌性浸潤の症例
ⓐ 細胞像は腺腫相当であるが，粘膜下層へ腫瘍腺管群が侵入している．
ⓑ SMA 免疫染色にて腫瘍腺管は pericryptal fibroblast をほぼ全周性に伴っており，腺腫であることを支持する所見である．

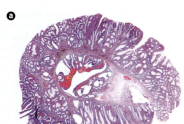
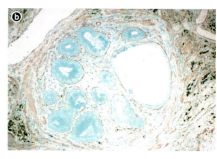

- 市販・汎用されている p53 免疫染色の抗体は PAb1801 と D07 があるが，DO7 のほうが PAb1801 より陽性細胞頻度が高く，染色強度がより強く表現されるので，DO7 免疫染色のおける過剰発現の判定には注意が必要である．
- 低異型度の腺腫では p53 タンパク過剰発現を示すことはないが，腺腫相当の異型しか示さない平坦型の低異型度の高分化腺癌は，p53 蛋白過剰発現を来すことがあり注意が必要である．このような病変の HE での特徴は異型が低い割には細胞質内粘液がほとんど見られないことと核は小型であるが類円形を示ししばしば配列の乱れを認める点である（図1）．免疫染色では CD10 が刷子縁様に陽性となることが多い．
- 偽癌性浸潤（pseudocarcinomatous invasion）と呼ばれる腺腫腺管が粘膜下層に迷入する現象があり，腫瘍の粘膜下層侵入を根拠に癌と判定してはいけない．癌とは判定するには不十分な細胞異型を示し粘膜固有層を伴う腺管群として粘膜下層へ侵入している HE 像に加え，免疫染色で SMA 陽性の pericryptal fibroblast を伴っていることも判断の参考となる（図2）．

文献
1) 横田陽子，他．免疫染色による p53 蛋白過剰発現の評価法について：遺伝子変異との相関からみた検討．新潟医学会雑誌 2016；130：109-122.
2) Yao T, et al：p53 expression patterns in colorectal adenomas and early carcinomas. A special reference to depressed adenoma and nonpolypoid carcinoma. Pathol Int 1996；46：962-967.
3) Koga Y, et al：Flat adenoma-carcinoma sequence with high-malignancy potential as demonstrated by CD10 and beta-catenin expression: a different pathway from the polypoid adenoma-carcinoma sequence. Histopathology 2008；52：569-577.
4) Yao T, et al：Significance of pericryptal fibroblasts in colorectal epithelial tumors: a special reference to the histologic features and growth patterns. Human Pathol 1993；24：525-533.
5) 八尾隆史，他．sm 癌診断における desmoplastic reaction の意義．偽浸潤（pseudocarcinomatous invasion）と癌性浸潤（carcinomatous invasion）との違い．早期大腸癌 2000；4：187-191.

87 大腸癌の深達度および脈管侵襲判定

Ⅱ 診断編 ▶ 10 大腸

有効な抗体の組み合わせ	基本 ▶ desmin, D2-40, [EVG]
	オプション ▶ CD31

- 早期癌では深達度が内視鏡治療適応決定の重要な1因子であるので，これを正確に判定する必要がある．早期癌の粘膜下層浸潤距離の評価は有茎性病変と非有茎性病変で異なる．
- 非有茎性病変では，粘膜筋板の下縁からの距離を測定する．粘膜筋板が断片的に残存あるいは不明瞭化した場合はdesmin免疫染色により粘膜筋板が非連続ながらも推定可能であればその下縁と判定した部位からの距離を測定するが（図1），粘膜筋板の断片をわずかしか認めない場合あるいは完全に消失した場合は表面からの距離を測定する．
- 有茎性病変で頭部での粘膜筋板の錯綜により粘膜筋板の下縁の同定が困難な病変では，腫瘍の基部を結んだ基準線より上の頭部にとどまる場合はpT1a（SM1）であり，頭部を超えて茎部に及んだ場合は基準線からの距離を測定する（図2）．一見有茎性病変のように見えても粘膜筋板の錯綜像がない病変は，非有茎性病変と同様の浸潤距離測定を行う．

図1 非有茎性病変のSM浸潤距離測定法
ⓐ癌の浸潤により粘膜筋板の破壊と線維化を伴うため粘膜筋板が確認困難である．
ⓑdesminによる免疫染色により一部破壊されているが断片化した粘膜筋板の残存によりその走行が推定可能な場合は，推定粘膜筋板下縁から浸潤先進部までの距離を測定する．

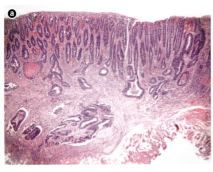
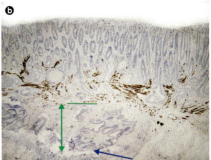

図2 有茎性病変のSM浸潤距離測定法
ⓐ有茎性病変では頭部（青矢印）で粘膜筋板が錯綜しさらに線維化も伴うため，粘膜筋板の下縁の判定が困難なことが多い．
ⓑ頭部と頸部の境界部を示す．腫瘍の基部を結んだ基準線（緑線）から浸潤先進部（青矢印）までの距離（緑両矢印）を測定する．この基準線を越えてない場合はpT1a（SM1）と判定する．

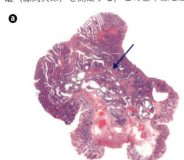
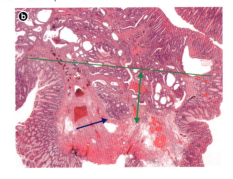

図3 癌のリンパ管侵襲の D2-40 による評価

ⓐ HE 像で粘膜筋板直下の粘膜下層で空隙を伴う癌巣を認める．
ⓑ D2-40 による免疫染色にて空隙にはリンパ管内皮が存在することが確認され，リンパ管侵襲陽性と判定される．ただし，矢印のようにリンパ管であっても空隙には D2-40 陽性細胞が欠損することがあるので注意が必要．

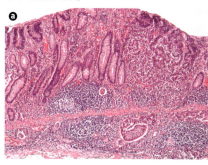
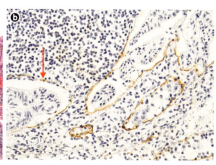

- 脈管侵襲はヘマトキシリン・エオジン染色で判定困難な場合は，弾性線維染色で静脈壁の外膜の存在の確認や D2-40 によるリンパ管内皮が同定されると確実となる（図3）．CD31 は血管内皮に特異的なマーカーであるが，静脈侵襲があっても内皮が破壊されている場合は静脈と確定されないので EVG と合わせて判定する必要がある．

- SMA は粘膜筋板にも陽性となるが，癌の浸潤に伴い増生する筋線維芽細胞にも陽性となるので，粘膜筋板の同定には使用しない．
- 潰瘍化し粘膜筋板が消失した粘膜下層浸潤癌の場合，表面から距離を測定すると 1000 μm 未満になることがあるので，そのような癌は機械的に pT1a（SM1）とするのではなく pT1b（SM2）相当して扱う．
- 粘膜下層の小型静脈では外膜の弾性線維が不明瞭な場合があり，拡張したリンパ管では内皮が脱落して D2-40 陽性とならないことがあるので，組織像と合わせて判定することが重要である（図3）．

文献 | 1) 大腸癌研究会（編）．大腸癌取扱い規約．第 9 版．金原出版，2018．

memo

88 大腸癌 vs 転移性癌

Ⅱ 診断編 ▶ 10 大腸

有効な抗体の組み合わせ	基本	▶ CK7, CK20, CDX-2
	オプション	▶ Estrogen receptor (ER), Progesterone receptor (PgR), GCDFP15, Mammaglobin, GATA3, TTF-1, Napsin A, CD10, WT-1, PAX-8, vimentin, glypican 3, PSA, PSAP, NKX3.1

- 転移性大腸癌の原発巣としては，胃，卵巣，膵臓，子宮，肺，膀胱，前立腺，胆嚢，乳腺などがある．
- 組織像と免疫染色においてCK7とCK20の発現パターンで原発性大腸癌か転移性癌かのある程度は鑑別可能である．
- 大腸癌ではCK7（−）／CK20（＋）が66％で最も多く，CK7（＋）／CK20（＋）が15％，CK7（−）／CK20（−）が17％，CK7（＋）／CK20（−）が2％と報告されており，CK7（＋）／CK20（−）であった場合は，転移性の確立が高いが，それ以外のパターンの場合は，他の免疫染色や発育様式，臨床所見を加味して総合的に評価して診断する必要がある．
- 既に他臓器の癌の存在が分かっている場合はそれに特異的な抗体を用いた免疫染色を施行すればよいが，原発不明癌の場合はHE像とCK7／CK20のパターンを考慮して可能性の高い臓器の癌に比較的特異的な抗体を選択する．

表1 癌の原発巣同定に有用な抗体

癌の種類	原発巣同定に有用な抗体	サイトケラチンの染色性 CK7	CK20
肺腺癌	TTF-1, Napsin A	＋	−
子宮内膜癌	ER, PgR, PAX-8, WT-1, vimentin	＋	−
乳癌	ER, PgR, GATA3, GCDFP-15, mammaglobin	＋	−
甲状腺癌	TTF-1, PAX-8, Thyroglobulin	＋	−
卵巣癌（漿液性腺癌）	WT-1, PAX-8, ER	＋	−
卵巣癌（粘液性腺癌）		−	＋
尿路上皮癌	GATA3, p63, p40, uroplakin II	−	＋
肝細胞癌	HepPar1, arginase-1, glypican 3, AFP	−	−
腎細胞癌	PAX-8, CD10	−	−
前立腺癌	PSA, PSAP, NKX3.1	−	−
膵癌		＋	＋／−
胆管細胞癌		＋	＋／−
胃癌		＋／−	＋／−

- 胃癌は組織像および免疫染色結果も大腸癌と類似することが多いので，両者の鑑別には特に注意する必要がある．
- CDX-2は杯細胞の転写因子であり，この染色を行う場合にはMUC2は必要ない．

文献
1) 田中秀典, 他. 転移性大腸腫瘍の画像診断・形態学的特徴. 胃と腸 2022；57：1027-1039.
2) 日本臨床腫瘍学会（編）. 原発不明がん 診療ガイドライン, 改訂第2版. 南江堂. 2018.
3) Bayrak R, et al：Cytokeratin 7 and cytokeratin 20 expression in colorectal adenocarcinomas. Pathol Res Pract 2011；207：156-160.
4) Massard C, et al：Carcinomas of an unknown primary origin-diagnosis and treatment. Nat Rev Clin Oncol 2011；8：701-710.

89 大腸癌 vs 子宮内膜症

有効な抗体の組み合わせ	基本	▶ Estrogen receptor（ER），Progesterone receptor（PgR），CD10
	オプション	▶ CK7，CK20

- 子宮内膜症は子宮内膜と子宮筋層以外の部位に良性の子宮内膜腺組織が存在する状態である．通常は子宮内膜間質を伴う子宮内膜腺からなるが，いずれかのみ場合もある．
- 腸管の頻度は子宮内膜症全体の12-37%と報告されており，決して稀ではない．実際，大腸癌切除検体において偶然観察されることもしばしばである．腸管においては，直腸，S状結腸，虫垂，回腸末端，盲腸が好発部位である．
- 腸管子宮内膜症は，通常は主座が漿膜から固有筋層であるが，稀に粘膜および隆起性病変を形成することがあり，腸管原発の癌との鑑別を要することがある．
- 子宮内膜腺上皮の核は円形～楕円形でN／C比が高いので，子宮内膜腺である可能性をHE染色標本の段階で気づかず腸管の上皮として評価すると，腺癌あるいは腺腫と誤認する危険性がある．粘膜へ病変が及び生検で採取された場合に癌と誤診する，あるいは手術検体では癌の深達度の誤診することがないように気をつける必要がある．
- 腸管に子宮内膜症が存在することを常に念頭に置いて診断するとHEのみでも大腸癌との鑑別は容易であるが，確実に診断するためには免疫染色が有用である．子宮内膜腺および間質細胞ではERとPgRに陽性で大腸癌では陰性なので，これら2つの抗体による免疫染色で確実に鑑別が可能である．また，間質細胞はCD10にも陽性となるので合わせて染色することを推奨する．

図1 大腸癌切除材料の漿膜下組織に見られた子宮内膜症
ⓐ漿膜下線維化組織中の漿膜近傍に子宮内膜を認める．
ⓑAの青枠部の拡大像．
ⓒ子宮内膜腺および内膜間質にERが陽性．
ⓓ内膜間質にCD10が陽性．

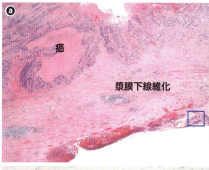
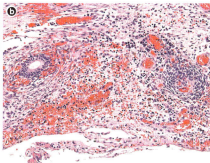
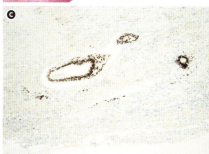
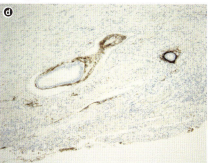

図2 直腸で認められた隆起性病変からの生検組織

ⓐ 腺上皮の増生からなる組織で間質細胞の増生も伴う．
ⓑ N／C 比は低いが核は紡錘形に腫大し，大腸粘膜として評価すると腫瘍性を思わせる像である．実際は繊毛上皮化生および粘液性化生を伴った子宮内膜症である．
ⓒ 上皮は MUC5AC 陽性であり粘液性化生に合致する．
ⓓ ER が腺上皮と間質細胞に陽性となり，子宮内膜症と考えるの妥当である．

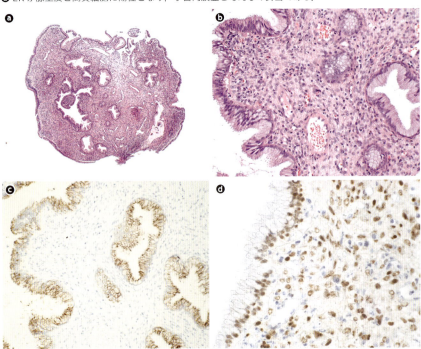

- サイトケラチンの免疫染色パターンは子宮内膜腺では CK7（＋）／CK20（－）であり，大腸癌の多くは CK7（－）／CD20（＋）なので鑑別の参考となるが，大腸癌でも CK7（＋）／CK20（－）となるものがあるので注意が必要である．

- 稀ではあるが，腸管子宮内膜症から発生する子宮癌と同様の組織像の癌（類内膜癌や淡明細胞癌）が発生することがある．
- CD10 は大腸癌浸潤部の線維化組織でも陽性となることがある．

文献
1) 宗本義則, 他. 集簇性の乳頭状隆起を呈した腸管子宮内膜症の1例. 胃と腸 2005；40：239-244.
2) Okazawa Y, et al：A case of clear cell adenocarcinoma arising from endometriosis of the rectum treated by laparoscopic surgery. Int J Surg Case Rep 2014；5：979-983.

90 リンチ症候群（遺伝性非ポリポーシス大腸癌）の診断

有効な抗体の組み合わせ	基本	▶ MSH2，MLH1，PMS2，MSH6

● リンチ症候群とは

- リンチ症候群（Lynch syndrome）は常染色体顕性（優性）遺伝性疾患で，遺伝性非ポリポーシス大腸癌（hereditary non-polyposis colorectal cancer: HNPCC）と呼ばれていたものも現在ではこの名称に統一されている．
- 本疾患では，若年者発症の異時性・同時性の大腸多発癌（右側優位）および多臓器癌の発症が特徴である．大腸癌以外では，子宮内膜癌，胃癌，卵巣癌，小腸癌，胆嚢癌，膵癌，腎盂・尿路癌，脳腫瘍（主に神経膠腫，神経膠芽腫；子狭義の Turcot 症候群），皮脂腺腫瘍（ムア・トレ症候群，Muir-Torre syndrome）などが発生する．なお，家族性大腸腺腫症に脳腫瘍を合併したものも Turcot 症候群とされていたが，この場合の脳腫瘍はおもに髄芽腫である．
- 原因は，DNA 複製の際に生じる誤った塩基対合（ミスマッチ）を発見して修復する働きをもつミスマッチ修復遺伝子（*MSH2，MLH1，MSH6，PMS1，PMS2*）の変異であり，マイクロサテライト領域の不安定性（microsatellite instability: MSI）を生じることが癌発生機序である．
- 全大腸癌の 0.7 ～ 3.7％を占めると推定されている．

● リンチ症候群の診断手順

- わが国におけるリンチ症候群の診断手順は「遺伝性大腸癌診療ガイドライン 2020 年版」に示されている（図1）．
- 免疫染色は，リンチ症候群が疑われる患者，すなわちアムステルダム基準Ⅱ，あるいは改訂ベセスダガイドラインを満たす患者に対して，ミスマッチ修復（mismatch repair：MMR）タンパクの消失の有無を確認するスクリーニングとして有用である．

図1 Lynch 症候群の診断手順（文献1より転載）

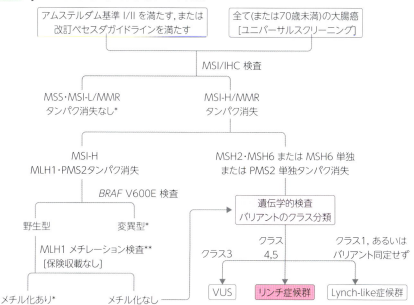

- 確定診断には，遺伝学的検査が必要で，患者の血液を用いてミスマッチ修復遺伝子と *EPCAM* 遺伝子の生殖細胞系列におけるバリアント（*EPCAM* 遺伝子では3'側の欠失のみ）の有無を直接検査する必要がある（詳細は上記ガイドラインを参照）．

リンチ症候群のスクリーニングとしての免疫染色

- リンチ症候群における大腸癌の大半ではMMR遺伝子である *MSH2*，*MLH1*，*PMS2*，*MSH6* のいずれかの遺伝子の両アレルに不活性化が起きており，対応する蛋白発現が消失する（図2）．
- 免疫染色において，MMR蛋白は細胞の核に限局しており，増殖細胞により強く発現する特性をもつ．したがって，大腸の組織切片上では非腫瘍部粘膜の陰窩深部の上皮や間質のリンパ濾胞の杯中心を内部コントロールに用いることができる（図2）．
- MSI検査に対する免疫染色の利点は，多くの施設で実施可能であることと，それらの染色結果の組み合わせにより原因遺伝子を推定できることである（表1）．
- なお，免疫染色で異常を指摘できなかった場合でも，臨床的にリンチ症候群を疑う場合にはMSI検査を追加する．大腸癌におけるMSI検査と免疫染色の一致率は90%，リンチ症候群のスクリーニングにおける免疫染色の偽陰性率は5〜10%と報告されている．

表1 MMR蛋白発現に対する免疫染色パターンと推定される遺伝子変異

図2 大腸癌におけるMMRタンパク欠失の評価
ⓐ 大腸癌のHE組織像．
ⓑ 正常大腸粘膜とリンパ濾胞におけるMLH1免疫染色陽性像．
ⓒ 大腸癌におけるMLH1陰性（蛋白欠失）．正常粘膜や癌周囲のリンパ球に陽性であることを確認して陰性を判定する．
ⓓ ⓒの一部の拡大像．

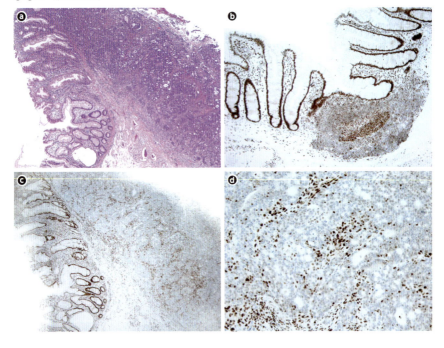

		免疫染色での発現			
		MLH1	MSH2	PMS2	MSH6
推定される原因遺伝子	*MLH1*	−	+	−	+
	MSH2	+	−	+	−
	PMS2	+	+	−	+
	MSH6	+	+	+	−

- MSH6には蛋白コード領域に単純塩基繰り返し配列が存在し，二次的に変異が起きて免疫染色陰性（発現消失）となる場合がある．
- MLH1バリアント（MLH1／PMS発現消失）例では，びまん性または領域性にMSH6の発現消失を来すことがある．
- 術前放射線化学療法を行った場合，*MSH6*に異常がなくてもMSH6発現消失を来すことがある．
- MSI検査で注意すべき点として，*MSH6*遺伝子に生殖細胞系列変異があるリンチ症候群では，MSI-Hを示さないことがある．したがって，MSI-L，MSSであってもアムステルダム基準Ⅱを満たしている場合やリンチ症候群を強く疑う臨床的特徴（若年発症や多重がんなど）が認められる場合は，ミスマッチ修復遺伝子の遺伝学的検査を考慮する．

文献 1) 大腸癌研究会（編）：遺伝性大腸癌診療ガイドライン2020年版．金原出版，2020．

memo

91 潰瘍性大腸炎　反応異型 vs Dysplasia

有効な抗体の組み合わせ	基本 ▶ p53
	オプション ▶ Ki-67

- 長期経過の潰瘍性大腸炎（UC）の粘膜には癌発生の危険が高いことが知られている．メタアナリシスによる累積発癌率は，UC発生後10年で2％，20年で8％，30年で18％と報告されている．
- 癌は粘膜内非浸潤性上皮性腫瘍（dysplasia）を経て発生するが，dyaplasiaと散発性腫瘍では臨床的取扱いが異なるので，腫瘍性病変と判定した場合に両者の鑑別が重要である．
- dysplasiaは平坦な病変と隆起性病変の場合があるが，平坦粘膜からの生検組織では全体像が不明であり，反応性異型と腫瘍性病変との鑑別が困難なことが多い．
- 隆起性病変で明瞭な領域性のある異型上皮を認めた場合は腫瘍と判定されるが，dysplasiaか散発性腺腫かの鑑別がしばしば困難である．肉眼像（境界の明瞭・不明瞭）や増殖細胞（Ki-67の免疫染色による陽性細胞）の分布，免疫染色によるp53蛋白過剰発現の有無などを総合的に評価して診断する．
- Dysplasiaにおいて免疫染色によるp53蛋白発現パターンとしては，①陰窩全体に陽性，②陰窩の一部に巣状に陽性，③散在性陽性がある．①②の場合はp53変異との相関が高い（図1，2）．

図1　過形成性変化と鑑別が問題となるdysplasia
ⓐ 腫瘍と判定されるような組織構築を示さないが，粘膜表層まで核腫大を示す細胞異型を示す．
ⓑ 免疫染色にてp53蛋白過剰発現を示す．

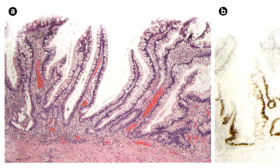
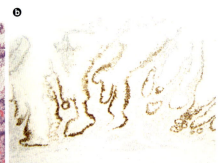

図2　腺腫との鑑別が問題となるdysplasia
ⓐ 核は腫大しているが基底膜側に整然と配列しN/C比は50％以下であり，細胞像では腺腫との鑑別が困難である．
ⓑ 免疫染色にてp53蛋白過剰発現を示す．

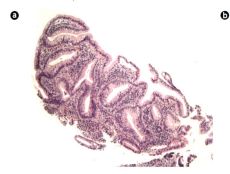
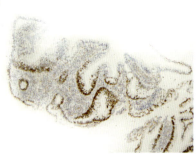

- 正常粘膜あるいは萎縮粘膜と同様の組織構築を示す dysplasia が存在することを念頭に置いて標本を観察する必要がある．
- 免疫染色で p53 蛋白過剰発現が確認されない場合，dysplasia を否定する根拠にはならない．

文献
1) Eaden JA, et al：The risk of colorectal cancer in ulcerative colitis：a meta-analysis. Gut 2001；48：526-535.
2) 味岡洋一．潰瘍性大腸炎における colitis-associated cancer 診療の現状と今後の展望．日消誌 2020；117：957-964.
3) 横田陽子，他．免疫染色による p53 蛋白過剰発現の評価法について―遺伝子変異との相関からみた検討―．新潟医学会雑誌 2016；130：109-122.
4) 渡邊佳緒里，他．潰瘍性大腸炎の非腫瘍粘膜における胃型粘液発現の検討―癌合併例と非合併例との比較―．新潟医学会雑誌 2017；131：290-302.
5) 八尾隆史，他．第 18 回潰瘍性大腸炎での反応性異型と異形成．病理と臨床 2023；41：305-315.

memo

92 限局性結節性過形成と肝細胞腺腫

有効な抗体の組み合わせ	基本 ▶ SAA, CRP, L-FABP, glutamine synthetase, β-catenin
	オプション ▶ CK7, MIB1

- 限局性結節性過形成（FNH）では glutamine synthetase の地図状発現を特徴とする（図1）．glutamine synthetase は正常肝では中心静脈周囲の数層の肝細胞にのみ発現が見られるが，その発現領域が著明に拡大する．この所見は生検でも確認できる．
- inflammatory 型肝細胞腺腫では SAA もしくは CRP の強発現が見られる（図2）．これらの分子は非腫瘍性肝組織でも弱く発現されるので，びまん性に強発現していることが重要である．
- HNF1a-inactivated 型肝細胞腺腫では L-FABP の発現が消失する（図3）．この分子は背景肝では肝細胞に発現が見られるが，腫瘍全体で発現が消失する．このタイプの肝細胞腺腫は脂肪沈着が目立つことが多いので，その組織像も含め診断するとよい．
- β-catenin 活性型肝細胞腺腫では β-catenin の核内発現と glutamine synthetase のびまん性発現が特徴であるが，β-catenin の核内発現は確認できないことも多く，glutamine synthetase の方が診断に有用である（図4）．FNH の地図状発現と異なり，びまん性に陽性となる．
- 10～15％の肝細胞腺腫はこれらの亜型のどれにも合致しない．そういった症例は分類不能型とする．

図1 FNH での glutamine synthetase の地図状発現

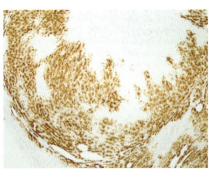

図2 inflammatory 型肝細胞腺腫での SAA のびまん性強発現

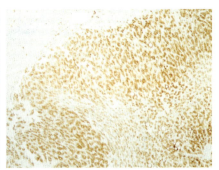

図3 HNF1a-inactivated 型肝細胞腺腫での L-FABP の発現欠損
背景肝（写真左）では発現が見られる．

図4 β-catenin 活性型肝細胞腺腫での glutamine synthetase のびまん性発現

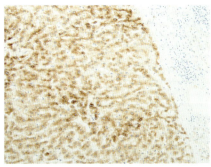

- CK7 では FNH や inflammatory 型肝細胞腺腫で見られる細胆管反応が明瞭となる．ただし，他のタイプの肝細胞腺腫でも腫瘍細胞が散在性〜びまん性に陽性になることがあるので注意を要する．
- MIB1 もパネルに加えることで良性結節に類似した肝細胞癌との鑑別に役立つ．FNH や肝細胞腺腫では MIB1 は低値なので，MIB1 が高い場合は肝細胞癌を鑑別に挙げる．

表1　FNH と肝細胞腺腫の鑑別，肝細胞腺腫の亜型診断に有用な免疫染色

	FNH	肝細胞腺腫 inflammatory 型	肝細胞腺腫 HNF1a-inactivated 型	肝細胞腺腫 β-catenin 活性型
glutamine synthetase	地図状に＋	−	−	びまん性＋
SAA	−	＋	−	−
CRP	−	＋	−	−
L-FABP	発現保持	発現保持	発現消失	発現保持
β-catenin	細胞膜発現	細胞膜発現	細胞膜発現	核内発現あり
CK7	細胆管反応に＋	細胆管反応に＋	通常−	通常−
MIB1 index	2％以下	2％以下	2％以下	2％以下

- 肝細胞腺腫でも稀に glutamine synthetase の不規則な陽性像を示し，FNH の染色パターンに類似することがある．
- β-catenin 活性型肝細胞腺腫では β-catenin の核内発現が確認できないことも多い．

memo

93 肝細胞腺腫 vs 肝細胞癌

有効な抗体の組み合わせ	基本	glypican-3，MIB1
	オプション	CD34

- 肝細胞腺腫と肝細胞癌の鑑別には様々な要素を考慮する必要がある．60歳以上の患者や硬変肝に発生した腫瘍では，肝細胞癌がより考えられる．
- 肝細胞腺腫の診断に有用な免疫染色（SAA，CRP，L-FABPなど）は，肝細胞癌との鑑別には使えない．肝細胞癌でも肝細胞腺腫と類似の染色パターンがしばしばみられるからである．
- glypican-3は肝細胞腺腫では通常陰性なので，陽性であれば肝細胞癌が示唆される（図1 ❶❶）．ただし，肝細胞腺腫でも部分的に陽性になることがある．
- MIB1陽性率は肝細胞腺腫では2％以下と低値である（図2 ❶❶）．一方，肝細胞癌では高分化な症例でも陽性率は高い．
- CD34を染色すると肝細胞癌では類洞内皮にびまん性の発現が見られる．これは肝細胞

図1 肝細胞癌

❶ HE染色．❶ glypican-3の弱い発現．肝細胞腺腫が鑑別になるような高分化な肝細胞癌では発現が弱いことが多く，この程度の発現も有意である．❶鍍銀染色で，肝細胞索周囲を取り囲む細網線維網が減弱・消失している．

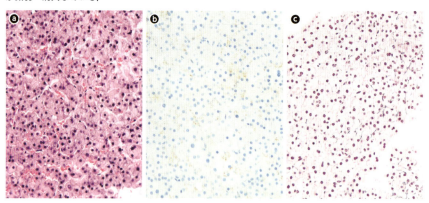

図2 肝細胞腺腫

❶ HE染色．❶ MIB1では1つの細胞にのみ陽性像が見られる（矢印）．❶ CD34染色で類洞内皮に領域性の陽性像をみる．

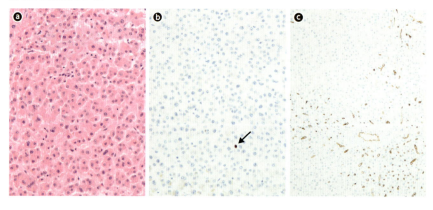

癌に特徴的だが，肝細胞腺腫でも種々の程度の発現が見られ（図2 ⓒ），時にびまん性となる．

- 鍍銀染色は両者の鑑別に有用である．肝細胞癌では細胞周囲の鍍銀線維が一部〜領域性に消失するが（図1 ⓒ），肝細胞腺腫ではそういった所見は見られない．硬化型など線維化の目立つ肝細胞癌では消失しないことがある．

表1 肝細胞腺腫と肝細胞癌の鑑別に有用な免疫・特殊染色

	肝細胞腺腫	肝細胞癌
glypican-3	稀に一部 +	+（70％）
MIB1 index	2％以下	5％以上
CD34	種々の程度に類洞内皮に発現	類洞内皮にびまん性 +
鍍銀染色	鍍銀線維の消失なし	鍍銀線維の消失あり

 肝細胞腺腫のサブタイプの決定に有用なマーカーは肝細胞癌との鑑別には役立たない．

memo

94 肝細胞癌 vs 肝内胆管癌

有効な抗体の組み合わせ
- 基本 ▶ HEP-PAR1, arginase-1, CK7, CK19, MUC1, glypican-3
- オプション ▶ BSEP, glutamine synthetase

- 肝細胞マーカーと胆管マーカーを各々複数用いるとよい．
- HEP-PAR1 と arginase-1 は肝細胞に特異性が高く，胆管癌で陽性になることは稀である（図1）．また，肝細胞癌での陽性率も高く，この2つでほとんどの症例をカバーできる．また，glypican-3 の陽性率も高く，パネルに加えるとよい．
- 腫瘍内に巻き込まれた非腫瘍性の肝細胞は HEP-PAR1 や arginase-1 が陽性になるが，腫瘍細胞と誤認してはいけない．核が腫瘍細胞よりも小型で丸いことで区別できる．
- 肝実質との境界部では，HEP-PAR1 や arginase-1 が偽陽性になることがある．おそらく非腫瘍性の肝細胞から浸み出た酵素に反応しているものと思われる．
- CK7，CK19 は胆管マーカーとされているが，肝細胞癌の 10～20％でも陽性になる．肝細胞癌で陽性になる場合，部分的に陽性になることがほとんどで，びまん性に発現することは稀である．
- MUC1 は CK7 や CK19 よりも特異性の高い胆管マーカーで肝細胞癌では通常発現しない．ただし，低分化な腫瘍では発現は部分的なことがあるので，詳細な観察が求められる（図2）．
- MUC1（clone DF3）は様々な腺癌で陽性になるので，肝内胆管癌と判断する前に他臓器からの転移でないことは確認する必要がある．

図1 肝細胞癌での HEP-PAR1 発現
ⓐ HE 染色．ⓑ HEP-PAR1 染色．

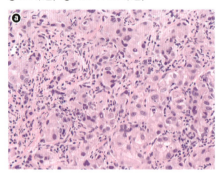
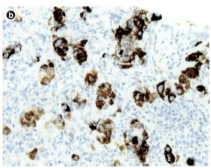

図2 肝内胆管癌での MUC1 発現
ⓐ 低分化な癌腫で HE では分化傾向は明確でない．ⓑ MUC1 染色で陽性像が見られ，胆管上皮への分化が疑われる．

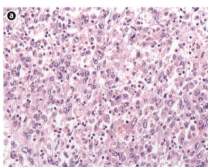
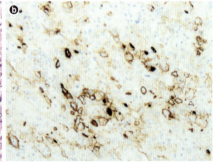

表1 肝細胞癌と肝内胆管癌の鑑別に有用な免疫染色

	肝細胞癌	肝内胆管癌
HEP-PAR1	90%	5%
arginase-1	90%	5%
glypican-3	70%	5%
BSEP	90%	0
CK7	20%	90%
CK19	10%	70%
MUC1	10%	80%

- CK7 や CK19 は肝細胞癌でも発現することがある．
- HEP-PAR1 や arginase-1 が陽性と思われても，腫瘍境界部の偽陽性像でないか，巻き込まれた非腫瘍性肝細胞でないか確認する．

memo

95 胆管腺腫 vs 肝内胆管癌

有効な抗体の組み合わせ	基本	▶ p53，MIB1，p16
	オプション	▶ MUC1（clone DF3）

- 胆管腺腫は p53 陰性，MIB1 index は 2％以下である（図1 ⓐⓑ）．
- MUC1 は肝内胆管癌で陽性になることが多いが，胆管腺腫では通常発現はない．ただし，これは clone DF3 を用いた結果で，他のクローンだと胆管腺腫での陽性率が高くなる．
- 肝内胆管癌の 70％で少なくとも部分的に p16 陰性となるが，胆管腺腫では 70％の症例で強い発現が見られる（図1 ⓒ）．

図1 胆管腺腫
ⓐ HE 染色．ⓑ p53 ではヘテロな陽性像が見られるが，びまん性陽性でなく，陰性と判断される．
ⓒ p16 は陽性となる．

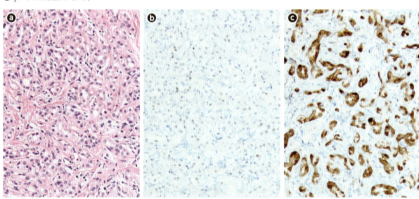

表1 胆管腺腫と肝内胆管癌の鑑別に有用な免疫染色

	胆管腺腫	肝内胆管癌
p53	−	＋（80％）
MIB1 index	低値（＜5％以下）	高値
p16	＋（80％）	−（70％）
MUC1	−	＋（80％）

 胆管癌でも p53 陰性，MIB1 index 低値のことがあるので，これらの結果だけで良悪を判定してはいけない．

96 肝内胆管癌 vs 転移性腺癌

有効な抗体の組み合わせ	基本	▶ CK7, CK20, CRP
	オプション ▶	TTF-1, PAX8, CDX2

- 他臓器同様に CK7 と CK20 の組み合わせが転移性腺癌の評価の基本となる.
- 肝内胆管癌は CK7 陽性, CK20 陰性のことが多いが, CK20 を発現する症例や CK7 の発現が見られない症例（特に低分化な腫瘍）がある. 肝門部胆管癌など大型胆管由来の腫瘍では CK20 や CDX2 陽性例の比率が高くなる.
- 肺, 腸, 腎臓, 婦人科領域など他臓器に腫瘍が指摘されている場合は, TTF-1, PAX8 などの臓器特異性の高いマーカーを加えるとよい（図1）. これらの分子は肝内胆管癌では通常陰性である.
- CRP は肝細胞で発現する分子であるが, 肝内胆管癌の 80% に陽性となる（図2）. 他臓器由来の腺癌では CRP 発現は稀であり（5%程度）, 肝内胆管癌との鑑別に有用である. 肝細胞癌では陽性となるので, 肝細胞癌との鑑別には使えない.

図1 転移性腺癌
❶ HE 染色で淡明な細胞質を有する癌の増殖が見られ, 一部で粘液産生をみる. ❷ PAX8 が陽性で, 転移性腺癌と考えられる. 全身検索で内膜癌由来と考えられた.

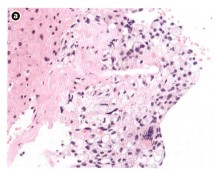
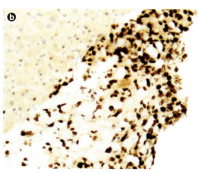

図2 肝内胆管癌
❶ HE 染色. ❷ びまん性の CRP 発現をみる.

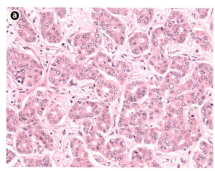
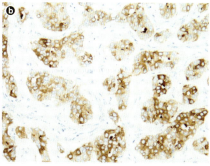

- 肝内胆管癌は CK7 陽性, CK20 陰性以外のパターンを示すことがある.
- 肝内胆管癌では TTF-1, CDX2, PAX8 などの臓器特異的マーカーは陰性のことが多いが, 非典型的な症例は存在するため, 免疫染色だけでは完全に除外することはできない.

97 再生胆管上皮 vs 胆管癌

有効な抗体の組み合わせ	基本	▶ p53, maspin, S100P
	オプション ▶	MUC1（clone DF3）

- ここで記載する胆管癌は浸潤癌を対象とする．上皮内癌と再生上皮の鑑別に有用なマーカーはなく，形態診断が基本である．臨床的に浸潤癌と再生上皮が鑑別になるのは胆管生検など小さい検体に異型上皮が見られた時で，以下は生検を中心に記載する．
- p53 は胆管癌の 80％程度に陽性になり，再生上皮では陰性であり，鑑別に有用である．ただし，びまん性の陽性のみを陽性と評価する必要がある．再生異型でもヘテロな陽性像はしばしばみられ，生検など小さい検体では偽陽性に評価されることがある．
- maspin は胆管癌の 90％で陽性になるが，再生上皮でも 20％程度に発現が見られる．
- MUC1 も胆管癌で高率に陽性で，再生上皮では陰性のことが多く，鑑別に有用である．これは clone DF3 を用いた時の結果であり，他のクローンでは再生上皮の陽性率が高くなる．
- S100P（S100 calcium binding protein P）は胆管癌で陽性となるが，再生上皮でも弱陽性になることがある．ディスプラジアや上皮内癌でも高率に陽性となる．
- 現時点では単一分子の陽性像で悪性と判断できるものはなく，複数のマーカーが陽性の際に悪性が示唆される（図1）．特に2重染色などで同じ細胞に2つのマーカーが陽性であることが確認できると，悪性の可能性がより示唆される．

図1 胆管癌と診断された胆管生検
❶ HE 染色．❷ p53 染色．❸ maspin 染色．p53 と maspin がいずれもびまん性に陽性で，悪性が示唆される．

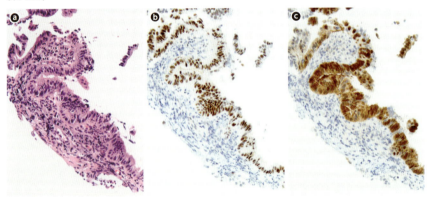

表1 再生胆管上皮と胆管癌の鑑別に有用な免疫染色

	再生上皮	胆管癌
p53	−	＋（80％）
maspin	通常−だが，時に＋（20％）	＋（90％）
MUC1	−	＋（90％）
S100P	時に＋（10％）	＋（80％）

注：記載した陽性率は切除材料での評価のため，生検では陽性率は低くなる．

> **Pitfall** 生検材料では再生上皮でも誤って陽性に評価されることがあるため，2つ以上の分子が陽性の際に有意と考えるとよい．

98 非腫瘍性肝疾患に有用なマーカー

Ⅱ 診断編 ▶ 11 肝・胆

| 有効な抗体の組み合わせ | 基本 | ▶ CK8/18, CAM5.2, CK7, CD34 |

CK8/18, CAM5.2

- 脂肪性肝炎の診断の必須な肝細胞の ballooning の評価はしばしば難しいが、その細胞の同定に CK8/18, CAM5.2 が有用である。肝細胞は通常細胞膜と細胞質に陽性となるが、ballooning を示す肝細胞では、細胞質の陽性像が消失し、細胞質内の好酸性凝集物が陽性となる（**図1**）。
- この染色結果は ballooning の機序を考えると理解しやすい。脂肪性肝炎では肝細胞質内の中間径フィラメントが障害・破綻し、細胞形態を維持できなくなるために風船様に腫大する。その障害されたフィラメントは細胞質で凝集し、典型的にはマロリ体になる。細胞質内の中間径フィラメントが消失するため、CK8/18, CAM5.2 の染色性がなくなるのである。

図1 脂肪性肝炎
ⓐ HE 染色。肝細胞に ballooning をみる（矢印）。ⓑ CAM5.2 染色で ballooning を示す肝細胞は細胞質の染色性が消失し、核周囲の糸状の凝集物に陽性像が観察される。

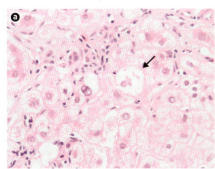
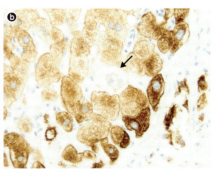

CK7

- CK7 は胆管上皮のマーカーとして広く知られている。胆管消失の評価にも有用である。CK7 の染色で門脈域内に CK7 陽性の管腔構造がなくなれば胆管消失や胆管障害が示唆される。
- しかし、薄切面の関係で、正常肝でも門脈域に胆管が確認されないことがある。そのため、10%以上の門脈域で胆管が確認できない時に有意なものと判断すべきである。
- CK7 の染色では、胆管消失を示す門脈域周囲の肝細胞に CK7 の異常発現が見られるので、胆管の消失・障害の評価だけでなく、それが薄切面による影響でなく異常所見であることを確認するのに役立つ（**図2**）。
- もう1つの胆管マーカーである CK19 も胆管消失の評価には役立つが、肝細胞に異常発現は見られないので、CK7 の方が有用といえる。

図2 胆管消失症候群を呈した薬剤性肝障害

ⓐ HE 染色．この門脈域では胆管は完全には消失していないが，上皮の配列不整や内腔の不明瞭化があり，高度の胆管障害が示唆される（矢印）．ⓑ CK7 の染色では胆管（矢印）以外に，周囲の肝細胞に陽性像をみる．

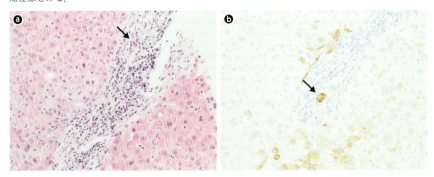

CD34

- 類洞内皮は通常 CD34 を発現しないが，慢性肝炎などで類洞内圧が上昇すると CD34 の発現が出現する．肝細胞癌でも同様の類洞内皮が CD34 陽性となる．
- 非硬変性門脈圧亢進症では，臨床的に門脈圧亢進症が存在するにも関わらず，肝硬変が見られない病態をいう．組織学的にも肝臓の組織変化が軽く診断が難しいが，CD34 で類洞内皮に異常な発現が見られると，診断の一助となる（図3）．

図3 非硬変性門脈圧亢進症
ⓐ HE 染色．ⓑ CD34 染色で，類洞内皮に広く陽性像が見られる．

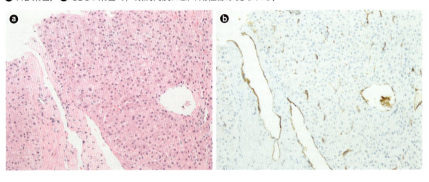

 肝細胞 ballooning 評価における CK8/18，CAM5.2 染色は，形態的に境界的な症例は，染色結果もクリアーでなく評価が難しいことがある．

99 混合型肝癌

有効な抗体の組み合わせ	基本	Heppar-1，arginase-1，glypican-3，CK7，CK19
	オプション	MUC1，glutamine synthetase

- 混合型肝癌は肝細胞癌成分と胆管癌成分が形態的に確認できる腫瘍と定義されている．免疫染色は診断に必須ではないが，特に生検材料では診断に際して用いられることが多い．
- 複数の肝細胞癌マーカーと胆管癌マーカーをパネルで用いる必要がある．上の基本パネルに記載したうち，Heppar-1，arginase-1，glypican-3 は肝細胞癌マーカーとして，CK7 と CK19 を胆管癌マーカーとして用いるとよい．
- 肝細胞癌マーカーに比較して，胆管癌マーカーである CK7 と CK19 は特異性が低く肝細胞癌でも陽性となるので注意が必要である．
- 混合型肝癌の診断に必要な免疫染色の基準は提唱されていないが，ある程度客観的に，再現性のある評価が求められる．以下に記載する方法は一例である．
- 混合型肝癌の多くの症例で，優勢な成分は形態的に確認できる．一部に別成分の可能性がある組織像が見られ，その成分の評価が問題となる．免疫染色結果は腫瘍全体で評価するのでなく，形態的に別成分の可能性のある部位に限って評価する必要がある．
- 肝細胞癌が主体の腫瘍で，胆管癌様の領域において，3つの肝細胞癌マーカーが完全陰性で，少なくとも1つの胆管癌マーカーが陽性となる（**図1**）．
- 胆管癌が主体の腫瘍で，肝細胞癌様の領域において，肝細胞癌マーカーのうち2つが陽性となる（CK7，CK19 の染色結果に関わらず）（**図2**）．
- これらの基準は比較的厳しいもので，基準を満たす腫瘍は混合型肝癌の可能性が示唆される．
- もし5つのマーカーで結論が出ない時は，MUC1 もしくは glutamine synthetase を追加し，6つか7つのマーカーを同じ基準を用いて評価するとよい（**図3**）．

図1 混合型肝癌
この腫瘍は肝細胞癌が主体で，一部に胆管癌様の領域が見られる（HE）．免疫染色で，肝細胞癌マーカーはすべて陰性で，胆管癌マーカーの1つ（CK19）が陽性となる．
ⓐ HE．ⓑ arginase-1．ⓒ CK7．ⓓ Heppar-1．ⓔ glypican-3．ⓕ CK19．

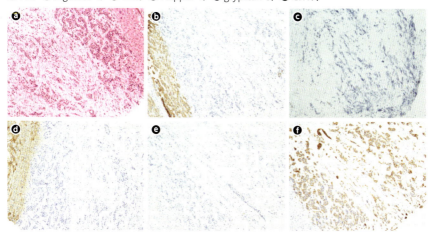

図2 混合型肝癌
この腫瘍は胆管癌が主で，一部に肝細胞癌様の領域が見られる（HE）．免疫染色で，2つの肝細胞癌マーカー（Heppar-1とglypican-3）が陽性となる．
ⓐ HE．ⓑ arginase-1．ⓒ CK7．ⓓ Heppar-1．ⓔ glypican-3．ⓕ CK19．

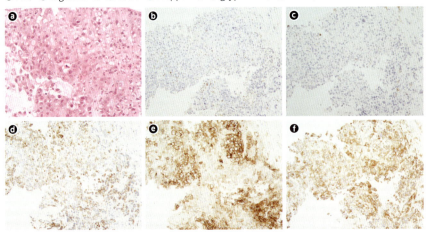

図3 混合型肝癌の診断に際した免疫染色の評価基準の一案

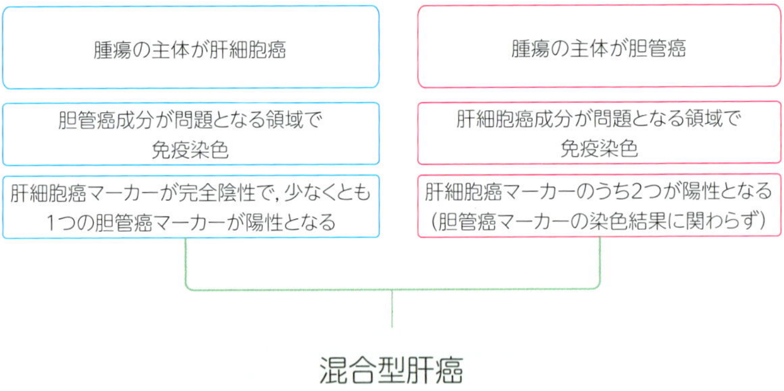

腫瘍の主体が肝細胞癌	腫瘍の主体が胆管癌
胆管癌成分が問題となる領域で免疫染色	肝細胞癌成分が問題となる領域で免疫染色
肝細胞癌マーカーが完全陰性で，少なくとも1つの胆管癌マーカーが陽性となる	肝細胞癌マーカーのうち2つが陽性となる（胆管癌マーカーの染色結果に関わらず）

→ 混合型肝癌

 Pitfall
- 混合型肝癌の診断に際しては，免疫染色結果を系統的に評価する必要がある．
- 腫瘍の主体の成分を同定し，別成分の可能性のある領域に限って免疫染色結果を評価する．

100 膵管上皮の良悪性

有効な抗体の組み合わせ	基本 ▶ p53
	オプション ▶ IMP3, S100P, maspin

- 膵管上皮の良悪性が問題となるのは，膵切除断端や EUS-FNAB での上皮遊離片の評価などである．
- 膵管の異型上皮には，膵管癌の前駆病変とも考えられている膵上皮内腫瘍性病変（pancreatic intraepithelial neoplasia：PanIN）や，高度のものは膵管癌の膵管内進展の可能性がある．高異型度 PanIN は，従来の上皮内癌（carcinoma in situ）と同義である．
- PanIN の高異型度病変のみで出現する分子がいくつか見つかってきてはいるものの，実際の診断に使えるものは少ない．

p53
- 膵管癌の約 60％は，p53 蛋白を過剰発現している（図1 ⓐⓑ）．
- 低異型度 PanIN での陽性率はかなり低く，p53 が核に強く染色されれば高異型度 PanIN または癌の膵管内進展を強く疑うことができる（図1 ⓖⓗ）．ただし，前記のように浸潤癌の部でも 100％陽性を示すわけではない．

IMP3 (insulin-like growth factor II mRNA-binding protein 3)
- 膵癌をはじめ種々の悪性腫瘍で発現が確認されている（図1 ⓐⓒ）．
- 膵臓の異型上皮に特異性の高いものではないが，膵癌の膵管内進展では陽性を示すことが多い．ただし，低異型度 PanIN でも陽性（ただし，染色性は弱いことが多い）を示すことがあるので注意する必要がある．

maspin (mammary specific serpin)
- 正常の乳腺上皮細胞で同定された腫瘍抑制遺伝子で種々の癌で蛋白が過剰発現している．
- 膵管癌ではほとんどの症例で陽性を示す（図1 ⓐⓓ）．
- 核および細胞質に染色されるが，核のみに陽性を示す例もある．
- 腺房細胞や超音波内視鏡下―穿刺吸引生検（EUS-FNAB）では混入した消化管上皮にも陽性を示すことがあり，HE の形態像と合わせて評価する必要がある．

S100P
- S100P はカルシウム結合蛋白質の S100 ファミリーに属し，乳癌，前立腺癌，肺癌，そして膵管癌で高発現している．
- 免疫染色でも，膵管癌で高頻度（>90％）に陽性を示し，PanIN では異型度が増すにつれ陽性率が増す（図1 ⓔⓕ）．
- ただし，非特異的な染まりを示すことも少なくない．

pVHL (von Hippel-Lindau gene product)
- ほとんどの膵管癌は陰性であり，上記の他のマーカーと同時に用いることで，良悪性の正診率が上昇する可能性がある．

図1 膵癌および膵管異型上皮

ⓐ 膵管癌．ⓑ～ⓓ ⓐの連続切片標本．ⓑ p53．ⓒ IMP3．ⓓ maspin．
ⓔ 浸潤癌と癌の膵管内進展．ⓕ ⓔの連続切片標本（S100P）．
ⓖ ⓔと同一標本の拡大像．矢印から左は膵管癌の膵管内進展と見なされる高異型度上皮，右は低異型度上皮（低異型度 PanIN）．ⓗ ⓖの連続切片標本．高異型度上皮（図中左）には p53 陽性所見が見られるが，低異型度上皮（同右）は陰性を示している．

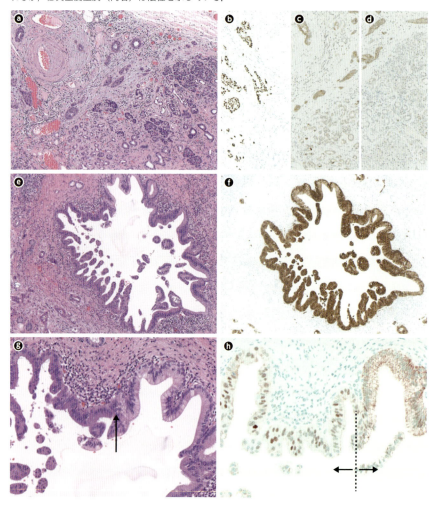

- 上皮内癌（高異型度 PanIN）や癌の膵管内進展のみをハイライトする染色はなく，種々の異型度の PanIN も陽性を示すことがあり，形態所見との総合は欠かせない．
- 断端評価の際は，主腫瘍と一緒に染色を行い比較することで，偽陰性を避けられる場合がある．

文献
1) 三橋智子：胆膵領域の病理診断に有用な免疫染色．病理と臨 2013；31：356-362．
2) Liu H, et al：Reevaluation and identification of the best immunohistochemical panel (pVHL, Maspin, S100P, IMP-3) for ductal adenocarcinoma of the pancreas. Arch Pathol Lab Med. 2012；136：601-609.

101 充実性膵腫瘍の鑑別

有効な抗体の組み合わせ	基本	chromogranin A，synaptophysin，INSM1，BCL10，p53，β-catenin，CDX2，vimentin，CK7，CK19
	オプション	Trypsin，CPA-1，CPA-2，MUC1，MUC2，MUC5AC，MUC6，Ki-67，CD10，p40，CEA

- 膵臓の充実性（結節状）病変の診断には，超音波内視鏡下穿刺吸引生検（EUS-FNAB）が施行されることが一般的となり，小さな検体で，腫瘍を含む様々な病変の鑑別診断が求められるようになっている．
- 充実性腫瘍には，膵管上皮系である浸潤性膵管癌，腺房細胞への分化を示す腺房細胞癌，ランゲルハンス島細胞への分化を示す神経内分泌腫瘍など，膵臓のそれぞれの構成細胞への分化を示す上皮性腫瘍がある[1,2]．
- 細胞分化を確認するために，膵管上皮系であれば MUC1，CK7，CK19 などが，腺房細胞系であれば trypsin，bcl-10 などが，神経内分泌系であれば chromogranin A，synaptophysin，INSM1 などが用いられる（**表 1，2**）．
- 間葉系腫瘍は，血管腫，リンパ管腫，平滑筋肉腫，悪性リンパ腫，傍神経節腫などがある．診断に際して，それぞれの構成細胞について分化マーカーで確認することは当然として，特に悪性腫瘍の場合は，膵原発であるかの十分な検索が必要である．
- 分化方向の不明（前記マーカーが陰性）な上皮様腫瘍としては，充実性偽乳頭状腫瘍（solid pseudopapillary neoplasm：SPN）があり，嚢胞状を呈することが多いものの充実性病変として発見されることがある．
- 漿液性嚢胞腫瘍にも充実性病変として発見されるものがあり，充実性漿液性腺腫（solid serous adenoma）と称される．

表 1 細胞分化に関連したマーカー

膵管上皮系	CK7，CK19，MUC1
腺房細胞系	trypsin，bcl-10，CPA1,2
神経内分泌細胞	chromogranin A，synaptophysin，INSM1

表 2 膵充実性腫瘍の診断に有用なマーカー

膵管癌	CK7，CK19，MUC1，MUC5AC，CEA，CA19-9，SMAD4，S100P，S100A4
腺扁平上皮癌	p40，p63，CK5／6
肝様癌	AFP，HePar1
粘液癌	MUC2，CDX2
髄様癌	MLH1，MSH2，PMS2，MSH6
退形成癌	cytokeratin，vimentin，CD68（osteoclast-like giant cells）
腺房細胞癌	trypsin，bcl-10，CPA1,2
神経内分泌腫瘍	chromogranin A，synaptophysin，INSM1，SSTR2A
充実性偽乳頭状腫瘍（SPN）	β-catenin（nucleus），CD10，vimentin
膵芽腫	β-catenin（nucleus）
転移性腫瘍	CK7，CK20，etc

浸潤性膵管癌

- CK7 は膵管癌において高頻度に陽性を示す一方，神経内分泌腫瘍や腺房細胞癌のほとんどでは陰性であり有用である．
- CK19 も膵管癌において高頻度に陽性を示すが，膵神経内分泌腫瘍やしばしば膵芽腫の扁平上皮部分でも発現している．

- その他，MUC1，MUC5AC，CEA，CA19-9，いくつかの S100 蛋白（S100P，S100A4 など）などが陽性を示し，SMAD4 は半数程度で発現の欠損が見られる．
- 浸潤性膵管癌の亜型[1,2]：
  - 腺扁平上皮癌（adenosquamous carcinoma）
  - 粘液癌（colloid carcinoma, mucinous non-cystic adenocarcinoma）
  - 印環細胞癌（signet-ring cell carcinoma）
  - 肝様癌（hepatoid carcinoma）
  - 髄様癌（medullary carcinoma）
  - 浸潤性微小乳頭癌（Invasive micropapillary carcinoma）
  - 未分化癌（undifferentiated（anaplastic）carcinoma）
  - 腺房細胞や内分泌細胞への分化を伴う膵癌（carcinomas with mixed differentiation）
- 腺扁平上皮癌：
  - 腺癌と扁平上皮癌の像が領域性または胞巣内に混在している．
  - 通常の膵管癌のように線維成分の多い像もあるが，扁平上皮癌の部は大きな胞巣を形成する傾向にある．
  - p40，p63（**図1ab**），CK5／6 などが扁平上皮系成分の同定に有用である．
- 粘液癌：CDX2，MUC2 などが陽性を示し，腸型 IPMN からの進展が示唆されるものが多い．
- 肝様癌：肝細胞マーカー，α-fetoprotein（AFP）が陽性を示すが，AFP は，膵芽腫や腺房細胞癌，膵管癌などでも陽性を示すことがあるので注意が必要である．
- 髄様癌：
  - 非常に稀な充実性腫瘍である．
  - 細胞成分豊富で髄様，膨張性に増生する腫瘍で，マイクロサテライト不安定性を示し，免疫組織化学でいくつかのミスマッチ修復蛋白（MLH1，MSH2，PMS2，MSH6）の発現喪失を示す．
  - Lynch 症候群での発生のほか，孤発性発生も報告されている．形態的に腺房細胞癌と類似することがあり，腺房細胞マーカーの陰性所見を確認する．
- 浸潤性微小乳頭癌：微小乳頭状パターンの細胞極性が逆転した像は，他臓器の微小乳頭癌と同様，MUC1 等で確認することができる．
- 未分化癌：
  - 細かな切り出しを行うと膵管癌成分が認められることが多い．
  - 腫瘍細胞は異型の強い肉腫様組織像であり，pancytokeratin でわずかでも陽性所見が確認できれば，退形成癌，つまり膵管癌の脱分化によって生じた肉腫様の癌ということができる．
  - 破骨型多核巨細胞が出現する亜型では，この破骨型多核巨細胞は CD68（＋）を示し，組織球系細胞であることがわかる．

腺房細胞癌（acinar cell carcinoma：ACC）：

- 腺房細胞マーカーとして，trypsin または bcl-10（**図1cd**）が用いられ，α1-antitrypsin，α1-antichymotrypsin などは特異性に欠けるため，現在はほとんど使われない．
- CPA-1，2 は最近報告され，その感度・特異度の高さが注目されているが，bcl-10 陽性にも関わらずほぼ陰性を示す腺房細胞癌も経験され，過信すべきではない．

神経内分泌腫瘍（pancreatic neuroendocrine tumor：PanNET）：

- 神経内分泌分化マーカーである chromogranin A，synaptophysin，INSM1，ソマトスタチン受容体（somatostatin receptor 2A：SSTR2A）などが陽性を示す．
- chromogranin A は陽性率はそれほど高くないが，特異性が高いため，陽性所見が認め

図1 膵充実性腫瘍（針生検標本）
ⓐ腺扁平上皮癌．ⓑⓐの連続切片標本．扁平上皮癌成分がp63陽性を示している．ⓒ腺房細胞癌．ⓓⓒの連続切片標本．bcl-10が陽性を示している．ⓔ充実性偽乳頭状腫瘍．ⓕⓔの連続切片標本．β-cateninが腫瘍細胞の胞体核ともに陽性を示している．

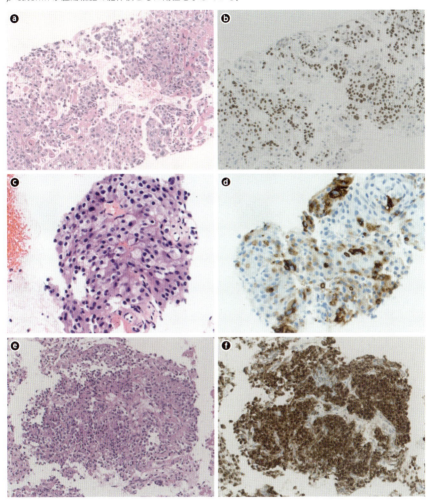

られればPanNETの診断がより確実となる．
- synaptophysinは，陽性率は高いが，時にACCなどでも陽性を示すことがあるなど特異性には欠けるところがある．
- INSM1は，低分化な腫瘍まで比較的広範に陽性を示す．
- PanNETの診断においてグレードの決定のためのKi-67は必須である．また，PanNETと腺房細胞癌は，類似したHE像を示すことがあるが，PanNETの増殖能は低いことが多いが，ACCでは20％以上の陽性率を示すことは珍しくなく鑑別の参考になることがある．
- 腺房細胞癌，膵管癌，神経内分泌腫瘍が種々の割合で，混在する腫瘍についても，形態とも比較しながら上述のマーカーで，各組織の分化を確認して診断を行う．

充実性偽乳頭状腫瘍（SPN）：
- いまだにその分化方向が不明の腫瘍で，内部が崩壊して嚢胞状病変として見つかること

が多いが，特に早期の病変や男性例では充実性腫瘍として発見されることがある．
- 免疫染色では，まず，それぞれ上記の細胞分化に関するマーカーで，神経内分泌腫瘍および腺房細胞癌を否定し，その上で，β-catenin の核内移行（**図 1ef**）を確認することが重要である．vimentin（＋），CD10 も陽性を示す．

- なるべく決め撃ちではなく，ある程度鑑別を絞った上で，類似病変で発現するマーカーで挟み撃ちにするのがよい．特に生検標本の時は，非特異的染色結果が得られやすい．

文献
1) Hruban RH, et al：Pancreatic ductal adenocarcinoma. In the WHO Classification of tumours editorial board（eds）：World Health Organization Classification of Tumours, Digestive System Tumours, 5th edition. IARC, 2019, pp.322-332.
2) 日本膵臓学会編：膵癌取扱い規約第 8 版，金原出版，東京，2023

memo

102 囊胞/膵管拡張性病変の鑑別

有効な抗体の組み合わせ	基本	MUC1, MUC2, MUC5AC, MUC6, CD10, ER, PgR, p53, β-catenin
	オプション	calretinin, α-inhibin

- 囊胞状病変には，囊胞性に発育する腫瘍，膵管の囊胞状拡張病変，腫瘍の囊胞状変性などが含まれる．
- 囊胞性に発育する膵腫瘍には粘液性囊胞腫瘍（mucinous cystic neoplasm：MCN）と漿液性囊胞腫瘍（serous cystic neoplasm：SCN）がある．
- 膵管の囊胞状拡張病変は，膵管内乳頭粘液性腫瘍（intraductal papillary mucinous neoplasm：IPMN）が最も多く，貯留囊胞がこれらに次ぐ．
- 腫瘍の囊胞状変性はあらゆる腫瘍（特に悪性腫瘍）で伴いうるが，画像や肉眼上も囊胞病変に見えるものは，充実性偽乳頭状腫瘍（solid pseudopapillary neoplasm：SPN），膵芽腫の他，神経内分泌腫瘍（neuroendocrine neoplasm：NEN）や腺房細胞癌（acinar cell carcinoma：ACC）等も時に含まれる．
  - 浸潤性膵管癌（invasive ductal carcinoma：IDC）では例外的ではあるが，局所の循環障害が原因と考えられる壊死・崩壊を伴うものも稀にある．
  - これら充実性腫瘍の免疫組織化学的な特徴については，別項（☞ 101，239頁）を参照いただきたい．

粘液性囊胞腫瘍（MCN）

- 通常，囊胞内囊胞（cyst-in-cyst）を示す多房性の囊胞性腫瘍で，囊胞内腔に向かって増生する腫瘍上皮下に卵巣様間質（ovarian-type stroma：OS）と呼ばれる細胞密度の高い間質を有しているのが特徴である．
- 上皮腫瘍成分は，粘液産生性の円柱上皮細胞が種々の程度に増生しており，構造異型性，細胞異型性，分化の種類（胃型上皮，胆膵型など）も様々である．
- 上皮は MUC5AC（＋）を示し，非浸潤成分では MUC1（−），SMAD4（＋）であるが，浸潤部で MUC1（＋），SMAD4 の発現消失を示す例がある．MUC2（＋）は比較的少ない．
- 間質を構成する紡錘状細胞は αSMA（＋）を示し，エストロゲンレセプター（ER）（＋）（図1ⓐ），プロゲステロンレセプター（PgR）（＋）を示す．また，一部に混在する類円型核を有する細胞集団 "luteinized cells" は α-inhibin（＋）（図1ⓑ），calretinin（＋），StAR（steroidogenic acute regulately protein）（＋）を示す．

漿液性囊胞腫瘍（SCN）

- 通常は5mm以下の海綿様の多囊胞性病変を示し，小囊胞性（microcystic）と言われるものが多いが，その亜型として肉眼的に囊胞状を示さないもの（solid serous adenoma），反対に径20〜30mmの数個の大型囊胞からなるもの（macrocystic）もある．
- 組織学的には，いずれの囊胞上皮も形態的には同様で，小型の類球形核を有し，免疫組織化学では α-inhibin（＋）（図1ⓒⓓ），MUC6（＋）を示す．
- 間質には MCN で見られる卵巣様間質は認められない．

膵管内乳頭粘液性腫瘍（IPMN）

- 診断において免疫染色が有益なのは，IPMN の組織亜型の分類においてである．
- MUC5AC はすべての IPMN で陽性を示し，それに加え胃型は MUC6（＋），胆膵型は MUC（＋），MUC6（＋）（図2ⓐⓑⓒ），腸型は MUC2（＋），CDX2（＋）（図2ⓓⓔⓕ）を示す（表1）．
- 腸型は絨毛状発育が典型だが，その周辺では平坦な上皮置換性進展をすることもある．

図1 膵嚢胞性腫瘍

ⓐ MCN：上皮下に見られる卵巣様間質にPgRが陽性を示す．ⓑ MCN：上皮下に見られる卵巣様間質内にα-inhibin 陽性を示す細胞の小集簇（luteinized cells）が見られる．ⓒ SCN：小さな多房性嚢胞からなる腫瘍．嚢胞内腔面は平坦．ⓓ SCN：嚢胞内腔面を覆う単層の腫瘍細胞はα-inhibin 陽性を示す．

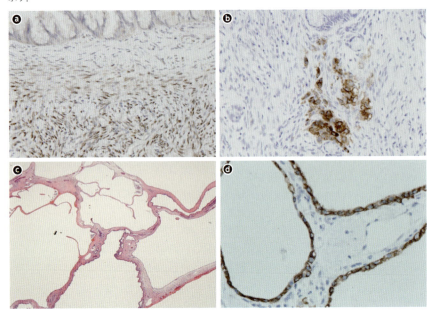

表1 膵管内腫瘍

	IPMN			IOPN	ITPN
	胃型	腸型	胆膵型		
MUC1	−	−	＋	−	＋
MUC2	−	＋	−	−	−
MUC5AC	＋	＋	＋	＋	−
MUC6	＋	＋／−	＋	＋	＋

膵管内オンコサイト型乳頭状腫瘍（IOPN）

- 豊富な好酸性胞体を有する細胞が樹枝状に発育する膵管内腫瘍で，一般に異型性の強いものが多く，管状腺癌像での浸潤が多い．
- 免疫組織化学染色では，IPMNと同様にMUC5AC（＋）を示すほか，MUC6（＋）のことが多い[2]．
- 肝細胞マーカーであるHep-Per 1も陽性を示すが，肝細胞への分化は明らかでなく，意義は不明である．

膵管内乳頭管状腫瘍（ITPN）

- ITPNは，膵管の拡張は見られるが，嚢胞状拡張というより，腫瘍の充満による膵管のソーセージ状拡張病変といえる．
- ITPNとIPMNの免疫組織化学的違いは，MUC5AC（−）である．MUC1（図2ⓖⓗ），MUC6も陽性を示す．

図2 膵管内腫瘍

ⓐ 胆膵型 IPMN．**ⓑ** ⓐ の一部．MUC1．**ⓒ** ⓐ の一部．MUC6．**ⓓ** 腸型 IPMN．**ⓔ** ⓓ の一部．MUC2．Goblet 細胞が陽性を示している．**ⓕ** ⓓ の一部．CDX2．核が陽性を示す．**ⓖ** ITPN．充実腺管状に増生する腫瘍で，内部に壊死巣を伴っている．**ⓗ** MUC1．

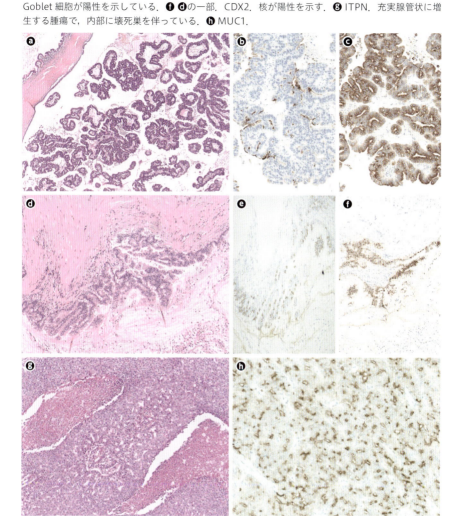

 Pitfall
- 嚢胞性病変は膵管との関係（連続性）を検索し，増生上皮をその形態と免疫染色結果から亜型分類する．IPMN の場合は悪性度の高い胆膵型の同定が重要．
- IOPN と胃型 IPMN はしばしば混在する．

103 膵神経内分泌腫瘍に必要な免疫染色

有効な抗体の組み合わせ	基本 ▶ chromogranin A, synaptophysin, INSM1, Ki-67
	オプション ▶ SSTR2, CD56, p53, Rb1, DAXX, ATRX, 各種ホルモンマーカー

- 膵臓神経内分泌腫瘍（pancreatic neuroendocrine neoplasms：PanNENs）は，オルガノイド構造（ロゼット状，リボン状，他，特定の特徴が窺える組織構築・細胞胞巣）の有無から高分化型の神経内分泌腫瘍（pancreatic neuroendocrine tumor：PanNET）と低分化型の神経内分泌癌（pancreatic neuroendocrine carcinoma：PanNEC）に分けられる（表1）[1]．
- 神経内分泌分化マーカーには，insulinoma-associated protein 1（INSM1）（神経内分泌分化を促進する転写因子），chromogranin A（ペプチドホルモンを貯蔵する内分泌顆粒の成分），synaptophysin（シナプス小胞膜や内分泌顆粒の成分），ソマトスタチン受容体（somatostatin receptor 2A：SSTR2A）（神経内分泌細胞の制御に関与する受容体）蛋白などがある．
- INSM1（図1 ❺）と synaptophysin は，神経内分泌に分化したほぼすべての腫瘍細胞で

表1 膵神経内分泌腫瘍の WHO 分類（2019年）

分類		核分裂像	Ki-67
Well-differentiated PanNENs (PanNETs)	PanNET G1	< 2 mitoses／10HPF	< 3%
	PanNET G2	2～20 mitoses／10HPF	3～20%
	PanNET G3	> 20 mitoses／10HPF	> 20%
Poorly differentiated PanNENs (PanNECs)	PanNEC (G3)・Small cell type・Large cell type	> 20 mitoses／10HPF	> 20%
Mixed neuroendocrine-non-neuroendocrine neoplasm（MiNEN）			

PanNEN：pancreatic neuroendocrine neoplasm, PanNET：pancreatic neuroendocrine tumor
PanNEC：pancreatic neuroendocrine carcinoma

図1 膵神経内分泌腫瘍（PanNET G1）
❺ 高分化な組織像を示す．
❻ INSM1, MUC1．
❼ SSTR2A．細胞膜に強陽性を示している．

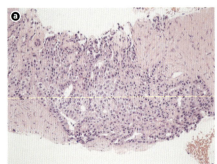
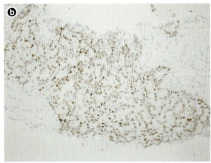
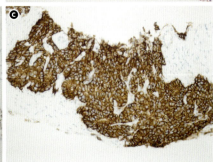

発現しており，chromogranin A や SSTR2A の発現は，PanNET で強く，PanNEC の多くでは弱いか消失している．
- CD56 や NSE などは特異性に乏しく，少なくとも単独での使用は推奨されない．
- SSTR2A の免疫組織化学的発現と SSTR イメージング，somatostatin receptor シンチグラフィーの取り込みとは高い相関を示すことが示されている．
- SSTR2 の免疫組織化学での陽性率は PanNET 80%，PanNEC 30% との報告があるが，PanNEC では陽性でも一部であることが多い．
- SSTR2 の評価：以下の内，score 2, 3 を陽性とする．
    - 染色性のないもの（score 0）
    - 細胞質のみに染色されるもの（score 1）
    - 一部の細胞で細胞膜に染色されるもの（score 2）
    - 半数以上の細胞で細胞膜に全周性に染色されるもの（score 3）（図2 ❸）
- Ki-67 index の算出は，標本全体をみて最も Ki67 陽性細胞数が多い領域を選び，そこの領域で 500 ～ 2,000 個の腫瘍細胞を算出して Ki-67 陽性率を出すことが推奨されている．

PanNET

- 核分裂像や Ki-67 陽性率で，以下に分ける（**表1**）
    - PanNET G1：核分裂像＜ 2 ／ 10HPF，3% Ki-67 index
    - PanNET G2：核分裂像 2 ～ 20 ／ 10HPF，3 ～ 20% Ki-67 index
    - PanNET G3：核分裂像＞ 20 ／ 10HPF，＞ 20% Ki-67 index（**図2**）．
- 通常，chromogranin A，synaptophysin，INSM1 を高発現しており，p53 発現や Rb1 蛋白欠損は見られない（**表2**）．
- DAXX，ATRT 遺伝子変異を 40% 程度に見ることを反映して，免疫染色でも陰性を示

図2　膵神経内分泌腫瘍（PanNET G3）
❸腺房もしくは腺管様構造などいわゆるオルガノイド構築を示す．❺ chromogranin A：弱陽性を示している．❻ synaptophysin：びまん性に強陽性を示している．❼ Ki-67：約 40% の陽性率を示している．

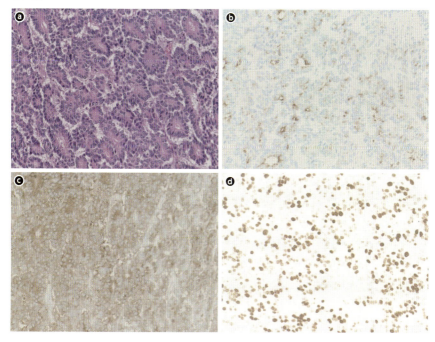

表2 PanNET G3 と PanNEC（G3）の鑑別

	PanNET G3	PanNEC（G3）
Ki-67	> 20%（< 50%が多い）	> 20%（> 50%が多い）
DAXX	−（約40%）	+
ATRX	−（約40%）	+
p53	−	+（〜90%）
p16	−	+（〜50%）
Rb1	> 60%	−
SSTR2	+	+／−
neuroendocrine markers	chromogranin A, synaptophysin ともにびまん性に陽性を示すことが多い	chromogranin A は陽性率が低い．陽性でも部分的なことが多い

すものがある（表2）．

- 機能性 PanNETs の約45%は insulinoma で，20%は gastrinoma，15%は glucagonoma，5%が somatostatinoma である．
- 腫瘍によっては，特定のホルモン（insulin, glucagon, somatostatin など）に陽性を示す．しかし，たとえば臨床的にインスリノーマ（insulinoma）の症状と血清インスリンの上昇をみた場合も組織学的には陽性所見を得られないこともある．また反対に，免疫組織学的にインスリン陽性像が見られたからといって「インスリノーマ」とは診断せず，臨床所見を踏まえた上で行う必要がある．
- 機能性 PanNETs のいくつかは特徴的な組織学的所見を示す．
  ▸ 間質へのアミロイド沈着：インスリノーマにおいて時に目立つ．
  ▸ 豊富な線維成分：線維成分の豊富な PanNET は10%程度に見られる．PanNET における線維化は硝子様を示すものが多いが，srotonin 産生 PanNET では，浸潤性膵管癌の desmoplasia を思わせる様な不整な線維芽細胞の増生があり（sclerosing variant といわれることもある），膵管狭窄などを示すことがある（図3 ❸❹）．
  ▸ 石灰沈着を伴う腺管形成：somatostatin 産生腫瘍においてしばしば認められる（図3 ❸❹）．

PanNET と鑑別すべき腫瘍：

- 腺房細胞癌（ACC），充実性偽乳頭状腫瘍（SPN），膵芽腫などと，これらが混在して見られる mixed acinar-neuroendocrine carcinoma，ductal adenocarcinoma などが挙げられる．
- ACC：比較的特異性の高いマーカーとして trypsin, bcl-10 があり，本腫瘍では陽性を示す．びまん性に染まることもあるが，特に trypsin はごく一部にしか染まらないことがあるので注意する必要がある．一方で，synaptophysin が陽性を示す場合もあり注意が必要である．いくつかのマーカーで総合的に判断する必要がある．
- SPN：通常は内部の変性が強いが，ほとんど充実成分のみの場合もあり鑑別を要す．SPN では，β-catenin が核に移行して陽性を示す．
- 膵芽腫：さまざまな腫瘍成分が混在していることがあり鑑別に挙がる．

PanNEC

- 神経内分泌マーカー（chromogranin A, synaptophysin）の発現は症例により様々で，synaptophysin や INSM1 の陽性が確認できないと PanNEC の診断自体が難しくなるが，chromogranin A が陰性であることは稀ではない．
- p53 発現や Rb1 蛋白欠損を比較的高率（> 60%）に認める．一方，DAXX，ATRT の蛋白発現欠損は認められない（表2）．

図3 神経内分泌腫瘍の組織亜型

ⓐ sclerosing variant．高度の線維増生をともなっている．ⓑ ⓐと同一症例．serotonin に陽性を示している．ⓒ somatostatin 産生腫瘍．腺様構造を示し石灰化物が散見される．ⓓ somatostatin 陽性を示している．

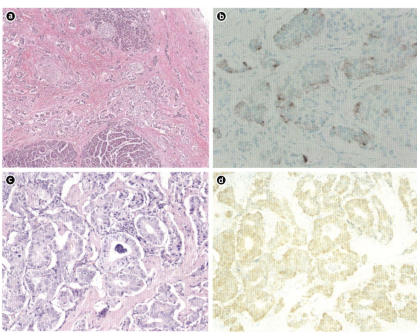

- 細胞形態から小細胞癌と大細胞神経内分泌癌に分けられる．
- 外分泌成分と神経内分泌成分のそれぞれが30%を超えて混在する場合は，腺神経内分泌癌（mixed neuroendocrine-nonneuroendocrine neoplasm：miNEN）と呼ばれる．

- 神経内分泌マーカーの感度，特異度を考え，複数のマーカーで検討すべきである．INSM1 は比較的広くカバーするが，過信してはいけない．

文献 1) Kloppel G, et al：Pancreatic neuroendocrine neoplasms: Introduction. In the WHO Classification of tumours editorial board (eds)：World Health Organization Classification of Tumours, Digestive System Tumours, 5th edition. IARC, 2019, pp.343-346.

104 原発性膵癌 vs 転移性膵癌

有効な抗体の組み合わせ

基本	▶ CK7, CK20
オプション	▶ CDX2, SATB2, TTF-1, ER, CD10, HMB45, Melan A

- 転移性膵腫瘍は、膵切除例の2〜4%程度に見られる[1,2]。
- 切除膵に見られた転移性腫瘍としては、腎臓の淡明細胞癌が最も多く、大腸癌、肺癌、胃癌などが次ぐ。
- 診断に際しては、臨床情報（悪性腫瘍の既往など）の収集や、既往標本があればそれとの比較検討が必須といえるが、形態的な比較検討だけでは鑑別の難しい場合もあり、免疫組織化学染色を併用する（表1）。

表1 原発性膵腫瘍と転移性膵腫瘍の鑑別に有用な免疫染色

	腎淡明細胞癌	大腸癌	肺腺癌	肺小細胞癌	乳管癌	悪性黒色腫
CK7	− / ＋	−	＋＋	−	＋＋	−
CK20	−	＋＋	−	−	−	−
CD10	＋＋	−	−	−	−	−
vimentin	＋＋	−	−	−	−	−
PAX8	＋＋	−	−	−	−	−
RCC	＋＋	−	−	−	−	−
CDX2, SATB2	−	＋＋	＋（＊）	−	−	−
TTF-1	−	−	＋＋	＋＋	−	−
GCDFP15	−	−	−	−	＋	−
ER	−	−	−	−	＋	−
PgR	−	−	−	−	＋	−
HMB45	−	−	−	−	−	＋
Melan A	−	−	−	−	−	＋
LCA	−	−	−	−	−	−

＊：腸型

- 腎淡明細胞癌は、CD10、RCC、PAX2、PAX8、vimentinなどが高率に陽性を示す。鑑別すべき疾患としては、膵原発のsolid serous adenoma、clear cell neuroendocrine tumorである。
- 大腸癌は、一般に壊死を伴い、細胞異型の強い腫瘍細胞からなる管状腺癌であることが多く、CK20、CDX2、SATB2が陽性を示し、CK7が陰性を示すことが多い。時に、膵管内腫瘍のように主膵管内で増殖する場合がある（図1）。
- 肺腺癌の場合、TTF-1、napsin Aは、特異度、敏感度も高く有用である（図2）。CK7（＋）、CK20（−）が基本だが、腸型腺癌ではCK20（＋）、CDX2（＋）を示すので注意が必要である。SATB2も低頻度ながら陽性を示すことがある。
- メラニン色素に乏しい悪性黒色腫は、膵原発の低分化な膵管癌や退形成癌などとの鑑別を要す。免疫組織化学は、S100、Melan A、HMB45、MART1などが有用である。

Pitfall 膵管癌は間質豊富な硬い腫瘍が多いが、比較的充実性の増殖するものや内部が崩壊するものなどがあり、まずそのバリエーションで説明できないかを考えてから、鑑別のための免疫染色を行う。

文献
1) Iacobuzio-Donahue C, et al：Secondary tumours of the pancreas, in Bosman FT, et al (eds)：WHO Classification of Tumours of the Digestive System, 4th ed. IARC Press, 2010, p.333
2) 田中麻理子, 他：転移性膵腫瘍. 鬼島宏（編集）：腫瘍病理鑑別疾患アトラス 胆道癌・膵癌. 文光堂, 2015, pp.180-187.

図1 転移性膵癌（大腸癌）

ⓐ膵管内に進展する転移性腺癌．ⓑしばしば腫瘍中心に壊死を伴う．ⓒ膵管上皮は CK7（＋），腫瘍は CK7（−）を示している．ⓓ膵管上皮は CK20（−），腫瘍は CK20（＋，partial）を示している．

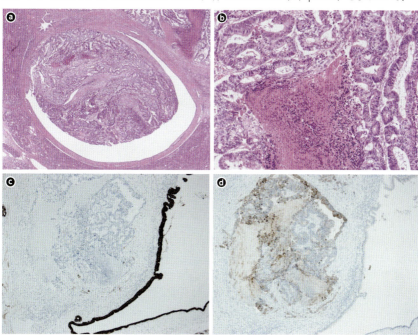

図2 転移性膵癌（肺腺癌）

ⓐ腫瘍割面肉眼像．乳白色調で周囲との境界は明瞭である．ⓑ乳頭状に発育する腫瘍（写真右半）で，細胞成分が多い．ⓒ腫瘍は TTF-1（＋）を示している．ⓓ腫瘍は napsin A（＋）を示している．

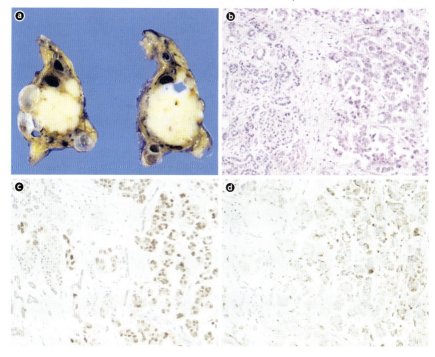

105 淡明細胞型腎細胞癌 vs 集合管癌

有効な抗体の組み合わせ	基本	▶ Carbonic anhydrase IX（CAIX），高分子量 cytokeratin（HMW-CK），E-cadherin

- 肉眼的所見が重要である．淡明細胞型腎細胞癌は黄色，境界明瞭，集合管癌は放射状，浸潤性，白色，硬である．集合管癌の診断は除外的に行う．
- 集合管癌には特徴的な免疫組織化学陽性マーカーはないが，HMW-CK，E-cadherin 陽性となることが多い．
- 淡明細胞型腎細胞癌は CAIX が陽性を示すが，集合管癌では陰性のことが多い．

表1 抗体の比較

	淡明細胞型腎細胞癌	集合管癌	注意点
CAIX	ほとんど陽性，膜全周性	ほとんど陰性	CD10 は淡明細胞型腎細胞がん以外でも陽性のことがある
HMW-CK	陰性のことが多い	陽性のことが多い	CK の種類によって差がある
E-cadherin	陰性のことが多い	陽性のことが多い	CK の種類によって差がある

図1 淡明細胞型腎細胞癌と集合管癌
ⓐ淡明細胞型腎細胞癌の HE 所見．ⓑ集合管癌の HE 所見．ⓒ淡明細胞型腎細胞癌は CAIX が膜全周性に陽性．ⓓ集合管癌では高分子量 cytokeratin が陽性．

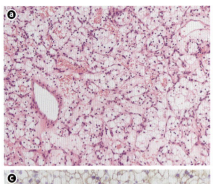
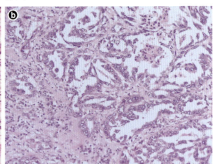
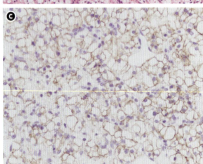
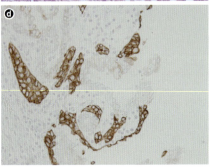

- 集合管癌の診断は除外的に行われる．診断にあたっては腎浸潤性腎盂癌，乳頭状腎細胞癌などの組織型を除外しなければならない．
- 淡明細胞型腎細胞癌の陽性マーカーとして使用されてきた CD10 は集合管癌や他組織型，尿路上皮癌でも陽性を示すことがあり，注意を要する
- CAIX は淡明細胞型腎細胞癌では 100％陽性を示すが，集合管癌でも陽性のことがある．

106 淡明細胞型腎細胞癌 vs 嫌色素性腎細胞癌

有効な抗体の組み合わせ	基本 ▶ vimentin，CAIX，CK7，CD117/c-kit
	オプション ▶ parvalbumin，CD82

- vimentin は淡明細胞型で陽性，嫌色素性で陰性を示す．
- 嫌色素性では CK7，CD117/c-kit が陽性を示し，淡明細胞型では陰性を示す．
- 嫌色素性では parvalbmin，CD82 が陽性を示す．

表1 淡明細胞型腎細胞癌と嫌色素性腎細胞癌における抗体の比較

	淡明細胞型	嫌色素性	注意点
vimentin	陽性のことが多い	陰性のことが多い	嫌色素性でも肉腫化すると陽性となる
CAIX	全例陽性を示す	陰性のことが多い	嫌色素性では細胞膜にアクセントがみられる
CK7	陰性のことが多い	陽性のことが多い	細胞膜に強調される
CD117/c-kit	陰性のことが多い	陽性のことが多い	細胞膜に発現する

図1 嫌色素性腎細胞癌の典型パターンと好酸性パターン

ⓐ嫌色素性腎細胞癌典型パターンの HE 所見．細胞膜が強調され（植物細胞様），細胞質は網状，混濁している．ⓑ好酸性パターンの HE 所見．ⓒ嫌色素性腎細胞癌は CK7 がびまん性に陽性．ⓓ嫌色素性腎細胞癌では CD117/c-kit が陽性．

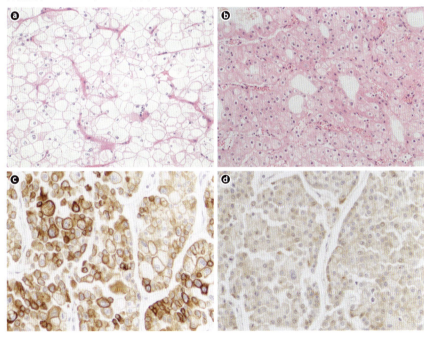

- CD10 は淡明細胞型の陽性マーカーとして使用されてきたが，特異度は低く，嫌色素性でも部分的に陽性を示すことがある．
- RCC-ma も同様で，淡明細胞型の陽性マーカーとして過信してはならない．

107 淡明細胞型腎細胞癌 vs 乳頭状腎細胞癌

有効な抗体の組み合わせ
- 基本 ▶ CAIX, AMACR（α-methylacylCoA racemase）
- オプション ▶ CK7, FH（fumarate hydratase）, 2-SC（S-2-succino-cysteine）, TFE3（transcription factor enhancer 3）

- 淡明細胞型腎細胞癌は肉眼的に黄職長, 乳頭状腎細胞癌は出血やヘモシデリン沈着を伴い茶褐色, 脆弱な腫瘍を形成する.
- 乳頭状腎細胞癌は CAIX 陰性, AMACR 陽性, CK7 は陽性〜陰性である.
- AMACR 陽性を示す腫瘍には FH 欠損性腎細胞癌, TFE3 再構成性腎細胞癌などがあり, 乳頭状腎細胞癌の診断はこれらを除外した後に行う.

表1 抗体の比較

	淡明細胞型腎細胞癌	乳頭状腎細胞癌	注意点
CK7	陰性のことが多い	陰性ないし陽性	淡明細胞型でも陽性になることがある
AMACR (P504S)	部分的に陽性を示すことがある	びまん性に陽性を示す	FH 欠損性腎細胞癌, TFE3 再構成性腎細胞癌などでも陽性を示す.
CAIX	陽性を示す	陰性のことが多い	AMACR の陽性率には幅がある
CD10	陽性を示す	陽性を示すことがある	細胞膜に陽性になる

図1 淡明細胞型腎細胞癌と乳頭状腎細胞癌

ⓐ乳頭状腎細胞癌. 本症例は低異型度でかつては1型と呼ばれた. ⓑ乳頭状腎細胞癌. 本症例は高異型度でかつては2型と呼ばれた. 乳頭状腎細胞癌では本症例の用に泡沫マクロファージが間質に見られることがある. ⓒ腫瘍は CK7 にびまん性に陽性を示す. ⓓ腫瘍は AMACR（P504S）にびまん性に陽性を示す.

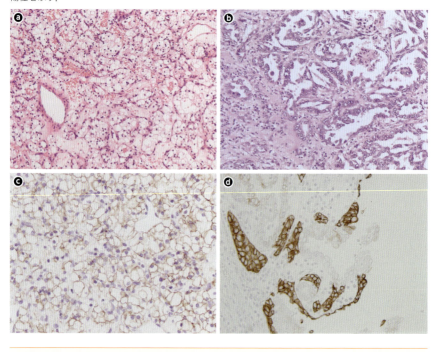

Pitfall
- CD10 は乳頭状腎細胞癌にもしばしば陽性となる.
- CK7 は低異型度乳頭状腎細胞癌症例（1型とされていた）で高率に陽性, 高異型度症例（2型とされていた）で陰性のことが多い.
- AMACR 陽性を示す腎細胞癌には FH 欠損性腎細胞癌, TFE3 再構成型腎細胞癌などがある. 前者は FH 陰性, 2-SC 陽性, 後者は TFE3 が核に陽性を示す.

108 嫌色素性細胞癌 vs オンコサイトーマ

有効な抗体の組み合わせ	基本	▶ CK7, cyclin D1
	オプション ▶	CD117/c-kit, vimentin

- 嫌色素性腎細胞癌は細胞が多角形，核は不整形，核周囲明庭を散見する．細胞質は網状，混濁ないし好酸性顆粒状である．オンコサイトーマは細胞質は円形，核は正円形，核周囲明庭なし．細胞質は好酸性顆粒状である（例外あり）．
- 嫌色素性腎細胞癌とオンコサイトーマは集合管介在細胞由来と考えられ，免疫染色の結果は共通する（CD117/c-kit，E-cadherin，CD82 陽性など）．
- CK7 は嫌色素性腎細胞癌ではびまん性陽性，オンコサイトーマでは陰性または一部陽性である．

表1 抗体の比較

	嫌色素性腎細胞癌	オンコサイトーマ	注意点
CK7	びまん性に陽性のことが多い	陰性または部分的に陽性細胞がみられる	嫌色素性腎細胞癌でも陰性例がある
CD82	陽性のことが多い	陰性のことが多い	オンコサイトーマでも陽性になることがある
cyclin D1	陰性のことが多い	一部の症例で陽性を示す	核に陽性像
MOC31	陽性のことが多い	陰性のことが多い	オンコサイトーマでも陽性になることがある
CD117	陽性のことが多い	陽性のことが多い	2 者の他組織型との鑑別に有用

図1 オンコサイトーマ
ⓐ オンコサイトーマの HE 所見．浮腫状間質中に巣状構造を形成する小型，均一な腫瘍細胞が見られる．
ⓑ CK7 陽性細胞は散在性に見られる．

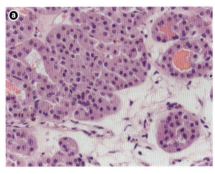
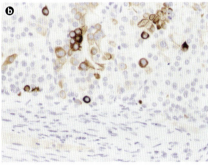

- 最新の WHO 分類では両者のいずれとも決めかねるような症例を other oncocytic tumor とする分類項目が設けられている．
- CK7 の染色体度が実際の診断ではもっとも重要視されるが，それ以前に肉眼所見，HE 染色所見を重視して鑑別に当たるべきである．
- いずれも vimentin が陽性を示すのは稀である．

109 腎細胞癌 vs その他の癌

有効な抗体の組み合わせ

基本	PAX2, PAX8, GATA3, p63, HMW-CK
オプション	CK7, CK20, uroplakin II

- 腎尿細管由来腫瘍（腎細胞癌）は PAX2, PAX8 陽性を示す.
- 尿路上皮癌は GATA3, p63, HMW-CK に陽性を示す. Uroplakin II は分化度の高い尿路上皮癌に限って陽性を示す.
- 他臓器癌からの転移（特に腺癌）は CK7, CK20 の組み合わせで原発巣の絞り込みができる場合がある.

表1 抗体の比較

	腎細胞癌	尿路上皮癌	注意点
PAX2	陽性のことが多い	陰性のことが多い	腎原性腺腫でも陽性となる
PAX8	陽性のことが多い	陰性のことが多い	腎原性腺腫でも陽性となる
uroplakin II	陰性	高分化症例では陽性	鑑別に苦慮するような尿路上皮癌では陰性のことが多い
p63	陰性のことが多い	陽性のことが多い	集合管癌では陽性になることがある
CK7	陰性または陽性	陽性のことが多い	淡明細胞型腎細胞癌では陰性のことが多く, 嫌色素性, 乳頭状では陽性のことが多い
CK20	陰性のことが多い	一部陽性ないし陰性	乳頭状, 嫌色素性, 粘液管状紡錘細胞癌では陽性が多い
vimentin	陽性のことが多い	陰性のことが多い	尿路上皮癌でも脱分化症例では陽性を示す
GATA3	陰性のことが多い	陽性のことが多い	乳癌などでも陽性を示す

図1 腎浸潤性尿路上皮癌
ⓐ腎浸潤性に増殖する, 充実性構造を示す癌細胞からなる. ⓑ PAX8 は陰性を示す. ⓒ p63 は核に陽性を示す. ⓓ GATA3 は核に陽性を示す.

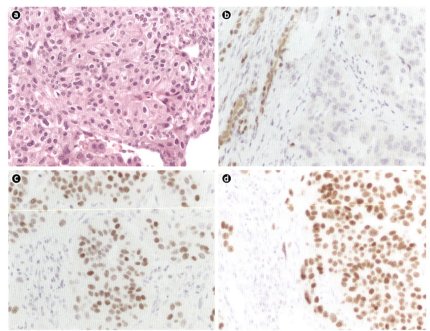

- 切除不能腎腫瘍の場合, 集合管癌 vs 浸潤性尿路上皮癌の鑑別が重要となる. 免疫染色に過度に依存せず, 形態を注意深く観察する.
- PAX8 は甲状腺癌, 卵巣癌, リンパ腫でも陽性を示すことがある.
- GATA3 は尿路上皮癌のみならず乳癌などでも陽性を示す.

110 小型細胞からなる腫瘍の鑑別

有効な抗体の組み合わせ	基本	▶ PAX8, WT1, renin, chromogranin A, synaptophysin
	オプション	▶ CD56, Ki67

- 後腎性腺腫は胎児性上皮からなる良性腫瘍である．PAX8, WT1 が陽性を示すことが多い．
- 傍糸球体細胞腫瘍はレニンを産生し，高血圧，高ナトリウム血症をきたす．若年，女性に多い．レニンが陽性を示す．
- 神経内分泌腫瘍は chromogranin A, synaptophysin が陽性を示す．細胞分裂像の数，Ki67 標識率でグレード分類を行う．

表1 抗体の比較

	後腎性腺腫	傍糸球体細胞腫瘍	神経内分泌腫瘍	注意点
PAX8	核に陽性	陰性	陰性	後腎性腺腫でも陰性のことがある．
WT1	核に陽性	陰性	陰性	後腎性腺腫でも陰性のことがある．
renin	陰性	陽性	陰性	傍糸球体細胞腫瘍で無機能性の場合でも，陽性を示す．
chromogranin A	陰性	陰性	陽性	神経内分泌腫瘍では synaptophysin と両方または一方が陽性を示すことが多い．
synaptophysin	陰性	陰性	陽性	神経内分泌腫瘍では chromogranin A と両方または一方が陽性を示すことが多い．
CD56	陰性	陰性	陽性	神経内分泌腫瘍以外でも陽性を示すことがある．
Ki67（標識率）	低い	低い	低い〜高い	神経内分泌腫瘍でグレード分類に使用

図1 後腎性腺腫と傍糸球体細胞腫瘍

ⓐ 後腎性腺腫の HE 所見．小型，均一な腫瘍細胞が腺管構造を形成する．ⓑ 後腎性腺腫細胞は WT1 に陽性を示す．ⓒ 傍糸球体細胞腫瘍の組織像．小型，均一な腫瘍細胞の敷石状配列からなる．ⓓ 傍糸球体腫瘍の renin 陽性所見．

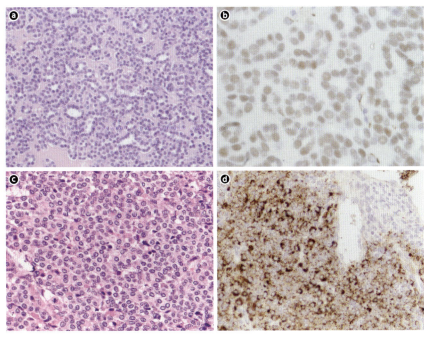

- 腎には上記3者のような腎細胞癌に類似する腫瘍が発生する．頻度は低いが，鑑別候補として銘記すべきである．
- 神経内分泌腫瘍は，転移性（肺などからの）の可能性を除外してから，腎原発との診断を行う．

111 尿路上皮の良悪性の鑑別（特に平坦病変）

有効な抗体の組み合わせ	基本	▶ CK20, CD44s, p53
	オプション	▶ p16, E-cadherin

- 正常の尿路上皮ではCK20は被蓋細胞（umbrella cell）のみに陽性所見を示す．尿路上皮内癌ではびまん性にCK20が陽性所見を示すことが多い．
- 正常の尿路上皮ではCD44およびE-cadherinは傍基底層近傍の尿路上皮細胞が強陽性を示し，表層部に向かって，その陽性所見が徐々に減弱する．尿路上皮内癌では，腫瘍細胞はCD44sおよびE-cadherin陰性を示すことが多い．
- 尿路上皮内癌では，CD44sおよびE-cadherin陽性所見が突然減弱する（強陽性から突然陰性化する）症例もある．
- 正常の尿路上皮ではp53およびp16は陰性もしくは斑状に弱陽性所見を示す．尿路上皮内癌では，p53およびp16がびまん性に強陽性所見を示すことが多い．
- 基本的に，p53およびp16弱陽性所見は無視する（もしくは陰性と解釈する）．

表1 抗体の比較

	反応性尿路上皮	尿路上皮内癌	注意点
CK20	被蓋細胞のみ陽性	全層性に陽性を示す	癌でもCK20陰性症例が相当数ある
CD44s	基底層で強陽性を示し，表層に向かって発現が減弱する	全層性に陰性を示す	癌でも発現を認める症例がある
E-cadherin	基底層で強陽性を示し，表層に向かって発現が減弱する	全層性に陰性を示す	癌でも発現を認める症例がある
p53	ほぼ陰性 時に散在性に弱陽性	強陽性を示す	癌でも陰性もしくは弱陽性を示す症例がある
p16	ほぼ陰性 時に散在性に弱陽性	強陽性を示す	癌でも陰性もしくは弱陽性を示す症例がある

- 例外が多数存在するので，形態所見と大きく結果が異なる場合には，免疫染色の結果のみで確定診断を行うことは避ける．
- 例外が多数存在するので，1つの抗体のみの結果で確定診断を行うことは避ける．
- 腫瘍細胞の剥離傾向が目立つ症例，もしくは腫瘍細胞が正常尿路上皮内でpagetoidに存在する症例では，免疫染色の解釈が難しいことが少なくない．
- 形態所見と免疫組織化学的所見を必ず組み合わせて診断を行うことが推奨される．
- 炎症所見が高度な症例，特に濾胞性膀胱炎では免疫染色結果が"上皮内癌"と同じ染色性を示すことが多い．炎症が高度な症例では免疫染色結果による診断は避ける方が無難である．
- AMACRが尿路上皮癌が有用なマーカーとなる報告があるが，例外が多いことから，実際に使用することは難しい．

文献 1) Amin MB, et al：Best practices recommendations in the application of immunohistochemistry in the bladder lesions：report from the International Society of Urologic Pathology consensus conference. Am J Surg Pathol 2014：38：20-34.

図1 尿路上皮内癌
ⓐ CK20：ほぼ全層性に陽性所見を示す．
ⓑ CD44s：ほぼ全層性に陰性所見を示す．
ⓒ p53：ほぼ全層性に陽性所見を示す．

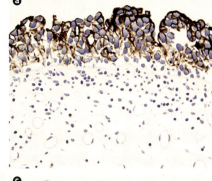
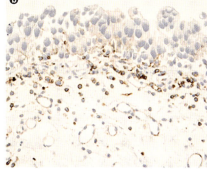
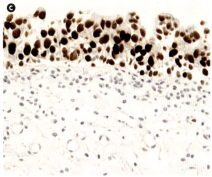

memo

112 nephrogenic adenoma（腎原性腺腫）vs 尿路上皮癌

有効な抗体の組み合わせ		
基本	▶	PAX8, vimentin
オプション	▶	AMACR（P504S）, GATA3

- nephrogenic adenoma は異型の乏しい立方状細胞が，膀胱もしくは尿道の表層で乳頭状もしくは平坦状に増殖する病態である．
- 時に粘膜固有層内で腺管を形成しつつ増殖することがある．浸潤性所見が顕著な場合には，悪性腫瘍，特に腺癌との鑑別が問題になる時がある．平坦病変は尿路上皮癌との鑑別が問題になる時がある．
- 腎臓の遠位尿細管細胞が障害を受けた尿路上皮粘膜面に implantation とする学説が最も有力である．尿路上皮の化生性変化とする説もある．
- 機械的に膀胱粘膜が障害を受けた部位もしくは BCG 等の治療の後に発生することが一般的である．したがって，診断時には既往歴は重要である．
- 稀に尿路上皮臓器外の近傍組織に生じることがある（手術操作に伴って生じたと考えられている）．
- 良性病変で，悪性例はない．

表1 抗体の比較

	尿路上皮	腺癌（尿路上皮癌を含む）	nephrogenic adenoma	注意点
PAX8	陰性	陰性	核に陽性を示す	腎癌，甲状腺癌，卵巣癌等の転移症例では陽性を示す
PAX2	陰性	陰性	核に陰性を示す	腎癌の転移症例では陽性を示す PAX8 に比して，やや感度が低い
vimentin	陰性	陰性	胞体に陽性を示す	背景の間質成分との鑑別が難しい時がある
AMACR	陰性	時に陽性（特に高異型度）	胞体に陽性を示す	様々な癌では陽性を示すことが少なくない
GATA3	陽性	陽性	陰性	尿路上皮腫瘍との鑑別以外には不向きである

図1 膀胱粘膜内に存在する nephrogenic adenoma

ⓐ HE 所見：粘膜固有層内に，腺管が浸潤性に存在する． ⓑ PAX8：上皮細胞の核に陽性所見を示す．
ⓒ PAX2：上皮細胞の核に陽性所見を示す． ⓓ vimentin：上皮細胞の胞体に陽性所見を示す．
ⓔ AMACR：上皮細胞の胞体に陽性所見を示す．

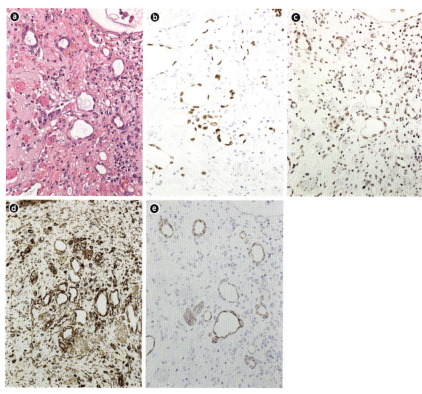

Pitfall

- 検体の挫滅が高度な場合には，見かけ上細胞異型が顕著となり，PAX8 等の代表的免疫染色が偽陰性を呈することがある．診断に際しては非挫滅部での評価が重要である．
- 腺癌や尿路上皮癌でも AMACR は陽性所見を示すことが多いので，形態的な鑑別が重要である．
- vimentin は非常によいマーカーであるが，周囲の間質細胞も陽性所見を示すことから，病変と間質細胞との鑑別が困難となることがある．

文献 1) Mazal PR, et al：Derivation of nephrogenic adenomas from renal tubular cells in kidney-transplant recipients. N Engl J Med 2002；347：653-659.
2) Amin MB, et al：Best practices recommendations in the application of immunohistochemistry in the bladder lesions：report from the International Society of Urologic Pathology consensus conference. Am J Surg Pathol 2014；38：20-34.

113 尿路上皮癌 vs 他の癌

有効な抗体の組み合わせ		
基本	▶ GATA3, CK7, CK20	
オプション	▶ uroplakin Ⅱ, CDX2, NKX3.1, mammaglobin, GCDFP15, estrogen receptor（最後の3つは乳癌の転移が疑われる場合）	

- 膀胱に他の臓器の癌が転移（もしくは直接浸潤）した場合，原発性膀胱癌，特に尿路上皮癌との鑑別が問題となることがある．
- 直腸癌や子宮癌からの直接浸潤症例は，臨床所見および形態像から実際に診断が問題になる症例は少ない．
- 前立腺癌，乳癌（特に小葉癌）および胃癌（特に印環細胞癌）の転移症例は診断に難渋する例が多い．臨床的にも診断が難しい症例が多い．
- 原発症例と転移症例では治療法が全く異なるため，病理学的診断が極めて重要である．
- HE所見としては，正常尿路上皮と腫瘍との連続性の有無が非常に重要であるが，経尿道的腫瘍切除術（TUR-BT）標本では，その評価が容易ではないこと多い．

表1 抗体の比較

	尿路上皮癌	転移性腫瘍	注意点
GATA3	陽性	多くは陰性	乳癌，皮膚付属器腫瘍との鑑別はできない
CK7, CK20	陽性（時にCK20は陰性）	原発巣により様々	例外が多い
uroplakin Ⅱ	陽性	多くは陰性	尿路上皮癌の半数近くは陰性を示し，感度が低い
NKX3.1	陰性	陽性	高度な前立腺癌治療を受けている場合には陰転化することがある．
mammaglobin, GCDFP15	ほとんどは陰性	乳癌および皮膚付属器癌の約半数の腫瘍で，胞体に陽性を示す	乳癌および皮膚付属器癌でも陰性例が多い
estrogen receptor	多くは陰性	乳癌等では陽性を示すことが多い	尿路上皮癌でも陽性を示す症例が存在する
androgen receptor	一部陽性	前立腺癌や皮膚付属器腫瘍では陽性を示すことが多い 一部の乳癌で陽性を示す	尿路上皮癌でも陽性を示す症例が少なくない
CDX2	多くは陰性	消化器系腫瘍では陽性	尿路上皮癌でも陽性を示す症例が存在する

図1 膀胱に転移した乳癌（小葉癌）
ⓐ HE 所見：粘膜固有層内に，印環細胞様の腫瘍細胞が孤在性に浸潤する．
ⓑ mammaglobin：腫瘍細胞の胞体に陽性所見を示す．
ⓒ uroplakin Ⅱ：腫瘍細胞は陰性所見を示す．
ⓓ GATA3：転移腫瘍細胞及び尿路上皮の核に陽性所見を示す．

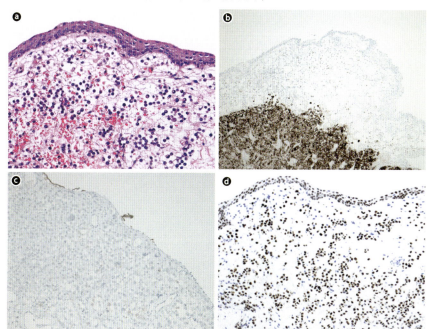

Pitfall

- 尿路上皮癌の代表的マーカーである GATA3 は乳癌でも陽性所見を示すことから，鑑別に使用できない．
- 乳癌でも CK7・CK20 陽性もしくは CK7 陽性・CK20 陰性を示すことが少なくなく，乳癌の鑑別には使用できない．
- uroplakin Ⅱ は尿路上皮癌に特異性が高いが，感度が低いため，これのみで尿路上皮癌の否定には使用できない．
- 高度な前立腺癌治療を受けている患者では，前立腺癌マーカーが陰転化することがあるので，臨床情報を確認することは重要である．
- mammaglobin，GCDFP15 は乳癌や皮膚付属器癌には比較的特異性が高いが，陰性症例も多い．これらが陰性を示した場合には尿路上皮癌との鑑別が難しい．
- estrogen receptor は尿路上皮癌でも陽性を示す症例があり，また乳癌でも陰性例が存在することから，単独で鑑別には使用できない．
- androgen receptor では尿路上皮癌に陽性を示す症例が少なくなく，単独では他の腫瘍の鑑別，特に前立腺癌の鑑別には使用できない．

文献
1) Amin MB, et al：Best practices recommendations in the application of immunohistochemistry in the bladder lesions：report from the International Society of Urologic Pathology consensus conference. Am J Surg Pathol 2014；38：20-34
2) Ellis CL, et al：GATA-3 immunohistochemistry in the differential diagnosis of adenocarcinoma of the urinary bladder. Am J Surg Pathol 2013；37：1756-1760.
3) Borhan WM, et al：Immunohistochemical Differentiation of Plasmacytoid Urothelial Carcinoma From Secondary Carcinoma Involvement of the Bladder. Am J Surg Pathol 2017；41：1570-1575.

114 傍神経節細胞腫 vs 尿路上皮癌

有効な抗体の組み合わせ
- 基本 ▶ cytokeratin, chromogranin A, synaptophysin, CD56
- オプション ▶ S100, GATA3, cytokeratin

- 傍神経節細胞腫は体内の傍神経節細胞から発生する腫瘍で、ほぼ全身のどこからでも発生することがある.
- 傍神経節細胞腫は良悪不明の腫瘍である.
- 傍神経節細胞腫はノルアドレナリンを分泌する症例が少なくなく、その場合には高血圧等の臨床症状を示す（臨床所見が診断に有用）.
- 膀胱にも傍神経節細胞腫が発生し、その多くは粘膜下腫瘍様の形態を示す.
- 経尿道的膀胱腫瘍切除術で腫瘍が切除されると、病変のオリエンテーションが不良なことと採取時の挫滅による影響から、浸潤性尿路上皮癌との鑑別が問題となる症例は少なくない.

表1 抗体の比較

	傍神経節細胞腫	尿路上皮癌	注意点
chromogranin A	胞体に陽性	通常は陰性	尿路上皮癌が稀に陽性所見を示す
synaptophysin	胞体に陽性	通常は陰性	尿路上皮癌が稀に陽性所見を示す
CD56	胞体に陽性	通常は陰性	尿路上皮癌が稀に陽性所見を示す
S100	支持細胞（sustentacular cell）が陽性	通常は陰性	傍神経節細胞腫で支持細胞が存在しない症例が少なくない
cytokeratin	陰性	陽性	時に傍神経節細胞腫に陽性所見を示す

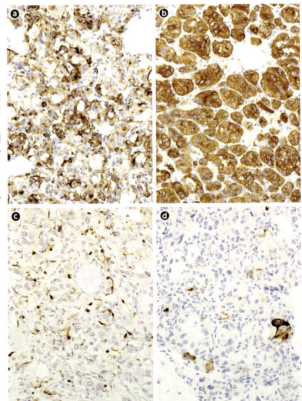

図1 膀胱粘膜内に存在する nephrogenic adenoma

ⓐ chromogranin A：腫瘍細胞の胞体にびまん性に陽性所見を示す.
ⓑ synaptophysin：腫瘍細胞の胞体にびまん性に陽性所見を示す.
ⓒ S100：腫瘍細胞胞巣周囲の支持細胞（sustentacular cell）に陽性所見を示す.
ⓓ cytokeratin（AE1/AE3）：少数の腫瘍細胞に陽性所見を示す.

- 稀に，尿路上皮癌が神経内分泌マーカー（chromogranin A, synaptophysin, CD56）陽性所見を示す．
- 小細胞癌症例や去勢抵抗性（アンドロゲン不応）前立腺癌の膀胱浸潤症例では，腫瘍細胞が神経内分泌マーカー（chromogranin A, synaptophysin, CD56）がびまん性に陽性所見を示すことがある．
- 支持細胞（sustentacular cell）が消失した傍神経節が少なからず存在し，そのような症例ではS100染色による診断が困難となる．
- 稀に，傍神経節細胞がcytokeratinにびまん性に陽性所見を示す．
- 尿路上皮癌のマーカーであるGATA3が傍神経節細胞腫で陽性を示すので鑑別には使用できない症例は多い．

文献
1) Zhou M, et al：Paraganglioma of the urinary bladder：a lesion that may be misdiagnosed as urothelial carcinoma in transurethral resection specimens. Am J Surg Pathol 2004；28：94-100.
2) Amin MB, et al：Best practices recommendations in the application of immunohistochemistry in the bladder lesions：report from the International Society of Urologic Pathology consensus conference. Am J Surg Pathol 2014；38：20-34.

memo

115 膀胱粘膜筋板 vs 固有筋層

有効な抗体の組み合わせ
- 基本 ▶ desmin
- オプション ▶ 平滑筋アクチン，smoothelin

- 膀胱粘膜固有層内には分断された平滑筋層が斑状に存在し，粘膜筋板と呼ばれる．
- 粘膜筋板はアクチンの発達が不十分な平滑筋細胞から構成されることが多い．
- 経尿道的膀胱腫瘍切除術（TUR-BT）標本内に腫瘍細胞が固有筋層に浸潤する所見を認める症例は膀胱全摘除術の絶対的適応対象となる．
- 粘膜筋板と固有筋層の鑑別を間違えると，患者に極めて重篤な影響を与える．
- TUR-BT 標本ではオリエンテーションが不良なことが多く，さらに検体の挫滅が加わることから，粘膜筋板と固有筋層の鑑別が困難な症例は少なくない．
- しかしながら，粘膜筋板と固有筋層を区別するよいマーカーは存在していない．
- 形態所見を考慮しつつ，粘膜筋板と固有筋層の鑑別を行う必要がある．

表1 抗体の比較

	粘膜筋板	固有筋層	注意点
desmin	胞体に強陽性	胞体に強陽性	尿路上皮癌が稀に陽性所見を示す
平滑筋アクチン	胞体に強陽性	胞体に強陽性	尿路上皮癌が稀に陽性所見を示す
smoothelin	胞体に弱陽性	胞体に強陽性	粘膜筋板でも強陽性所見を示す

- 粘膜筋板でも成熟した平滑筋構造を有する細胞では smoothelin 陽性所見を示すことから，smoothelin のみの解釈では固有筋層浸潤を過剰評価する可能性がある．
- 粘膜筋板も desmin 陽性所見を示すことから，desmin のみの解釈では固有筋層浸潤を過剰評価する可能性がある．
- 平滑筋アクチンでは，平滑筋細胞のみならず，平滑筋芽細胞（myofibroblast）にも陽性所見を示し，両者の鑑別は困難である．特に腫瘍細胞が間質に浸潤の際に生じるほぼすべての平滑筋芽細胞は平滑筋アクチン陽性所見を示す．したがって，平滑筋アクチンのみの解釈では固有筋層浸潤の評価は困難である．

文献
1) Paner GP, et al：Diagnostic utility of antibody to smoothelin in the distinction of muscularis propria from muscularis mucosae of the urinary bladder：a potential ancillary tool in the pathologic staging of invasive urothelial carcinoma. Am J Surg Pathol 2009；33：91-98.
2) Miyamoto H, et al：Pitfalls in the use of smoothelin to identify muscularis propria invasion by urothelial carcinoma. Am J Surg Pathol 2010；34：418-422.
3) Paner GP, et al：Diagnostic use of antibody to smoothelin in the recognition of muscularis propria in transurethral resection of urinary bladder tumor (TURBT) specimens. Am J Surg Pathol 2010；34：792-799.

図1 粘膜筋板と固有筋層における smoothelin, desmin, および平滑筋アクチンの比較
ⓐ粘膜筋板の HE 所見：弱好酸性を示す胞体を有する平滑筋細胞の緩い集合を認める．
ⓑ粘膜筋板における smoothelin 染色所見：平滑筋細胞は陰性所見を示す．
ⓒ粘膜筋板における desmin 染色所見：粘膜筋板の平滑筋細胞のみに強陽性所見を示す．
ⓓ固有筋層の HE 所見：好酸性を示す胞体を有する平滑筋細胞が密に存在するのを認める．
ⓔ固有筋層における smoothelin 染色所見：平滑筋細胞は強陽性所見を示す．
ⓕ粘膜筋板における平滑筋アクチン染色所見：粘膜筋板の平滑筋細胞以外に，粘膜固有層内の平滑筋芽細胞にも強陽性を示す．

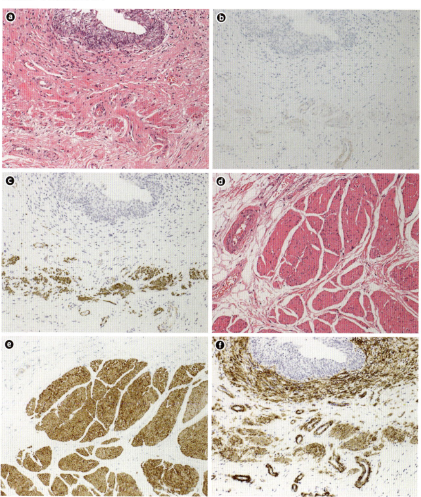

116 前立腺における良性 vs 悪性

有効な抗体の組み合わせ

基本 ▶ p63, 34βE12, CK5/6, AMACR（P504S）
オプション ▶ ERG

- 免疫組織化学的手法を用いた前立腺癌の診断としては，基底細胞の消失を確認する方法と前立腺癌に発現する蛋白質を同定する方法の2つがある．
- 正常の前立腺は腺上皮と基底細胞の2種類から構成され，前立腺癌では基底細胞が消失する．基底細胞の消失を形態的に判断することは困難なことが多く，基底細胞マーカーを用いて，その消失の有無を判断する．
- 正常組織や腺腫などの良性病変でも基底細胞の数が減少もしくは見かけ上消失している場合がある．
- 診断時には，HE染色で癌を疑ったすべての腺管で基底細胞が消失しているか否かを確認する．
- AMACR（P504S）は脂肪酸代謝酵素で，前立腺癌に高発現する．
- 基底細胞が消失した異型腺管で，AMACRが強発現していれば，前立腺癌と診断可能になる．
- 正常組織や腺腫などの良性病変でもAMACRが発現することがあるので，その解釈には注意が必要である（多くは弱発現であるが，強発現することも少なくない）．
- ERG蛋白は，前立腺癌で比較的よくみられるTMPRSS2-ERG遺伝子転座に関連して発現することから，前立腺癌の補助診断に使用されることがある．

図1 前立腺癌における基底細胞マーカーとAMACRの評価方法
ⓐ前立腺癌のHE所見：写真右半分に前立腺癌を認める．ⓑ前立腺癌のp63染色所見：前立腺癌では基底細胞の消失を認める．ⓒ前立腺癌のAMACR染色所見：前立腺癌では胞体に陽性所見を認める．ⓓ正常腺房のHE所見：腺上皮細胞に明らかな異形成は認めない．ⓔ正常腺房におけるp63染色所見：基底細胞が1つしか認められない．基底細胞を見過ごす可能性がある．ⓕ正常腺房におけるAMACR染色所見：正常の腺房細胞も陽性所見を示すことがある．ⓖ前立腺癌の基底細胞マーカー評価方法：頭の中でHE染色で前立腺癌が疑われる部位を囲む（想定する）．ⓗ前立腺癌の基底細胞マーカー評価方法：囲んだ部位での異型腺管すべてで基底細胞が完全に消失していることを確認する．

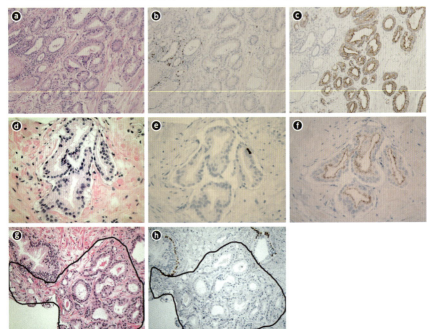

表1 抗体の比較

	正常	前立腺癌	注意点
p63 34βE12 CK5/6	基底細胞（陽性細胞）を認める	基底細胞（陽性細胞）を認めない	正常組織でも，基底細胞数が減少，一見消失して見えることがある
AMACR	陰性	胞体に陽性	HGPINでも陽性を示す 正常組織や良性病変でも陽性所見を示すことがある 前立腺癌でも陰性を示すことがある
ERG	陰性	核に陽性	HGPINでも陽性を示す 日本人での陽性率が低い

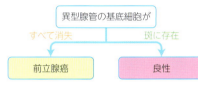

図2 HEで癌の可能性が疑われる異型腺管：基底細胞マーカーのみを用いた場合

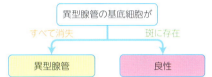

図3 HEで良性の可能性を疑うもしくは鑑別困難な異型腺管：基底細胞マーカーのみを用いた場合

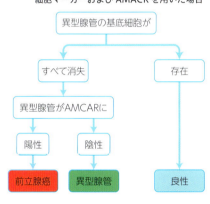

図4 HEで癌の可能性が疑われる異型腺管：基底細胞マーカーおよびAMACRを用いた場合

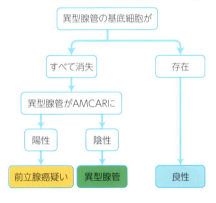

図5 HEで良性の可能性を疑うもしくは鑑別困難な異型腺管：基底細胞マーカーおよびAMACRを用いた場合

- 正常もしくは良性病変でも，基底細胞の分布は斑なことは少なく，時に消失して見える．形態的に病変と推定した部位すべてにおいて基底細胞の消失が確認されて，初めて前立腺癌の診断が可能となる．
- 正常もしくは良性病変でも，AMACRが陽性所見を示す．病変部での基底細胞の消失かつAMACRが陽性所見を確認されて，初めて前立腺癌と診断が可能となる．
- HGPINではAMACRが陽性を示すことが一般的である．
- 前立腺癌でもAMACRが弱陽性もしくは陰性を示すこともしばしばある．
- 診断を安定させる（および再現性を持たせる），免疫組織の結果を評価・診断する前に，免疫染色結果による診断のシミュレーションをしておくことを推奨する．
- HE所見の段階で，腺癌の可能性が高い（腺癌の確認目的）と考えるか腺癌の可能性が低い（腺癌の除外目的）と考えるかで，免疫染色の判断が異なる．
- HE所見の段階で腺癌の可能性が疑われるのであれば，病変部の免疫染色の結果がそれを支持する場合には，腺癌と確定できる．
- HE所見の段階で腺癌の可能性が低いもしくは腺癌の除外目的で免疫染色を行ったのであれば，病変部の免疫染色の結果が腺癌の可能性を支持している場合でも，腺癌の確定診断を避けることが無難である．
- ERGはHigh grade PINでも陽性所見を示すことがあるので，陽性単独所見での最終判断は控える．

文献 1) Epstein JI, et al：Best practices recommendations in the application of immunohistochemistry in the prostate：report from the International Society of Urologic Pathology consensus conference. Am J Surg Pathol 2014；38：6-19.

memo

117 硬化性腺腫 vs 前立腺癌

有効な抗体の組み合わせ	基本	▶ 基底細胞マーカー（p63，34βE12，CK5/6）
	オプション ▶	S100，平滑筋アクチン

- 硬化性腺腫は境界明瞭な病変で，前立腺腺房細胞成分が密な増生とその周囲の紡錘形間質細胞の増生を特徴とする良性病変である．
- 腺管周囲には好酸性の肥厚した，基底膜様成分を伴うことも特徴である．
- 細胞密度が高い点および腺房細胞に軽度の核異型（核小体がやや目立つ）を認めることから，特に周囲組織との境界の判定が困難な針生検標本では，腺癌との鑑別が問題となることがある．
- 腺管周囲に基底細胞が存在しており，各種基底細胞マーカーを使用することにより，前立腺癌との鑑別が可能となる．
- 基底細胞は平滑筋細胞（もしくは筋上皮細胞）への分化傾向を示すことが多く，平滑筋アクチンやS100陽性所見を示す．

表1　抗体の比較

	硬化性腺腫	前立腺癌	注意点
p63	核に陽性を示す基底細胞を認める	陽性細胞は認めない	基底細胞が少ない症例では偽陰性所見を示す
34βE12 CK5/6	胞体に陽性を示す基底細胞を認める	陽性細胞は認めない	基底細胞が少ない症例では偽陰性所見を示す
平滑筋アクチン	基底細胞に陽性所見を示す	通常，陽性細胞は認めない	既存の平滑筋細胞と混同しないことが必要である
S100	基底細胞に斑状の陽性所見を示す	通常，陽性細胞は認めない	陽性細胞が存在しない場合がある

図1 硬化性腺腫のHE，p63，平滑筋アクチン，S100の所見

ⓐ硬化性腺腫のHE所見：小型腺管と紡錘形細胞の密な増生を見る．小型腺管周囲では好酸性の肥厚した基底膜構造を認める．
ⓑ硬化性腺腫におけるp63染色所見：基底膜近傍にて，核に陽性所見を示す基底細胞が斑状に存在する．
ⓒ硬化性腺腫における平滑筋アクチン染色所見：基底細胞の胞体に陽性所見を示す．
ⓓ硬化性腺腫におけるS100染色所見：基底細胞の一部の胞体に陽性所見を示す．

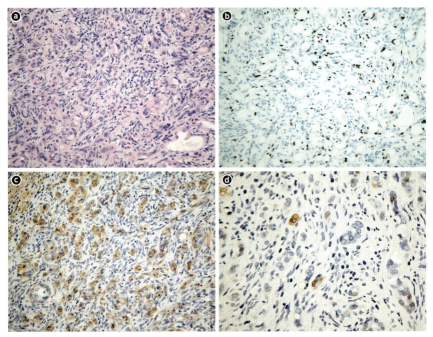

- 基底細胞の存在が斑状の症例が多く，基底細胞マーカーが偽陰性を示す場合がある．
- 基底細胞の存在が斑状の症例が多く，平滑筋アクチンが偽陰性を示す場合がある．
- S100陽性を示す基底細胞は少数であることが多く，偽陰性を示す場合がある．

文献 1) Grignon DJ, et al：Sclerosing adenosis of the prostate gland. A lesion showing myoepithelial differentiation. Am J Surg Pathol 1992；16：383-391.

118 PIN vs 癌

Ⅱ 診断編 ▶ 14 膀胱・前立腺

有効な抗体の組み合わせ	基本	▶ 基底細胞マーカー（p63，34βE12，CK5/6）
	オプション ▶	Ki-67

- prostatic intraepithelial neoplasia（PIN）は既存の腺房内で，核の腫大した異型細胞が増殖する病態と定義される．
- PINは核異型の程度から，low gradeとhighに分類されていた．臨床的に問題となるのはhigh grade PIN（HGPIN）のみである．現在ではHGPINのみが用いられている．
- 形態像および遺伝子異常所見の類似性から，HGPINは前立腺癌の前癌状態の一つと考えられている．
- 針生検でHGPINを多数認めた場合には，再生検で前立腺癌が発見される確率が高いとする報告がある．
- HGPINの細胞異型は，前立腺癌と同等とされる．したがって，HGPINと前立腺癌の鑑別が問題となる．

表1 抗体の比較

	HGPIN	前立腺癌	注意点
p63	基底膜側に，核に陽性を示す基底細胞を認める	陽性細胞は認めない	基底細胞が少ない症例では偽陰性所見を示す 極めて稀に，前立腺癌細胞が陽性所見を示す
34βE12 CK5/6	基底膜側に，胞体に陽性を示す基底細胞を認める	陽性細胞は認めない	基底細胞が少ない症例では偽陰性所見を示す 極めて稀に，前立腺癌細胞が陽性所見を示す
Ki-67	基底膜周囲のKi-67 indexは比較的高く，腺管中心部では低くなる	腺管内の部位によりKi-67 indexは変わらない	Ki-67 indexの解釈が主観的になる

図1 HGPINのHE，p63，34βE12の所見
ⓐ HGPINのHE所見：腺管内に，核の腫大した異型細胞が乳頭状に増殖するのを認める．
ⓑ HGPINにおけるp63染色所見：基底膜近傍にて，核に陽性所見を示す基底細胞が斑状に存在する．
ⓒ HGPINにおける34βE12染色所見：基底膜近傍にて，胞体に陽性所見を示す基底細胞が斑状に存在する．

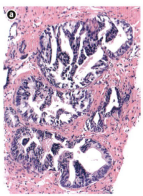 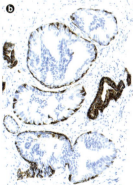 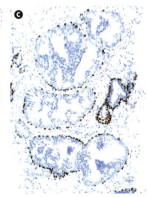

- 基底細胞の存在が斑状の症例が多く，基底細胞マーカーが偽陰性を示す場合がある．
- Ki-67 index の評価は困難なことが多く，単独での評価は困難である．
- 前立腺癌のマーカーとされる AMACR や ERG は HGPIN でも陽性所見を示すことが多く，両者の鑑別に使用すべきではない．
- 既存の腺房もしくは導管内で前立腺癌細胞が増殖する病態である intraductal carcinoma of the prostate（IDC-P）は臨床病理学的な予後不良因子であり，HGPIN との鑑別が重要となる．しかしながら，HGPIN と IDC-P を鑑別には形態所見が重要であり，両者を鑑別できる抗体は存在しない．
- 浸潤癌を伴わない IDC-P の診断は極めて難しく，専門家でも一致した意見は得られていない．周囲に浸潤癌が存在しない症例で HGPIN と IDC-P の鑑別が問題になった場合には，専門家へのコンサルトが望まれる．

文献
1) WHO Classification of Tumours Editorial Board：WHO editorial member. WHO Classification of Tumours, 5th Edition, Volume 8. Urinary and male genital tumours. IARC, 2022.
2) Epstein JI, et al：Best practices recommendations in the application of immunohistochemistry in the prostate：report from the International Society of Urologic Pathology consensus conference. Am J Surg Pathol 2014；38：6-19.

memo

119 前立腺癌 vs 尿路上皮癌

有効な抗体の組み合わせ	基本	▶ NKX3.1，PSA，GATA3，p63
	オプション ▶	CK7，CK20，P501S，PSMA，uroplakin Ⅲ

- 前立腺内，特に前立腺導管もしくは腺房内腔に尿路上皮癌細胞が進展することがある．
- その多くは膀胱等に尿路上皮癌，特に尿路上皮内癌の合併を認める（診断上，非常に重要な情報である）．
- 前立腺癌が"膀胱腫瘍"の形態を示して，膀胱内に隆起性病変を呈することがある．
- その多くは粘膜下腫瘍様の形態を示し，尿道開口部近傍に発生する（診断上，非常に重要な情報である）．
- 針生検標本や経尿道的腫瘍切除術（TUR-BT）標本で，オリエンテーションが不明瞭もしくは検体量が少量のため，両者の鑑別が困難な症例がある．
- 前立腺癌と尿路上皮癌では治療法が全く異なることから，両者の診断は重要である．

表1 抗体の比較

	前立腺癌	尿路上皮癌	注意点
NKX3.1 P501S	陽性を示す	陰性を示す	稀に，去勢抵抗性前立腺癌では陰性を示す
PSA PSMA	陽性を示す	陰性を示す	稀に，尿路上皮癌に陽性を示す 去勢抵抗性前立腺癌は陰性を示すことがある
GATA3	陰性を示す	陽性を示す	異型が高度な尿路上皮癌症例では陰性を示す
CK7 CK20	陰性を示す	2種類とも陽性を示すことが多い	異型の高度な前立腺癌ではCK7もしくはCK20陽性を示すことがある CK7陽性CK20陰性の尿路上皮癌が一定数存在する
p63 34βE12 CK5/6	陰性を示す	陽性を示す	ごく稀に前立腺癌で陽性を示す これらが陰性の尿路上皮癌が一定数存在する
uroplakin Ⅲ	陰性を示す	陽性を示す	尿路上皮に対する感度が低い（陰性例が多数存在する）

- PSA高値による前立腺針生検や膀胱腫瘍によるTUR-BT等，臨床診断などが誤った印象を与えることが少なくない．
- アンドロゲン遮断療法が行われ，去勢抵抗性となった前立腺癌では細胞異型が顕著となり，尿路上皮癌との鑑別が問題となる場合がある．そのような症例では，各種前立腺癌マーカーが陰性化することが少なくない．
- 細胞異型が高度な尿路上皮癌症例では，各種尿路上皮癌マーカーが陰性を示すことが少なくない．

文献
1) Epstein JI, et al：Best practices recommendations in the application of immunohistochemistry in the prostate：report from the International Society of Urologic Pathology consensus conference. Am J Surg Pathol 2014；38：6-19.
2) Amin MB, et al：Best practices recommendations in the application of immunohistochemistry in the bladder lesions：report from the International Society of Urologic Pathology consensus conference. Am J Surg Pathol 2014；38：20-34.

図1 前立腺癌と尿路上皮癌の所見

ⓐ 前立腺癌症例の GATA3 染色所見：表層の尿路上皮の核に陽性所見を，腫瘍細胞に陰性所見を示す．
ⓑ 前立腺癌症例の p 63 染色所見：表層の尿路上皮の核に陽性所見を，腫瘍細胞に陰性所見を示す．
ⓒ 前立腺癌症例の NKX3.1 染色所見：腫瘍細胞の核に陽性所見を，表層の尿路上皮に陰性所見を示す．
ⓓ 前立腺癌と尿路上皮癌合併症例の CK7 染色所見：尿路上皮癌（左）に陽性所見を，前立腺癌（右）に陰性所見を示す．
ⓔ 前立腺癌と尿路上皮癌合併症例の PSA 染色所見：前立腺癌（右）に陽性所見を，尿路上皮癌（左）に陰性所見を示す．

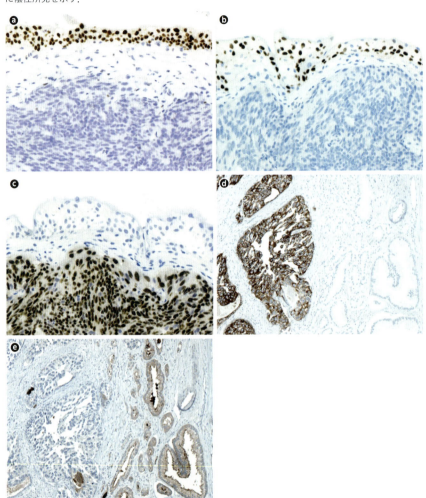

120 前立腺癌 vs 他の癌（転移性腫瘍）

有効な抗体の組み合わせ	基本	▶ 前立腺癌マーカー（NKX3.1, PSA, P501S, PSMA）
	オプション ▶	CK7, CK20, 原発巣が疑われる部位に対応した抗体, 若年者, 特に胚細胞腫が好発する年齢では胚腫瘍マーカー（C-KIT, OCT3/4, SALL4 等）

- 前立腺に転移する（もしくは直接浸潤する）腫瘍は少なくないが，臨床的に問題となる症例は限られる．
- 様々な臓器から転移をすることが多く，原発巣を同定することは困難な場合が多い．
- 多くの場合，前立腺癌の可能性を否定することが最も重要である．そののちに，形態所見や臨床所見に応じて，原発巣の同定を行う．
- 胚細胞腫瘍の好発年齢では，胚細胞腫瘍が前立腺内に転移もしくは発生することがあるので，その可能性は常に考慮する必要がある．
- 他臓器腫瘍で前立腺に浸潤する最も多い腫瘍は直腸癌であるが，診断自体は容易なことが多い．

表1 抗体の比較

	他の癌（転移性腫瘍）	前立腺癌	注意点
NKX3.1	陰性を示す	陽性を示す	小細胞癌では陰性を示す 稀に，去勢抵抗性前立腺癌は陰性を示す
PSA P501S PSMA	陰性を示す	陽性を示す	小細胞癌では陰性を示す 去勢抵抗性前立腺癌は陰性を示すことがある
CK7 CK20	原発臓器に応じた，陽性所見を示す	2種類とも陰性を示す	特異性が乏しい
胚細胞腫瘍マーカー（C-KIT, OCT3/4, SALL4）	胚細胞腫瘍では陽性を示す	陰性を示す	胚細胞腫瘍の鑑別に限定される

- アンドロゲン遮断療法が行われ，去勢抵抗性となった前立腺癌ではPSAやP501Sが陰性化することが少なくない．その他の前立腺癌マーカー（NKX3.1やPSMA）も陰性化することがあるので，前立腺癌の治療歴の確認は重要である．
- 前立腺原発の小細胞癌では，前立腺癌マーカーはすべて陰性であることが一般的である．原発を問わず小細胞癌治療は同じなので，原発部位にこだわる必要は乏しい．
- 前立腺における胚細胞腫瘍の診断は，鑑別診断として考慮されないと診断は難しい．
- 比較的若年に発生した前立腺内腫瘍においては，胚細胞腫瘍の可能性は常に考慮して，診断をする必要がある．

文献
1) Epstein JI, et al：Best practices recommendations in the application of immunohistochemistry in the prostate：report from the International Society of Urologic Pathology consensus conference. Am J Surg Pathol 2014；38：e6-e19.
2) Ulbright TM, Tickoo SK, Berney DM, et al. Best practices recommendations in the application of immunohistochemistry in testicular tumors：report from the International Society of Urological Pathology consensus conference. Am J Surg Pathol 2014；38：50-59.

図1 転移性前立腺腫瘍の所見

ⓐ胃癌転移症例の HE 所見：前立腺内にて，核の腫大した腫瘍細胞が腺管を形成したり，もしくは索状に増殖するのを認める．
ⓑ胃癌転移症例の NKX3.1 染色所見：腫瘍細胞に陰性所見を示す．
ⓒ胚細胞腫瘍（精巣）転移症例の HE 所見：前立腺内にて，セミノーマ細胞の増殖を認める．
ⓓ胚細胞腫瘍（精巣）転移症例の C-KIT 染色所見：腫瘍細胞（セミノーマ）の核に陽性所見を示す．
ⓔ胚細胞腫瘍（精巣）転移症例の SALL4 染色所見：腫瘍細胞（セミノーマ）の核に陽性所見を示す．

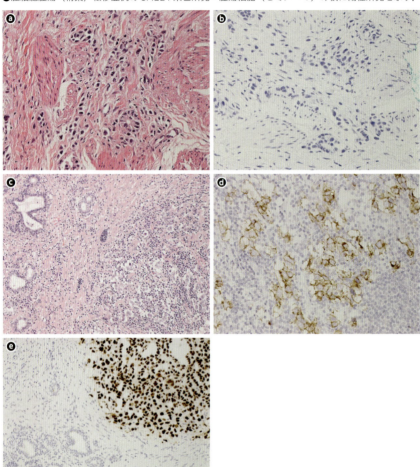

121 小円形腫瘍の鑑別

Ⅱ 診断編 ▶ 14 膀胱・前立腺

有効な抗体の組み合わせ	基本	▶ chromogranin A, synaptophysin, CD56, LCA, desmin
	オプション ▶	cytokeratin, CD3, CD20, CD43, CD56, CD99, myogenin, MyoD1

- 前立腺および膀胱に発生する小円形腫瘍の鑑別として，小細胞癌，悪性リンパ腫，白血病，各種肉腫（特に横紋筋肉腫）がある．
- それぞれ特徴的な組織像を示すので，それに応じた免疫染色を行う．
- 肉腫様癌や癌肉腫とは区別する必要がある．
- 小細胞癌や悪性リンパ腫では腫瘍細胞の挫滅傾向が顕著な症例が少なくなく，診断が困難になる．その一方，この所見が診断のカギになることもある．
- 小細胞癌は，通常の前立腺癌や尿路上皮癌を合併することが多い．
- 時に，白血病の経過中に"腫瘤"を形成することがある．
- 前立腺もしくは膀胱原発の肉腫症例は横紋筋肉腫が最も多く，若年発症が多い．

表1 抗体の比較

	小円形腫瘍	前立腺癌・尿路上皮癌	注意点
chromogranin A synaptophysin CD56	陽性を示す（小細胞癌）	陰性を示す	少なからず前立腺癌は陽性を示す
LCA CD3 CD20 CD56	陽性を示す（悪性リンパ腫）	陰性を示す	悪性リンパ腫の種類により，陽性となるマーカーが異なる
CD43 CD99	陽性を示す（CD43は骨髄性白血病，CD99はリンパが急性白血病）	陰性を示す	白血病の種類により，陽性となるマーカーが異なる
desmin myogenin MyoD1	陽性を示す（横紋筋肉腫）	陰性を示す	癌肉腫では陽性を示すことがある

Pitfall
- HE標本に基づく適切な鑑別診断が行われない場合には診断に必須で適切な抗体が存在せず，結果として誤った診断もしくは診断困難な状況に陥る．
- 挫滅の高度な症例や検体量が少量の症例では時に非特異的陽性所見がみられ，正確な診断が困難な場合がある．

文献
1) Epstein JI, et al : Best practices recommendations in the application of immunohistochemistry in the prostate ; report from the International Society of Urologic Pathology consensus conference. Am J Surg Pathol 2014 ; 38 : 6-19.
2) Amin MB, et al : Best practices recommendations in the application of immunohistochemistry in the bladder lesions ; report from the International Society of Urologic Pathology consensus conference. Am J Surg Pathol 2014 ; 38 : 20-34.

図1 前立腺癌と尿路上皮癌の所見
ⓐ前立腺癌原発小細胞癌の HE 染色所見：裸核状の腫瘍細胞の増殖を認める．
ⓑ前立腺癌原発小細胞癌の NKX3.1 染色所見：腫瘍細胞は陰性所見を示す．
ⓒ前立腺癌症例の synaptophysin 染色所見：腫瘍細胞はびまん性に陽性所見を示す．
ⓓ前立腺原発悪性リンパ腫（びまん性大細胞 B 細胞性リンパ腫）の HE 染色所見．
ⓔ前立腺原発悪性リンパ腫の CD20 染色所見：腫瘍細胞に陽性所見を示す．

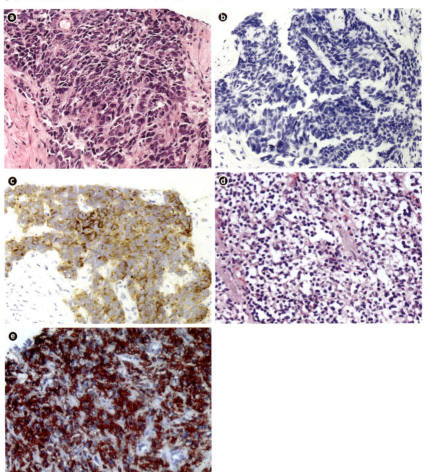

122 紡錘形細胞腫瘍の鑑別

II 診断編 ▶ 14 膀胱・前立腺

有効な抗体の組み合わせ		
基本	▶	平滑筋アクチン，cytokeratin，ALK，LCA，CD34，S100
オプション	▶	desmin，P53，myogenin，MyoD1

- 膀胱に発生する紡錘形細胞腫瘍の鑑別として，肉腫様癌，炎症性筋線維芽細胞腫瘍（inflammatory myofibroblastic tumor：IMT），各種良性軟部腫瘍，各種肉腫（特に横紋筋肉腫）がある．
- 前立腺に発生する紡錘形細胞腫瘍の鑑別として，prostatic stromal tumor of uncertain malignant potential（STUMP），間質肉腫（prostatic stromal sarcoma：PSS），消化管間質腫瘍（gastrointestinal stromal tumor：GIST），孤立性線維性腫瘍（solitary fibrous tumor：SFT），各種良性軟部腫瘍，各種肉腫（特に滑膜肉腫，横紋筋肉腫）がある．
- それぞれ特徴的な組織像を示すので，それに応じた免疫染色を行う．
- 肉腫様癌と肉腫とは区別する必要がある．
- STUMP および PSS に対する特異的抗体はない（CD34 やプロゲステロンレセプターが陽性を示すことが多い）．
- 前立腺もしくは膀胱原発の肉腫症例は横紋筋肉腫が最も多く，若年発症が多い．
- 前立腺の正常間質細胞が腫瘍細胞と混同されることがある．
- 検体採取方法により小細胞癌や悪性リンパ腫では紡錘形細胞様の形態を示すことがあるので，注意が必要である．

表1 抗体の比較

抗体	紡錘形細胞腫瘍	肉腫様癌	注意点
cytokeratin	多くは陰性 半数程度の IMT に陽性所見を示す（その多くはびまん性） 滑膜肉腫では一部陽性を示す	多くは陽性を示す	軟部腫瘍でも陽性を示すものがある
平滑筋アクチン	平滑筋系腫瘍および IMT は陽性を示す STUMP の一部が陽性を示す	時に陽性を示す	肉腫様癌ではしばしば陽性を示すことが少なくない
ALK	半数程度の IMT に陽性所見を示す	陰性を示す	
CD34	SFT は陽性を示す STUMP および PSS が陽性を示すことが多い	陰性を示す	肉腫様癌では時に陽性を示すことがある
C-KIT	GIST は陽性を示す	陰性を示す	
S100	神経系腫瘍は陽性を示す	陰性を示す	肉腫様癌では稀に陽性を示すことがある
desmin, myogenin, MyoD1	陽性を示す（横紋筋肉腫，平滑筋肉腫）	陰性を示す	肉腫様癌では稀に陽性を示すことがある

- ある程度正確に HE 診断が行われないと，適切な抗体が選択されず，結果として診断困難になる．
- 膀胱もしくは前立腺外から発生した腫瘍が鑑別対象になることがある．

文献　1) WHO Classification of Tumours Editorial Board：WHO editorial member. WHO Classification of Tumours, 5th Edition, Volume 8. Urinary and male genital tumours. IARC, 2022.

図1 IMT の所見
ⓐ IMT の HE 染色所見：好酸性の胞体を有する紡錘形腫瘍細胞の増殖を認める．
ⓑ IMT のサイトケラチン（AE1 / AE3）染色所見：腫瘍細胞は陰性所見を示す．
ⓒ IMT の ALK 染色所見：腫瘍細胞はび漫性に陽性所見を示す．
ⓓ IMT の平滑筋アクチン染色所見：腫瘍細胞はび漫性に陽性所見を示す．

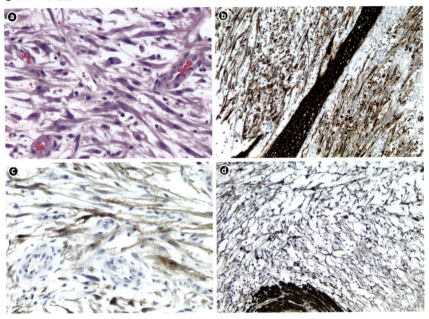

図2 STUMP の所見
ⓐ STUMP の HE 染色所見：核異型を伴た紡錘形腫瘍細胞の増殖を認める．
ⓑ STUMP の CD34 染色所見：腫瘍細胞は陽性所見を示す．
ⓒ STUMP の Ki67 染色所見：少数の腫瘍細胞に陽性所見を示す．
ⓓ 参考：PSS の Ki67 染色．多くの腫瘍細胞に陽性所見を示す．STUMP に比して，明らかに陽性細胞数が増加する．但し，診断上の明確なカットオフ値はない．

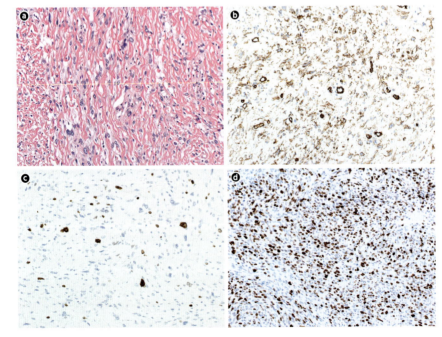

123 濾胞上皮由来腫瘍 vs 他臓器癌

有効な抗体の組み合わせ		
基本	▶	thyroglobulin, TTF-1, PAX8, CD10
オプション	▶	RCC, ER, PgR, HER2, GATA3

- 原発不明の甲状腺転移癌で多いのは,肺癌,腎細胞癌,乳癌などである.
- thyroglobulin が陽性であれば,甲状腺原発と考えてよい.
- TTF-1 が陽性であれば,甲状腺癌か,肺癌を考える.
- thyroglobulin が陰性で,PAX8 が陽性であれば,腎細胞癌の可能性を考え,CD10 や RCC で確認する.
- 上記のいずれもが陰性の場合は,乳癌の可能性を考慮する.
- 扁平上皮癌細胞がみられる場合,PAX8 陽性なら扁平上皮癌成分を伴う未分化癌や乳頭癌と考えられるが,陰性の場合は食道扁平上皮癌が甲状腺へ直接浸潤した可能性が高い[1].

表1 抗体の比較と注意点

	濾胞癌 乳頭癌	肺癌	腎細胞癌	乳癌	扁平上皮癌成分を伴う甲状腺癌	食道扁平上皮癌
thyroglobulin	+	−	−	−	−	−
TTF-1	+	+	−	−	−	−
PAX8	+	−	+	−	+	−
CD10 RCC	−	−	+	−	−	−
ER PgR HER2 GATA3	−	−	−	+	−	−

図1 濾胞癌と転移性腎細胞癌
ⓐ 濾胞癌(HE 染色),ⓑ 転移性腎細胞癌(HE 染色).

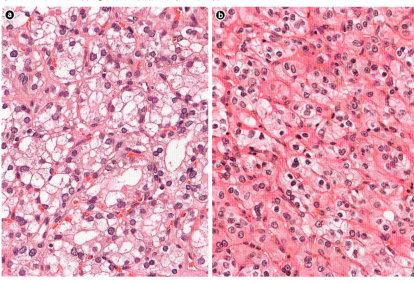

図2
濾胞腺腫内に転移した
腎細胞癌
(thyroglobulin)
被膜直下のthyroglobulin陽性部が濾胞腺腫で，陰性部が転移性腎細胞癌．

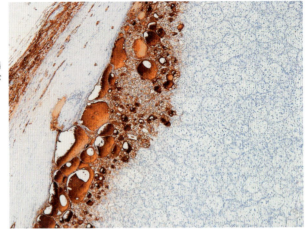

図3
扁平上皮癌成分を伴う
乳頭癌（PAX8）
写真左側が乳頭癌，
右側が扁平上皮癌成分．

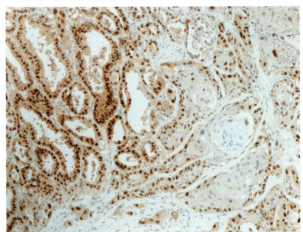

- 腎細胞癌は，肺転移巣を有さずに，しばしば単発性の濾胞腺腫内に転移するため，甲状腺原発腫瘍と混同されやすい[2]．

文献
1) Suzuki A, et al：Diagnostic significance of PAX8 in thyroid squamous cell carcinoma. Endocr J 2015；62：991-995.
2) Tanaka A, et al：Clinical, cytological, and pathological characteristics of metastatic renal cell carcinoma to the thyroid；a study of 14 cases at a Japanese single institution. Pathol Int 2023；73：351-357.

124 硝子化索状腫瘍 vs 乳頭癌

有効な抗体の組み合わせ	基本	▶ CK19, MIB1
	オプション ▶	高分子量 CK（34βE12），HBME-1, type-IV collagen, laminin

- 乳頭癌は CK19，高分子量 CK（34βE12），HBME-1 に陽性を示すが，硝子化索状腫瘍は陰性である[1]．
- 硝子化索状腫瘍の細胞膜は MIB1 陽性である[2,3]．
- 基底膜成分である type-IV collagen や laminin は，通常型乳頭癌では腫瘍胞巣周囲に膜状陽性を示す．硝子化索状腫瘍では，腫瘍胞巣周囲の膜状陽性に加えて，腫瘍胞巣内にも塊状の陽性物がみられる．

表1 抗体の比較と注意点

	硝子化索状腫瘍	乳頭癌	注意点
CK19	−	＋	濾胞型乳頭癌では陰性のことがある．
高分子量 CK（34βE12）	−	＋	濾胞状増殖部はしばしば陰性である．
HBME-1	−	＋	
MIB1（細胞膜）	＋	−	抗体，染色法により陰性を示すことがある[3]．
type-IV collagen laminin	胞巣周囲に膜状＋ 胞巣内に塊状＋	胞巣周囲に膜状＋	

図1 硝子化索状腫瘍
ⓐ 細胞膜が MIB1 に陽性を示す．
ⓑ type-IV collagen は腫瘍胞巣周囲に膜状に，腫瘍胞巣内に塊状に陽性を示す．

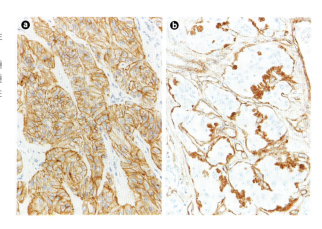

 Pitfall 最近の自動免疫染色装置では，硝子化索状腫瘍の細胞膜はしばしば MIB1 に陰性を示す．その場合，賦活を用手法で行い，その後を自動免疫染色装置で染色するとよい[3]．

文献
1) Hirokawa M, et al : Hyalinizing trabecular adenoma and papillary carcinoma of the thyroid gland express different cytokeratin patterns. Am J Surg Pathol 2000 ; 24 : 877-881.
2) Hirokawa M, et al : Cell membrane and cytoplasmic staining for MIB-1 in hyalinizing trabecular adenoma of the thyroid gland. Am J Surg Pathol 2000 ; 24 : 575-578.
3) Takada N, et al : Re-evaluation of MIB-1 immunostaining for diagnosing hyalinizing trabecular tumour of the thyroid : semi-automated techniques with manual antigen retrieval are more accurate than fully automated techniques. Endocr J 2018 ; 65 : 239-244.

125 篩状モルラ癌 vs 通常型乳頭癌

有効な抗体の組み合わせ	基本	β-catenin, ER, PgR
	オプション	thyroglobulin, adipophilin, biotin, Ki-67

- 篩状モルラ癌では，β-catenin は腫瘍細胞の核や細胞質に陽性局在を示す．正常濾胞上皮細胞や通常型乳頭癌の陽性局在は細胞膜である．
- 篩状モルラ癌は ER, PgR 強陽性である．モルラを構成する細胞は陰性である[1]．
- 篩状モルラ癌は thyroglobulin 陰性あるいは部分的に陽性である．
- 篩状モルラ癌では，adipophilin は核下部の細胞質に陽性を示す．通常型乳頭癌では核上部の隔壁性細胞質内空胞に陽性を示す[2]．
- peculiar nuclear clearing は多量の biotin を含んでいるため，biotin が陽性を示す．
- 篩状モルラ癌の Ki-67 標識率は通常型乳頭癌よりも高い．

表1 抗体の比較と注意点

	篩状モルラ癌	通常型乳頭癌	注意点
β-catenin	+（核・細胞質）	+（細胞膜）	モルラ細胞は陰性である
ER・PgR	+（核）	-	
thyroglobulin	-（ほとんどの腫瘍細胞）	+（内腔側の細胞膜）	
adipophilin	+（核下部の細胞質）	+（核上部の隔壁性細胞質内空胞）	
biotin	+（peculiar nuclear clearing）	-	ABC 法では偽陽性を示す
Ki-67 標識率	5〜10%	3%以下	標識率は予後と相関しない

図1 篩状モルラ癌
ⓐコロイドを含まない篩状構造（HE 染色）．
ⓑモルラ（矢印）（HE 染色）．

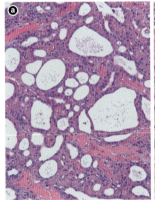 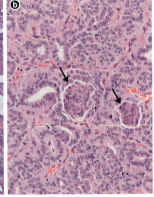

図2 篩状モルラ癌と通常型乳頭癌（β-catenin）

β-catenin は，ⓐ篩状モルラ癌では核と細胞質が陽性，ⓑ通常型乳頭癌では細胞膜が陽性．

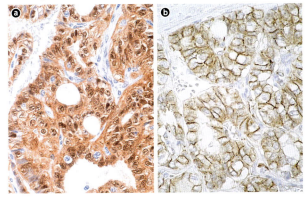

図3 篩状モルラ癌

腫瘍細胞の多くはⓐthyroglobulin 陰性．ⓑER は陽性を示すが，モルラを構成する細胞は陰性（矢印）．ⓒadipophilin の陽性局在は核下部細胞質．

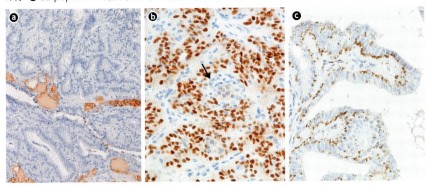

- 篩状モルラ癌には，大腸ポリポーシスを伴う遺伝性と，大腸ポリポーシスを伴わない散発性があるが，組織像や免疫染色では区別できない．
- ABC 法では，peculiar nuclear clearing は一次抗体の種類に関わらず偽陽性を示す．
- 篩状モルラ癌の Ki-67 標識率は通常型乳頭癌よりも高いが，予後は通常型乳頭癌よりも良好である[3]．

文献
1) Hirokawa M, et al：Morules in cribriform-morular variant of papillary thyroid carcinoma：Immunohistochemical characteristics and distinction from squamous metaplasia. APMIS 2004；112：275-282.
2) Takada N, et al：Cytoplasmic Lipid Accumulation Characteristic of the Cribriform Variant of Papillary Thyroid Carcinoma. Pathobiology 2017；84：251-257.
3) Hirokawa M, et al：Cribriform-Morular Variant of Papillary Thyroid Carcinoma Shows High Ki-67 Labeling Indices, despite Its Excellent Prognosis. Pathobiology 2019；86：248-253.

126 乳頭癌 vs 濾胞腺腫・濾胞癌

有効な抗体の組み合わせ	基本	▶ CK19，HBME-1，galectin-3
	オプション	▶ p63，CD56

- 基本的には，乳頭癌は CK19，HBME-1，galectin-3 のいずれかに陽性を示し，濾胞腺腫・濾胞癌は陰性である．
- p63 は乳頭癌で陽性を示すことがあるが，濾胞腺腫・濾胞癌は陰性である．
- CD56 の発現は乳頭癌や濾胞癌で低下し，濾胞腺腫では低下しないことから，濾胞型乳頭癌と濾胞腺腫の鑑別に役立つとされている[1]．

表1 抗体の比較と注意点

	乳頭癌	濾胞腺腫・濾胞癌	注意点
CK19 HBME-1	+	−	濾胞型乳頭癌では，陽性率が低下する
galectin-3	+	−	濾胞腺腫・濾胞癌で陽性を示す症例がある
p63	+	−	乳頭癌の陽性率は低い
CD56	発現の低下	濾胞癌では発現の低下	良性濾胞上皮細胞・濾胞腺腫は陽性を示す

図1 濾胞型乳頭癌と濾胞癌

濾胞型乳頭癌（ⓐ HE 染色，ⓒ CK19）と濾胞癌（ⓑ HE 染色，ⓓ CK19）．

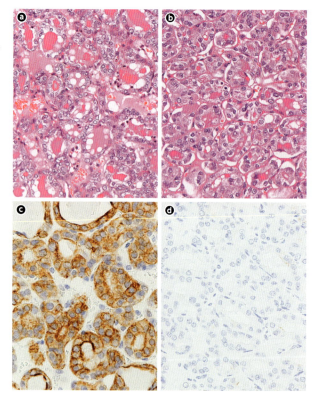

- 乳頭癌か，濾胞腺腫・濾胞癌かの鑑別は，基本的には，乳頭癌に特徴的な核所見（すりガラス状核，核の溝，核形不整，核内細胞質封入体）の有無で判断する．
- 乳頭癌の核かどうか判断に苦慮する場合は，上記の免疫染色を行っても解釈が難しいことが多く，免疫染色が鑑別に役立つ例は少ない．その際，悪性度不明な高分化腫瘍（well-differentiated tumor with uncertain malignant potential：WDT-UMP）・高分化癌 NOS (well-differentiated carcinoma, not otherwise specified：WDC-NOS）の診断名を用いるのが妥当である[2]．

文献 1) Pyo JS, et al：Diagnostic value of CD56 immunohistochemistry in thyroid lesions. Int J Biol Markers 2018；33：161-167.
2) 日本内分泌外科学会，日本甲状腺病理学会：甲状腺取扱い規約，第9版．金原出版，2023, p.24-25.

memo

127 甲状腺内胸腺癌 vs 低分化癌

有効な抗体の組み合わせ	基本	▶ CD5，PAX8，TTF-1
	オプション ▶	thyroglobulin，p63，高分子量 CK（34βE12），chromogranin A，synaptophysin，CEA

- 甲状腺内胸腺癌は，縦隔胸腺癌と同様に CD5 陽性を示し，PAX8，TTF-1，thyroglobulin は陰性である．低分化癌の染色性は逆である．
- 甲状腺内胸腺癌では，神経内分泌細胞（chromogranin A 陽性，synaptophysin 陽性）が散見される．
- 甲状腺内胸腺癌は，p63 陽性，高分子量 CK（34βE12）陽性で，扁平上皮への分化を示す．腺管形成細胞は CEA 陽性である．

表1 抗体の比較と注意点

	甲状腺内胸腺癌	低分化癌	注意点
CD5	+（細胞膜）	-	CD5 陰性の甲状腺内胸腺癌がある
PAX8	-	+	ポリクローナル抗体を使うと，甲状腺内胸腺癌が陽性を示すことがある
TTF-1 thyroglobulin	-	+	TTF-1 陰性，thyroglobulin 陰性の低分化癌がある
chromogranin A synaptophysin	+（陽性細胞は散在性に分布）	-	
CEA	+（腺管形成部）	-	CEA 陽性の低分化癌がある
p63 高分子量 CK（34βE12）	+	+（時に）	良性濾胞上皮細胞・濾胞腺腫は陰性を示す

図1 甲状腺内胸腺癌と低分化癌

甲状腺内胸腺癌：ⓐ CD5，ⓑ PAX8，ⓒ TTF-1，ⓓ thyroglobulin．
低分化癌：ⓔ CD5，ⓕ PAX8，ⓖ TTF-1，ⓗ thyroglobulin．

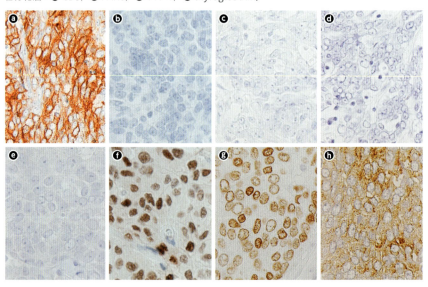

図2 甲状腺内胸腺癌
ⓐ chromogranin A. ⓑ synaptophysin. ⓒ CEA.

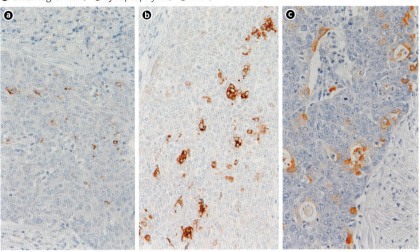

 Pitfall
- CD5 陰性の場合でも，甲状腺内胸腺癌は否定できない[1]．
- ポリクローナルや N 末端を認識するモノクローナルの PAX8 抗体を使用すると，交叉反応により甲状腺内胸腺癌が陽性を示すことがある[2]．

文献
1) Hirokawa M, et al：Intrathyroidal epithelial thymoma/carcinoma showing thymus-like differentiation；comparison with thymic lymphoepithelioma-like carcinoma and a possibility of development from a multipotential stem cell. APMIS 2013；121：523-530.
2) Suzuki A, et al：Utility of monoclonal PAX8 antibody for distinguishing intrathyroid thymic carcinoma from follicular cell-derived thyroid carcinoma. Endocr J 2018；65：1171-1175.

memo

128 髄様癌 vs 濾胞上皮性腫瘍

Ⅱ 診断編 ▶ 15 甲状腺

有効な抗体の組み合わせ	基本 ▶ calcitonin, CEA, thyroglobulin
	オプション ▶ chromogranin A, synaptophysin

- 髄様癌は多彩な増殖パターン，細胞形を示すので，免疫染色の有用性は高い．
- 髄様癌は，calcitonin 陽性，CEA 陽性，chromogranin A 陽性，synaptophysin 陽性で，thyroglobulin は陰性である．
- calcitonin 産生が確認できない場合，髄様癌と診断すべきではない．
- 悪性度の高い髄様癌では，calcitonin の染色性が弱く，CEA の染色性が強い傾向がある．

表1 抗体の比較と注意点

	髄様癌	濾胞上皮性腫瘍	注意点
calcitonin	+	-	高悪性度の場合は，陽性細胞が少なく，染色性が弱い
CEA	+	-	稀に濾胞上皮性腫瘍が陽性を示す
chromogranin A synaptophysin	+	-	神経内分泌細胞への分化を意味するが，髄様癌の診断根拠にはならない
thyroglobulin	-	+	髄様癌細胞はしばしば偽陽性を示す

図1 偽乳頭型髄様癌と偽濾胞型髄様癌
偽乳頭型髄様癌：ⓐ HE 染色，ⓑ calcitonin．
偽濾胞型髄様癌：ⓒ HE 染色，ⓓ calcitonin．

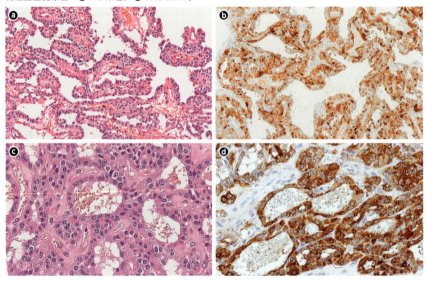

293

図2 髄様癌
ⓐ非腫瘍性甲状腺濾胞が腫瘍内に取り残されている（HE 染色）．ⓑ髄様癌細胞が甲状腺濾胞内に浸潤している（calcitonin）．ⓒ髄様癌細胞が thyroglobulin に偽陽性を示す（thyroglobulin）．

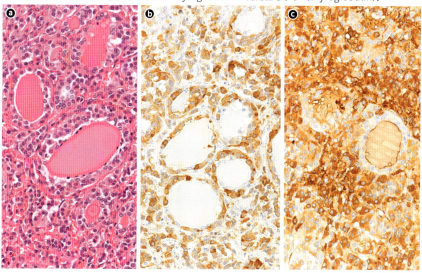

 Pitfall
- 甲状腺濾胞が腫瘍内に取り残されている場合，しばしば周囲の髄様癌細胞が thyroglobulin に偽陽性を示す．
- chromogranin A 陽性，synaptophysin 陽性，calcitonin 陰性の場合は，単に神経内分泌癌と診断する．
- 血中 calcitonin 高値の場合，calcitonin の免疫細胞化学染色は絶対的適応ではない[1]．

文献 | 1) Suzuki A, et al：Fine-needle aspiration cytology for medullary thyroid carcinoma：a single institutional experience in Japan. Endocr J 2017；64：1099-1104.

memo

129 副甲状腺腺腫 vs 濾胞腺腫

有効な抗体の組み合わせ	基本 ▶ PTH, GATA3, thyroglobulin, TTF-1, PAX8
	オプション ▶ chromogranin A

- PTH は副甲状腺腺腫の細胞質に陽性を示すが，染色性は弱く，局所的である．
- GATA3 は副甲状腺腺腫の核に強陽性を示す．濾胞腺腫は陰性である．
- thyroglobulin, TTF-1, PAX8 は濾胞腺腫に陽性で，副甲状腺腺腫は陰性である．
- chromogranin A は PTH よりも強い陽性を示すが，特異度がやや劣る．

表1 抗体の比較と注意点

	副甲状腺腺腫	濾胞腺腫	注意点
PTH	+（細胞質）	−	副甲状腺腺腫の染色性は弱く，局所的で，陰性のこともある
GATA3	+（核）	−	
thyroglobulin	−	+	
TTF-1	−	+	
PAX8	−	+	ポリクローナルの場合は，副甲状腺細胞が陽性を示すことがある
chromogranin A	+	−	髄様癌も陽性を示す

図1 副甲状腺腺腫　ⓐⓑ HE 染色．ⓒ thyroglobulin 陰性．ⓓ TTF-1 陰性．ⓔ PTH 陽性．ⓕ GATA3 陽性．

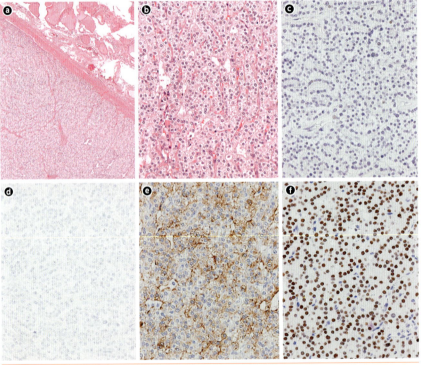

- 副甲状腺腺腫は甲状腺内に発生することがあるので，高カルシウム血症がある場合には，濾胞性腫瘍と副甲状腺腺腫との鑑別が必要である．
- 副甲状腺腺腫は時に PTH が陰性を示すことがあり，GATA3 の方が信頼性は高い[1]．

文献 1) Takada N, et al：Diagnostic value of GATA-3 in cytological identification of parathyroid tissues. Endocr J 2016；63：621-626.

130 MALTリンパ腫 vs 橋本病

有効な抗体の組み合わせ	基本	▶ CK AE1/AE3, CD20, CD23
	オプション ▶	κ, λ, CD10, bcl-2, UCHL1, CD3

- CK AE1/AE3 と CD20 で, packing（濾胞腔内におけるリンパ腫細胞の充填）や lymphoepithelial lesion（リンパ腫細胞と濾胞上皮細胞からなる集合巣）を容易に確認することができる.
- 腫大し, 変形した胚中心における CD23 陽性樹状細胞突起の消失は, follicular colonization（胚中心内へのリンパ腫細胞の浸潤）を示唆する.
- 形質細胞への分化を伴う MALT リンパ腫では, 軽鎖制限がみられる.

表1 抗体の比較と注意点

	MALT リンパ腫	橋本病	注意点
CK AE1/AE3, CD20, UCHL1, CD3	packing・lymphoepithelial lesion を示すリンパ球は CD20 陽性	lymphoepithelial lesion を示すリンパ球は UCHL1・CD3 陽性	
CD23	胚中心内の CD23 陽性樹状細胞突起の消失	CD23 陽性樹状細胞突起は胚中心内にびまん性に存在	樹状細胞突起の消失域が小さい場合は有意に取らない
κ, λ	形質細胞への分化を示す場合に軽鎖制限あり	軽鎖制限なし	MALT リンパ腫の多くは軽鎖制限が確認できない
CD10	胚中心内に陽性細胞が消失・減少	胚中心内に陽性細胞	濾胞性リンパ腫は陽性
bcl-2	陽性・陰性どちらの場合もある	胚中心は陰性	濾胞性リンパ腫は陽性

図1 MALT リンパ腫, packing
ⓐ HE 染色. ⓑ CK AE1/AE3. ⓒ CD20.

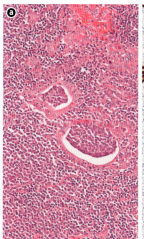
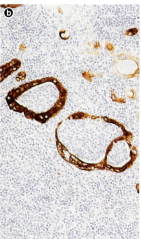
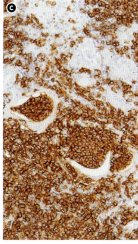

図2 MALTリンパ腫, lymphoepithelial lesion
ⓐ HE染色. ⓑ CK AE1/AE3. ⓒ CD20.

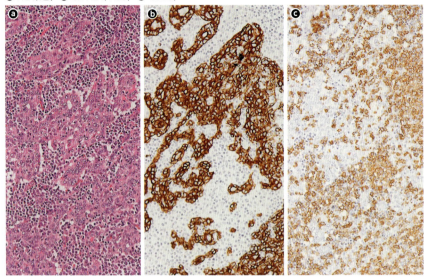

図3 MALTリンパ腫, follicular colonization
ⓐ HE染色. ⓑ CD10. ⓒ CD23.

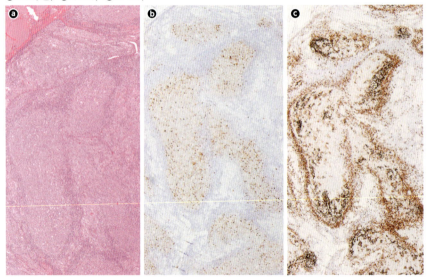

- 橋本病でも lymphoepithelial lesion がみられることがある. この場合に関与するリンパ球はT細胞（UCHL1・CD3陽性）である.
- 免疫染色にて軽鎖制限が確認できなくても, フローサイトメトリー（CD45ゲーティング検査）では, 軽鎖制限が確認できる[1].

文献 1) Hirokawa M, et al：Preoperative diagnostic algorithm of primary thyroid lymphoma using ultrasound, aspiration cytology, and flow cytometry. Endocr J 2017；64：859-865.

131 線維腫症様の間質を伴う乳頭癌 vs 間質線維化反応を伴う乳頭癌

有効な抗体の組み合わせ	基本	▶ β-catenin
	オプション ▶	α-SMA, CD34

- 線維腫症様の間質を伴う乳頭癌は，線維腫症様の間質を特徴とする乳頭癌のサブタイプであり，間質線維化反応（desmoplastic reaction：DR）を伴う乳頭癌との区別が難しい．
- 線維腫症様の間質を伴う乳頭癌の間質にみられる紡錘形細胞では，β-catenin が核や細胞質に陽性を示す[1,2]．α-SMA は陽性のこともあるし，陰性のこともある．
- DR にみられる線維芽細胞では，β-catenin は細胞膜のみに陽性で，核や細胞質は陰性である．α-SMA は陽性を示す．
- 線維腫症様の間質を伴う乳頭癌細胞には *BRAF* V600E 遺伝子変異が，間質の紡錘形細胞には *CTNNB1* 遺伝子変異が報告されている[3]．

表1 抗体の比較と注意点

	線維腫症様の間質を伴う乳頭癌	間質線維化反応を伴う乳頭癌	注意点
β-catenin	＋（核・細胞質）	＋（細胞膜）	染め分けができないクローンがある
α-SMA	＋／－	＋	
CD34	－	－	

図1 線維腫症様の間質を伴う乳頭癌
ⓐ HE 染色．ⓑ β-catenin：間質の紡錘形細胞は核と細胞質が陽性，乳頭癌細胞（左下）は細胞膜が陽性．ⓒ α-SMA：間質の紡錘形細胞は陰性．

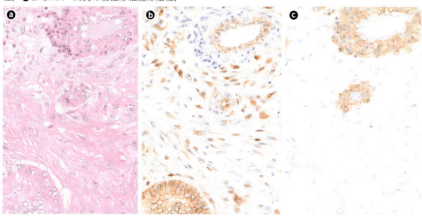

図2 間質線維化反応を伴う乳頭癌
ⓐ HE 染色. ⓑ β-catenin：線維芽細胞は細胞膜が陽性. ⓒ α-SMA：線維芽細胞は陽性.

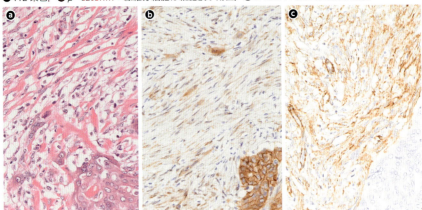

- 細胞膜に陽性局在を示すも，核や細胞質に陽性を示さない β-catenin のクローンがあるので，軟部腫瘍の線維腫症（デスモイド）や唾液腺の基底細胞腺腫で陽性局在を事前に確認する．

文献
1) An J, et al：Clinicopathological features of 70 desmoid-type fibromatoses confirmed by β-catenin immunohistochemical staining and CTNNB1 mutation analysis. PLoS ONE 2021; 16: e0250619.
2) Heim-Hall J, et al: Application of Immunohistochemistry to Soft Tissue Neoplasms. Arch Pathol Lab Med 2008; 132: 476–489.
3) Takada N, et al：Immunohistochemical and Molecular Analyses Focusing on Mesenchymal Cells in Papillary Thyroid Carcinoma with Desmoid-Type Fibromatosis. Pathobiology 2018; 85: 300-303.

memo

132 低分化癌 vs 未分化癌

有効な抗体の組み合わせ	基本	▶ E-cadherin
	オプション ▶	β-catenin, PAX8, TTF-1, Thyroglobulin, Ki-67

- 甲状腺未分化癌は甲状腺癌のなかで最も悪性度の高い腫瘍であるが，未分化癌と高分化癌の中間的性格をもつ低分化癌や転移癌との鑑別は必ずしも容易ではない．
- E-cadherin が陽性であれば低分化癌を，発現が減弱あるいは陰性化していれば未分化癌を考える．
- β-catenin は通常細胞膜に陽性局在を示すが，*CTNNB1* 遺伝子変異を伴う未分化癌では，核・細胞質に陽性局在を示す．この表現は低分化癌でもみられることがある（7%）．
- 濾胞上皮マーカー（PAX8，TTF-1，thyroglobulin）の陽性率は低分化癌のほうが未分化癌より高い．
- 濾胞上皮マーカーは未分化であるほど thyroglobulin，TTF-1，PAX8 の順に陰性化する．

表1 抗体の陽性率の比較

	低分化癌	未分化癌
E-cadherin	100%	10%
β-catenin	細胞膜：100% 細胞質：73% 核：7%	細胞膜：83% 細胞質：90% 核：72%
PAX8	92〜100%	50〜75%
TTF-1	79〜100%	0〜25%
Thyroglobulin	67〜92%	0〜17%（focal）
Ki-67 標識率	10-30%	> 30%

図1 低分化癌
ⓐ HE 染色．ⓑ E-cadherin 免疫染色．

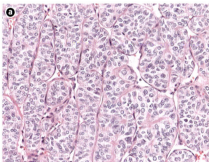
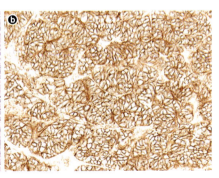

図2 未分化癌

ⓐ HE 染色. ⓑ E-cadherin 免疫染色.

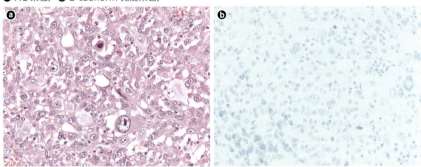

図3 β-catenin が核・細胞質に陽性を示す未分化癌

β-catenin 免疫染色.

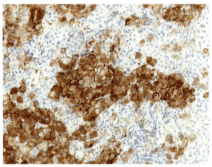

Pitfall
- 低分化癌成分が混在する未分化癌症例では，免疫染色結果の判断が難しくなる．
- β-catenin の核・細胞質局在は *CTNNB1* 遺伝子変異を示す篩状モルラ癌でも観察される．

文献
1) Kanematsu R, et al: Evaluation of E-cadherin and β-catenin immunoreactivity for determining undifferentiated cells in anaplastic thyroid carcinoma. Pathobiology 2021; 88: 351-358.
2) Suzuki A, et al: Diagnostic significance of PAX8 in thyroid squamous cell carcinoma. Endocr J 2015; 11: 991-995.

memo

133 内分泌腫瘍の免疫染色総論

II 診断編 ▶ 16 その他の内分泌器

有効な抗体の組み合わせ	基本	▶ chromogranin A, synaptophysin, INSM1, 各産生ホルモン
	オプション	▶ Ki-67, p53, RB1, SSTR2, SSTR5

解説

- 内分泌細胞は大きく次の3つに分けられる[1].
  ① ステロイドホルモン産生細胞：副腎皮質・性腺
  ② 甲状腺濾胞上皮細胞
  ③ 神経内分泌細胞：全身臓器に広く分布し，ペプチドホルモンを産生する．下垂体前葉細胞，副甲状腺主細胞，甲状腺C細胞，上気道・肺神経内分泌細胞，消化管・膵臓神経内分泌細胞，乳腺神経内分泌細胞，皮膚メルケル細胞，傍神経節，副腎髄質など．
- 神経内分泌細胞の同定には synaptophysin, chromogranin A, CD56, PGP9.5, neuron-specific enolase, INSM1 などが用いられるが，その中では chromogranin A, INSM1 の特異性が高いとされる．
- 神経内分泌細胞には「上皮性」「非上皮性」があり，傍神経節，副腎髄質は「非上皮性」，それ以外は「上皮性」である．「非上皮性」の神経内分泌細胞も神経内分泌マーカーは陽性であるものの，上皮系マーカー（AE1/3, CAM5.2 など）は一般的に陰性であるため，鑑別に有用である．
- 神経内分泌腫瘍（NET）については，全身臓器で見られる神経内分泌腫瘍について膵臓NETに準拠する統一したグレード（NET（G1/G2/G3），NECの4段階）にする考えがあるが，各臓器に発生するNETは形態こそ類似するものの，臓器ごとで発生頻度，悪性度も全く異なるため，統一は難しく，議論が続いている．

表1 内分泌細胞における発現抗体の比較

	ステロイドホルモン産生細胞	甲状腺濾胞上皮細胞	神経内分泌細胞 上皮	神経内分泌細胞 非上皮 副腎髄質・傍神経節	非内分泌上皮細胞
	副腎皮質・性腺				
synaptophaysin	+	-	+	+	-
chromogranin A	-	-	+	+	-
INSM1	-	-	+	+	-
inhibin α	+			+ (pseudohy-poxia-related の場合)	
AE1/3	-〜focal に +	+	+	-	+
CAM5.2	-〜focal に +	+	+	-	+
GATA3	-	-	-（下垂体前葉細胞の一部／副甲状腺主細胞に+）	+	-（尿路・乳腺・皮膚扁平上皮に+）
TTF-1	-	+	-（肺に+※）	-	-（肺腺上皮に+）
Thyroglobulin	-	+	-	-	-
SF-1	+	-	-（下垂体前葉細胞の一部に+）	-	-

＊正常では肺の神経内分泌細胞に陽性．神経内分泌癌の場合は，肺のみならず，前立腺など多臓器由来で陽性となることに注意．

図1 直腸カルチノイド

ⓐ HE：粘膜下層深部から索状，胞巣状に増殖するカルチノイドが見られる．**ⓑ** Chromogranin A：細胞質に顆粒状に陽性．**ⓒ** Synaptophysin：強く陽性．**ⓓ** INSM1：腫瘍細胞の核に強く陽性

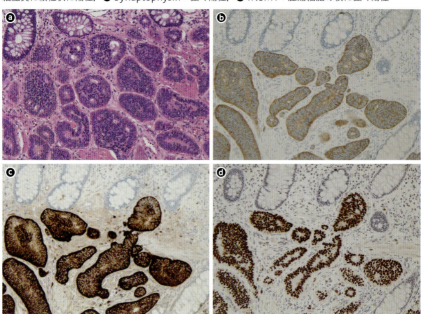

- いずれの抗体も例外に注意．Synaptophysin 陽性のみで神経内分泌分化とはいえず，HE や他染色との対比が重要である．

文献
1) Asa SL, et al：Attendees of the 15th Meeting of the International Pituitary Pathology Club, Istanbul October 2019. Pituitary neuroendocrine tumors: a model for neuroendocrine tumor classification. Mod Pathol 2021; 34: 1634-1650.

memo

134 下垂体神経内分泌腫瘍（Pituitary Neuroendocrine Tumor: PitNET）に必要な免疫染色

有効な抗体の組み合わせ	基本	転写因子（PIT1, TPIT, SF1, GATA3, ERα），産生ホルモン（GH, PRL, TSH, ACTH, FSH, LH），CAM5.2
	オプション	Ki-67, SSTR2, SSTR5

- 第5版 WHO2022 から，「下垂体腺腫」は「下垂体神経内分泌腫瘍」（Pituitary Neuroendocrine Tumor: PitNET）と名称変更され，他の内分泌腫瘍と同様に，ICD-O コードは3．「悪性」の扱いに変更された[1]．
- 下垂体前葉細胞は3種類の転写因子（PIT1, TPIT, SF1）によって3つのファミリーに分けられ，それぞれ PIT1 は成長ホルモン（GH），プロラクチン（PRL），甲状腺刺激ホルモン（TSH）産生を規定し，TPIT は副腎皮質ホルモン（ACTH），そして SF1 は卵胞刺激ホルモン（FSH），黄体形成ホルモン（LH）を規定する．
- 第5版 WHO2022 では，ホルモン染色のみならず，正確な診断には転写因子染色の施行が推奨されており[1]，臨床症状を勘案した症例ごとの染色を選択する必要がある．
- PitNET には，次のような侵襲性の高い high-risk なサブタイプが存在することを認識しておく[1]．術前にそれらを完全に認識することは困難であるため，組織学的な検討が必要である．
  - Immature PIT1-lineage tumours：PIT1 系腫瘍．細胞異型が強い．PIT1 系のホルモンは限定的に陽性．
  - Acidophil stem cell tumours：PIT1 系腫瘍．Giant mitochondria を持ち，部分的な PRL 産生，限定的な GH 産生あり．
  - Non-functional "silent" corticotroph tumours：臨床的に非機能性．TPIT 陽性，ACTH が部分陽性．
  - Crooke cell tumours：腫瘍全体が Crooke cell からなる TPIT 系腫瘍．
  - Null cell tumours：転写因子，ホルモン染色すべてが陰性．
  - Sparsely granulated somatotroph tumours（図1）

表1 抗体の比較

PIT1	PIT1 系細胞（GH, PRL, TSH 産生細胞）に陽性．PIT1 系腫瘍は3種類のホルモン産生性が種々の程度で混在することがある．
TPIT	TPIT 系細胞（ACTH 産生細胞）に陽性．TPIT 系腫瘍には臨床的に Cushing 病を呈するタイプと，非機能性のタイプとがある．
SF1	SF1 系細胞（FSH, LH 産生細胞）に陽性．SF1 系腫瘍の多くは非機能性．
GATA3	SF1 系細胞，TSH 産生細胞に陽性．
ERα	PRL 産生細胞に陽性．
SSTR2, SSTR5	ソマトスタチンアナログの治療効果予測として用いられる．陽性度評価は Volante らの分類（Score 0：完全陰性，Score 1：細胞質のみに陽性，Score 2：50%未満の腫瘍細胞の細胞膜に陽性，Score 3：50%より多い腫瘍細胞の細胞膜に陽性）をはじめとして，いくつか提唱されている．
CAM5.2	多くの PitNET では様々な様式で陽性であるが，SF1 系腫瘍，PIT1 系腫瘍の一部では陰性であり，PitNET で全例が陽性ではないことに注意．
Ki-67	実測値を記載するのが望ましい．ただし，悪性度を示唆する明確なカットオフ値は示されていない．

図1 Sparsely granulated somatotroph tumor

ⓐ HE：偏在性の核，fibrous body に相当する封入体様細胞質が見られる．ⓑ CAM5.2：核に接する細胞質に丸い fibrous body が見られる．ⓒ PIT1：腫瘍細胞の核に陽性．ⓓ GH：弱陽性．

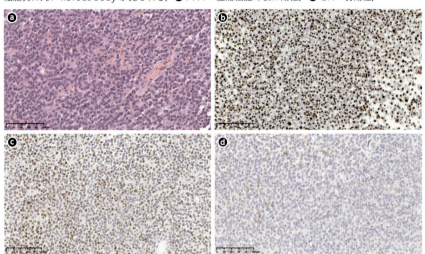

- PitNET は全例が CAM5.2 陽性ではない．
- ホルモン染色のみで PitNET を正確に分類することは難しい．

文献
1) Mete O. WHO Classification of Tumours online//Endocrine and Neuroendocrine Tumours(5th ed.) // Pituitary tumours //Pituitary tumours: Introduction. 2022. Available from: https://tumourclassification.iarc.who.int/chaptercontent/53/3[Last Accessed: 2023 / 10 / 18].
2) Volante M, et al：Somatostatin receptor type 2A immunohistochemistry in neuroendocrine tumors: a proposal of scoring system correlated with somatostatin receptor scintigraphy. Mod Pathol. 2007; 20: 1172-1182.

memo

135 副甲状腺

有効な抗体の組み合わせ	基本	▶ PTH
	オプション	▶ parafibromin, chromogranin A, INSM1, GATA-3, MIB1,

- 副甲状腺には主細胞と好酸性細胞が存在し，主細胞により強く parathyroid hormone（PTH）陽性となる．主細胞は神経内分泌細胞であるため，synaptophysin, chromogranin A，INSM1 も陽性である．
- 副甲状腺の好酸性細胞は chromogranin A に強い陽性像を示さないが，腫瘍の多く（75%以上）が好酸性細胞からなる好酸性腺腫は無症候性である割合は低く，PTH 産生能を含めた神経内分泌活性を持つことが多い[1]．
- PTH 発現の強さは，正常副甲状腺細胞＞過形成＞副甲状腺腺腫・癌の順で弱くなり[2]，陰性化する例も経験される．
- WHO2022[3]では，ⅰ）血管浸潤，ⅱ）リンパ管浸潤，ⅲ）神経周囲浸潤，ⅳ）隣接構造/臓器への「悪性性の」浸潤，ⅴ）転移のうち，少なくとも 1 項目に該当する場合に，病理組織学的な副甲状腺癌と定義され，これまで用いられてきた肥厚した線維隔壁（fibrous bnad）は除外されている．
- 副甲状細胞は，甲状腺濾胞上皮が陽性となる thyroglobulin や TTF-1，monoclonal の PAX8 は陰性であるため，鑑別に役立つ．
- CDC73 遺伝子がコードする Parafibromin 蛋白の欠失が，副甲状腺癌の診断に役立つ場合がある[3]（図1）．同染色は散発性の腺腫では保持されるが，常染色体顕性遺伝疾患である副甲状腺機能亢進症顎腫瘍症候群に発生する副甲状腺腺腫では陰性となる．Parafibromin 蛋白の欠失は転移の有無で分けると感度 100%，特異度 85%，浸潤の有無では感度 58%，特異度 100%の報告がある[4]．
- 免疫染色では高い Ki-67 陽性細胞率（＞50%）は癌の診断に役立つが，p53 の異常発現は腺腫でも見られ，鑑別には有用ではないとの記載がある[2]．

図 1　副甲状腺腫瘍における免疫染色
ⓐ 副甲状腺腺腫 HE：辺縁に既存の副甲状腺（normal rim）が見られる．
ⓑ PTH：腺腫における PTH の染色性は normal rim よりもやや弱い．
ⓒ 副甲状腺腺腫 HE，parafibromin：淡明がかった細胞の充実性増生が見られる．腫瘍細胞の parafibromin は保持されている．
ⓓ 副甲状腺癌 HE，parafibromin：索状に配列する腫瘍が見られ，prafibromin は欠失している．
（cd：画像提供：伊藤病院病理診断科，川井田みほ先生）

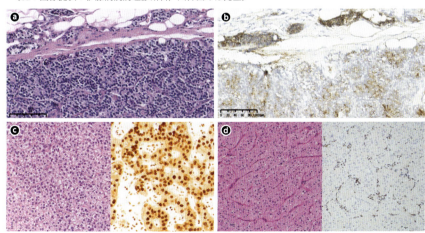

- PTH染色は過形成・腫瘍において陰性化する場合もある．
- parafibromin染色は，特定の遺伝性疾患に発生する腺腫においても陰性化する．

文献
1) Howson P, et al：Oxyphil Cell Parathyroid Adenomas Causing Primary Hyperparathyroidism: a Clinico-Pathological Correlation. Endocr Pathol. 2015; 3: 250-254.
2) Shin SJ, et al："Parathyroid Gland" in CHAPTER10 Immunohistology of Endocrine Tumors. DABBS DJ eds. Diagnostic Immunohistochemistry. 5th edition. ELSEVIER, 2019, pp.367-370.
3) WHO Classification of Tumours online//Endocrine and Neuroendocrine Tumours (5th ed.) //Parathyroid tumours //Parathyroid tumours: Introduction. 2022. Available from: https://tumourclassification.iarc.who.int/chaptercontent/53/67 [Last Accessed; 2023/11/12].
4) Gao Y, et al：Diagnostic significance of parafibromin expression in parathyroid carcinoma. Hum Pathol. 2022; 127: 28-38.

memo

136 副腎皮質

有効な抗体の組み合わせ	基本	▶ SF-1
	オプション	▶ CYP11B1，CYP11B2，Ki-67，collagen IV，Melan-A，calretinin，α-inhibin，synaptophysin

- 副腎皮質細胞由来を証明するにはSF-1が最も有用なマーカーであるが，過固定に注意が必要．Melan-A，calretinin，α-inhibin，synaptophysinも陽性となるが特異性は高くない．ケラチンは陰性から部分陽性を示す（図1）．
- cytochrome P450 family 11 subfamily B member 1（CYP11B1）はコルチゾール産生性，CYP11B2はアルドステロン産生性を示す良いマーカーとなる．特にアルドステロン産生病巣は画像的，また手術材料において肉眼的に認識することが難しいほど小さい（1cm未満）ことがある．近年，histopathology of primary aldosteronism（HISTALDO）分類による分類が提唱され[1]，CYP11B2染色を用いた検討が有用である（図2）．
- collange IV染色は構造異常の評価（完全消失／個細胞単位で取り囲まれる所見）に有用である．
- Ki-67陽性細胞率による悪性度分類は無いが，副腎皮質癌は5％を超えることが多く，15％を超えると再発リスクが高く，予後不良とされる[2]．皮質癌の一部ではp53過剰発現が見られる．

図1 副腎皮質癌
ⓐ HE：血管を介在しながら充実性に増殖する．
ⓑ CAM5.2：部分的に陽性を示す．
ⓒ SF-1：腫瘍細胞の核に陽性．
ⓓ Ki-67：38％．本例は肝臓へ浸潤する10cm大の副腎皮質癌であった．

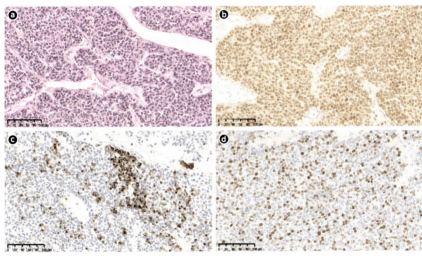

図2 CYP11B2 染色

ⓐ アルドステロン産生腺腫．20mm 大の腺腫はびまん性に CYP11B2 陽性を示す．．
ⓑ 臨床的な原発性アルドステロン症の症例．肉眼的に認識は難しかったが，副腎皮質に 1mm 未満の CYP11B2 陽性細胞巣が多数見られ，臨床状況と併せてアルドステロン産生病巣と考え，multipole aldosterone producing micronodule と判断した．

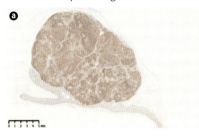
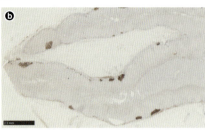

Pitfall
- 副腎皮質癌であってもケラチンは完全陰性とは限らない．

文献
1) Williams TA, et al : International Histopathology Consensus for Unilateral Primary Aldosteronism. J Clin Endocrinol Metab 2021; 106: 42-54.
2) Endocrine and Neuroendocrine Tumours (5th ed.) //Adrenal gland tumours /Lesions in the adrenal cortex//Adreal cortical tumours//Adrenal cortical carcinoma. 2022. Available from: https://tumour-classification.iarc.who.int/chaptercontent/53/95[Last Accessed; 2023/11/7]

memo

137 副腎髄質・傍神経節

有効な抗体の組み合わせ	基本	▶ chromogranin A
	オプション ▶	S-100, Ki-67, SDHB, カテコールアミン合成酵素, INSM1, GATA-3

- 褐色細胞腫・paraganglioma（PPGL）の最も良いマーカーは chromogranin A である．
- PPGL は頭頚部（副交感神経系）と胸腹部（交感神経系）があり，由来の違いから，それぞれから発生した paraganglioma の性質も異なる．
- Tyrosine hydroxylase（TH），Dopamine β-hydroxylase（DBH）といったカテコールアミン合成酵素抗体は多くの交感神経系 PPGL では陽性になるが，副交感神経系 PPGL での陽性率はそれほど高くない[1]．
- PPGL はケラチン染色陰性であるため，他臓器に発生する神経内分泌腫瘍（NET）との鑑別に有用である．
- PASS スコア，GAPP スコア等が組織学的悪性度の指標として知られる．その使用については WHO2022 では使用を推奨はされていないが使用を妨げるものではない，との立場をとっている[1]．
- SDHB 染色が *SDHx* 変異のサロゲートマーカーとして使用される．介在する毛細血管内皮細胞がインナーコントロールとなる．

図1 褐色細胞腫

ⓐ HE：多数の毛細血管を介在しながら胞巣状に増殖する Zellballen 構造が見られる．**ⓑ** chromogranin A：腫瘍細胞にびまん性に陽性．**ⓒ** S-100：支持細胞に陽性．**ⓓ** SDHB：本例は陰性例．介在する毛細血管内皮の細胞質には顆粒状陽性像が見られる．

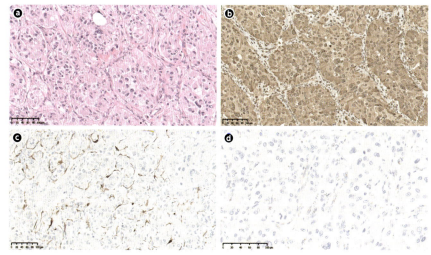

Pitfall
- 褐色細胞腫・パラガングリオーマ神経内分泌マーカーは陽性であるが，ケラチンは陰性．

文献 | 1) Endocrine and Neuroendocrine Tumours (5th ed.) //Adrenal medulla and extra-adrenal paraganglia tumours //Paraganglioma and phaeochromocytoma. 2022. Available from: https://tumourclassification.iarc.who.int/chaptercontent/53/112[Last Accessed: 2023/11/7]

138 神経内分泌腫瘍の原発推測

有効な抗体の組み合わせ
- 基本 ▶ CDX2, PgR, TTF-1, SATB2, PAX8（polyclonal）
- オプション ▶ NKX6.1, S100, ATRX, OTP, SSTR2, SSTR5, CK20

- 転移性の神経内分泌腫瘍（高分化型NET）のうち，7％程度は原発巣が不明とされる[1]．欧米からの報告では，その多くは小腸由来と記載があるが[1]，NET発生臓器には欧米（小腸，膵臓原発で半数近くを占める）とアジア（小腸発生が少なく直腸が多い．膵臓は同程度）とでは頻度が違うことも念頭に置かねばならない．
- 原発推測には，臨床的な原発精査に並行し，免疫染色使用による推定も参考になると紹介されている[2]（図1：文献2）の図を和訳し改変）が，使用抗体のクローン，条件によって結果は異なる．
- その他，NKX6.1陽性[3]，S100陽性[4]，ATRX発現消失[5]（それぞれ膵臓原発を示）, Orthopedia Homeobox（OTP）発現（肺原発カルチノイドを示唆[6]），などの報告がある．
- いずれのマーカーも必ず例外が存在するため，パネル的に複数組み合わせた使用，臨床状況と併せた判断が望まれる．
- NETについては，転移，原発に関わらず外科切除が原則であるが，二次治療／症状緩和として分子標的治療，抗がん剤，ソマトスタチンアナログ，近年ではペプチド受容体核医学内用療法（PRRT）が選択される場合がある．後二者の薬剤効果予測に免疫組織化学的なSSTR染色結果が判断材料となることがある．
- 神経内分泌癌（NEC）の発生は臓器別で見ると肺に多い．免疫組織化学的に原発臓器を特定することはNETよりも困難とされる．TTF-1発現（肺を含む内臓原発），CK20発現（メルケル細胞癌）などの報告がある[2]．

図1 神経内分泌腫瘍（高分化型NET）の原発推測に有用な免疫染色抗体

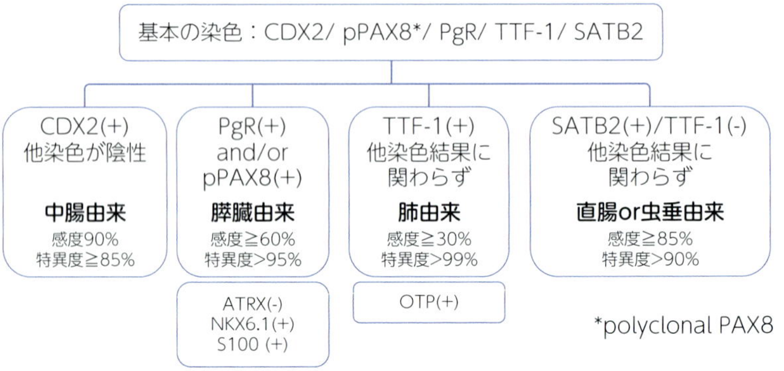

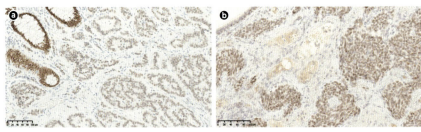

図2 発生部位によるNETの免疫染色の違い
ⓐ 直腸カルチノイド SATB2：既存粘膜と比較するとやや弱いが，核への陽性像が認められる．
ⓑ 肺カルチノイド TTF-1：本例は1cm未満の小さな定型的カルチノイドであった．核陽性像が認められる．

Pitfall
- いずれも例外に注意．NEC の原発巣推定は NET と同様に判断することはできない．

文献
1) Abdel-Rahman O, et al：A Real-World, Population-Based Study for the Incidence and Outcomes of Neuroendocrine Neoplasms of Unknown Primary. Neuroendocrinology 2021；9：876-882.
2) Bellizzi AM, et al：Immunohistochemistry in the diagnosis and classification of neuroendocrine neoplasms: what can brown do for you? Hum Pathol 2020；96：8-33.
3) Tseng IC, et al：NKX6-1 Is a Novel Immunohistochemical Marker for Pancreatic and Duodenal Neuroendocrine Tumors. Am J Surg Pathol 2015；39：850-857.
4) Pepper MA, et al：S100 Protein Expression in Primary and Metastatic Neuroendocrine Neoplasms: A Specific Marker of Pancreatic Origin. Am J Surg Pathol 2024；48：157-162.
5) Jiao Y, et al：DAXX/ATRX, MEN1, and mTOR pathway genes are frequently altered in pancreatic neuroendocrine tumors. Science 2011；331：1199-11203.
6) Nonaka D, et al：Diagnostic Utility of Orthopedia Homeobox（OTP）in Pulmonary Carcinoid Tumors. Am J Surg Pathol 2016；40：738-744.

memo

139 （通常型）乳管過形成 vs 非浸潤性乳管癌

有効な抗体の組み合わせ
- 基本 ▶ CK5/6, CK14, ER
- オプション ▶ p63, p40, CD10, calponin, PgR, SMMHC

- 良性病変である（通常型）乳管過形成は多彩な形質の細胞が増生，非浸潤性乳管癌は均質な細胞が増殖するとの観点で高分子サイトケラチン（CK5/6, CK14）の染色態度を観察する．
- CK5/6, CK14は，筋上皮細胞と，いわゆる基底細胞相当の乳管上皮が陽性を示す．
- 34βE12（CK1, 5, 10, 14のカクテル）が用いられることがあるが，やや特異性が低い．
- 低異型度の非浸潤性乳管癌は，ERがびまん性強陽性であるのに対し，良性では染色性が細胞ごとに多彩となる．
- 筋上皮マーカー（p63, CD10, calponin）も染色されることが多い．しかし，基底膜から離れて内腔に増殖する上皮は，良性であっても筋上皮を含まないので，鑑別には役立たない．むしろ，「乳管内の病変である」ことを確認するために利用される．

表1 抗体の比較

	（通常型）乳管過形成	非浸潤性乳管癌	注意点
CK5/6 CK14	筋上皮細胞が陽性 管腔内に増殖する上皮は陽性（モザイク状を呈する）	筋上皮細胞は陽性 管腔内に増殖する上皮は陰性	アポクリン化生部は陰性
ER (PgR)	陽性細胞が見られるが，染色強度が様々で，陰性細胞も混在する	低異型度の癌ではびまん性強陽性 高異型度の癌では染色性が弱いか陰性	筋上皮細胞は陰性
p63/p40 CD10 calponin SMMHC	乳頭状構造において，線維血管性間質に沿って陽性	乳頭状構造において，線維血管性間質に沿って陰性	乳頭状の癌でも陽性となることがある 乳管辺縁部の筋上皮は良悪性に関わらず陽性

図1 乳管内病変の免疫組織学的特徴

ⓐ 乳管過形成におけるCK14のモザイク状陽性像．ⓑ 非浸潤性乳管癌におけるCK14陰性像（筋上皮のみ陽性）．ⓒ 乳管過形成におけるERの発現．様々な陽性強度の細胞と陰性細胞が認められる．

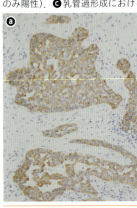 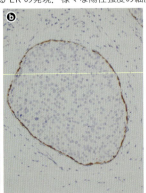 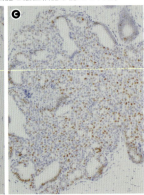

- 二相性（二細胞性，二層性）は筋上皮細胞の存在を意味するが，良悪に関わらず，基底膜と離れた部に筋上皮は存在しない．また，癌であっても乳管辺縁部には筋上皮が残存しうる．
- CK5/6, CK14はアポクリン化生性の上皮は通常陰性となる．また，線維腺腫内の上皮も陽性となりにくい．
- 異型乳管過形成も，低異型度非浸潤性乳管癌と同じ染色態度を示す．

140 乳管内乳頭腫 vs 非浸潤性乳管癌（乳頭状癌）

有効な抗体の組み合わせ	基本	▶ CK5/6（またはCK14），p63（またはp40，CD10，SMMHC，calponin）
	オプション	▶ ER, synaptophysin, chromogranin A, INSM1, GCDFP-15

- 乳頭状病変において，管腔内の樹枝状間質に沿った筋上皮を欠く場合は悪性（乳頭状癌）と考える．
- 癌であっても間質に沿って筋上皮が残存する場合があるので，筋上皮の存在が直ちに良性を意味するものではない．
- 乳管内乳頭腫では，硬化性間質の介在ともに偽浸潤を示すことがあり，筋上皮の残存を確認することが有用である．
- 充実性や篩状構造を示す上皮増殖を伴う場合の，良悪性の鑑別方法は，（通常型）乳管過形成 vs 非浸潤性乳管癌に準ずる．
- 良性乳管内病変では部分的にアポクリン化生を伴うことがあり，GCDFP-15が陽性である．
- 充実性〜乳頭状の上皮増生を示す乳管内病変では，神経内分泌マーカー発現が癌の判定に役立つ．

表1 抗体の比較

	乳管内乳頭腫	非浸潤性乳管癌（乳頭状癌）	注意点
CK5/6またはCK14	線維血管性間質に沿って陽性 充実〜篩状構造部がモザイク状陽性 偽浸潤部の胞巣辺部が陽性	線維血管性間質に沿った部位の染色性を欠く 充実〜篩状構造部は陰性	良性であっても，アポクリン化生部は陰性
p63/p40またはCD10，SMMHC，calponin	線維血管性間質に沿って陽性 偽浸潤部の胞巣辺部が陽性	線維血管性間質に沿った部位において，陽性像を欠く	乳頭状の癌でも陽性となることがある 乳管辺縁部の筋上皮は，良悪性に関わらず多くが陽性
ER	上皮細胞に様々な強度の陽性像を認める	癌の異型度による	筋上皮細胞は陰性
synaptophysin, chromogranin A, INSM1	陰性	一部の非浸潤性乳管癌（充実〜乳頭型）で陽性となることがある	陽性となる癌の形態（構築と細胞像）に特徴がある
GCDFP-15	部分的に陽性となることがある	陽性（アポクリン型非浸潤性乳管癌）または陰性	びまん性にアポクリン化生を示す病変では鑑別に役立たない

図1 乳管内病変の免疫組織学的特徴

ⓐ 乳頭癌（非浸潤性乳管癌，乳頭型）：樹枝状間質に沿った上皮成分に筋上皮を欠く（p63）．
ⓑ 乳管内乳頭腫における偽浸潤像．硬化性間質内の小型上皮島が筋上皮で囲まれる（p63）．
ⓒ 充実〜乳頭型の非浸潤性乳管癌における chromogranin A 陽性像．

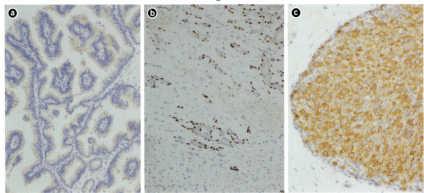

- 癌であっても間質に沿って筋上皮が残存する場合があるので，筋上皮の存在が直ちに良性を意味するものではない．
- 偽浸潤像の判定においては，癌でないことと，浸潤でないことを並行して証明する必要がある．

memo

141 非浸潤性乳管癌 vs 浸潤性乳管癌

有効な抗体の組み合わせ	基本	▶ p63, CD10, calponin
	オプション ▶	CK5/6, CK14, α-SMA, SMMHC, p40

- 癌胞巣の辺縁部に筋上皮の介在が証明できれば，非浸潤癌（成分）であることを確認可能である．
- 特に，癌の小葉内進展，硬化性腺症内進展では，筋上皮マーカーの確認が極めて有用である．
- ただし，筋上皮消失が必ずしも浸潤癌を意味しないので注意が必要である．
- 筋上皮マーカーとして，核に発現するものと細胞質に発現するものがある．状況が許せば複数のマーカーによる検索が望ましい．
- 一部の癌では，癌細胞自体が筋上皮マーカーを発現することがある．
- 理論的には基底膜マーカーの破綻を浸潤の証拠とする考え方があるが，実際の診断では判断が難しく，現実的ではない．

表1 抗体の比較

	非浸潤性乳管癌	浸潤性乳管癌	注意点
p63/p40	癌胞巣の辺縁部において，核に陽性像を示す	胞巣を構成する細胞は陰性となる	トリプルネガティブ乳癌では癌細胞自体が陽性となることがある
CD10 calponin CK5/6 CK14	癌胞巣の辺縁部において，細胞質に陽性像を示す	胞巣を構成する細胞は陰性となる	トリプルネガティブ乳癌では癌細胞自体が陽性となることがある
α-SMA SMMHC	癌胞巣の辺縁部において，細胞質に陽性像を示す	胞巣を構成する細胞は陰性となる	間質細胞（筋線維芽細胞，血管壁）も陽性である

図1 癌の浸潤性格の判定

ⓐ 浸潤性乳管癌．浸潤癌成分と，乳管内成分の存在が鑑別可能である（p63）．
ⓑ 非浸潤性乳管癌．CD10陽性の筋上皮細胞が介在しているため，浸潤癌であることを否定できる．
ⓒ 非浸潤性乳管癌の小葉内進展．CD10陽性の筋上皮細胞が保持されている．

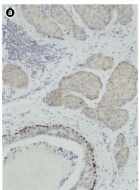
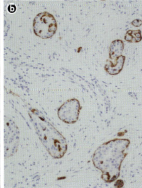
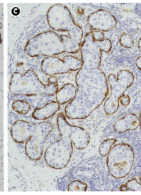

- 被包型乳頭状癌では，拡張した乳管内に癌が充満し，辺縁には筋上皮の存在を欠いているが，現状では非浸潤性乳管癌に分類することとされている．
- 腺様嚢胞癌，化生癌の一部，トリプルネガティブ型の通常型浸潤性乳管癌では，筋上皮マーカーが種々の程度に発現しうる．

142 乳管癌 vs 小葉癌

有効な抗体の組み合わせ	基本	▶ E-cadherin
	オプション	▶ p120, CK8, 34βE12

- 小葉癌の一般的特徴として，癌細胞相互の結合性が低下しているため，この現象を表す指標として細胞膜の E-cadherin や catenin（p120 など）の発現が用いられる．
- CK8 は癌の細胞質全体が陽性となるが，小葉癌では細胞相互の結合性が低下した結果，bag and marble といわれる特徴的なパターンを示す．
- 小葉癌は，通常 34βE12 が陽性となる．乳管癌の多くは陰性であるため，鑑別の参考になりうる．
- 小葉性腫瘍（非浸潤性小葉癌，異型小葉過形成）の染色態度も，浸潤性小葉癌と同様である．

表1 抗体の比較

	乳管癌	小葉癌	注意点
E-cadherin	細胞膜に陽性像を示す	癌細胞は陰性である	乳管内～小葉内の病巣では，既存の乳管上皮が陽性を示す
p120	細胞質に加えて細胞膜が陽性を示す	細胞質のみ陽性を示す	いずれも細胞質が陽性となるため，観察が難しいことがある
CK8	癌細胞の集塊全体が陽性となる	癌細胞の胞体が陽性だが，結合性が低下した結果いわゆる bag and marble pattern を示す	それのみで鑑別可能とは限らない（他の所見と総合して判定すべきである）
34βE12	大半の症例は陰性である	通常陽性を示す	それのみで鑑別可能とは限らない

図1 浸潤性小葉癌の特徴
ⓐ 浸潤性小葉癌における E-cadherin 陰性像．既存の乳管上皮は細胞膜が陽性を示す．
ⓑ 浸潤性小葉癌における p120 の染色性．細胞膜は陰性である．
ⓒ 小葉癌における CK8 の bag and marble 染色パターン．

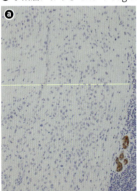
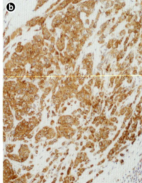
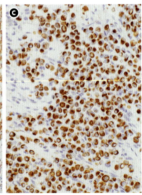

- E-cadherin 発現の消失は，必ずしも小葉癌の定義（必須条件）ではないが，現実的には最も客観的な判定法の一つであるともいえる．
- 小葉癌にも ER, PgR 陰性，HER2 陽性例（特に多形型）があるので，注意が必要である．

143 乳癌 vs 他臓器由来の癌

有効な抗体の組み合わせ		
基本	▶	ER, PgR, GATA3, GCDFP-15, mammaglobin
オプション	▶	CK7, CK20, SOX-10, TRPS1

- 肺，肝，リンパ節などの転移巣における原発巣推定のために用いられる．
- 体腔液（胸水，腹水）では，セルブロックを用いた検索がなされる．
- 乳癌の多くがホルモン受容体陽性を示す．他臓器の癌では，子宮内膜癌，汗腺癌などを除けば陽性率は低い．
- GATA3，GCDFP-15，mammaglobin が陽性を示す場合には，鑑別に役立つ．
- 乳癌は CK7 陽性，CK20 陰性である．ただし，同じパターンを示す癌腫が多いので，原発不明癌を大きくふるい分けする際の参考として用いられる．
- 対象として考慮される臓器により，乳癌では陽性とならないマーカー（TTF-1，CDX-2，WT-1 など）も組み合わせて判定を行う必要がある．

表1 抗体の比較

	乳癌	他臓器由来の癌	注意点
ER, PgR	70〜80%が陽性である	各臓器に陽性を示す癌が存在しうる	ホルモン受容体陰性乳癌では鑑別に役立たない
GATA3	80〜90%が陽性である	尿路上皮癌で陽性となる．皮膚癌や唾液腺癌などでも陽性例がある	ホルモン受容体陽性例で高率に発現するが，陰性例ではやや発現率が低い
SOX-10	トリプルネガティブ乳癌の 60%程度で陽性となる．	悪性黒色腫や神経系腫瘍で陽性となる．	特に GATA3 陰性例で陽性となるため，組み合わせが重要．
GCDFP-15	概ね 1/3〜1/2 が陽性を示す	汗腺癌，唾液腺癌などに陽性例が見られる	アポクリン分化傾向を示す乳癌が陽性だが，陰性例も多い
mammaglobin	概ね 1/2 が陽性を示す	子宮内膜癌，唾液腺癌，汗腺癌で陽性となる	GCDFP-15 より感度が高いとする報告もある
CK7, CK20	CK7 陽性，CK20 陰性である．	肺癌，膵癌，胆道癌，卵巣癌，子宮内膜癌も同様の発現である	異なるパターンを示す癌（大腸癌，膀胱癌など）のふるい分けに用いる
TRPS-1	化生癌を含むトリプルネガティブ乳癌を含め，乳癌の大半が陽性となる．	肺癌，胃癌，膵癌，大腸癌，卵巣癌，尿路上皮癌，悪性黒色腫は陰性である．	感度・特異度が高いとされるがさらなる検証が必要．

図1 乳癌のリンパ節転移巣における染色態度

ⓐ 乳癌転移巣における ER 陽性像．核に陽性．
ⓑ 乳癌転移巣における GATA3 陽性像．核に陽性．
ⓒ 乳癌転移巣における GCDFP-15 陽性像．細胞質が陽性．

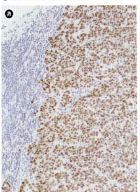 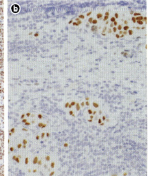 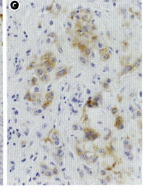

- 汗腺癌の染色性は乳癌と差が乏しく，免疫染色のみによる鑑別は困難である．
- 単一のマーカーによる判定は例外を生じることがあるため，複数のマーカーの組み合わせとともに，結果と臨床像との整合性を確認することが必須である．

文献
1) Braxton DR, et al：Utility of GATA3 immunohistochemistry for diagnosis of metastatic breast carcinoma in cytology specimens. Diagn Cytopathol 2015；43：271-277.
2) Li Z et al：Avoiding "false positive" and "false negative" immunohistochemical results in breast pathology. Pathobiol 2022; 89: 309-323.

memo

144 紡錘細胞癌 vs 葉状腫瘍

有効な抗体の組み合わせ	基本	▶ cytokeratin（AE1/AE3, CK5/6, CK14），p63
	オプション ▶	CD34，c-kit，bcl-2，p40

- 紡錘細胞癌では通常型の乳癌成分（乳管内または浸潤性）を，葉状腫瘍では良性の乳管成分の介在を認めることが原則だが，針生検など限られた材料ではそれらを証明できないこともある．
- 紡錘細胞癌では，腫瘍細胞に上皮分化を証明することが重要で，種々のcytokeratinを用いる．また，p63が陽性を示すことがある．
- 紡錘細胞癌におけるcytokeratin，p63の発現は基底細胞様分化をあらわすと考えられ，必ずしも筋上皮分化と相同ではない．
- 葉状腫瘍の間質成分にはCD34，c-kit，bcl-2などが発現する．

表1 抗体の比較

	紡錘細胞癌	葉状腫瘍	注意点
cytokeratin（AE1/AE3, CK5/6, CK14）	紡錘形細胞に種々の程度の陽性像がみられる 通常型乳癌から紡錘形細胞への移行がみられれば診断に有用	原則として陰性	稀に，葉状腫瘍の間質成分にcytokeratinの部分発現がみられる
p63/p40	紡錘形細胞に種々の程度の陽性像がみられる	原則として陰性	乳管内癌成分や既存の乳管が混在している場合，筋上皮に発現を認める
CD34	陰性	間質細胞に陽性	葉状腫瘍の悪性度が増すと発現が低下する
c-kit	陰性	間質細胞に陽性	葉状腫瘍の悪性度が増すと発現が増強する
bcl-2	陰性	間質細胞に陽性	

図1 紡錘細胞性腫瘍における免疫組織学的特徴
ⓐ 紡錘細胞癌におけるCK14の発現．ⓑ 紡錘細胞癌におけるp63の発現．ⓒ 境界悪性葉状腫瘍におけるCD34の陽性像．

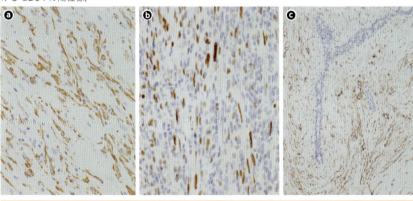

- 紡錘細胞癌を含む化生癌はトリプルネガティブ乳癌の一型であり，ホルモン受容体（ER, PgR）の発現は見られない．
- 紡錘細胞からなる乳腺腫瘍として，他に種々の軟部腫瘍，悪性黒色腫，転移性腫瘍の可能性も考慮しなければならない．
- p53なども含めて，個々の症例の診断において，葉状腫瘍の悪性度を評価するよいマーカーは知られていない．

文献 1) Tay TKY, et al：Spindle cell lesions of the breast — An approach to diagnosis. Semin Diagn Pathol 2017；34：400-409.

145 乳癌のバイオマーカー，コンパニオン診断

II 診断編 ▶ 17 乳腺

有効な抗体の組み合わせ | **基本** ▶ ER，PgR，HER2，Ki-67，PD-L1

- 癌（癌腫：上皮性）の診断がついた際に実施する．
- 針生検と手術標本の一方あるいは両者で行う．転移巣で染色を行うこともある．
- ER，PgR，HER2に対する染色は，体外診断薬を用いて行う．
- HER2の一部，PD-L1の染色はコンパニオン診断として実施し，それぞれ定められた染色試薬と染色機器を用いなければならない．
- 染色結果は，個々の症例における癌の性質（悪性度評価）や薬物治療の選定，予後推定などに用いられる．

表1 抗体の比較

	判定対象	陽性反応	判定法
ER／PgR	すべての癌細胞	核	陽性細胞の比率や，比率と染色強度を組み合わせた評価法がある
HER2	浸潤癌細胞	細胞膜	0〜3+の4段階判定（スコア3+が陽性，0と1+が陰性，2+は判定保留）
Ki67	浸潤癌細胞	核	陽性細胞率（ラベリングインデックス）で判定
PD-L1（SP142）	腫瘍浸潤免疫細胞	顆粒状，線状，円周状など，ときに凝集	IC 1%以上が陽性
PD-L1（22C3）	浸潤癌細胞＋免疫細胞	癌細胞の細胞膜，免疫細胞の細胞膜または細胞質	CPS（combined positive score）10以上が陽性

図1 乳癌のバイオマーカー，コンパニオン診断
ⓐ ER．ⓑ HER2．ⓒ Ki67．ⓓ PD-L1（SP142）．ⓔ PD-L1（22C3）．

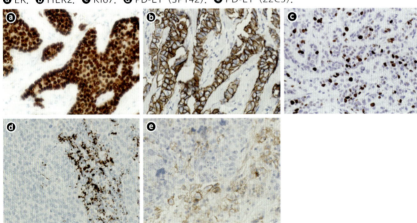

Pitfall
- HER2低発現乳癌に対する製薬が開発され，コンパニオン診断が行われている．
- Ki67陽性率は，治療法選択のための絶対値が定まっていない．
- 2種類のPD-L1染色は異なる蛋白を認識しており，対象となる製薬も異なっており独立した別々の検査である．

146 基底細胞癌 vs 有棘細胞癌（扁平上皮癌）

有効な抗体の組み合わせ	基本	Ber-EP4（あるいは MOC31），EMA
	オプション	CD56，bcl-2，CD10，

- 部分生検などで全体構築が確認できない場合や，シェーブされて真皮浅層までしか採取されていない検体の場合，基底細胞癌と扁平上皮癌の鑑別が難しいことがある．
- 胎生期の毛芽や出生後の二次毛芽で Ber-EP4 は発現しており，これらへの分化を示すと考えられている基底細胞癌では，ほとんどの症例で Ber-EP4 は陽性となる．
- 正常毛包では Ber-EP4 は，二次毛芽を除いてほぼ陰性であるが，エクリン汗腺やアポクリン腺の分泌部が陽性となり内部コントロールとして使用できる．なお，BerEP4 と同じ EpCAM に対する抗体である MOC31 も同様に使用できる．
- 基底細胞癌のほとんどは，EMA は陰性であるが，有棘細胞癌の多くは EMA 陽性である．逆に，有棘細胞癌は，Ber-EP4 は陰性で，多くは EMA が陽性となる．
- 基底細胞癌では，CD56 がほとんどの症例で陽性となり，不規則なむらのある陽性所見を示すが，有棘細胞癌では通常陰性である．また，基底細胞癌では，chromogranin A も高頻度に陽性となるとされるが，synaptophysin は通常陰性である．基底細胞癌では，電顕的には神経内分泌顆粒は認められず，真の神経内分泌分化を示すものではないと考えられている．
- 基底細胞癌の多くは bcl-2 と CD10 が陽性となるが，有棘細胞癌では多くは陰性である．

表 1　免疫染色による鑑別

	基底細胞癌	有棘細胞癌
EMA	−	+
Ber-EP4	+	−
CD56	+（むらのある陽性を示す）	−
bcl-2	+	−
CD10	+	−

図 1　有棘細胞癌との鑑別が問題となった基底細胞癌
ⓐ HE 染色．ⓑ Ber-EP4 は陽性．ⓒ FMA は陰性．

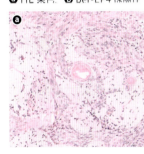 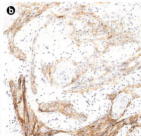 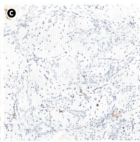

図2 基底細胞癌との鑑別が問題となった低分化有棘細胞癌
ⓐ HE 染色．ⓑ Ber-EP4：陰性．ⓒ EMA：陽性．

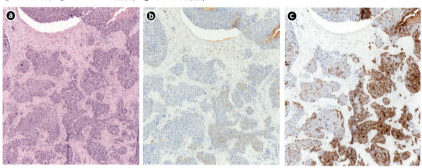

図3 結節型の基底細胞癌
ⓐ HE 染色．ⓑ CD56：むらのある陽性所見を示す．ⓒ chromogranin A：この症例では一部の細胞で弱陽性．

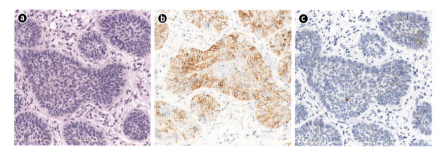

- Ber-EP4 は，メルケル細胞癌や毛芽腫，汗腺腫瘍でもしばしば陽性となることに注意が必要である．
- 基底細胞癌は，しばしば一部で扁平上皮様の特徴をもつが，そのような部位では Ber-EP4 は陰性となることや，基底細胞癌のすべての胞巣が Ber-EP4 陽性となるわけではないこと，低分化な基底細胞癌では，Ber-EP4 は陰性となりやすいことに注意する．

文献
1) Beer TW, et al：Ber EP4 and epithelial membrane antigen aid distinctoion of basal cell, squamous cell and basosquamous carcinomas of the skin. Histopathology 2000；37：218-223.
2) Yu LI, et al：Caveats in BerEP4 staining to differentiate basal and squamous cell carcinoma. J Cutan Pathol 2009；36：1074-1076.
3) Goto K：Under-recognized immnoexpression of "neuroendocrine markers" and "myoepithelial markers" in basal cell carcinomas. Does it indicate true neuroendocrine and myoepithelial differentiation？ J Cutan Pathol 2017；44：991-993.

147 汗孔癌 vs 有棘細胞癌

有効な抗体の組み合わせ	基本	▶ CEA，EMA
	オプション▶	CA19-9，CD117，CK19

- 汗孔癌（porocarcinoma）は，表皮（毛包上皮）内あるいは真皮内の汗管への分化を示す悪性腫瘍である．有棘細胞癌（SCC）に比べてリンパ節転移の頻度が高いとする報告があり，両者の鑑別を求められることがあるが，管腔構造が明瞭な定型的な症例や，良性の汗孔腫の成分がある症例以外では，両者の鑑別はしばしば困難である．
- HE 標本では，汗管への分化所見を見つけることが重要であるが，SCC でも細胞間の空隙や細胞内の空胞が導管様に見えることがあり，注意が必要である．CEA や EMA，CA19-9 が管腔構造の内面に陽性であれば，汗管への分化所見と同定できる．
- CD117（c-kit）は，汗孔癌では腫瘍の少なくとも一部で細胞膜を含めて陽性になる．扁平上皮癌では，稀に，胞巣辺縁の基底層で弱く陽性になることを除いては陰性である．
- CK19 は，汗孔癌の約 70％ で陽性となるが，有棘細胞癌での陽性率は 20％ 程度とされる．

表1 免疫染色による鑑別

	汗孔癌	有棘細胞癌
CEA	＋（管腔構造で）	－
EMA	＋（管腔構造で）	＋
CA19-9	＋（管腔構造で）	－
CD117（c-kit）	＋（少なくとも一部で）	－
CK19	＋／－	－＋

図1 汗孔癌
ⓐ CEA：胞巣内の多数の管腔の内面に縁取った陽性所見がある．ⓑ EMA：CEA と同様．
ⓒ CD117：腫瘍細胞の一部で陽性．

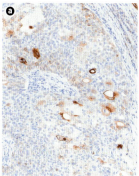
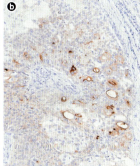
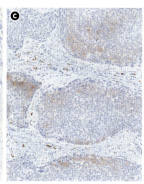

- CEA は，squamous eddies のような角化構造でも陽性となるが，管腔構造の内腔面の陽性所見のみを重視する．また，腫瘍に巻き込まれた既存の汗管に注意する．
- CD117 は，多くの汗腺系腫瘍で陽性となるが，汗孔腫や汗孔癌では，その発現は弱く，また部分的であることも多いため，小さな生検検体での陰性所見で判断すべきではない．

Topics
- 最近，汗孔腫や汗孔癌の多くに *YAP1::MAML2* と *YAP1::NUTM1* の転座がみられることが明らかとなり，その surrogate marker として，YAP1 と NUT の免疫染色が利用できる[2]．
- YAP1 の転座のある汗孔腫や汗孔癌では，YAP1-N 末端が核に陽性となり，YAP1-C 末端が陰性化するのに対し，扁平上皮癌では両者ともに核と細胞質に陽性となる．
- *NUTM1* の転座のある汗孔腫や汗孔癌では NUT が核に陽性となるが，有棘細胞癌では陰性である．なおきわめて稀な疾患であるが皮膚 NUT 癌（cutanous NUT adnexal carcinoma）も NUT が陽性となる．
- また，近年，PAK 遺伝子の再構成のある汗孔腫／汗孔癌が報告されており，HE 染色像で多くは毛包脂腺分化を伴う[3]．PAK 再構成のある汗孔腫／汗孔癌のよい surrogate marker は知られていない．
- なお，ときに鑑別が問題となる汗腺腫（hidradenoma）や汗腺腫癌（hidradenocarcinoma）では，ほとんどに *CRTC1/3::MAML2* の転座があり，汗孔腫と汗腺腫は遺伝子的には全く異なった腫瘍であることが分かっている[4]．

文献
1) Goto K, et al：CD117 (KIT) is a useful immunohistochemical marker for differentiating porocarcinoma from squamous cell carcinoma. J Cutan Pathol 2016；43：219-226.
2) Sekine S, et al：Recurrent YAP1-MAML2 and YAP1-NUTM1 fusions in poroma and porocarcinoma. J Clin Invest 2019; 129: 3827-3832.
3) Kervarrec T, et al：Porocarcinomas with PAK1/2/3 fusions: a series of 12 cases. Histopathology 2024；85：566-578.
4) Russell-Goldman, et al：MAML2 Gene Rearrangement Occurs in Nearly All Hidradenomas: A Reappraisal in a Series of 20 Cases. Am J Dermatopathol 2022; 44: 806-811.

図2 汗孔癌
ⓐ HE 染色．ⓑ YAP1-C 末端：陰性．ⓒ YAP1-N 末端：核に陽性（細胞質は陰性）．
（画像提供：大阪国際がんセンター病理 後藤啓介先生）

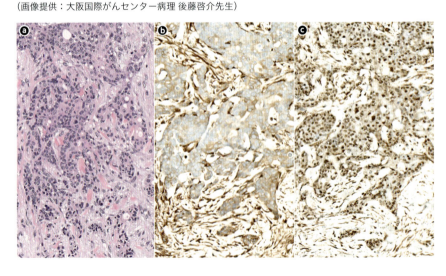

148 基底細胞癌 vs 毛芽腫

有効な抗体の組み合わせ	基本	CK20, AR, Alcian blue
	オプション	CD34, CD10, PHLDA1

- 基底細胞癌（basal cell carcinoma）と毛芽腫（trichoblastoma）は，ともに毛芽細胞様細胞（follicular germinative cell）からなる上皮性腫瘍であり，しばしばその鑑別が問題となる．毛芽腫には，毛包上皮腫や線維硬化性毛包上皮腫などの亜型が知られている．
- 胞巣周囲のムチン（粘液）沈着を伴う裂隙の形成は基底細胞癌を支持する所見であるが，一方，周囲との境界が明瞭であること，下部毛包への分化所見があること，胞巣と周囲間質が一体となっていることは毛芽腫を支持する所見である．
- Alcian blue 染色で，胞巣周囲にある程度粘液の沈着があれば基底細胞癌を示唆する所見である．なお，毛芽腫でも胞巣内に粘液が沈着することはしばしばある．
- 毛芽腫（毛包上皮腫や線維硬化性毛包上皮腫を含む）では，胞巣内に CK20 陽性のメルケル細胞が多数存在することが多いが，基底細胞癌では陰性である．毛芽腫の亜型とされる毛胚腫（trichogerminoma）では腫瘍胞巣内に多数の陽性細胞が散在する．
- 毛胚腫では，SSTR2A がびまん性に陽性となることも知られている．
- 基底細胞癌では，60～78％で androgen receptor（AR）が陽性であるが，毛芽腫では陰性のことが多い．特に線維硬化性毛包上皮腫ではほとんどが陰性である．
- CD34 や CD10 は，毛芽腫では毛包周囲間質の紡錘形細胞に陽性である．CD10 は，基底細胞癌では，腫瘍胞巣に陽性となる．しかしながらこれらのマーカーは判定が困難なことも多い．
- 毛包幹細胞のマーカーである PHLDA1 は，毛芽腫では，びまん性に陽性となるが，基底細胞癌では，陰性のことが多い．
- Ber-EP4 は，基底細胞癌も毛芽腫もともに陽性となり，両者の鑑別には有用ではない．

表1 免疫染色による鑑別

	基底細胞癌	毛芽腫
CK20	−	＋（混在する Merkel 細胞で）
AR	＋	−
CD34	−	＋（胞巣周囲の間質で）
CD10	＋（腫瘍胞巣で）	＋（胞巣周囲の間質で）
PHLDA1	−	＋

図1 毛芽腫
ⓐ CK20：胞巣内に多数のメルケル細胞が散在するが，病変全体で見られることは稀である．
ⓑ CD34：胞巣周囲の間質細胞で陽性．ⓒ CD10：胞巣周囲の間質細胞で陽性，胞巣では概ね陰性．

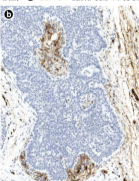
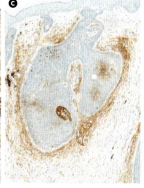

図2 基底細胞癌

ⓐ HE 染色.
ⓑ Alcian blue 染色：間質で陽性.
ⓒ HE 染色.
ⓓ CD10：この例では腫瘍胞巣でびまん性に陽性，間質で陰性．CD10 は基底細胞癌の胞巣では部分的な陽性所見を示すことも多い．

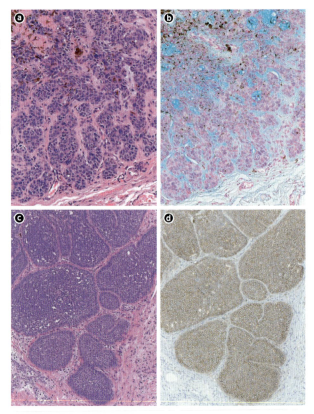

図3 毛胚腫

ⓐ HE 染色：特徴的な cell ball の構造がある（矢印）． ⓑ CK20：陽性のメルケル細胞が多数混在する．

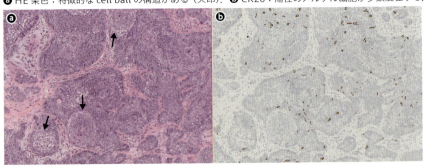

- 基底細胞癌と毛芽腫の鑑別については多くのマーカーによる報告があるが，現在でも確実に鑑別ができるマーカーはなく，総合的に判断し，迷った時には HE に立ち返って判断することが重要である．
- また，小さな生検検体では，無理に診断せず，全摘標本で再度診断する方がよいこともある．

文献
1) Hoang, MP：Trichoepithelioma/Trichoblastoma versus Basal Cell Carcinoma, in Hoang, MP (ed)：Immunohistochemistry in Diagnostic Dermatopathology. Cambridge University Press, 2017, pp.28-29.
2) Kervarrec T, et al：Recurrent *FOXK1::GRHL and GPS2::GRHL* fusions in trichogerminoma. J Pathol 2022; 257: 96-108.
3) Legrad M, et al：SSTR2A is a diagnostic marker of trichogerminoma. J Eur Acad Dermatol Venereol 2023：37：e1344-e1347.

149 脂腺癌 vs 扁平上皮癌，基底細胞癌

有効な抗体の組み合わせ	基本	▶ adipophilin，AR
	オプション ▶	EMA，Ber-EP4

- 脂腺系腫瘍を疑うが，脂腺分化細胞が明瞭ではなく，扁平上皮癌や基底細胞癌との鑑別を求められることがある．このような場合は，adipophilin，androgen receptor（AR）の免疫染色が有用である．
- adipophilin は脂肪滴関連蛋白の一つであり，脂腺分化細胞に特異的なマーカーではないが，脂腺癌を含め脂腺系腫瘍のほとんどは adipophilin 陽性となる．
- AR は脂腺癌の約 2/3 で陽性となり，陽性であれば脂腺癌の可能性が高い．扁平上皮癌のほとんどは陰性であるため，扁平上皮癌との鑑別に有用である．しかしながら，AR は，基底細胞癌でも多くが陽性となる．
- 基底細胞癌も鑑別に挙がる場合は，Ber-EP4 と EMA を加えることが有用である．EMA は脂腺癌や扁平上皮癌の多くで陽性となり両者の鑑別に対する有用性は低いが，基底細胞癌では陰性となる．Ber-EP4 は，基底細胞癌ではびまん性に陽性である．脂腺癌については，陰性となることが多いが，一部では陽性となるので注意が必要である．

表1 免疫染色による鑑別

	脂腺癌	扁平上皮癌	基底細胞癌
adipophilin	＋	－	－
AR	＋／－	－	＋／－
EMA	＋	＋	－
Ber-EP4	－／＋	－	＋

図1 脂腺癌
ⓐ HE 染色．ⓑ adipophilin：腫瘍細胞には小さなリング状の陽性所見がある．正常脂腺細胞も陽性（＊）．ⓒ AR：核に陽性を示す．

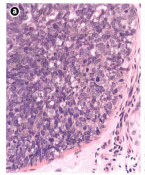
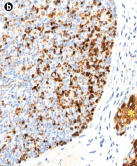
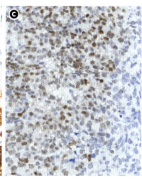

図2 扁平上皮癌

ⓐ HE 染色では胞体の明るい細胞があり脂腺分化が問題となる.
ⓑ adipophilin：顆粒状に染色されるが, リング状の陽性所見はみられない.

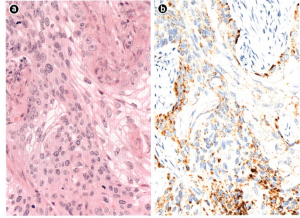

図3 黄色腫

ⓐ HE 染色.
ⓑ adipophilin：泡沫細胞でも顆粒状の陽性所見がみられる.

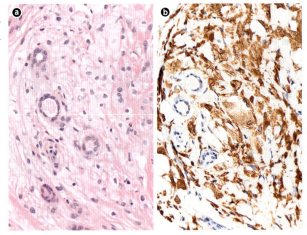

 adipophilin は, 扁平上皮癌でも顆粒状の非特異的な陽性所見がしばしばみられ, 細胞質内の脂肪滴の膜状の陽性所見を確認することが大切である.

 近年, 脂腺分化細胞に対する PRAME の有用性が報告されている. Adipophilin と同等とするものや, やや有用性は劣るとする報告があるが, Adipophilin がない場合はある程度有用と考えられる.

文献
1) Ostler DA, et al：Adipophilin expression in sebaceous tumors and other cutaneous lesions with clear cell histology：an immunohistochemical study of 117 cases. Mod Pathol 2010；23：567-573.
2) Ansai S, et al：Sebaceous carcinoma：An immunohistochemical reappraisal. Am J Dermatopathol 2011；33：579-587.
3) Donnell SA, et al：Comparison of adipophilin and recently introduced PReferentially expressed Antigen in MElanoma immunohistochemistry in the assessment of sebaceous neoplasms: A pilot study. J Cutan Pathol 2021; 48: 1252-1261.

150 紡錘細胞癌 vs 異型線維黄色腫 vs 紡錘細胞悪性黒色腫

有効な抗体の組み合わせ		
基本	▶	CK5/6, p63, S100, CD10
オプション	▶	34βE12, p40, SOX10, desmin, CD31

- 真皮に核異型性のある紡錘形細胞腫瘍や多形細胞性腫瘍がみられた場合，まず，紡錘形細胞が主体の扁平上皮癌，悪性黒色腫，そして，異型線維黄色が鑑別疾患となる．その他，平滑筋肉腫や血管肉腫の可能性も検討する必要がある．このような例の多くは高齢者の顔面の病変である．
- 被覆表皮や周囲の表皮に，日光角化症やボーエン病などの上皮内癌の所見や，上皮内悪性黒色腫の所見を見つけることが重要であるが，潰瘍化を伴って表皮内病変が確認できないことも多い．
- 紡錘細胞癌では，vimentin が陽性となり，AE1/AE3 などの汎ケラチンが陰性になることがしばしばあるが，CK5/6, 34βE12, p63, p40 などは少なくとも一部で陽性となることが多い．p63 は異型線維黄色腫でも一部で陽性になることがあるため，p40 の方が特異性に優れるとする報告がある．
- 紡錘細胞悪性黒色腫は S100 蛋白や SOX10 が陽性となるが，Melan A や HMB45 は陰性のことがある．
- 異型線維黄色腫は，ほとんどが高齢者の顔面にみられ，比較的急速に増大する結節を形成する．しばしば潰瘍化を伴うが通常は 2cm 以下で，真皮内あるいは，皮下脂肪組織浅層までに限局する．特異的なマーカーはなく，他の疾患を除外する必要があるが，CD10 がびまん性に陽性となる．
- その他，稀であるが，皮膚の平滑筋肉腫や血管肉腫も鑑別に挙がることがあり，必要に応じて desmin や CD31, D2-40 なども追加する．

表1 抗体の比較

	紡錘細胞癌	異型線維黄色腫	悪性黒色腫
CK5/6	+	−	−
p63	+/−	−/+	−
S100	−	−	+
CD10	+/−	+	+/−

図1 異型線維黄色腫

ⓐ HE：真皮に異型性のある紡錘形細胞が束状の増殖を示す．ⓑ CK5/6 は陰性．ⓒ CD10 は，びまん性に陽性．ⓓ S100 蛋白は，陰性を示す．

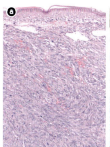  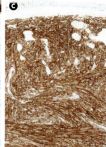 

図2 紡錘細胞癌
ⓐ HE 染色. ⓑ CK5/6：陽性. ⓒ 34βE12：陽性. ⓓ S100：陰性.

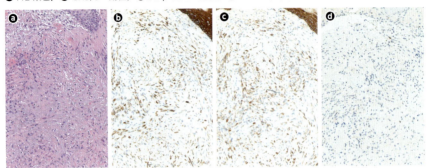

図3 紡錘細胞悪性黒色腫
ⓐ HE 染色. ⓑ S-100 蛋白陽性. ⓒ Melan A はこの症例では陰性.

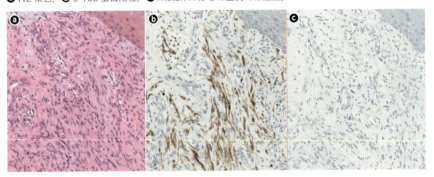

- 異型線維黄色腫では，α-SMA がしばしば陽性となり，平滑筋肉腫との鑑別に注意が必要であるが，desmin は陰性である．
- 類上皮血管肉腫では，しばしばケラチンが陽性となることに注意する．

文献 1) Folpe AL, et al：Best practices in diagnostic immunohistochemistry：pleomorphic cutaneous spindle cell tumors. Arch Pathol Lab Med 2007：131：1517-1524.

memo

151 乳房外パジェット病 vs ボーエン病 vs 上皮内悪性黒色腫

有効な抗体の組み合わせ	基本	▶ CK7, p63, S100
	オプション ▶	Ber-EP4, Melan A

- 表皮内や粘膜上皮内に胞体が淡染する異型性のある腫瘍細胞が胞巣形成や散在して存在している場合，乳房外パジェット病やボーエン病，そして上皮内悪性黒色腫の可能性を考える必要がある．
- ボーエン病は，しばしばパジェット病と類似した分布を示し，鑑別が問題となる．また，乳房外パジェット病では，腫瘍細胞にメラニン顆粒を含むことがあり，上皮内悪性黒色腫もしばしば鑑別に挙がる．
- 臨床情報とHE染色標本で鑑別が困難であれば免疫染色を行う．乳房外パジェット病は，CK7，CAM5.2，Ber-EP4が陽性で，上皮内悪性黒色腫はS100 protein，Melan Aが陽性，ボーエン病はいずれも陰性であるが，p63が陽性となる．GCDFPやCEAは乳房外パジェット病では多くの例で陽性だが，陰性例も多い．
- 表皮内に胞巣を形成する悪性腫瘍としては，その他，メルケル細胞癌，上皮内汗孔癌，菌状息肉症などが挙げられる．必要に応じて，これらの疾患も鑑別する．

表1 抗体の比較

	乳房外パジェット病	ボーエン病	悪性黒色腫
CK7, Ber-EP4	+	-	-
p63	-	+	-
S100, Melan A	-	-	+

図1 ボーエン病
ⓐ HE染色．ⓑ CK7：大部分の腫瘍細胞は陰性．
ⓒ p63：腫瘍細胞は陽性．

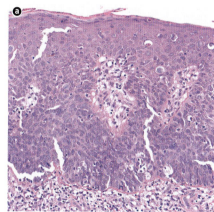
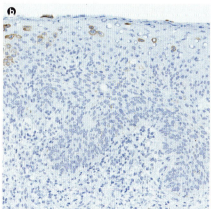
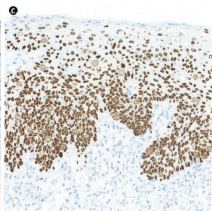

図2 乳房外パジェット病
ⓐ HE 染色. ⓑ CK7：腫瘍細胞は陽性.
ⓒ p63：腫瘍細胞は陰性.

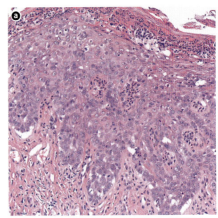
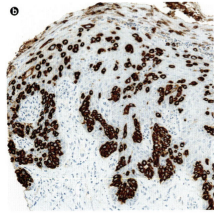
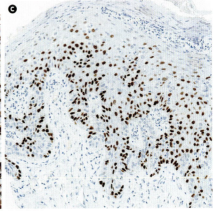

図3 上皮内悪性黒色腫
ⓐ HE 染色. ⓑ Melan A が陽性.

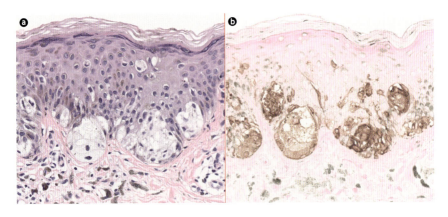

- CK7 や CEA 陽性のボーエン病も報告されているが，ほとんどの例では陽性所見はごく一部にとどまり，びまん性に陽性となることは稀である．
- 乳房外パジェット病は，肛囲を含む外陰部以外に，腋窩，下腹部，乳輪以外の乳房部などにもみられることがあり，異所性パジェット病と呼ばれるが，それ以外の部位では極めて稀である．

文献 1) Chang J, et al：Diagnostic utility of p63 expression in the differential diagnosis of pagetoid squamous cell carcinoma in situ and extramammary Paget disease：a histopathologic study of 70 Cases. Am J Dermatopathol 2014；36：49-53.

152 乳房外パジェット病 vs 二次性乳房外パジェット病

有効な抗体の組み合わせ	基本	▶ CK7，GCDFP15，CK20
	オプション	▶ CDX2，p63

- 肛囲や，尿道口周囲の乳房外パジェット病（extramammary Paget's disease）は，直腸癌や肛門管癌，尿路上皮癌が肛囲や尿道周囲の皮膚や粘膜内に進展した二次性乳房外パジェット病（secondary extramammary Paget's disease，Pagetoid spread of internal malignancy）との鑑別が求められることがある．HE染色のみでは鑑別は困難であり，免疫染色がある程度有用である．
- 乳房外パジェット病の腫瘍細胞は，CK7陽性，GCDFP15陽性（約半数），CK20陰性であることが多く，CK20陽性であれば，二次性パジェット病の可能性が高くなる．
- しかしながら，例外もしばしばあるので，肛囲であれば，直腸癌や肛門管癌で陽性となるCDX2を，尿道口や膣口周囲であれば，尿路上皮癌や扁平上皮癌の進展の可能性があり，これらで陽性となるp63を追加する．
- 肛囲に全周性の堤防状隆起した境界明瞭な病変を形成する症例や，亀頭部が中心の皮疹である症例は二次性乳房外パジェット病の可能性が高いことが知られており，乳房外パジェット病とは臨床所見でかなり鑑別ができ，臨床像との対比が重要である．

図1 肛門管癌による二次性乳房外パジェット病
ⓐ CK7：腫瘍細胞の細胞質で陽性．ⓑ CK20：腫瘍細胞の細胞質で陽性．ⓒ CDX2：腫瘍細胞の核に陽性．

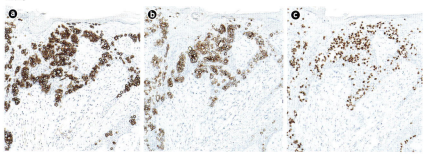

Pitfall
- CK20は，原発性乳房外パジェット病の10％程度で陽性になることが知られており，CK20陽性であるからといって，二次性であるとは言えないことに注意する．
- 前立腺癌がごく稀に，亀頭部を中心に二次性乳房外パジェット病として現れることがあるが，乳房外パジェット病の約半数はPSA陽性であり，PSAは，鑑別には役に立たない．

文献
1) 熊野公子，他：カラーアトラス 乳房外Paget病―その素顔．全日本病院出版会，2015，pp.149-158．
2) Perrotto J, et al：The role of immunohistochemistry in discriminating primary from secondary extramammary Paget disease. Am J Dermatopathol 2010；32：137-143．

153 メルケル細胞癌 vs 悪性リンパ腫 vs 転移性小細胞癌

有効な抗体の組み合わせ
- 基本 ▶ AE1/AE3, CK20, CD56, TTF-1, LCA
- オプション ▶ CM2B4, CK7, chromogranin A, synaptophysin

- 皮膚で, 細胞質が少なく, 微細なクロマチンをもった円形細胞の密な増殖をみた場合はまず皮膚の神経内分泌癌であるメルケル細胞癌を考える.
- 鑑別には, リンパ腫や小細胞癌の転移が挙がるが, その他, 低分化な扁平上皮癌や皮膚付属器癌, 悪性黒色腫, ユーイング肉腫ファミリー腫瘍なども鑑別に挙がるため, HE染色からの鑑別対象によって適宜抗体を選択する.
- メルケル細胞癌は, CK20, CAM5.2, AE1/AE3, NSE などに陽性, CK7, CK5/6, TTF-1, LCA は陰性である.
- CK20 が核周囲にドット状に陽性であればメルケル細胞癌と診断できる. なお, CK20 は, 細胞膜や細胞質に陽性に染色されることもある.
- メルケル細胞癌には, 発症にメルケル細胞ポリオーマウイルス (Merkel cell polyomavirus: MCV) がかかわる症例 (本邦の報告では70%程度) と, 主に露光部に生じ紫外線が発症に関わる症例があり, 前者では, MCV に対する抗体である CM2B4 が核に陽性となり, とくに CK20 陰性例では有用である.
- synaptophysin, chromogranin A, CD56, INSM1 などの神経内分泌マーカーの発現も確認しておきたいが, 発現の程度は様々である.
- 日光角化症やボーエン病などを合併する, いわゆる combined type のメルケル細胞癌では CM2B4 は通常陰性で, 陽性例に比べて予後は悪い.
- 肺の小細胞癌の転移の場合は CK7 陽性, TTF-1 が核に陽性, リンパ腫では LCA が陽性となる.
- MCV 陰性例では, 陽性例よりも多様な免疫形質を示し, しばしば focal に TTF1 や CK7 が陽性となることが報告されている.

図1 メルケル細胞癌

ⓐ CK20:核周囲にドット状に陽性. ⓑ AE1/AE3:核周囲にドット状に陽性. ⓒ CD56:この症例ではびまん性に陽性. ⓓ CM2B4:びまん性に核に陽性.
(ⓓ画像提供:佐賀大学皮膚科永瀬浩太朗先生)

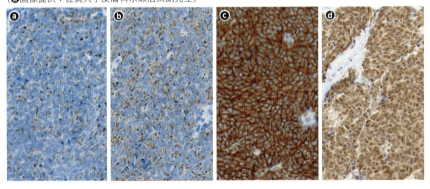

表1 抗体の比較

	メルケル細胞癌	肺小細胞癌	悪性リンパ腫
CK20	核周囲にドット状に＋	−	−
CK7	−	＋	−
神経内分泌マーカー	＋	＋	−
LCA	−	−	＋
TTF-1	−	＋	−

図2 メルケル細胞癌の CK20 陽性所見

ⓐ少数の細胞で核周囲にドット状に陽性．ⓑびまん性に核周囲にドット状に陽性であるが，細胞膜にも陽性．ⓒびまん性に核周囲にドット状に陽性．ⓓ少数で核周囲にドット状に陽性で，細胞質や細胞膜にも一部陽性である．

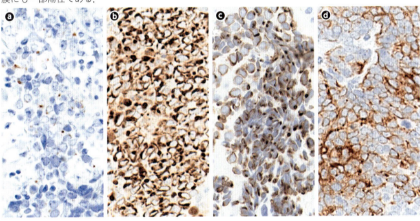

図3 Bowen 病を伴った combined type のメルケル細胞癌

ⓐ HE 染色：右上に Bowen 病がある．b　ⓑ CK20：陰性．c　ⓒ TTF-1：一部の細胞で散在性に陽性を示す（画像提供：加賀市医療センター病理診断科丹羽秀樹先生）．

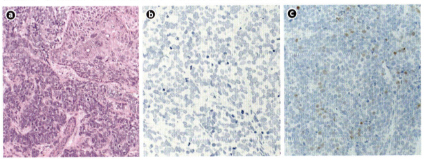

- メルケル細胞癌では，TdT, ALK, CD99, PAX5, Ber-EP4 などが陽性となることがあり，リンパ腫やユーイング肉腫ファミリー腫瘍，基底細胞癌などと誤認しない必要がある．
- 基底細胞癌では，高率に CD56 や chromogranin A が陽性になるため，メルケル細胞癌との鑑別が必要な時には注意が必要である．
- 稀であるが，CK7 陽性，CK20 陰性のメルケル細胞癌が報告されている．

文献
1) Hoang MP：Merker cell carcinoma, in Hoang MP (ed)：Immunohistochemistry in Diagnositic Dermatopathology. Cambridge University Press, 2017, pp.186-189.
2) Pasternak S, et al：Immunohistochemical profiles of different subsets of Merkel cell carcinoma. Hum Pathol 2018; 82: 232-238.

154 悪性黒子 vs 日光黒子

有効な抗体の組み合わせ	基本	▶ メラノサイトマーカー（Melan A, HMB45, SOX10, MITF）のいくつかと PRAME

- 悪性黒子は，高齢者の顔面に発生し，主に基底層で異型性のある色素細胞が不規則に増加するが，早期病変では，色素細胞の増加が軽度で，しばしば日光黒子（老人性色素斑）や色素性日光角化症（日光黒子と日光角化症の合併病変）との鑑別が問題となる．
- 日光黒子では，表皮基底層のメラニン色素が増加するが色素細胞の増加は軽度で，比較的等間隔に分布する．定型例では表皮突起が索状に延長するが，それを欠くことも多い．色素細胞が胞巣を形成することはなく，また，連続して分布することも稀である．
- 色素細胞マーカーとしては Melan A がよく使われるが，色素細胞の樹状突起が染色されるためと，稀に角化細胞やメラノファージにも染色されることがあるため，実際よりも多数に見えることがあり，注意が必要である．
- HMB45 は，正常の色素細胞でも染色されるが，Melan A よりも少なく染色され，腫瘍性の色素細胞で陽性となりやすく，Melan A のように色素細胞の数を過大評価しにくい．
- 核に染色される SOX10 や MiTF では，核の形態やサイズも評価しやすい．
- 白人のデータではあるが，悪性黒子では，高倍1視野あたり，40〜70個程度の色素細胞が観察されるが，日光黒子では，10〜20個程度と差がある．しかしながら，悪性黒子でも，色素細胞が少ない部位では，日光黒子程度の数しか見られないことがある．
- メラニン色素と DAB 発色の茶色は区別がつきにくいため，赤発色にしたり，後染色をギムザ染色としてメラニンを異染させるとよい．
- PRAME は，悪性黒子の多くで核に陽性となり，診断やマージンの確認に有用である．カットオフ値は文献により異なるが，色素細胞の50%あるいは75%以上陽性であれば，悪性黒子の可能性が高い[4]．

図1 悪性黒子

❶ HE 染色．❷ Melan A（赤発色）：陽性細胞は表皮下層に密に連続性に分布．❸ MiTF：陽性核は不規則に密に分布．

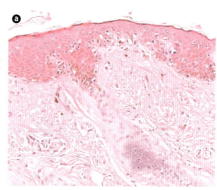
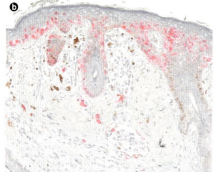
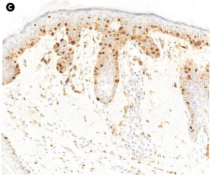

図2 日光黒子

ⓐ HE 染色．ⓑ Melan A（ギムザ核染）：色素細胞は DAB 発色で茶褐色に染まるが，メラニン顆粒は深緑に染色される．ⓒ SOX10：色素細胞は比較的均等に離れて分布している．

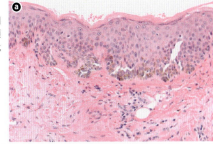
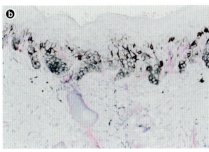
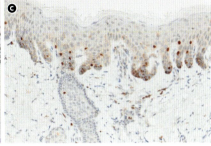

図3 悪性黒子

ⓐ HE 染色．ⓑ PRAME：核に陽性（右下の脂腺が内因性コントロールとなる）．

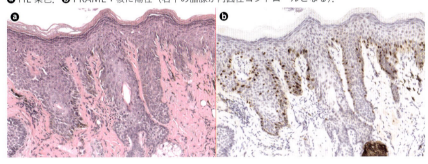

- 日光曝露を受けている高齢者の顔面では，一見正常に見える皮膚でも色素細胞が増加していることがあり，actinic melanocytic hyperplasia と呼ばれる．この場合は，色素細胞に異型性はなく，離れて比較的等間隔に分布する．
- 表皮真皮境界部に苔癬状のリンパ球浸潤がある時に，表皮下層に，Melan A 陽性細胞が胞巣を形成してみえることがあり，pseudomelanocytic nests と呼ばれる．これらが真に色素細胞の集簇ではないのかどうかについては議論があるが，色素細胞性腫瘍と間違えないことが重要である．
- 病理像で診断が困難な場合でも，臨床像を参照すると解決がつくことがしばしばあり，臨床医とのディスカッションが大切である．
- PRAME は感度，特異度ともに高いマーカーであるが，陰性例もあることに注意する．

文献
1) Kim J, et al：Quantitative comparison of MiTF, Melan-A, HMB-45 and Mel-5 in solar lentigines and melanoma in situ. J Cutan Pathol 2011；38：775-779.
2) Buonaccorsi JN, et al：Diagnostic utility and comparative immunohistochemical analysis of MiTF and Sox10 to distinguish melanoma in situ and actinic keratosis：A clinicopathological and immunohistochemical study of 70 cases. Am J Dermatopathol 2014；36：124-130.
3) Chung HJ, et al："Melanocytic Nests Arising in Lichenoid Inflammation"：Reappraisal of the Terminology "Melanocytic Pseudonests" Am J Dermatopathol 2015；37：940-943.
4) Gradecki SE, et al：PRAME immunohistochemistry as an adjunct for diagnosis and histological margin assessment in lentigo maligna. Histopathology 2021; 78: 1000-1008.

155 隆起性皮膚線維肉腫 vs 皮膚線維腫

有効な抗体の組み合わせ	基本	▶ CD34, factor XIIIa
	オプション ▶	α-smooth muscle actin, D2-40, CD68

- 細胞密度の高い皮膚線維腫はしばしば隆起性皮膚線維肉腫（DFSP）との鑑別が問題となる．HE 染色で鑑別がつかない場合は免疫染色を行う．
- 基本として，CD34 がびまん性に陽性であれば DFSP を考え，CD34 が陰性で factor XIIIa が多数染色されれば皮膚線維腫を考える．
- factor XIIIa は，DFSP でも散在性に陽性細胞が混在することがあり，また，皮膚線維腫でも少数しか染まらないことがある．
- DFSP が線維肉腫様変化を来すと CD34 が染まりにくくなることがあり，そのような場合は，定型的な組織像を示す部位で判断する．
- DFSP のほとんどは CD34 陽性なので，DFSP を強く考える組織像であるのに陰性である場合は，染色のやり直しを考える．どうしても診断がつかない場合は，*COL1-PDGFB* の融合遺伝子の存在を確認する．
- α-smooth muscle actin は，筋線維芽細胞分化を示す皮膚線維腫で多数の細胞が陽性となるが，DFSP では，myoid nodule と呼ばれる部位を中心に陽性所見がみられる．
- DFSP との鑑別が問題となる細胞密度の高い皮膚線維腫では，CD68 や CD163 などの組織球が多数混在するが，DFSP では組織球は通常混在しない．
- D2-40 と ERG は皮膚線維腫の多くでは陽性で，DFSP では陰性である．

図1 隆起性皮膚線維肉腫と皮膚線維腫の鑑別
ⓐ DFSP．CD34 はびまん性に陽性．
ⓑⓒ 皮膚線維腫．**ⓑ** CD34：この症例では中央部では陰性だが，辺縁部で陽性．**ⓒ** factor XIIIa：この症例ではびまん性に陽性．

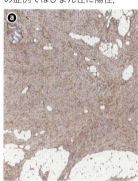
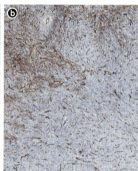
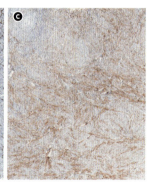

- 皮膚線維腫でも辺縁では CD34 が陽性になることがあることに注意する．
- CD34 は，びまん型神経線維腫や孤在性線維性腫瘍，神経周膜腫でも陽性となるので，これらが鑑別に挙がれば，それぞれ，S100，STAT6，EMA を追加しておく．

文献
1) Sachdev R, et al：Expression of CD163 in dermatofibroma, cellular fibrous histiocytoma, and dermatofibrosarcoma protuberans：Comparison with CD68, CD34 and factor 13a. J Cutan Pathol 2006；33：353-360.
2) Bandarchi B, et al：D2-40, a novel immunohistochemical marker in differentiating dermatofibroma from dermatofibrosarcoma protuberans. Mod Pathol 2010; 23: 434-438.

156 メラノサイト系腫瘍の診断に役立つ免疫染色

Ⅱ 診断編 ▶ 18 皮膚

- WHO の皮膚腫瘍分類では，悪性黒色腫を日光曝露の程度や発症部位，臨床像，病理組織像，分子遺伝子的特徴などを考慮して，日光曝露の累積量（cumulative sun damage; CSD）が低い群（低 CSD：多くは従来の表在拡大型）と高い群（高 CSD：従来の悪性黒子型と線維形成性悪性黒色腫），Spitz 型，四肢末端型（従来の末端黒子型），粘膜型，先天性母斑型，青色母斑型，ブドウ膜型の 9 つの pathway に分けている．
- これらは主なドライバー遺伝子が異なっており免疫染色態度にも違いがあるため，どの pathway の病変であるかを考えておくことは診断に重要である．また，良悪性中間病変として異形成母斑（dysplastic nevus）とメラノサイトーマ（melanocytoma）が記載されている．
- 本項では，メラノサイト系腫瘍の診断に役立つ免疫染色について述べる．なおメラノサイト系腫瘍ではメラニンと DAB の茶色が似ているため，陽性かどうかの判断が難しいことがある．そのため，メラニンの多い病変では後染色をギムザ液にしてメラニンを深緑に異染させることや，ALP 系の発色基質を用いて赤発色とすることが行われる（図1）．

図1 上皮内悪性黒色腫
ⓐ HE 染色．**ⓑ** Melan A ＋ギムザ染色：メラニン顆粒は深緑に異染している．**ⓒ** Melan A（赤発色）．

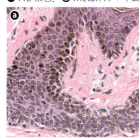
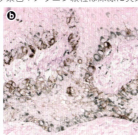
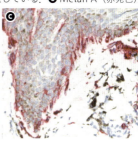

メラノサイトマーカー

- メラノサイト系腫瘍かどうかの判断に役立つ抗体．通常複数で検討する．腫瘍細胞の広がり，分布の確認にも用いる．なお，線維形成性黒色腫（desmoplastic melanoma）では，Melan A や HMB45 は陰性である．
- S-100 蛋白：核と細胞質に陽性．感度の高い抗体であるが，特異性が低い．爪母の色素細胞は陰性のことが多く，爪母病変の評価には向かない．
- Melan A：細胞質に陽性．感度，特異性とも高い．
- HMB45：細胞質に陽性．感度は低いが特異性は高い．
- SOX10（図2）：核に陽性．感度，特異性とも高いが，エクリン汗腺分泌細胞や筋上皮細胞の一部，Schwann 細胞にも陽性となる．陽性細胞の分布がわかりやすいため S-100 蛋白に変わって用いられるようになってきている．
- MITF：核に陽性．真皮内では種々の細胞に陽性となるため，表皮内病変の評価に用いられる．

良悪性の鑑別に役立つ抗体

- いくつかの抗体が用いられるが，1 つの抗体で良悪を決定できるものはなく，総合的な判定が必要である．
- HMB-45：
  ▶ 良性の母斑では表皮内や真皮上層の一部の細胞でのみ陽性となり，深部に行くと陰性化する．いわゆる maturation を反映する所見と考えられている．

図2 低CSD型黒色腫

ⓐ HE染色：異形成母斑との鑑別が問題となる病変．ⓑ SOX10．ⓒ PRAME：75%以上の腫瘍細胞が陽性であり，陽性と判断できる．

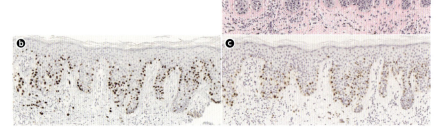

- 悪性黒色腫では，非対称性な陽性所見がみられることが多い．青色母斑系病変や深部穿通性母斑／メラノサイトーマ（deep penetrating nevus ／ melanocytoma）ではびまん性に陽性となる．
- p16（図3）：
  - 細胞周期のregulationに働くがん抑制遺伝子 *CDKN2A* の産物で，ほとんどの良性の母斑ではp16はびまん性やモザイク状の陽性所見を示す．悪性黒色腫の40%～60%程度はp16の欠失を示し，p16の陰性化は悪性を示唆するが，p16陽性の悪性黒色腫も多数あり，陽性所見は悪性を否定する所見ではない．
  - なお，Spitz腫瘍など低CSD型以外でのp16の有用性には議論がある．

図3 母斑を伴った悪性黒色腫

ⓐ HE染色： 右下に良性の母斑がある．ⓑ HMB45：悪性部分で不規則に陽性，良性部分で陰性を示す．ⓒ p16：悪性部分で陰性，良性部分で陽性を示している．

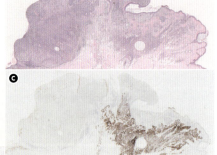

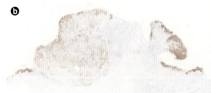

- p53：ほとんどの良性の母斑では陰性，悪性黒色腫では25-58%程度が陽性とされる．なお，線維形成性悪性黒色腫の多くはp53陽性である．
- PRAME（PReferetially exressed Antigen in MElanoma）（図2）：
  - 2018年にLezcanoらが報告した新しいマーカーであるが，母斑と悪性黒色腫を鑑別するのに有用と考えられ，多数の報告がある．
  - 核に陽性となり，正常脂腺細胞が陽性内部コントロールとなる．75%以上の腫瘍細胞が陽性であれば，悪性黒色腫の可能性が高い．上皮内病変でも高率に陽性となるが，線維形成性悪性黒色腫の陽性率は低い．SOX10の染色と比較するとわかりやすい．
  - 良性の母斑では，ほとんどが陰性で，陽性細胞はみられても少数である．母斑から生じた悪性黒色腫では，悪性黒色腫部分でのみ陽性となることが多い．また，びまん性陽性を示す例では，病変の境界の確認や，センチネルリンパ節でのnodal nevusと転移との鑑別などにも用いることが出来る．
  - なお，通常の母斑でもびまん性に陽性となるような例外的な症例の存在も知られてい

る．また，PRAME 陰性の悪性黒色腫や，中間的な陽性所見を示す症例もあり，注意が必要である．
- ▸Spitz 腫瘍や青色母斑系腫瘍など頻度の低い亜型についてはまだ検討された症例数が少ない．
- Ki-67：
  - ▸良性の母斑の多くは陽性率は 5％未満で，Spitz 母斑は 2-10％程度，悪性黒色腫では 13 〜 30％程度とされる．母斑では深部の陽性率は低くなり，maturation の所見とされる．
  - ▸リンパ球浸潤が目立つ病変では正確なカウントは困難であり，Melan A との二重染色が推奨されている．

ドライバー遺伝子の推定に用いる抗体
- 一部のドライバー遺伝子変異については，免疫染色で推定が可能である．
- BRAF V600E（VE1）と RAS Q61R（SP174）：
  - ▸low-CSD 黒色腫の多くは *BRAF* V600E，あるいは *NRAS* Q61R の変異がみられ，これらの抗体による免疫染色が陽性となる．なお，VE1 の染色性は弱いことがあり注意が必要である．
  - ▸正常の母斑でもこれらは陽性であり，良悪の鑑別には使えないが，pathway を考える参考になる．これらが陽性であれば，Spitz 腫瘍や青色母斑系腫瘍などは除外される．
  - ▸なお，RAS Q61R（SP174）は，*HRAS* Q61R や *KRAS* Q61R の変異蛋白に対しても陽性を示すため，*HRAS* Q61R 変異のある Spitz 腫瘍で陽性であることには注意が必要である．
- Spitz 腫瘍のドライバー変異の推定に用いる抗体：
  - ▸Spitz 腫瘍は spindle and epithelioid cell nevus として細胞形態から定義されていたが，おもに *HRAS* の点突然変異，あるいはキナーゼ遺伝子（*ALK*, *ROS1*, *NTRK1 ／ 3*, *BRAF*, *MAP3K8* など）の融合によって生じることが明らかとなっており，*ALK*, *ROS1*, *NTRK1 ／ 3* については，ALK, ROS1, panTRK の免疫染色がびまん性に陽性となることで検出できる．
  - ▸Spitz 腫瘍の細胞像がありながら，構築の異常や核異型，核分裂像などがあれば，その程度に応じて Spitz メラノサイトーマ／異型 Spitz 腫瘍（Spitz melanocytoma ／ Atypical Spitz tumor）や，悪性 Spitz 腫瘍／ Spitz 黒色腫（Malignant Spitz tumor ／ Spitz melanoma）と診断されるが，Spitz 経路のドライバー遺伝子変異を持つ悪性 Spitz 腫瘍は，*BRAF* 変異などがドライバーで Spitz 様の形態を示す Spitz 様黒色腫（Spitzoid melanoma）とは異なって，予後が良いことが報告されている．
  - ▸現状，免疫染色でこれを厳密に鑑別することはできないが，ALK, ROS1, panTRK がびまん性に陽性であれば，Spitz 腫瘍であり，BRAF V600E や RAS Q61R の免疫染色が陽性であれば，Spitz 腫瘍ではない可能性が高い（HRAS Q61R 変異 Spitz 腫瘍を除く）．

図4 ALK 陽性の Spitz 母斑
ⓐ HE 染色弱拡大．ⓑ HE 染色強拡大．ⓒ ALK 弱拡大．ⓓ ALK 強拡大：ALK は全ての腫瘍細胞でびまん性に陽性を示す．

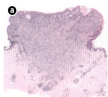
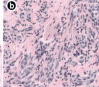
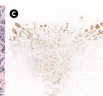
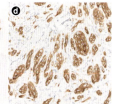

- その他の抗体
  - BRAFなどのMAPK系の異常を持つ良性の母斑に，追加の遺伝子異常が生じておこるメラノサイト腫瘍で遺伝子異常が同定され亜型と認識されているものに，BAP-1不活性型色素細胞母斑／メラノサイトーマ (BAP-1 inactivated melanocytic nevus/melanocytoma)，深部穿通性色素細胞母斑／メラノサイトーマ (deep penetrating melanocytic nevus/melanocytoma)，色素性類上皮メラノサイトーマ：Pigmented epithelioid melanocytoma があり，それぞれ，BAP-1（核に陰性化する），β-catenin（核に陽性となる），PRAKA1A（細胞質に陰性化する）の免疫染色が診断に有用である．

図5 BAP-1不活性型色素細胞母斑

ⓐ HE染色弱拡大．**ⓑ** HE染色強拡大：左上に小型の母斑細胞があり，その下方では豊富な胞体と大型の核を持つ細胞が増加している．**ⓒ** BAP-1は，小型の細胞では核に陽性だが，大型の細胞では核に陰性．**ⓓ** BRAF（VE1）：小型の細胞も大型の細胞もびまん性に陽性．

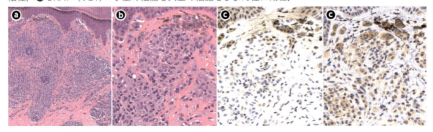

図6 深部穿通性色素細胞母斑

ⓐ HE染色弱拡大．**ⓑ** HE染色強拡大：下方に小型の母斑細胞があり，中央ではメラニン色素の目立つ豊富な淡染する胞体を持つ細胞が増加している．**ⓒ** β-カテニン：大型細胞の一部の核で陽性．**ⓓ** BRAF（VE1）：小型の細胞も大型の細胞もびまん性に陽性．

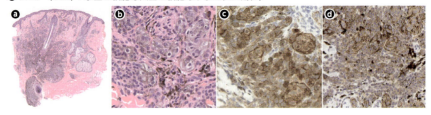

文献
1) Elder DE, et al: Melanocytic neoplasm. In: WHO Classification of Tumours Editorial Board. Skin tumours [Internet; beta version ahead of print]. Lyon (France): IARC; 2023 [cited 2024 Jan 9th]. (WHO classification of tumours series, 5th ed.; vol. 12). Available from: https://tumourclassification.iarc.who.int/chapters/64.
2) 後藤啓介：【免疫組織化学 実践的な診断・治療方針決定のために】（第3部）腫瘍の鑑別に用いられる抗体(各臓器別) 皮膚．病理と臨 2020; 38 臨増: 240-247.
3) Ohsie SJ, et al: Immunohistochemical characteristics of melanoma. J Cutan Pathol 2008; 35: 433-44.
4) Lezcano C, et al: Immunohistochemistry for PRAME in Dermatopathology. Am J Dermatopathol 2023; 45: 733-747.
5) Quan VL, et al: Integrating Next-Generation Sequencing with Morphology Improves Prognostic and Biologic Classification of Spitz Neoplasms. J Invest Dermatol. 2020; 140: 1599-1608.

157 外陰扁平上皮癌前駆病変の分類

有効な抗体の組み合わせ	基本	▶ p16, p53
	オプション	▶ なし

- 外陰扁平上皮癌の前駆病変は HPV により発生する扁平上皮内病変(squamous intraepithelial lesion:SIL)と HPV 非依存性外陰上皮内腫瘍(vulvar intraepithelial neoplasia:VIN)に分けられる。これらの鑑別には p16 と p53 の免疫染色の組み合わせが有用である(表1)。
- SIL は低異型度(low-grade SIL:LSIL)と高異型度(high-grade SIL:HSIL)に分けられる。HSIL における p16 の過剰発現は病変部の少なくとも基底側 1/3 をこえて隙間なくほぼすべての細胞にみられるものであり、block positive と表現される。
- VIN は p53 野生型と p53 変異型に分けられる。
- p53 変異型の場合、p53 は基底細胞を含めて過剰発現を示すか、完全に陰性、細胞質に陽性のパターンを示す。
- p53 陽性所見が散在性にみられるのみである場合あるいは基底層が陰性で中層の細胞が陽性である場合は p53 野生型と評価する。

表1 外陰扁平上皮癌の HPV, p53 による分類と免疫染色

		p16	p53
HPV 関連扁平上皮内病変		block positive	基底層陰性で中層細胞に陽性 完全に陰性(null pattern) 少数の細胞が陽性(null-like pattern)
HPV 非依存性上皮内腫瘍	p53 野生型	block positive ではない*	陽性細胞散在 基底層陰性で中層細胞に陽性
	p53 変異型		基底細胞過剰発現 傍基底層過剰発現 完全に陰性(null-pattern) 細胞質に陽性

*p53 変異型の少数例で block positive となることがある

図1 外陰扁平上皮癌前駆病変

ⓐ HPV 関連扁平上皮内病変:p16 は block positive の所見を呈する。ⓑ HPV 関連扁平上皮内病変:基底層は p53 陰性で中層に陽性細胞がみられる p53 野生型パターン、ⓒ HPV 非依存性外陰上皮内腫瘍;p53 免疫染色で基底層および傍基底層に p53 過剰発現が見られ、p53 変異型と判断する。

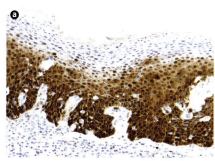
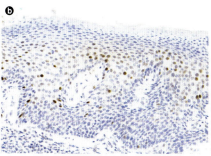
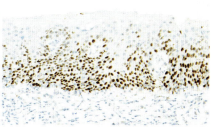

158 squamous intraepithelial lesion の診断と鑑別

有効な抗体の組み合わせ	基本	▶ p16, Ki-67
	オプション	▶ なし

- 扁平上皮内病変（squamous intraepithelial lesion：SIL）は HPV 感染により生じる病変であり，外陰，腟，子宮頸部，陰茎，肛門周囲の病変に共通して用いられる名称である．SIL は HPV 感染による細胞の形態変化としての low-grade SIL（LSIL）と腫瘍であり，扁平上皮癌の前癌病変である high-grade SIL 高度扁平上皮内病変（high-grade SIL；HSIL）は腫瘍性病変である．

図1 HSIL
ⓐ p16 は基底側 1/3 をこえて隙間なく陽性となる．
ⓑ 全層性に Ki-67 陽性細胞がみられる．

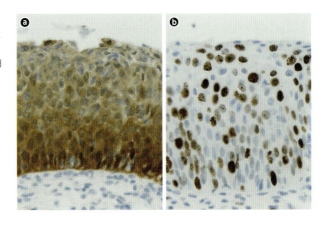

図2 萎縮と HSIL の鑑別
ⓐ萎縮重層扁平上皮で表層の細胞の成熟に乏しい．ⓑ萎縮重層扁平上皮では p16 陽性細胞は少数出現するのみである．ⓒ菲薄化した上皮だが細胞異型は強い．ⓓ p16 は block positive であり，HSIL と診断する．

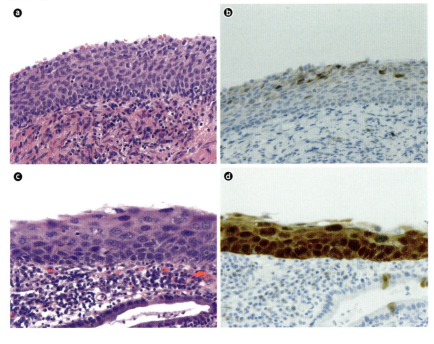

- HSIL では HPV の E7 による Rb の機能抑制の結果として p16 が過剰発現する.
- HSIL における p16 の過剰発現は病変部の少なくとも基底側 1／3 をこえて隙間なくほぼすべての細胞にみられるものであり, block positive と表現される.
- 子宮頸部の萎縮重層扁平上皮や未熟化生は傍基底型の細胞から構成されており, 分化に乏しいことから HSIL と鑑別を要することがある. これらの上皮では, まだらに p16 が弱陽性となる細胞が見られることがあるが, block positive の所見は見られない.
- 重層扁平上皮における Ki-67 陽性細胞は基底細胞の 1 層上の細胞から数層にほぼ限局しており, 表層 2／3 にはほとんど陽性細胞は見られないが, HSIL では表層まで陽性細胞が出現する.
- 細胞診検体においても, HSIL を特定するために p16 と Ki-67 の二重染色キットが市販されている. 両方陽性となる細胞は HSIL に由来するものと推定される.

- p16 が少数の細胞にまだらに染まる所見を陽性ととってはならない
- HSIL の多くの症例では HPV の粒子が産生されない. HPV に対する免疫染色に広く使われる抗体は HPV の capsid 蛋白に対するものであるため, HSIL では陰性のことが多い.
- H.E. 染色標本で明らかに LSIL／CIN1 と見える症例の中にも p16 が block positive となる症例がある. このような症例を p16 の染色結果のみから HSIL と診断してはならない. LSIL／CIN1 の診断に自信があるときには p16 を染めることは推奨されない.

文献 1) Darragh TM, et al : The Lower Anogenital Squamous Terminology Standardization Project for HPV-Associated Lesions: background and consensus recommendations from the College of American Pathologists and the American Society for Colposcopy and Cervical Pathology. Arch Pathol Lab Med 2012 ; 136 : 1266-1297.

memo

159 子宮頸部腺癌の組織型

有効な抗体の組み合わせ	基本	p16, HIK1083, MUC6, caludin18, napsin A, HNF1-β, GATA3, TTF-1, ER
	オプション	type IV collagen, laminin, calretinin, CD10, vimentin

- 頸部腺癌はHPV関連腺癌とHPV非依存性腺癌に分けられ，後者には胃型，明細胞型，中腎型が含まれる．また，類内膜癌も頸部腺癌の分類の中に含まれている．
- HPV関連腺癌はp16が核，細胞質共にびまん性に強陽性となる．
- 胃型粘液性癌では幽門腺型の粘液形質を反映してHIK1083，MUC6陽性細胞が見られる．また，claudin 18が陽性となる．
- 明細胞癌はnapsin A, HNF1-βが陽性となる．間質の好酸性物質は基底膜に由来し，Type IV collagen, lamininが陽性である．
- 中腎癌はGATA3，TTF-1陽性であり，両者の陽性細胞はしばしば相補的に分布する．また，CD10, calretininの陽性所見も特徴的である．中腎癌の組織形態は多彩であり，見慣れない頸部腺癌を見たときには中腎癌鑑別のためこれらのマーカーの免疫染色も行うことがのぞましい．
- 類内膜癌はER陽性であることが多く，vimentin陽性，p16のモザイク状陽性パターンをとることが特徴的である．
- 多くの頸部腺癌はER陰性であるのに対し，非腫瘍性頸部腺上皮及び類内膜癌はER陽性である．

図1 子宮頸部腺癌

ⓐ HPV関連腺癌：ほぼ全ての細胞がp16陽性である．ⓑ HPV非依存性腺癌，胃型：細胞膜がclaudin 18陽性である．ⓒ HPV非依存性腺癌，明細胞型：HNF-1β陽性である．ⓓ HPV非依存性腺癌，中腎型：GATA3陽性である．

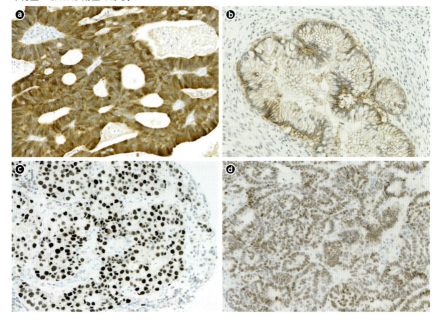

- 頸部腺癌の中にはHPV関連であってもp16陰性の症例もある.
- HIK1083, MUC6, claudin 18は胃型形質を示す分葉状内頸部腺過形成 lobular endocervical glandular hyperplasia（LEGH）でも陽性になるので，良悪の鑑別には用いられない.
- 卵管上皮化生ではp16陽性細胞が多く見られるが，これをHPV関連腺癌と誤認してはならない.
- 子宮内膜，付属器の漿液性癌由来の細胞はp16がびまん性に陽性となることが多い.

文献 1) Stolnicu S, et al：Diagnostic algorithmic proposal based on comprehensive immunohistochemical evaluation of 297 invasive endocervical adenocarcinomas. Am J Surg Pathol 2018；42：989-1000.
2) Asaka S, et al：Immunophenotype analysis using CLDN18, CDH17, and PAX8 for the subcategorization of endocervical adenocarcinomas in situ: gastric-type, intestinal-type, gastrointestinal-type, and Müllerian-type. Virchows Arch 2020；476：499-510.

memo

160 子宮内膜癌の分子分類

Ⅱ 診断編 ▶ 19 生殖器 ▶ ❸子宮体部

有効な抗体の組み合わせ	基本	▶ p53, MLH1, PMS2, MSH2, MSH6
	オプション	▶ なし

- The Cancer Genome Atlas（TCGA）プロジェクトによる網羅的遺伝子解析の結果を受けて，WHO 分類第 5 版では類内膜癌が POLE-ultramutated, mismatch repair-deficient（MMR-d），p53-mutant，no specific molecular profile（NSMP）の 4 つのタイプに分類されている．この分類は予後に相関しており POLE ultramutated は予後良好であり，p53-mutatant の予後は不良である．
- 分類に当たってはアルゴリズムに従って進めていく．
- この分類は遺伝子の所見に基づいているが，MMR-d と p53 mutant は免疫染色が代替マーカーとして利用できる．
- MMR-d の症例では免疫染色で MMR 関連タンパクである MLH1，PMS2，MSH2，MSH6 のいずれかのいずれかが陰性になる．陰性となる機序としてはこれらのタンパク質をコードしている遺伝子の変異あるいは MLH1 においてはプロモーター領域の過剰メチル化による転写抑制がある．遺伝子変化と免疫染色の所見を表 1 に示す．
- p53-mutant を示唆する免疫染色所見には①ほとんどの細胞の核に過剰発現を示す，②完全に陰性，③細胞質に陽性のいずれかのパターンがある．
- p53 の過剰発現パターンは missense 変異，null パターンは nonsense mutation であることが多い．また，細胞質に染色となる症例は p53 の C 末端側にある核内局在シークエンスに変異がみられる．

表 1 MMR 関連タンパクの遺伝子変化と免疫染色結果

		遺伝子変化のある分子			
		MLH1	PMS2	MSH2	MSH6
免疫染色結果	MLH1	−	+	+	+
	PMS2	−	−	+	+
	MSH2	+	+	−	+
	MSH6	+	+	−	−

図 1 子宮内膜癌の分子分類アルゴリズム

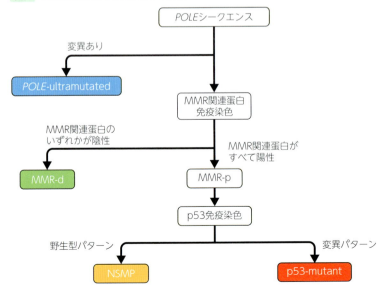

図2 MMR 関連蛋白の免疫染色
ⓐ MLH1：陰性で，MMR-d と評価する．ⓑ MLH1：陰性と評価すべき核の点状パターン．
ⓒ PMS2：陰性と評価すべき細胞質のみ陽性の染色パターン．

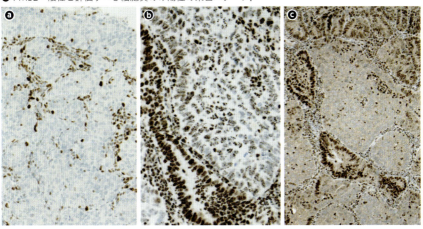

図3 p53-mutant 症例の免疫染色
ⓐほとんどの細胞が p53 強陽性となる過剰発現パターン．ⓑ腫瘍細胞が完全に陰性となる null パターン．ⓒ細胞質に陽性となるパターン．

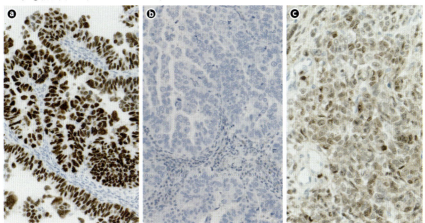

- MLH1 の免疫染色に用いる抗体によっては核内に点状の陽性所見を示すことがあるが，このパターンは陰性と評価する．
- MMR 関連蛋白の免疫染色の評価は隣接している間質や浸潤しているリンパ球などの内部コントロールが陽性になっている部分で評価する．

文献 1) Casey L, et al：POLE, MMR, and MSI Testing in Endometrial Cancer：Proceedings of the ISGyP Companion Society Session at the USCAP 2020 Annual Meeting. Int J Gynecol Pathol 2021；40：5-16.

161 子宮体癌の筋層浸潤と異型ポリープ状腺筋症

有効な抗体の組み合わせ	基本	▶ desmin, h-caldesmon, SATB2
	オプション	▶ IFITM1

- 子宮体癌の中には腺筋症の中に腫瘍が広がる症例がある．これは筋層浸潤とは見なされないため，真の筋層浸潤と腺筋症内進展との鑑別は重要である．
- 筋層内に浸潤する子宮体癌の病変の周囲に反応性に増生する線維芽細胞も CD10 陽性であるため，CD10 の陽性所見だけで腺筋症内への進展とするべきではない．
- 子宮内膜間質細胞のマーカーとして IFITM1（interferon induced transmembrane protein 1）が注目されており，子宮体癌の腺筋症内進展と筋層への直接浸潤の鑑別に有効であると報告されている．

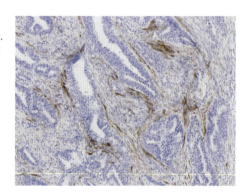

図1 類内膜癌の筋層浸潤
腺管周囲の紡錘形細胞が CD10 陽性である．これらの細胞は形態学的には明らかに子宮内膜間質細胞ではない．

図2 異型ポリープ状腺筋症
間質細胞は α-smooth muscle actin 陽性（ⓐ），h-caldesmon 陰性（ⓑ），CD10 陰性（ⓒ），SATB2 陽性（ⓓ）である．

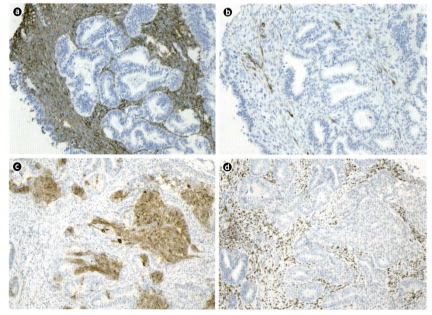

- 生検や搔爬検体では異型上皮と平滑筋様間質が混在する病変を見ることがあり，体癌の筋層浸潤と異型ポリープ状腺筋症（atypical polypoid adenomyoma；APAM）との鑑別を要することがある．
- APAMの間質はα-smooth muscle actin陽性であるが，desmin，h-caldesmonは多くの場合陰性で，正常な筋層の平滑筋と区別することが出来る．また，子宮内膜間質とは異なり，CD10は陰性である．APAMの間質細胞はSATB2が陽性であり，子宮内膜ポリープや子宮体癌の筋層浸潤との鑑別に有効である．

文献
1) Busca A, et al：IFITM1 is superior to CD10 as a marker of endometrial stroma in the evaluation of myometrial invasion by endometrioid adenocarcinoma. Am J Clin Pathol 2016；145：486-496.
2) Worrell HI, et al：Patterns of SATB2 and p16 reactivity aid in the distinction of atypical polypoid adenomyoma from myoinvasive endometrioid carcinoma and benign adenomyomatous polyp on endometrial sampling. Histopathology 2021；79：96-105.

memo

162 子宮紡錘形細胞腫瘍の鑑別

有効な抗体の組み合わせ	基本	▶ α-smooth muscle actin, desmin, h-caldesmon, ALK, CD10, cyclin D1
	オプション ▶	BCOR, PLAG1, CD34, S-100, pan-TRK

- 子宮に発生する紡錘形細胞腫瘍のほとんどは平滑筋腫であるが，近年特徴的な遺伝子変化を示す多くの紡錘形細胞腫瘍が認識されるようになった．
- 粘液性背景を示す紡錘形細胞腫瘍としては類粘液平滑筋腫，類粘液平滑筋肉腫，炎症性筋線維芽細胞腫（inflammatory myofibroblastic tumor：IMT），高異型度子宮内膜間質肉腫（high-grade endometrial stromal sarcoma：HGESS）などがあげられる．
- 類粘液平滑筋腫，類粘液平滑筋肉腫では多くの症例で α-smooth muscle actin, desmin, h-caldesmon が陽性となる．類粘液性平滑筋肉腫の一部は PLAG1 を発現している．
- リンパ球，形質細胞浸潤がみられるときには IMT を鑑別に挙げる．α-smooth muscle actin などとともに ALK が陽性となる．
- HGESS のうち *ZC3H7B-BCOR* 融合遺伝子を有する腫瘍は粘液性背景に紡錘形細胞の増殖が見られる．免疫染色では CD10, cyclin D1 が陽性となり，半数程度の症例で BCOR も陽性となる（図2）．
- WHO 分類第5版には記載がないが，上記以外にも *NTRK* 融合遺伝子を持つ線維肉腫様腫瘍，*COL1A1-PDGFB* の融合遺伝子を持ち皮膚隆起性線維肉腫様の腫瘍，悪性末梢神経鞘腫瘍類似線維芽細胞腫瘍などが報告されている．

図1 炎症性筋線維芽細胞腫（*TNS1-ALK* 融合遺伝子）
ⓐ HE 染色：紡錘形細胞の間にリンパ球が浸潤している．ⓑ ALK 免疫染色陽性である．

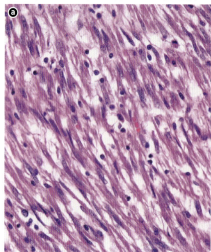 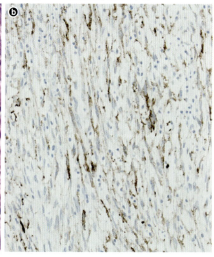

図2 高異型度子宮内膜間質肉腫

ⓐ HE染色：粘液性背景の中に紡錘形細胞が増殖している．腫瘍細胞はcyclin D1（ⓑ），BCOR（ⓒ）陽性である．

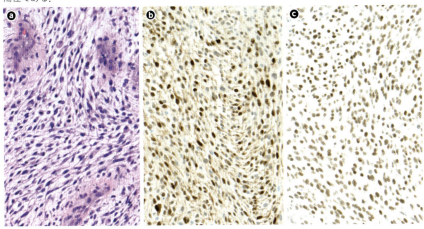

- CD10は子宮内膜間質腫瘍以外の腫瘍でも陽性になることがあるので，他のマーカーと組み合わせた評価が必要である．
- 子宮間葉系腫瘍には*NTRK*融合遺伝子がなくても免疫染色でpan-TRK陽性となるものがあるため，遺伝子検査による確認が必要である．

memo

163 類上皮細胞・小型細胞よりなる子宮間葉系腫瘍

有効な抗体の組み合わせ	基本	α-smooth muscle actin, desmin, h-caldesmon, cyclin D1, CD10, inhibin, HMB45
	オプション	BCOR, FOXL2, steroidogenic factor-1, Melan A, cathepsin K, TFE3

- 類上皮型平滑筋腫および類上皮型平滑筋肉腫は平滑筋マーカーであるα-smooth muscle actin, desmin, h-caldesmon が陽性となる.
- 低異型度子宮内膜間質肉腫（LGESS）では CD10 が陽性となる.
- *WHAE-NUTM2* 融合遺伝子を持つ HGESS 症例では cyclin D1, BCOR が陽性となる. 小型細胞は CD10 陽性で, 大型円形細胞は CD10 陰性となる傾向がある.
- 卵巣性索腫瘍に類似した子宮腫瘍（uterine tumor resembling ovarian sex cord tumor-like tumor：UTROSCT）では腫瘍細胞は inhibin-α, FOXL2, steroidogenic factor-1 といった性索腫瘍に発現するマーカーが陽性になるが, 陽性細胞が少ない症例もある. これら以外に cytokeratin, 各種平滑筋マーカー, CD10 が陽性になることもある.
- 血管周囲類上皮腫瘍（perivascular epithelioid cell tumor：PEComa）は HMB45, melan A, cathepsin K が陽性となる. これらのマーカーは平滑筋腫瘍でも部分的に発現することがあるため注意を要する. また, PEComa では種々の程度に平滑筋マーカーが発現する.

図1 低異型度子宮内膜間質肉腫

ⓐ HE 染色. 腫瘍細胞は D10 陽性（ⓑ）, α-smooth muscle actin（ⓒ）, h-caldesmon 陰性（ⓓ）である.

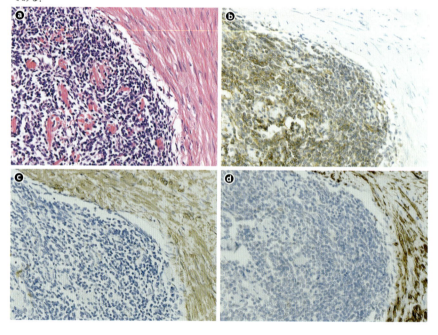

図2 高異型度子宮内膜間質肉腫
ⓐ HE 染色．多くの腫瘍細胞が cyclin D1（ⓑ），BCOR（ⓒ）陽性である．

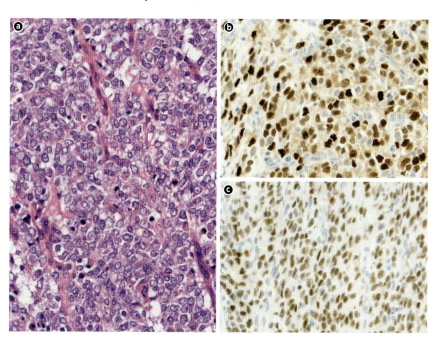

図3 卵巣性索腫瘍に類似した子宮腫瘍
ⓐ HE 染色．
ⓑ 一部の細胞が inhibin-α 陽性である．

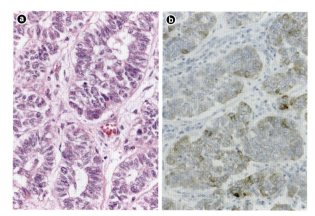

- ESS でも一部の細胞が平滑筋マーカー陽性となることがある．
- CD10 は子宮内膜間質腫瘍以外の腫瘍でも陽性になることがあるので，他のマーカーと組み合わせた評価が必要である．

文献
1) Lee CH, et al：Cyclin D1 as a diagnostic immunomarker for endometrial stromal sarcoma with YWHAE-FAM22 rearrangement. Am J Surg Pathol 2012；36：1562-1570.
2) Chiang S, et al：BCOR is a robust diagnostic immunohistochemical marker of genetically diverse high-grade endometrial stromal sarcoma, including tumors exhibiting variant morphology. Mod Pathol 2017；30：1251-1261.

164 全胞状奇胎 vs. 部分奇胎・水腫状流産

有効な抗体の組み合わせ	基本 ▶ p57
	オプション ▶ TSSC3

- 全胞状奇胎は雄核発生であり，ゲノムとして父方のアレルのみを持つ．11番染色体（11p15.5）のインプリント遺伝子クラスターにある遺伝子は絨毛組織では父方のアレルの転写が抑制されており，蛋白質としても発現しない．
- 免疫染色に用いられるマーカーとしては $p57^{kip2}$ がよく用いられる．
- 全奇胎では母方の p57 の遺伝子が存在しないため，細胞性栄養膜細胞，絨毛間質細胞は p57 陰性となる．
- 部分奇胎や水腫状流産の絨毛の細胞性栄養膜細胞と間質細胞においては母方のアレルから $p57^{kip2}$ や TSSC3 遺伝子に由来する蛋白質発現をみる．
- 合胞体栄養膜細胞は全奇胎，部分奇胎，水腫状流産のいずれであっても p57 を発現していない．
- p57 以外には TSSC3（tumor suppressing subtransferrable candidate 3）も用いられる．

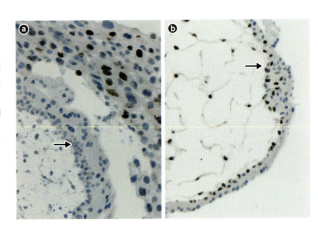

図1 全奇胎と水腫状流産における p57
ⓐ 全奇胎：絨毛の細胞性栄養膜細胞（矢印）と間質細胞は p57 陰性．中間型栄養膜細胞は陽性．
ⓑ 水腫状流産：絨毛の細胞性栄養膜細胞（矢印）と間質細胞はともに p57 陽性．

Pitfall
- 例外的に母方の 11 番染色体の一部が残っている全奇胎での p57 陽性例や，母方の 11 番染色体の一部が欠損している部分奇胎での p57 陰性例がある．

文献 1) Banet N, et al：Characteristics of hydatidiform moles: analysis of a prospective series with p57 immunohistochemistry and molecular genotyping. Mod Pathol 2014；27：238-254.

165 妊娠性絨毛性腫瘍の鑑別

有効な抗体の組み合わせ	基本	▶ hCG, hPL, p63, Ki-67
	オプション	▶ HSD3B, cyclin E

- WHO分類（2020）では妊娠性絨毛性腫瘍（gestational trophoblastic neoplasms：GTN）には類上皮トロホブラスト腫瘍（epithelioid trophoblastic tumor：ETT），胎盤部トロホブラスト腫瘍（placental site trophoblastic tumor：PSTT），妊娠性絨毛癌 gestational choriocarcinoma（CC），混合型トロホブラスト腫瘍（mixed trophoblastic tumor）がある．
- GTNおよび類似病変の免疫染色による鑑別についてのアルゴリズムが trophogram として提唱されている
- 正常栄養膜細胞，栄養膜細胞病変，GTN は HSD3B1（hydroxyl-delta-5-steroid dehydrogenase）を発現しており，他の正常細胞，腫瘍には発現が見られないため，GTN であることの確認が必要な場合に有効である．
- CC では合胞体栄養膜細胞にヒト絨毛性ゴナドトロピン（hCG）陽性である．
- ETT は無毛部中間型栄養膜細胞の性格を有する細胞が増殖する腫瘍で，腫瘍細胞の多くは p63 陽性，GATA3 陽性で hPL は多くの細胞が陰性である．Ki-67 陽性率，cyclin E で着床部結節（placental site nodule）と鑑別する．
- PSTT は着床部中間型栄養膜細胞の性格を有する細胞が増殖する腫瘍で，hPL（ヒト胎盤性ラクトーゲン）が陽性で p63 は陰性である．過大着床部反応（exaggerated placental site）との鑑別には Ki-67 陽性率を参考にする．

図1 妊娠性絨毛性腫瘍鑑別のための trophogram

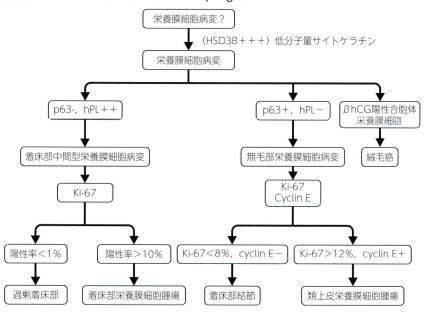

図2 妊娠性絨毛癌

ⓐ HE染色. ⓑ 主に合胞体栄養膜細胞がhCG陽性である.

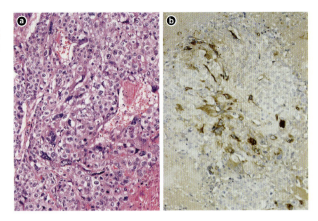

図3 類上皮トロホブラスト腫瘍

ⓐ HE染色. ⓑ 腫瘍細胞がp63陽性である.

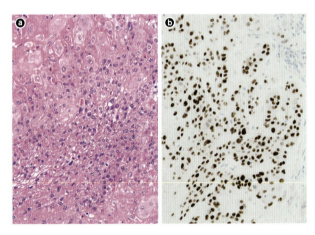

図4 胎盤部トロホブラスト腫瘍

ⓐ HE染色. ⓑ hPL陽性細胞がみられる.

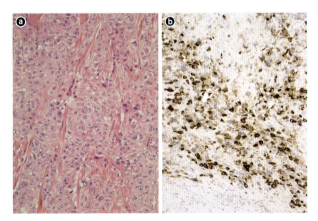

- ETTは子宮頸部にも発生することがあり,扁平上皮癌との鑑別が問題となることがある.p63はETTと扁平上皮癌の両方に陽性となるので他のマーカーも併せて見る必要がある.

文献 1) Shih IeM: Trophogram, an immunohistochemistry-based algorithmic approach, in the differential diagnosis of trophoblastic tumors and tumorlike lesions. Ann Diagn Pathol 2007 ; 11 : 228-234.

166 卵巣上皮性腫瘍の組織型の鑑別

有効な抗体の組み合わせ	基本	WT1，p53，Cytokeratin（CK）7，CK20，ER，HNF-1β，napsin A，p63，GATA3
	オプション	β-catenin，ARID1a

- 漿液性癌はWT1が陽性となることが多い．高異型度漿液性癌の多くはp53遺伝子変異を反映して，p53の過剰発現もしくは完全に陰性，細胞質に陽性のいずれかのパターンを示す．低異型度漿液性癌の多くはp53遺伝子に変異はなく，p53は野生型の発現パターンとなる．
- 粘液性癌は粘液が少ない時に類内膜癌との鑑別を要する．CK7とともにCK20が種々の程度に陽性となることが粘液性腫瘍の特徴である．
- 類内膜癌の多くはp53野生型でvimentin，ER陽性である．
- 類内膜癌の中にはβ-cateninの核への移行をみる症例があり，morulaの部分でみられやすい．
- 明細胞癌は多くの場合ER陰性で，HNF-1β，napsin Aが陽性である．間質の好酸性物質の出現も特徴的な所見で，基底膜物質であるtype IV collagen，lamininが陽性になる．
- 漿液粘液性腫瘍の多くは境界悪性で，多くはCK7陽性，CK20陰性，ER陽性で，p63を発現する内頸部予備細胞様の細胞もときに見られる．
- 子宮内膜症に関連する類内膜癌，明細胞癌，漿液粘液性境界悪性腫瘍の半数程度はARID1Aの変異があり，免疫染色で腫瘍細胞は陰性となる．
- ブレンナー腫瘍は尿路上皮に近い性格を示し，CK7，p63，GATA3が陽性である．境界悪性，悪性でも同様の所見を呈する．

表1 卵巣上皮性腫瘍の組織型と特徴的な免疫染色所見

組織型	特徴的所見	
漿液性	WT1 + 高異型度漿液性癌ではp53異常（過剰発現，完全に陰性，細胞質に陽性）	
粘液性	CK7 +，CK20 +	
類内膜	vimentin，ER，β-catenin	
明細胞	HNF-1β，napsin A	ARID1A欠失
漿液粘液性	CK7 +，CK20 −，p63（基底細胞）	
ブレンナー腫瘍	p63，GATA3，S-100P	

図1 高異型度漿液性癌
腫瘍細胞の核はWT1 (ⓐ)，p53 (ⓑ) 陽性である．

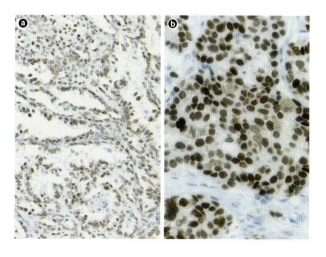

図2 粘液性癌
CK7（ⓐ），CK20（ⓑ）ともに陽性である．

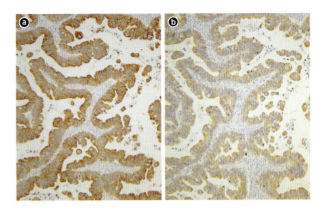

図3 その他の卵巣上皮性腫瘍
類内膜癌の morula で β catenin が核に陽性となっている（ⓐ）．明細胞癌における napsin A の陽性所見（ⓑ）と ARID1A の欠失（ⓒ）．ブレンナー腫瘍における GATA3 の発現（ⓓ）．

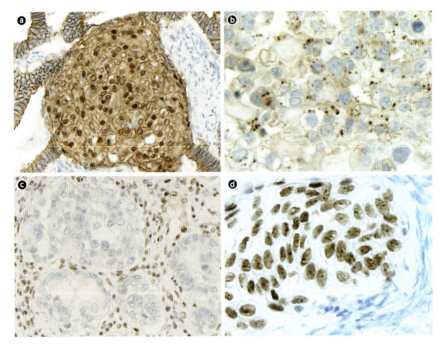

- 例外的な染色態度を示す症例もあるため，組織型の判定には複数の抗体を組み合わせて用い，組織像と合わせて判断する．
- 本項で取り上げた卵巣腫瘍では子宮に発生する同名の腫瘍も同じ免疫染色の所見を示すことが多く，原発臓器の特定には適さない．

167 卵巣原発癌 vs. 転移性癌

有効な抗体の組み合わせ	基本	▶ Cytokeratin（CK）7，CK20，PAX8，推定される原発臓器の癌に特徴的なマーカー
	オプション	▶ ARID1A

- 転移性卵巣癌が考えられる場合には，病歴や肉眼，組織所見からある程度原発臓器を絞り込んでからマーカーを選択する（表1参照）．
- 腫瘍が両側性であること，表面で多結節性であること，門部で脈管侵襲が目立つことは転移性腫瘍であることを示唆する．
- 粘液性癌で腫瘍径が10cm未満の場合，両側性の場合，Ⅲ期以上である場合は卵巣の腫瘍が転移性であることを十分に考慮するべきである．
- 卵巣原発の癌の多くはPAX8陽性である．他臓器の腫瘍でPAX8陽性となるものには甲状腺癌，腎細胞癌がある．
- 粘液性腫瘍の鑑別にはCK7，CK20のパターンが参考になる
- 下部消化管癌の多くはCK7陰性，CK20陽性であり，卵巣粘液性癌の多くはCK7陽性，CK20陽性である．また，下部消化管癌のマーカーとしてSATB2が有効である．
- 子宮内膜症に由来することが多い類内膜癌，明細胞癌の中にはARID1Aが陰性になる症例が半数弱あり，他のマーカーと組み合わせて卵巣原発であることを推定する根拠になる．

表1 原発性卵巣癌と転移性卵巣癌の鑑別

原発腫瘍	CK7+/CK20-	CK7+/CK20+	その他のマーカー
卵巣癌（粘液性以外）	96%	4%	漿液性癌はWT1（+）
卵巣癌（粘液性）	23%	74%	
胃癌	25%	13%	
膵癌	30%	62%	半数程度の症例はsmad4/dpc4陰性
大腸・虫垂癌	0%	5%	多くはCK7-/CK20+ CDX2（+），SATB2（+），AMACR（+）
肺腺癌	90%	10%	TTF-1（+）
乳癌	95%	0%	GCDFP15（+），mammaglobin（+），GATA3（+）治療の点からER，PgR，Her2

図1 大腸癌の卵巣転移
ⓐ HE染色．腫瘍細胞はCK7陰性（**ⓑ**），CK20陽性（**ⓒ**），SATB2陽性（**ⓓ**）である．

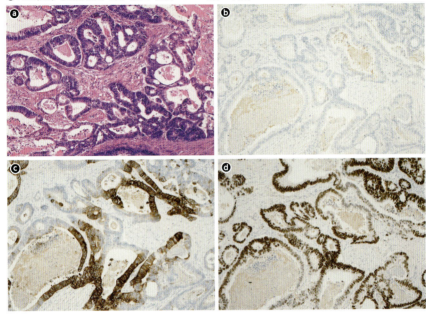

図2 乳癌の卵巣転移
半数程度の細胞がmammaglobinを発現している．

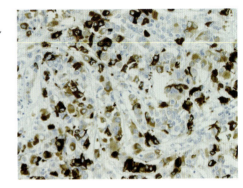

- いずれのマーカーにも例外的な発現パターンを示すことがあるので，複数のマーカーを組み合わせて染色し，臨床情報や組織所見と合わせて診断する．例外的なパターンは腫瘍の一部にのみ見られることが多い．
- 子宮に発生する同じ組織型の癌も卵巣の癌と同じ染色態度を示すことが多く，免疫染色単独での鑑別は困難である．
- TTF-1は中腎様癌でも陽性となることがある．

168 性索間質性腫瘍

Ⅱ 診断編 ▶ 19 生殖器 ▶ ⑤卵巣

有効な抗体の組み合わせ		
基本	▶	inhibin-α, calretinin, FOXL2, SF1, EMA, cytokeratin 7(CK7)
オプション	▶	β-catenin, WT1, Melan A, SMARCA4

- 性索間質性腫瘍に陽性となるマーカーには inhibin-α, calretinin, SF1, FOXL2 が感度の高いものとして挙げられる.
- Melan A／MART1 は,特異度は高いが感度は上記マーカーよりも低い.
- 線維腫では一般にこれらのマーカーの陽性率は低い.
- 類内膜癌の中には性索腫瘍のような組織像を示すものがあり,鑑別を要するが,類内膜癌では EMA, CK7 が陽性であるのに対し,性索腫瘍ではこれらのマーカーは陰性である.
- 微小囊胞性間質性腫瘍 (microcystic stroma tumor) は *CTNNB1* の変異を有し,腫瘍細胞の核が β-catenin 陽性となる.
- 小児及び若年者の症例では若年型顆粒膜細胞腫と高カルシウム血症型小細胞癌との鑑別が問題となることがある.前者では上記の性索・間質性腫瘍のマーカーが発現し,後者ではほぼ全ての正常細胞に発現している SMARCA4 が陰性となることが鑑別の補助となる.

表1 マーカーと各疾患群に対する特異性

種類	特異性の高い陽性マーカー	注意して使うべき陽性マーカー
性索・間質腫瘍	inhibin-α, calretinin, SF-1, FOXL2, MART1/Melan A	CD56（神経内分泌腫瘍は陽性）, WT1（漿液性腫瘍は陽性）
上皮性腫瘍	CK7, EMA	
神経内分泌腫瘍（カルチノイドなど）	chromogranin A, synaptophysin	

図1 成人型顆粒膜細胞腫

inhibin-α（**a**），calretinin（**b**）が細胞質に，FOXL2（**c**）が核に，CD56（**d**）が細胞膜に陽性である．

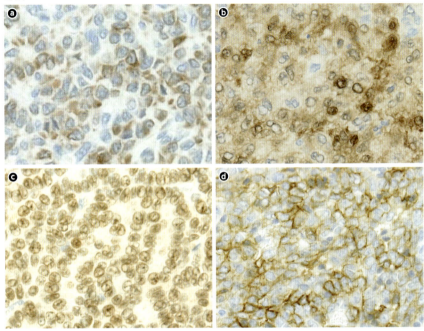

図2 微小囊胞性間質腫瘍
a HE染色．
b β-cateninが核に陽性である．

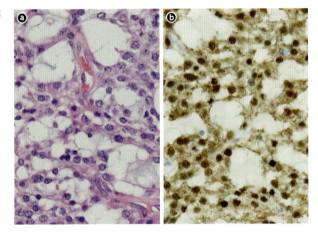

- 性索・間質性腫瘍の中にはCD56陽性の症例も多い．このマーカーの発現だけを根拠に神経内分泌腫瘍と診断してはならない．
- 上皮性腫瘍の間質細胞の中に時にエストロゲンなどを分泌する機能性間質細胞が含まれる．これらの細胞もinhibin-α，calretinin，などが陽性である．

169 卵巣胚細胞腫瘍

有効な抗体の組み合わせ	基本	▶ Oct4, SALL4, CD30, glypican 3, AFP
	オプション	▶ c-kit, D2-40, human chorionic gonadotropin (hCG)

- 未分化胚細胞腫瘍はもっとも未分化な胚細胞の性格を持ち，Oct4，SALL4，c-kit，D2-40が陽性である．
- 胎児性癌は上皮への分化を示す胚細胞腫瘍で，Oct4，SALL4の他にcytokeratin，CD30が陽性である．
- 卵黄嚢腫瘍は腸，肝，内胚葉洞など広範囲への分化を示す腫瘍である．AFP産生が特徴的であるが，免疫染色では血清中のAFP濃度のわりに陽性細胞が少ないことがある．他にSALL4，glypican 3が陽性である．
- 非妊娠性絨毛癌は妊娠性絨毛癌とほぼ同様の形質を示す腫瘍で，合胞体栄養膜細胞がhCG陽性である．他の組織型の胚細胞腫瘍でもhCG陽性細胞となる合胞体栄養膜細胞が見られることがある．
- 奇形腫は多岐にわたる体組織への分化を示す腫瘍で，それぞれの組織に対応する免疫染色所見を示す．未熟奇形腫に散見される未熟神経上皮細胞はOct4，SALL4が陽性になることがある．

図1 未分化胚細胞腫瘍
ⓐ HE染色．ⓑ Oct4が核に陽性．ⓒ 細胞膜がc-kit陽性．ⓓ 細胞膜がD2-40陽性

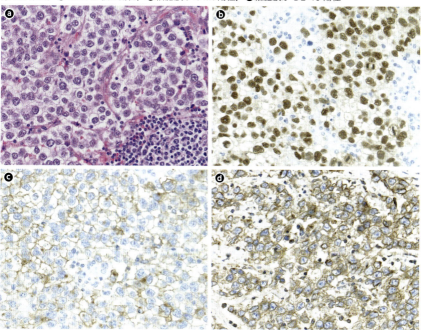

図2 卵黄嚢腫瘍
ⓐ HE 染色．ⓑ SALL4 が核に陽性．ⓒ 一部の細胞の細胞質が AFP 陽性．ⓓ glypican 3 陽性．

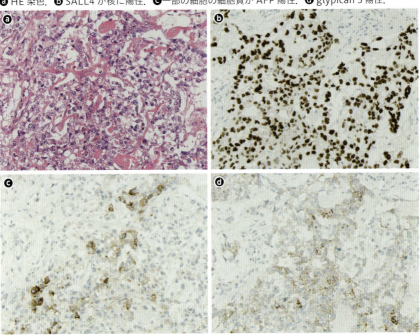

- Oct4，SALL4 は体細胞性腫瘍にも陽性となることがあるので，これらのマーカーが陽性であるだけでは胚細胞腫瘍と診断する根拠にならない．

memo

170 びまん性膠腫（星細胞系および乏突起膠細胞系腫瘍）の診断

II 診断編 ▶ 20 脳神経

有効な抗体の組み合わせ	基本 ▶ IDH1 p.R132H, ATRX, p53, Ki-67
	オプション ▶ GFAP, Olig-2, H3 K27M, H3 K27me3

- WHO 分類第 5 版ではびまん性膠腫の枠組みが大きく変更され，成人型と小児型に大別され，小児型はさらに低悪性度群と高悪性度群に分類された（**表 1**）．成人型と小児型は年齢で区別されるものではなく，それぞれの年齢層に特徴的な分子遺伝学的背景によって規定されているので，成人でも小児型が発生しうるし，また小児でも成人型が発生しうる．

表 1 びまん性膠腫の分類（WHO 第 5 版）

分類		CNS WHO grade
成人型びまん性膠腫 (adult-type diffuse gliomas)	星細胞腫，IDH 変異 (astrocytoma, IDH-mutant)	2/3/4
	乏突起膠腫，IDH 変異および 1p/19q 共欠失 (pligodendroglioma, IDH-mutant and 1p/19q-codeleted)	2/3
	膠芽腫，IDH 野生型 (glioblastoma, IDH-wildtype)	4
小児型びまん性低悪性度膠腫 (pediatric-type diffuse low-grade gliomas)	びまん性星細胞腫，MYB または MYBL1 異状 (diffuse astrocytoma, MYB-or MYBL1-altered)	1
	血管中心性膠腫（angiocentric glioma）	1
	若年者多形低悪性度神経上皮腫瘍 (polymorphous low grade neuroepithelial tumor of the young)	1
	びまん性低悪性度膠腫，MAPK 経路異状 (diffuse low-grade glioma, MAPK pathway-altered)	1
小児型びまん性高悪性度膠腫 (pediatric-type diffuse high-grade gliomas)	びまん性正中膠腫，H3 K27-altered (diffuse midline glioma, H3 K27-altered)	未設定
	びまん性大脳半球膠腫，H3 K34-mutant (diffuse hemispheric glioma, H3 G34-mutant)	4
	びまん性小児型高悪性度膠腫，H3 野生型および IDH 野生型 (diffuse pediatric-type high-grade glioma, H3-wildtype and IDH-wildtype)	4
	乳児型大脳半球膠腫 (infant-type hemispheric glioma)	未設定

- WHO 分類第 5 版では各腫瘍型で診断基準が記載されており，診断上必須とされる項目（essential）とあれば望ましい項目（desirable）が明記されている．成人型びまん性膠腫の診断基準を**表 2** に示す．
- 星細胞腫は，星細胞への分化を示す腫瘍細胞がびまん性に増殖する腫瘍（**図 1 ⓐ**）で，IDH 遺伝子変異があり，その多くは *ATRX* 変異や *TP53* 変異を伴う．**図 1** は代表的な星細胞腫の組織像で，免疫染色で IDH1 p.R132H 陽性（**図 1 ⓑ**），ATRX 陰性（**図 1 ⓒ**），p53 陽性（過剰発現）（**図 1 ⓓ**）を示す．*ATRX* は変異があるとその多くは発現が消失し，免疫染色では陰性を示すことになる．

表2 成人型びまん性膠腫の診断基準（文献1）より改変）

	essential	desirable
星細胞腫, IDH変異	びまん性発育を示す膠腫 かつ IDH1 codon 132 または IDH2 codon 172 ミスセンス変異 かつ ATRXの核発現消失 *ATRX* 変異 または 1p/19q共欠失の除外	TP53変異または10%以上の腫瘍細胞の核にp53強陽性 星細胞腫, IDH変異のメチル化プロファイル 星細胞分化を示す組織形態
乏突起膠腫, IDH変異および1p/19q共欠失	びまん性発育を示す膠腫 かつ IDH1 codon 132 または IDH2 codon 172 ミスセンス変異 かつ 1p/19q共欠失	乏突起膠腫, IDH変異および1p/19q共欠失のメチル化プロファイル 核のATRX発現保持 *TERT* プロモーター変異
膠芽腫, IDH野生型	IDH野生型かつヒストンH3野生型のびまん性発育を示す星細胞性膠腫 かつ 以下の項目のうち1つ以上を有する ・微小血管増殖, ・壊死, ・*TERT* プロモーター変異, ・*EGFR* 遺伝子増幅, ・+7/-10染色体コピー数異常	膠芽腫, IDH野生型のメチル化プロファイル

図1 びまん性膠腫

ⓐ HE染色：細胞質突起をもつ腫瘍細胞が浸潤性に増殖している. **ⓑ** IDH1 p.R132H：腫瘍細胞は陽性を示す. **ⓒ** ATRX：腫瘍細胞の核は陰性を示す. **ⓓ** p53：多くの腫瘍細胞の核に強陽性を示す.

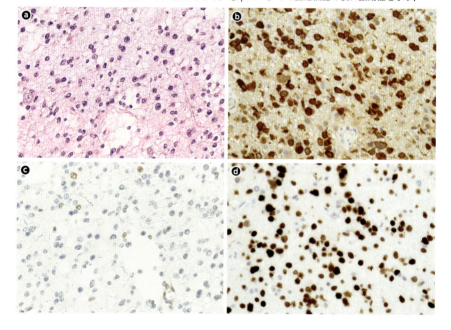

- 星細胞腫では悪性度の決定において, 従来の退形成所見以外に, CDKN2A/2Bのホモ接合性欠失の有無を確認する必要がある（**表3**）. CDKN2Aのホモ接合性欠失のサロゲートマーカーとしてMTAPが有用であるという報告がある[2].

表3 星細胞腫，IDH変異の悪性度評価（文献1）より改変）

悪性度	評価基準
CNS WHO grade 2	退形成所見なし 核分裂像みられない，もしくはごく少数 微小血管増殖，壊死，*CDKN2A/2B* ホモ接合欠失なし
CNS WHO grade 3	退形成所見あり 核分裂像あり 微小血管増殖，壊死，*CDKN2A/2B* ホモ接合欠失なし
CNS WHO grade 4	退形成所見あり 核分裂像あり 微小血管増殖，壊死，*CDKN2A/2B* ホモ接合欠失のうち1つ以上あり

- 乏突起膠腫は類円形核と核周囲haloを伴う腫瘍細胞の増殖が特徴的所見（図1ⓐ）で，IDH遺伝子変異があり，かつ1p/19q共欠失を伴う腫瘍である．図2に代表的な乏突起膠腫の組織像を示す．免疫染色でIDH1 p.R132H陽性（図2ⓑ），ATRX陽性（図2ⓒ），p53陰性（過剰発現なし）（図2ⓓ）を示す．悪性の明確な基準は示されていないが，微小血管増殖や核分裂像の増加（6個以上／強拡大10視野（視野数22））があるとCNS WHO grade 3とみなしている．
- 膠芽腫は異型の目立つ細胞がびまん性に増殖し多形性を示すことが多い腫瘍で，IDH野生型かつヒストンH3野生型である．柵状壊死（図3ⓐ）や微小血管増殖（図3ⓑ）が特徴的な組織所見であるが，これらがなくても，表2に示すような遺伝子異常があれば，膠芽腫の診断となる．図3は典型的な膠芽腫の組織像（図3c）で，IDH1 p.R132Hの免疫染色は陰性（図3ⓓ）を示す．巨細胞膠芽腫，膠肉腫，類上皮膠芽腫等の特徴的組織像を示す亜型がある．

図2 びまん性膠腫

ⓐ HE染色：類円形核をもち核周囲にhaloを伴う腫瘍細胞が浸潤性に増殖している．ⓑ IDH1 p.R132H：腫瘍細胞は陽性を示す．ⓒ ATRX：腫瘍細胞の核は陽性で，発現は保持されている．ⓓ p53：少数の弱陽性細胞がみられる程度で，過剰発現は認められない．

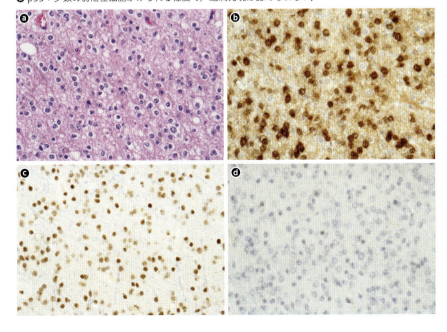

図3. びまん性膠腫

ⓐ HE染色：退形成所見の目立つ腫瘍細胞が密に増殖している．**ⓑ** IDH1 p.R132H：腫瘍細胞は陰性を示す．**ⓒ** ATRX：腫瘍細胞の核は陽性で，発現は保持されている．**ⓓ** p53：多くの腫瘍細胞の核に強陽性を示し，TP53遺伝子の変異が予測される．

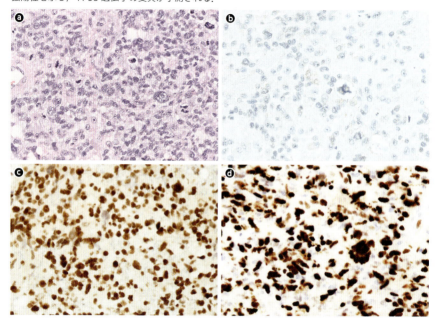

- 膠芽腫では，壊死や微小血管増殖といった特徴的な組織像を示し，55歳以上であり，先行するびまん性膠腫病変がなく，病変が非正中部に位置しており，IDH1 p.R132Hの免疫染色が陰性であるなら，IDH野生型とみなせる．いわゆる55歳ルールを用いて，組織像と免疫染色で多くの膠芽腫は診断可能である．
- 小児型びまん性膠腫では，ほとんどの腫瘍で分子遺伝学的な検索が確定診断に必須となっており，メチル化プロファイル解析や遺伝子パネル検査等を考慮する必要がある．
- H3 p.K28M（K27M），H3 p.K28me3（K27me3），H3 G35R（G34R），H3 G35V（G34V）に対する特異的な抗体があり，びまん性正中膠腫，H3 K27-alteredやびまん性大脳半球膠腫，H3 K34-mutantの診断や膠芽腫との鑑別に有用である．また，びまん性大脳半球膠腫，H3 G34-mutantでは，Olig2陰性，ATRX陰性，p53陽性（過剰発現）を示すことが多い．

- 星細胞腫，乏突起膠腫におけるIDH変異はほとんどがIDH1 p.R132Hであり，その特異的抗体を用いて検出可能である．しかし，10％程度では他のIDH1変異あるいはIDH2変異もあるので，IDH1 pR132Hの免疫染色が陰性だからといって，特に若年成人では，IDH野生型とはいえない．シークエンス等でIDH変異の有無を確認する必要がある．
- 表現形質のGFAPやOlig-2は星細胞と乏突起膠細胞に特異的ではなく，これらの染色結果で星細胞系腫瘍と乏突起膠細胞系腫瘍とを区別することはできない．

文献
1) Louis DN, et al：WHO Classification of Tumors 5th Edition, Central Nervous System Tumours. IARC, Lyon, 2021
2) Satomi K, et al：Utility of methylthioadenosine phosphorylase immunohistochemical deficiency as a surrogate for CDKN2A homozygous deletion in the assessment of adult-type infiltrating astrocytoma. Mod Pathol 2021；34：688-700.

171 毛様細胞性星細胞腫の診断

有効な抗体の組み合わせ	基本	▶ GFAP, Olig-2, Ki-67
	オプション	▶ BRAF V600E

- 毛様細胞性星細胞腫（pilocytic astrocytoma：PA）は限局性膠腫で，小児や成人の小脳，視床下部，視神経に好発する．CNS WHO grade 1 の良性腫瘍であり，浸潤性膠腫と鑑別することが重要である．
- 組織学的には，細長い双極性を有する細胞が増殖する腫瘍で，充実性領域と水腫状の背景を有し腫瘍細胞が疎に分布する微小囊胞性領域との二相性構築が特徴である（図1 ⓐ）．また充実性領域では Rosenthal 線維（図1 ⓑ），微小囊胞領域では好酸性顆粒小体をしばしば認める．硝子化した血管（図1 ⓒ）が認められ，時に糸球体様血管網をみることがある．
- 毛様細胞は GFAP に陽性（図2 ⓐ）で，小囊胞状領域の類円形細胞は Olig-2 に陽性になることが多い．増殖能は低く，Ki-67 標識率も低値である（図2 ⓑ）．
- 大部分で MAPK シグナル系の分子異常がみられ，PA の約 70％ 程度に *KIAA1549::BRAF* 融合遺伝子が認められる．頻度は低いが，テント上発生の PA の約30％，小脳発生の PA の約 10％ に *BRAF* p.V600E 変異がみられ，この場合は変異特異的抗体を用いて免疫染色で検出可能である（図2 ⓒ）．
- びまん性膠腫との鑑別が重要である．PA でも多形性を示す腫瘍細胞や，乏突起膠細胞様細胞，糸球体様血管網を認めることがあり，これらの所見で高悪性度膠腫と診断してはいけない．

図1 毛様細胞性星細胞腫

ⓐ HE 染色：充実性領域と微小囊胞状領域が混在し二相性構築を示している．ⓑ HE 染色：強い好酸性を示す Rosenthal 線維の沈着が多数みられる．ⓒ 壁が硝子化した血管を認めることが多い．

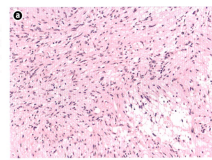
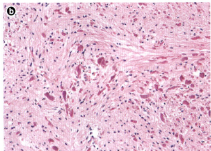
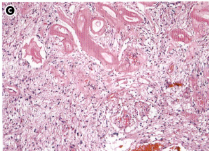

図2 毛様細胞性星細胞腫

ⓐ GFAP：充実性領域の腫瘍細胞がびまん性に陽性を示す．ⓑ Ki-67：標識率は低い．ⓒ BRAF p.V600E：腫瘍細胞の突起部分に陽性を示す．

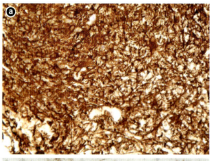

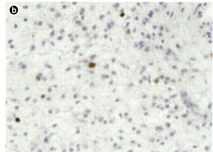

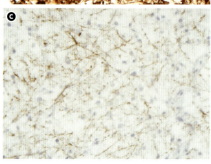

Pitfall
- Rosenthal 線維の出現は PA 診断の補助所見として有用であるが特異的ではない．高度なグリオーシスや，血管芽腫でも見ることがある．まれではあるが，高悪性度膠腫にもみられることがある．

memo

172 多形黄色星細胞腫の診断

有効な抗体の組み合わせ		
	基本	GFAP, Ki-67, BRAF V600E
	オプション	synaptophysin, neurofilament, RB

- 多形黄色星細胞腫（pleomorphic xanthoastrocytoma：PXA）は，小児や若年成人に発症し，ほとんどがテント上の脳表発生である．限局性の低悪性度（CNS WHO grade 2）腫瘍である．紡錘形や類上皮細胞など多形性を示す腫瘍細胞（図1 ⓐ），泡沫状細胞質，好酸性顆粒小体（図1 ⓑ），好銀線維の沈着（図1 ⓒ）などの組織学的特徴を有する．核分裂像は目立たず，壊死や微小血管増殖はみられない．
- 腫瘍細胞の大部分は GFAP 陽性で，星細胞性分化を示す（図2 ⓐ）．
- 約2/3の症例で BRAF 遺伝子変異を認め，免疫染色で BRAF pV600E 陽性を示す（図2 ⓑ）．
- 少数の腫瘍細胞が synaptophysin や neurofilament に陽性を示し，神経細胞性分化を伴うことがある（図2 ⓒ）．
- 膠芽腫や未分化多形肉腫などの多形性に富む高悪性度腫瘍との鑑別が重要である．最近では，retinoblastoma gene protein（RB）の核への発現が PXA では保持されており，多核巨細胞を伴う膠芽腫では消失することが鑑別に有用であるという報告[1]がみられる．

図1 多形黄色星細胞腫

ⓐ HE 染色：多形性の目立つ腫瘍細胞の増殖がみられ，核分裂像や壊死はみられない．ⓑ HE 染色：腫瘍細胞間に好酸性顆粒小体が沈着している．ⓒ 鍍銀染色：腫瘍細胞間に好銀線維が多数沈着している．画像提供：はりま姫路総合医療センター病理診断科 廣瀬隆則先生．

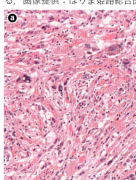
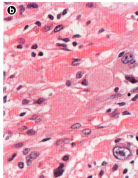
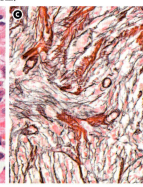

図2 多形黄色星細胞腫

ⓐ GFAP：大部分の腫瘍細胞は陽性を示す．ⓑ BRAF p.V600E：腫瘍細胞はびまん性陽性を示し，BRAF遺伝子変異を示唆している．ⓒ synaptophysin：少数の腫瘍細胞が要請を示し，神経細胞性分化がうかがわれる．画像提供：はりま姫路総合医療センター病理診断科 廣瀬隆則先生．

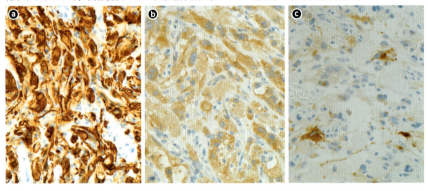

- 膠芽腫でもまれに好酸性顆粒小体の沈着や細胞質の泡沫状変化を認めることがあり，類上皮膠芽腫ではBRAF p.V600Eがびまん性陽性を示すことがある．PXAと診断するには，限局性であること，退形成所見が乏しいことなどに注目して総合的に判断する必要がある．

文献 1) Barresi V, et al：pRB immunostaining in the differential diagnosis between pleomorphic xanthoastrocytoma and glioblastoma with giant cells. Histopathology 2022；81：661-669.

memo

173 上衣腫の診断

有効な抗体の組み合わせ	基本 ▶ GFAP，EMA，Olig-2
	オプション ▶ L1CAM，H3K27me3

- 上衣腫（ependymoma）は幅広い年齢層に発生するが一般的には小児に多い腫瘍である．発生部位（テント上，後頭蓋窩，脊髄）と，それぞれの部位における特徴的な遺伝子異常等に基づいて現行のWHO第5版では分類されている（表1）．
- 境界明瞭な腫瘍で，上衣ロゼット（図1ⓐ）と血管周囲偽ロゼット（図1ⓑ）の形成が特徴である．腫瘍細胞はGFAP陽性を示し，血管周囲の無核帯で陽性像が目立つ（図1ⓒ）．
- EMAの陽性所見は診断に有用で，細胞質内のドット状陽性像は特徴的である（図1ⓓ）．また上衣ロゼットの内腔側に陽性となる．
- 大部分の上衣腫ではOlig-2陰性である（図2ⓐ）．
- テント上発生の半数以上はL1CAM陽性を示し（図2ⓑ），テント上上衣腫，ZFTA融合陽性（ST-*ZFTA*）に相当する．
- 後頭蓋窩上衣腫で，H3K27me3の発現が消失しているものはgroup A（PFA）（図2ⓒ）に陽性のものはgroup B（PFB）（図2ⓓ）に相当する．

Pitfall
- 膠芽腫等の他の浸潤性膠腫でもEMAのドット状陽性像が見られることがあるので，この所見のみで上衣腫の診断をしてはいけない．

表1　上衣腫の分類（WHO第5版）

部位	分類	CNS WHO grade
テント上 supratentorial (ST)	テント上上衣腫 (supratentorial ependymoma, NEC/NOS)	2/3
	テント上上衣腫，*ZFTA* 融合陽性 (supratentorial ependymoma, *ZFTA* fusion-positive)	2/3
	テント上上衣腫，YAP1 融合陽性 (supratentorial ependymoma, *YAP1* fusion-positive)	2/3
後頭蓋窩 posterior fossa (PF)	後頭蓋窩上衣腫 (posterior fossa ependymoma, NEC/NOS)	2/3
	後頭蓋窩A群上衣腫 (posterior fossa group A ependymoma; PFA)	2/3
	後頭蓋窩B群上衣腫 (posterior fossa group B ependymoma; PFB)	2/3
脊髄 spinal cord (SP)	脊髄上衣腫（spinal ependymoma）	2/3
	脊髄上衣腫，*MYCN* 増幅 (spinal ependymoma, *MYCN*-amplified)	未設定
ST/PF/SP	粘液乳頭状上衣腫（myxopapillary ependymoma）	2
	上衣下腫（subependymoma）	1

図1 上衣腫

ⓐ HE 染色：管腔を取り囲むような上衣ロゼットが観察される．ⓑ HE 染色：腫瘍細胞は充実性に増殖し，血管周囲偽ロゼットが多数観察される．血管周囲を無核帯が取り囲んでいる．ⓒ GFAP：腫瘍細胞は GFAP 陽性を示し，とくに血管周囲の無核帯部分の陽性像が目立つ．ⓓ EMA：細胞質内にドット状陽性を示す．

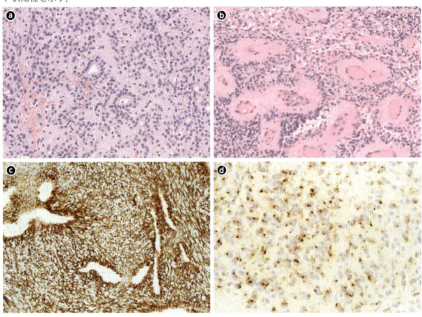

図2 上衣腫

ⓐ Olig-2：大部分の腫瘍細胞は陰性を示す．ⓑ L1CAM：テント上上衣腫，ZFTA 融合陽性では腫瘍細胞がびまん性に L1CAM 陽性を示す．ⓒ H3K27me3：後頭蓋窩 A 群上衣腫では H3K27me3 が陰性を示す．画像提供：はりま姫路総合医療センター病理診断科 廣瀬隆則先生．ⓓ H3K27me3：後頭蓋窩 B 群上衣腫では H3K27me3 が陽性を示す．

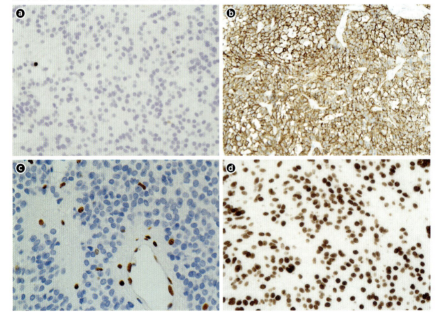

174 脈絡叢腫瘍 vs 転移性腫瘍

有効な抗体の組み合わせ	基本	▶ S-100, transthyretin, cytokeratin, Ki-67
	オプション	▶ GFAP

- 脈絡叢腫瘍は，脈絡叢上皮に由来する乳頭状腫瘍で，悪性度により脈絡叢乳頭腫 (choroid plexus papilloma, CNS WHO grade 1)，異型脈絡叢乳頭腫 (atypical choroid plexus papilloma, CNS WHO grade 2)，脈絡叢癌 (choroid plexus carcinoma, CNS WHO grade 3) に分類されている．全年齢にみられるが，小児に頻度が高い．側脳室が好発部位で最も多く，次いで第四脳室，第三脳室にもみられる．

- 組織学的には，脈絡叢上皮細胞に類似した立方状の上皮細胞が乳頭状構造を形成し増殖する．乳頭腫では核はほぼ均一で異型は乏しく，核分裂像もほとんどみられない（1個/mm^2（2個/強拡大10視野（視野数22））未満）（図1 ⓐ）．異型乳頭腫は乳頭腫と類似した組織像を示すが，増殖能が亢進した腫瘍であり，核分裂像が1個/mm^2（2個/強拡大10視野（視野数22））以上とされている（図1 ⓑ）．脈絡叢癌では，あきらかな悪性像を示し，2.5個/mm^2（5個/強拡大10視野（視野数22））より多い核分裂像，細胞密度の増加，核の多形性，乳頭状構造の消失，壊死巣などがみられる（図1 ⓒ）．

- 脈絡叢腫瘍は，S-100 protein, cytokeratin (CK7, CAM5.2), transthyretin, vimentin が陽性を示す．S-100 protein や transthyretin は悪性度が上がると染色性低下がみられる．GFAP は一部で陽性を示すことがある．

- 成人では，乳頭状腺癌の転移との鑑別が問題となる．癌の転移では上皮性マーカーの発現がより顕著にみられる．S-100 protein, transthyretin や GFAP は一般的に腺癌では陰性であることが多く，また臓器特異的なマーカー（TTF-1, GATA3, CDX2, PAX8 など）も鑑別に有用である．脈絡叢癌はほぼ小児に発生するので，成人例ではまず転移性腫瘍を考える．

図1 脈絡叢腫瘍

ⓐ HE 染色：脈絡叢乳頭腫．異型性の乏しい立方状細胞が乳頭状に増殖している．画像提供：はりま姫路総合医療センター病理診断科 廣瀬隆則先生．ⓑ HE 染色：異型脈絡叢乳頭腫．乳頭状構造が明瞭であるが，核分裂像が散見される．画像提供：はりま姫路総合医療センター病理診断科 廣瀬隆則先生．ⓒ HE 染色：脈絡叢癌．退形成所見が強く，乳頭状構造も不明瞭になり，核分裂像が目立つ．

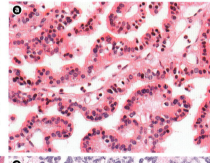
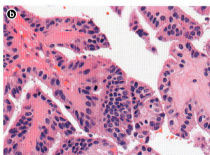
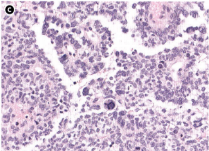

図2 脈絡叢腫瘍

ⓐ S-100：多くの腫瘍細胞が陽性を示す．画像提供：はりま姫路総合医療センター病理診断科 廣瀬隆則先生．ⓑ cytokeratin：腫瘍細胞はCAM5.2に強陽性を示す．画像提供：はりま姫路総合医療センター病理診断科 廣瀬隆則先生．ⓒ Transthyretin：腫瘍細胞にびまん性陽性を示す．

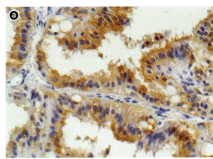
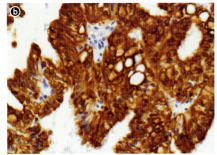
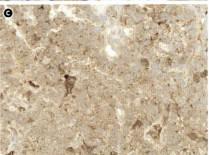

- 乳幼児の脈絡叢癌では，乳頭状構造が不明瞭となり，免疫形質も類似してくることがあり，非定型奇形腫様ラブドイド腫瘍（ATRT）との鑑別が問題となることがある．INI1の免疫染色が鑑別に有用で，ATRTでは発現の消失がみられるが，脈絡叢癌では発現が保持されている．

memo

175 神経細胞性脳腫瘍の診断

Ⅱ 診断編 ▶ 20 脳神経

有効な抗体の組み合わせ	基本	▶ synaptophysin, neurofilament protein（NFP）
	オプション ▶	chromogranin A, NeuN, BRAF V600E

- 神経節膠腫（ganglioglioma）は腫瘍性の神経節細胞と膠細胞から構成される限局性の良性腫瘍（図1 ⓐ）である（CNS WHO grade 1）．膠細胞が非腫瘍性の場合は神経節細胞腫（gangliocytoma）であるが，神経節膠腫と明瞭に区別することが難しいことがある．神経節細胞は synaptophysin 陽性（図1 ⓑ）を示し，NFP 陽性の神経突起がみられる．また chromogranin A もしばしば陽性を示す．膠腫成分は GFAP 陽性である．約25％の症例で BRAF V600E 陽性を示す．
- 中枢性神経細胞腫（central neurocytoma）は脳室内に発生し，神経細胞の特徴をもつ細胞からなる腫瘍である（CNS WHO grade 2）．類円形核をもつ均一な小型の細胞がシート状に増殖し，神経網様の基質がみられる（図2 ⓐ）．synaptophysin がびまん性陽性を示す（図2 ⓑ）．
- 乳頭状グリア神経細胞腫瘍（papillary glioneuronal tumor）は大脳半球に好発する稀な神経細胞性腫瘍である（CNS WHO grade 1）．硝子化血管が豊富にみられ，その周囲に膠細胞が1層から数層に配列し乳頭状構造を形成する（図3 ⓐ）．その間に synaptophysin 陽性を示す小円形神経細胞が増殖している（図3 ⓑ）．血管周囲の膠細胞は GFAP 陽性である．
- ロゼット形成性グリア神経細胞腫瘍（rosette-forming glioneuronal tumor）は第四脳室とその周囲に発生する良性腫瘍である（CNS WHO grade 1）．小円形神経細胞からなる小型の神経ロゼット（図4 ⓐ）や血管周囲偽ロゼットと，毛様細胞性星細胞腫様の膠腫成分から構成されている．小型神経細胞は synaptophysin，olig-2，MAP2 が陽性となる．神経ロゼットの中心部は synaptophysin 陽性を示す（図4 ⓑ）．

図1 神経節膠腫
ⓐ HE 染色：大型神経節細胞が多数出現し，2核細胞もみられる．
ⓑ synaptophysin：神経節細胞に陽性を示す．
画像提供：はりま姫路総合医療センター病理診断科 廣瀬隆則先生．

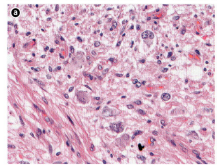 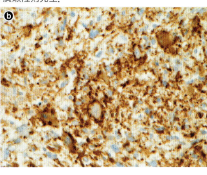

図2 中枢性神経細胞腫
ⓐ HE 染色：均一な円形腫瘍細胞がシート状に増殖している．
ⓑ synaptophysin：びまん性陽性像を示す．

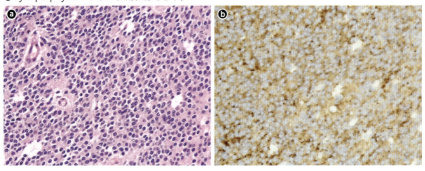

図3 乳頭状グリア神経細胞腫瘍
ⓐ HE 染色：硝子血管を軸とする乳頭状構造がみられ，その間に小円形神経細胞が増殖している．
ⓑ synaptophysin：小円形神経細胞が陽性を示す．
画像提供：はりま姫路総合医療センター病理診断科 廣瀬隆則先生．

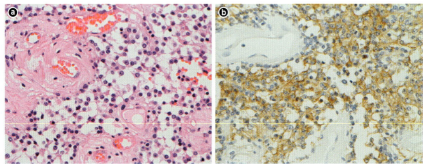

図4 ロゼット形成性グリア神経細胞腫瘍
ⓐ HE 染色：小円形神経細胞から形成される小型ロゼットがみられ，内部に線維基質を認める．
ⓑ synaptophysin：ロゼット内部の線維基質が陽性を示す
画像提供：はりま姫路総合医療センター病理診断科 廣瀬隆則先生．

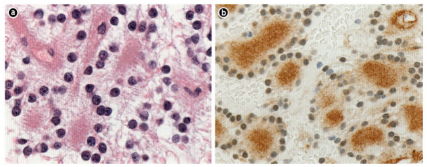

- 神経節膠腫と，既存の神経細胞を巻き込んだ浸潤性膠腫との鑑別が問題となるが，発生部位（灰白質や神経核の存在する部位等）をよく確認し，神経細胞の形態異常（2核や多核，異常集積など）に注意しないといけない．正常の神経細胞は chromogranin A の発現はほとんどなく，神経節膠腫ではしばしば陽性となる．また，CD34 陽性の多極細胞の出現も神経節膠腫を示唆する所見である．

176 非定型奇形腫様ラブドイド腫瘍の診断

有効な抗体の組み合わせ	基本	EMA，α-SMA
	オプション	GFAP，neurofilament，cytokeratin

- 非定型奇形腫様ラブドイド腫瘍（atypical teratoid/rhabdoid tumor：AT/RT）は小児とくに2歳未満に好発する悪性度の高い（CNS WHO grade 4）胎児性腫瘍で，特徴的なラブドイド細胞を含む未熟な腫瘍細胞からなる．*SMARCB1* まれに *SMARCA4* の不活性化がみられる．
- ラブドイド細胞は偏在核と好酸性の球状の細胞質封入体を有する（図1 ⓐ）．
- *SMARCB1* の不活性化により INI1 の発現が消失する（図1 ⓑ）．あるいは *SMARCA4* の不活性化により BRG1 の発現が消失する．
- AT/RT は多様な分化形質を示し，EMA と α SMA（図1 ⓒ）が多くの症例で陽性となる．GFAP, neurofilament, synaptophysin, cytokeratin などが陽性を示すこともある．
- AT/RT と鑑別が問題となる腫瘍として，髄芽腫，類上皮膠芽腫，中枢神経系胎児性腫瘍などがある．INI1 の免疫染色が鑑別に有用である．
- WHO 第5版では，分子生物学的背景と腫瘍の発生部位等が相関していることが明らかになり，3つのサブタイプ（AT/RT-TYR，AT/RT-SHH，AT/RT-MYC）に分類されている．AT/RT-TYR は新生児期，AT/RT-SHH は乳幼児期に発生することが多く，脊髄発生や成人の下垂体発生例は AT/RT-MYC であることが多い．サブタイプの診断にはメチル化解析を用いることが多く，臨床応用にはもう少し時間がかかると思われる．

図1 非定型奇形腫様ラブドイド腫瘍
ⓐ HE 染色：球状細胞質封入体様構造を入れたラブドイド細胞がみられる．
ⓑ INI1：腫瘍細胞は陰性である．血管内皮の核は陽性を示す．
ⓒ α-SMA：多くの腫瘍細胞が陽性を示す．
画像提供：はりま姫路総合医療センター病理診断科 廣瀬隆則先生．

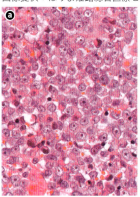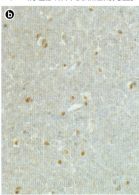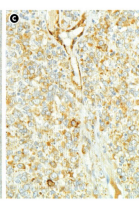

Pitfall
- ラブドイド細胞は AT/RT に特徴的ではあるが，腫瘍の一部にしか見られないことがある．INI1 陰性や多彩な抗原発現が診断に有用である．

177 髄膜腫 vs 孤立性線維性腫瘍／血管周皮腫

有効な抗体の組み合わせ	基本	▶ EMA，STAT6，CD34
	オプション	▶ SSTR2a，PgR

- 髄膜腫（meningioma）と孤立性線維性腫瘍（solitary fibrous tumor：SFT）は髄外に発生し硬膜に固着する腫瘍で，ときに両者の鑑別が難しい場合もある．
- 髄膜腫は中高年の女性に好発し，組織学的な特徴としては，渦巻き状構造，砂粒体，核内偽封入体などがある．多くの組織亜型があり，大部分は CNS WHO grade 1 であり，髄膜皮性，線維性，移行性が代表である．CNS WHO grade 2 には明細胞性，脊索腫様，異型髄膜腫がある．CNS WHO grade 3 には乳頭状，ラブドイド，退形成髄膜腫がある．異型髄膜腫，退形成髄膜腫の診断基準を表1に示す．
- 髄膜腫の免疫染色として，EMA が用いられることが多いが，PgR，SSTR2a も陽性を示す．
- SFT は紡錘形細胞の単調な増殖と種々の程度の膠原繊維沈着がみられる腫瘍で，内腔が拡張し鹿の角様に分岐する血管がみられる．CNS WHO grade 1〜3 に分類され，grade 1 は核分裂像が 2.5 個/mm² 未満（5個未満／10HPF，HPF = 0.22mm²），grade 2 は 2.5 個/mm² 以上（5個以上／10HPF），grade 3 は 2.5 個/mm² 以上（5個以上／10HPF）および壊死を伴うものとされている．
- SFT は種々の程度に CD34 陽性を示し，また核内の STAT6 陽性像が特異的な所見である．

図1 髄膜腫
ⓐ HE 染色：上皮様の腫瘍細胞の増殖と，渦巻き状配列，砂粒体が観察される．
ⓑ EMA：腫瘍細胞にびまん性に弱陽性を示す．
ⓒ SSTR2：腫瘍細胞にびまん性陽性を示す．
ⓓ PgR：腫瘍細胞の核にびまん性陽性を示す．

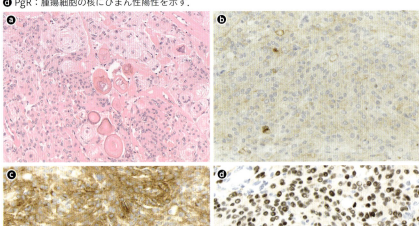

図 2 孤立性線維性腫瘍

ⓐ HE 染色：CNS WHO grade 1 に相当する腫瘍で，細胞密度が低く膠原繊維の沈着に富む．拡張した血管も散見される．
ⓑ HE 染色：CNS WHO grade 3 に相当する腫瘍で，細胞密度が高く，核分裂像も散見される．
ⓒ STAT6：腫瘍細胞の核にびまん性陽性を示す．
ⓓ CD34：CNS WHO grade 3 に相当する腫瘍で，一部の腫瘍細胞に弱陽性を示す．

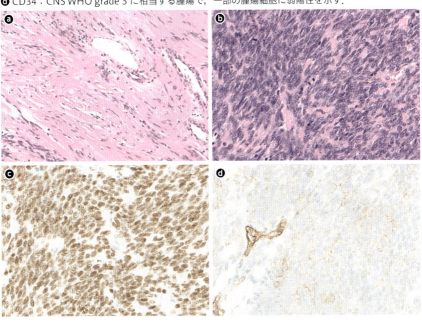

- CD34 は SFT の grade 1 ではよく発現しているが，grade 2, 3 では弱陽性あるいは陰性となることもある．また CD34 は髄膜腫でも陽性となることがあり，両者の鑑別診断上の意義は少ない．

memo

178 ジャーミノーマの診断

有効な抗体の組み合わせ	基本	▶ PLAP, c-kit, SALL4, OCT3/4, podoplanin
	オプション	▶ hCG, glypican-3, CD30, α-fetoprotein

- ジャーミノーマ（germinoma）は中枢神経系に発生する代表的な胚細胞性腫瘍で，小児や若年成人の松果体部，トルコ鞍部，基底核部に好発する．
- 精巣の seminoma や卵巣の dysgerminoma と同様の組織像で，未熟な大型円形細胞の増殖とリンパ球浸潤からなる腫瘍で，この2層性構築が特徴的所見の一つである（図1 ⓐ）．
- ジャーミノーマは，SALL4（図1 ⓑ），c-kit（図1 ⓒ），OCT3/4（図1 ⓓ），podoplanin，PLAP が陽性を示す．
- ジャーミノーマは他の胚細胞性腫瘍（奇形腫，卵黄嚢腫瘍，胎児性癌，絨毛癌など）と共存していることもある．hCG, glypican-3, CD30, α-fetoprotein 等の免疫染色を追加するなどして，混合型胚細胞腫瘍を見逃さないようにする必要がある．
- 鑑別診断としては，松果体実質腫瘍，頭蓋咽頭腫，肉芽腫性下垂体炎，ランゲルハンス細胞組織球症，癌の転移等がある．

図1 ジャーミノーマ
ⓐ HE 染色：大型の未熟な円形腫瘍細胞の増殖がみられ，間質にはリンパ球浸潤を伴っている．
ⓓ SALL4：腫瘍細胞に陽性を示す．
ⓒ c-kit：腫瘍細胞に陽性を示す．
ⓑ OCT3/4：腫瘍細胞に陽性を示す．

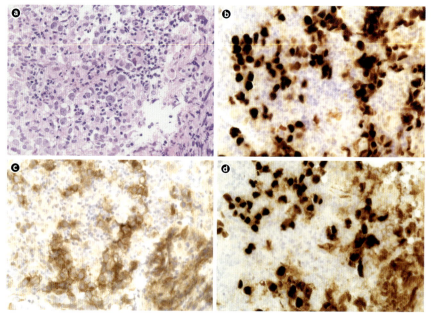

- 炎症像（リンパ球浸潤や類上皮肉芽腫）が目立つと，腫瘍細胞を見落としてしまい炎症性疾患と誤認されることがある．臨床的にジャーミノーマが疑われている場合は免疫染色を追加して検索を行う必要がある．

179 トルコ鞍部非内分泌性腫瘍の診断

有効な抗体の組み合わせ	基本	β-catenin，BRAF V600E，TTF-1，S-100
	オプション	cytokeratin，CD68

- トルコ鞍部には下垂体神経内分泌腫瘍以外にエナメル上皮腫型頭蓋咽頭腫，乳頭型頭蓋咽頭腫と，後葉細胞派生腫瘍としてトルコ鞍部顆粒細胞腫，紡錘形細胞オンコサイトーマ，下垂体細胞腫が発生する．
- エナメル上皮腫型頭蓋咽頭腫と乳頭型頭蓋咽頭腫はそれぞれ特有の組織像と分子異常があり，WHO 第 5 版ではそれぞれ独立した腫瘍型となった．
- エナメル上皮腫型頭蓋咽頭腫は歯原性上皮に類似した扁平上皮からなり，胞巣辺縁部で核の柵状配列（図1 ⓐ）や wet keratin がみられる．腫瘍細胞は cytokeratin に陽性で，部分的に β-catenin の核内集積がみられる（図1 ⓑ）．CNS WHO grade 1.
- 乳頭型頭蓋咽頭腫はよく分化した重層扁平上皮の乳頭状増殖からなる腫瘍で（図2 ⓐ），*BRAF* p.V600E 変異をもち，その特異的抗体の免疫染色で陽性を示す（図2 ⓑ）．
- トルコ鞍部顆粒細胞腫は好酸性顆粒状の胞体をもつ腫瘍細胞がシート状に増殖する腫瘍で，免疫染色では TTF-1，S-100，CD68 が陽性を示す．GFAP は多くが陰性である．CNS WHO grade 1.
- 紡錘形細胞オンコサイトーマは，好酸性の胞体をもつ紡錘形細胞の増殖からなる腫瘍であるが，顆粒状変化は乏しい．免疫染色では TTF-1, S-100 が陽性を示す．CNS WHO grade 1.
- 下垂体細胞腫は，不規則な紡錘形細胞の増殖からなる腫瘍で（図3 ⓐ），免疫染色で腫瘍細胞は TTF-1（図3 ⓑ），S-100 陽性を示す．CNS WHO grade 1.

図1 エナメル上皮腫型頭蓋咽頭腫
ⓐ HE 染色：歯原性上皮に似た扁平上皮が増殖しており，星芒状の網目構造や胞巣の辺縁部では核の柵状配列がみられる
ⓑ β-catenin：核に陽性を示す細胞が散見される．

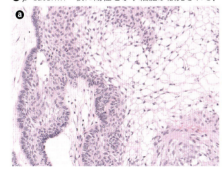
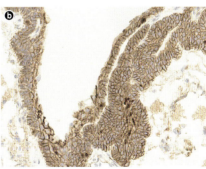

図2 乳頭型頭蓋咽頭腫

ⓐ HE 染色：よく分化した重層扁平上皮が乳頭状に増殖している．
ⓑ BRAF p.V600E：腫瘍細胞に陽性を示す．

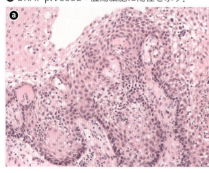
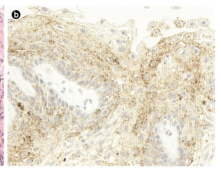

図3 下垂体細胞腫

ⓐ HE 染色：紡錘形細胞の不規則な増殖がみられる．細胞質の好酸性変化や顆粒状変化はみられない．
ⓑ TTF-1：腫瘍細胞の核にびまん性陽性を示す．

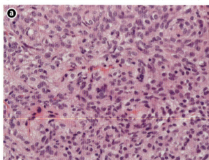
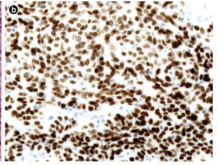

- 乳頭型頭蓋咽頭腫はまれに線毛上皮や杯細胞を認めることがあり，またラトケ嚢胞では扁平上皮化生を伴うことがあり，両者の鑑別が問題となることがある．エナメル上皮腫型頭蓋咽頭腫では肉芽腫性炎症を伴うことがあり，肉芽腫性炎症を伴うラトケ嚢胞との鑑別を要することがある．

memo

180 紡錘形細胞肉腫の鑑別

II 診断編 ▶ 21 骨軟部

有効な抗体の組み合わせ	基本	▶ smooth muscle actin（SMA），desmin，h-caldesmon，S100 protein，cytokeratin，EMA，CD34，myogenin，MyoD1
	オプション	▶ muscle actin，SOX10，H3K27me3，SS18-SSX，SSX，SMARCB1（INI1），TLE1，MUC4

- 紡錘形の細胞形態を呈する軟部肉腫の種類は多く，代表的な組織型と診断に有用な免疫染色マーカーを（**表1**）に示す．

表1 紡錘形細胞肉腫と免疫染色マーカー

組織型	特徴的な免疫染色マーカー
平滑筋肉腫	SMA，desmin，muscle actin，h-caldesmon
悪性末梢神経鞘腫瘍	S100 protein（微弱），SOX10（微弱），H3K27me3 の消失
単相型滑膜肉腫	cytokeratin，EMA，SS18-SSX，SSX，SMARCB1（INI1）の発現減弱，TLE-1
低悪性度線維粘液肉腫	EMA，MUC4
隆起性皮膚線維肉腫	CD34
紡錘形細胞／硬化型横紋筋肉腫	muscle actin，desmin，myogenin（focal），MyoD1

- 平滑筋肉腫（leiomyosarcoma）は子宮，後腹膜，大血管に好発し，好酸性の異型紡錘形細胞の束状配列が特徴的である（**図1ⓐ**）．SMA，desmin（**図1ⓑ**），h-caldesmon（**図1ⓒ**）が陽性となる．特に h-caldesmon は平滑筋分化を示すにあたり特異性が高い．

- 悪性末梢神経鞘腫瘍（malignant peripheral nerve sheath tumor）は，シュワン細胞や神経周膜細胞への分化を示す高悪性腫瘍で，神経線維腫症 I 型との関連が深く，深部の太い神経や叢状神経線維腫と連続性をみる場合が多い．組織像は異型紡錘形細胞が粗密配列を示し（**図2ⓐ**），壊死も頻出する．S100 protein や SOX10 などのシュワン細胞マーカーは弱い発現に留まる（**図2ⓑ**）．感度はやや低いが，H3K27me3 の発現消失は診断的価値がある（**図2ⓒ**）．

- 単相型滑膜肉腫（monophasic synovial sarcoma）は，単調で未熟な紡錘形細胞が束状に増殖し（**図3ⓐ**），しばしば粘液腫状変化，石灰化，膠原線維の沈着といった変性像を伴う．cytokeratin や EMA が部分的に陽性を示し，TLE1 の核陽性像もみられる．融合遺伝子蛋白である SS18-SSX の陽性像や（**図3ⓑ**），その C 末端の SSX の陽性像は診断的価値が高い．また，SMARCB1（INI1）の発現が減弱する所見も特徴的である（**図3ⓒ**）．

- 低悪性度線維粘液肉腫（low-grade fibromyxoid sarcoma）は，膠原線維に富む領域と粘液腫様基質に富む領域が混在し（**図4ⓐ**），異型性に乏しい紡錘形細胞よりなる（**図4ⓑ**）．EMA が陽性にもなり，診断上は MUC4 の陽性像が重要である（**図4ⓒ**）．

- 隆起性皮膚線維肉腫（dermatofibrosarcoma protuberans）は，皮下組織で紡錘形細胞が花筵状構造を呈して増殖し（**図5ⓐ**），脂肪組織へのハニカム様浸潤が特徴的である（**図5ⓑ**）．しばしば線維肉腫様成分もみられる．CD34 のびまん陽性像が特徴的であるが（**図5ⓒ**），線維肉腫様成分では発現が減弱することもある．

- 紡錘形細胞／硬化型横紋筋肉腫（spindle cell/sclerosing rhabdomyosarcoma）は *MyoD1* 遺伝子の点突然変異（p.L122R）や，*TFCP2* 遺伝子再構成，*NCOA2* 遺伝子再構成など多様な遺伝子異常が知られている．組織像としては好酸性の紡錘形細胞が束状に増殖し（**図6ⓐ**），間質に硝子化を伴う場合もある．腫瘍は desmin（**図6ⓑ**），muscle actin，MyoD1 が種々の程度に陽性を示す．myogenin（**図6ⓒ**）も陽性を示すが，MyoD1 に比較すると focal な場合が多い．

図1 平滑筋肉腫

ⓐ HE染色：好酸性細胞質を有した異型紡錘形細胞が束状に増殖している．
ⓑ desmin：腫瘍細胞の多くに陽性である．
ⓒ h-caldesmon：腫瘍細胞の多くにびまん性陽性所見がみられる．

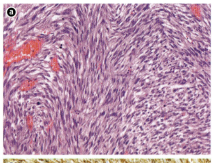
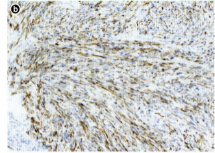
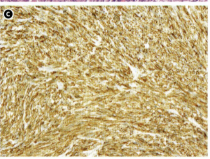

図2 悪性末梢神経鞘腫瘍

ⓐ HE染色：異型紡錘形細胞が束状に増殖している．
ⓑ SOX10：少数の異型紡錘形細胞の核に陽性である．
ⓒ H3K27me3：内皮細胞などの非腫瘍細胞は陽性だが，腫瘍細胞の核は完全に陰性である．

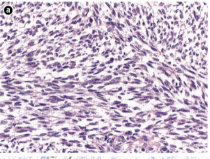
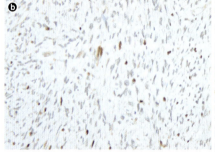
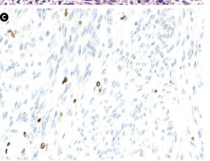

図3 単相型滑膜肉腫
ⓐ HE 染色：未熟な異型紡錘形細胞が束状に増殖している．
ⓑ SS18-SSX：腫瘍細胞の核がびまん性に陽性である．
ⓒ SMARCB1（INI1）：内皮細胞などに比べ，腫瘍細胞の核では発現が著しく減弱している．

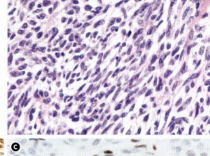
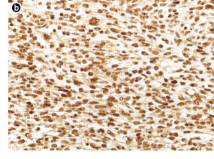
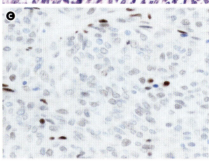

図4 低異型度線維粘液肉腫
ⓐ HE 染色：線維性の領域と粘液基質に富む領域が交互に出現している．
ⓑ HE 染色：紡錘形細胞の異型性は概して乏しい．
ⓒ MUC4：腫瘍細胞がびまん性に陽性所見を呈している．

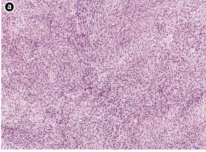
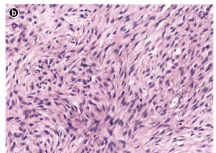
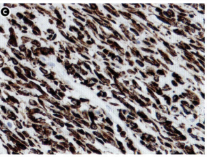

図5 隆起性皮膚線維肉腫

ⓐ HE 染色：紡錘形細胞が花筵状に増殖している．
ⓑ HE 染色：紡錘形細胞が脂肪組織に浸潤している．
ⓒ CD34：腫瘍細胞がびまん性に陽性所見を呈している．

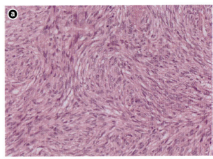
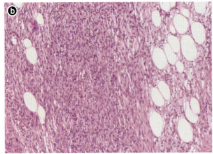
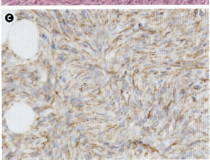

図6 紡錘形細胞／硬化型横紋筋肉腫

ⓐ HE 染色：異型紡錘形細胞が間質に硝子化を伴いつつ単調に増殖している．
ⓑ desmin：多くの異型紡錘形細胞が陽性所見を呈している．
ⓒ myogenin：ごく一部の腫瘍細胞の核に陽性所見が認められる．

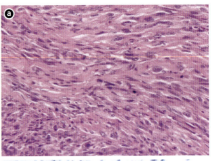
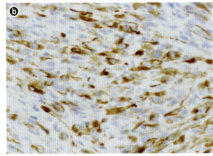
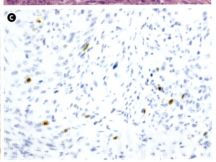

- H3K27me3 の発現消失は悪性末梢神経鞘腫瘍に完全に特異的ではなく，免疫形質に共通点がある線維形成性悪性黒色腫や，滑膜肉腫の一部にも認められる場合があり，臨床情報の確認や注意深い組織観察が重要である．
- 線維肉腫という診断名は，他の全ての紡錘形細胞肉腫を鑑別した後に付与される除外診断名である．

文献 1) Baranov E, et al：A Novel SS18-SSX Fusion-specific Antibody for the Diagnosis of Synovial Sarcoma. Am J Surg Pathol 2018；44：922-933.

181 多形肉腫の鑑別

有効な抗体の組み合わせ	基本	▶ SMA, desmin, myogenin, MyoD1, MDM2, CDK4
	オプション▶	muscle actin, h-caldesmon, p16, cytokeratin, HMB45, SOX10, CD30, LCA, CD163

- 核に多形性を示す肉腫は，多形型平滑筋肉腫，多形型横紋筋肉腫，多形型脂肪肉腫，脱分化型脂肪肉腫，未分化肉腫，粘液線維肉腫が代表的である．
- 多形型平滑筋肉腫（pleomorphic leiomyosarcoma）は，核に多形性を示す平滑筋肉腫の組織亜型の一つで，免疫染色ではSMA，desmin，h-caldesmonが陽性となるが，発現が局所的で弱い場合もある．
- 多形型横紋筋肉腫（pleomorphic rhabdomyosarcoma）は高齢者の四肢深部に大型腫瘤として発生する高悪性度腫瘍で，好酸性で豊富な細胞質を有した多形細胞の密な増殖からなる（図1 ⓐ）．免疫染色ではdesmin（図1 ⓑ）やmuscle actinに加え，myogeninやMyoD1の発現が認められる（図1 ⓒ）．
- 多形型脂肪肉腫（pleomorphic liposarcoma）は脂肪肉腫の稀な亜型の一つで，未分化肉腫様の組織像の中に多形脂肪芽細胞を認める（図2 ⓐ）．診断に特異的な免疫染色マーカーはなく，脱分化型脂肪肉腫の除外のためにMDM2とCDK4の陰性所見を確認する必要がある．
- 脱分化型脂肪肉腫（dedifferentiated liposarcoma）は後腹膜や四肢深部が好発部位で，様々な組織像を呈し，時に脂肪性分化を欠いて未分化肉腫様の多形性領域を有する場合がある（図2 ⓑ）．診断には高分化領域の確認や，MDM2とCDK4の陽性像を確認する必要がある（図2 ⓒ）．
- 粘液線維肉腫（myxofibrosarcoma）と未分化肉腫（undifferentiated sarcoma）は多形肉腫の中では最も代表的な組織型である（図3 ⓐⓑ）．近年の研究では，両腫瘍は分子遺伝学的に区別し難いとされている．desminやSMAが弱く陽性になる場合がある（図3 ⓒ）．また，CD34やcytokeratinがごく少数の細胞に陽性になる場合もあるが，基本的には特定の組織への分化の欠如を証明し，他の多形肉腫を鑑別した後に用いられる除外診断名である．

図1 多形型横紋筋肉腫
ⓐ HE染色：豊富な好酸性細胞質を有した多形細胞が増殖している．
ⓑ desmin：腫瘍細胞の多くに陽性である．
ⓒ myogenin：腫瘍細胞の核に陽性像がみられる．

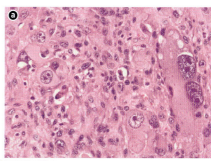
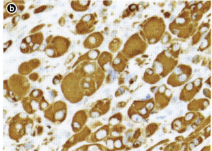
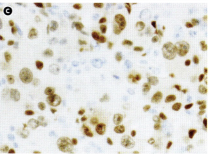

図2 多形型および脱分化型脂肪肉腫

ⓐ 多形型脂肪肉腫 HE 染色：多形性を示す多空胞状の脂肪芽細胞が出現している．
ⓑ 脱分化型脂肪肉腫 HE 染色：脱分化領域は多形性に富み，未分化肉腫様の組織像を示す．
ⓒ 脱分化型脂肪肉腫 MDM2：腫瘍細胞の核に MDM2 の陽性を認める．

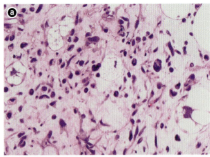
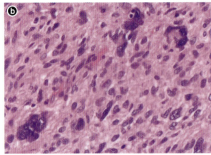
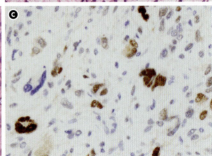

図3 粘液線維肉腫と未分化肉腫

ⓐ 粘液線維肉腫 HE 染色：粘液性間質を背景に多形細胞が増殖している．
ⓑ 未分化肉腫 HE 染色：高度の多形性を示す腫瘍細胞が密に増殖している．
ⓒ 未分化肉腫 SMA：一部の腫瘍細胞に SMA の発現を認める．

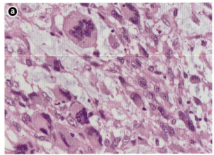
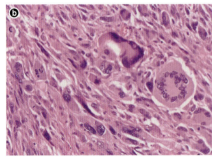
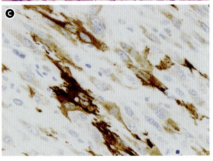

Pitfall
- 多形性を示す悪性腫瘍は肉腫以外でも，悪性黒色腫や悪性リンパ腫（未分化大細胞型リンパ腫や組織球肉腫），癌の転移などがある．

182 上皮様軟部腫瘍の鑑別

II 診断編 ▶ 21 骨軟部

有効な抗体の組み合わせ	基本	cytokeratin，EMA，SMA，CD34，S100 protein，HMB45，TFE3
	オプション	SMARCB1（INI1），ERG，SOX10，GFAP，calponin，Melan A，MITF，MUC4，TLE1，SS18-SSX，SSX

- 上皮様の細胞形態を呈する軟部肉腫の種類は多く，代表的な組織型と診断に有用な免疫染色マーカーを表1に示す．

表1 上皮様軟部腫瘍と免疫染色マーカー

組織型	特徴的な免疫染色マーカー
類上皮肉腫	cytokeratin，EMA，CD34（>50%），ERG（40%），SMARCB1（INI1）（欠失）
胞巣状軟部肉腫	TFE3，desmin（50%）
血管周囲類上皮性腫瘍（PEComa）	SMA，calponin，HMB45，Melan A，MITF，TFE3（15%）
明細胞肉腫	S100 protein，SOX10，HMB45，Melan A，MITF
類上皮悪性末梢神経鞘腫瘍	S100 protein，SOX10，SMARCB1（INI1）（欠失）
筋上皮腫	cytokeratin，EMA，S100 protein，GFAP，calponin，SOX10，SMARCB1（INI1）（欠失／一部の症例）
硬化性類上皮線維肉腫	EMA，MUC4（80-90%）
二相型滑膜肉腫	cytokeratin，EMA，SS18-SSX，SSX，SMARCB1（INI1）（減弱），TLE-1

- 類上皮肉腫（epithelioid sarcoma）は，上皮様細胞がシート状に増殖する像を呈し（図1ⓐ），類上皮肉芽腫のような紛らわしい像を示すこともある．ラブドイド細胞がみられることもある．腫瘍細胞はcytokeratin（図1ⓑ）やEMAが陽性で，SMARCB1（INI1）の欠失が特徴的である（図1ⓒ）．CD34やERGが陽性になる場合もある．
- 胞巣状軟部肉腫（alveolar soft part sarcoma）は細い血管網で区画された胞巣構造が特徴的で（図2ⓐ），胞巣を構成する淡明な上皮様細胞内にはPAS陽性（ジアスターゼ抵抗性）の針状結晶がみられる（図2ⓑ）．TFE3が核に強く発現し（図2ⓒ），desminの発現もしばしばみられる．
- 血管周囲類上皮性腫瘍（perivascular epithelioid cell tumor：PEComa）は，好酸性から淡明な細胞質を持つ上皮様細胞がシート状に増殖する（図3ⓐ）．平滑筋マーカー（SMAやcalponin）と（図3ⓑ），メラノサイトマーカー（HMB45，Melan A，MITF）が共陽性となる（図3ⓒ）．
- 明細胞肉腫（clear cell sarcoma）は，深部組織に発生するメラノサイトへの分化を示す高悪性度肉腫で，淡明な上皮様から短紡錘形細胞が胞巣状構造を呈して増殖する．S100 protein，SOX10，HMB45，Melan Aが陽性を示す．
- 類上皮悪性末梢神経鞘腫瘍（epithelioid malignant peripheral nerve sheath tumor）は，悪性末梢神経鞘腫瘍の稀な亜型の一つで，核小体の目立つ上皮様細胞が分葉状に増殖する．通常の悪性末梢神経鞘腫瘍と異なり，S100 proteinやSOX10がびまん性陽性を呈し，SMARCB1（INI1）が欠失する所見が特徴的である．
- 筋上皮腫（myoepithelioma）は多様な組織像を呈し，上皮様から紡錘形細胞が粘液間質において索状，網状，シート状に増殖する（図4ⓐ）．cytokeratin，EMA，S100 protein（図4ⓑ），GFAP，calponinなどが陽性を呈し，特にSOX10の陽性像が特徴的とされる（図4ⓒ）．SMARCB1（INI1）が欠失する症例もある．
- 硬化性類上皮線維肉腫（sclerosing epithelioid fibrosarcoma）は，上皮様の淡明な細胞が

硝子化間質を背景に，索状・胞巣状に増殖する像を呈する（図5 ⓐⓑ）．低悪性度線維粘液肉腫と共存する場合もある．EMA が陽性を示すこともある．特に，80-90％の症例にMUC4 が陽性となり診断的価値が高い（図5 ⓒ）．

- 二相型滑膜肉腫（biphasic synovial sarcoma）は，上皮様成分と紡錘形細胞からなる腫瘍で（図6 ⓐ），cytokeratin が上皮成分に陽性で（図6 ⓑ），単相型滑膜肉腫と同様にSS18-SSX および SSX が両成分に陽性となる（図6 ⓒ）．

図1 類上皮肉腫
ⓐ HE 染色：類円形の上皮様細胞がシート状に増殖している．
ⓑ cytokeratin：腫瘍細胞の多くに陽性である．
ⓒ SMARCB1（INI1）：内皮細胞などは陽性だが，腫瘍細胞には欠失がみられる．

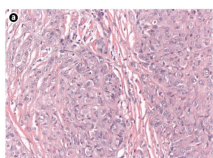

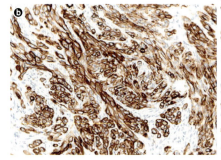

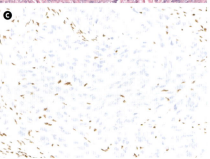

図2 胞巣状軟部肉腫
ⓐ HE 染色：淡明な細胞からなる上皮様細胞が小胞巣状に増殖している．
ⓑ ジアスターゼ消化 PAS 染色：細胞質内に針状の結晶物がみられる（矢印）．
ⓒ TFE3：腫瘍細胞の核に強い陽性像がみられる．

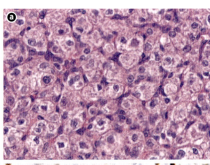

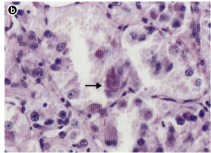

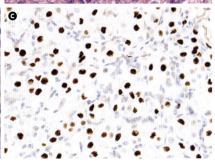

図3 血管周囲類上皮性腫瘍（PEComa）
ⓐ HE染色：淡明から淡好酸性の上皮様細胞がシート状に配列し，鹿の角様の血管（staghorn vessel）がみられる．
ⓑ SMA：多くの腫瘍細胞に陽性である．
ⓒ HMB45：多くの腫瘍細胞に陽性を示している．

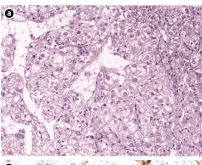
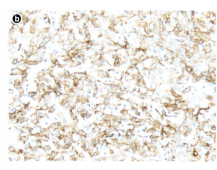
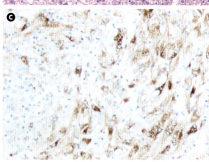

図4 筋上皮腫
ⓐ HE染色：粘液性間質内で，上皮様の結合性を持つ小型細胞が索状に配列している．
ⓑ S100：腫瘍細胞にびまん性陽性がみられる．
ⓒ SOX10：腫瘍細胞の核にびまん性陽性がみられる．

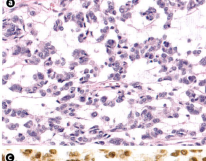
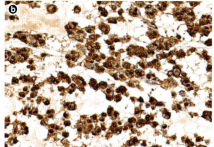
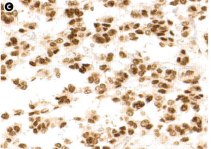

図5 硬化性類上皮線維肉腫

ⓐ HE 染色：小型の上皮様細胞が，硝子化間質で索状に配列している．
ⓑ HE 染色：上皮様細胞は淡明な細胞質で胞巣状にまとまるものもある．
ⓒ MUC4：腫瘍細胞がびまん性に陽性所見を呈している．

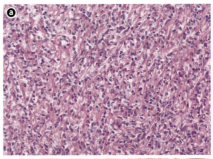
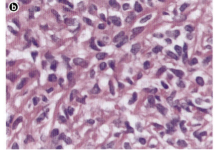
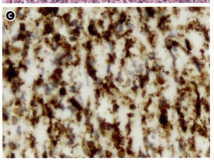

図6 二相型滑膜肉腫

ⓐ HE 染色：管状の上皮様構造と紡錘形細胞からなる二相性パターンを示す．
ⓑ cytokeratin：管状の上皮様構造に陽性所見がみられる．
ⓒ SS18-SSX：管状の上皮様構造と紡錘形細胞の両者の核に，びまん性陽性が認められる．

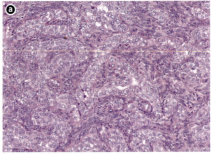
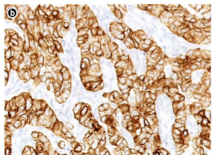
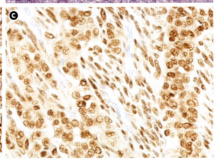

- 上皮様軟部腫瘍の病理診断に際しては，癌の転移も常に念頭に置いておく必要がある．

183 小円形細胞肉腫の鑑別

Ⅱ 診断編 ▶ 21 骨軟部

有効な抗体の組み合わせ	基本	▶ CD99, NKX2.2, desmin, myogenin, MyoD1, cytokeratin
	オプション ▶	NKX3.1, WT-1, ETV4, BCOR, PAX7, cyclin B3, cyclin D1, SATB2

- 小円形細胞肉腫は鑑別すべき腫瘍が多岐に渡り，診断に際し免疫染色は必要不可欠で，分子遺伝学的解析も必要となることが多い．代表的には Ewing 肉腫，*CIC* 再構成肉腫，*BCOR* 遺伝子異状肉腫，横紋筋肉腫，低分化型滑膜肉腫，線維形成性小円形細胞腫瘍，間葉系軟骨肉腫，神経芽細胞腫，ウイルムス腫瘍などがある．それ以外にもリンパ芽球性リンパ腫や悪性黒色腫，浅在発生の場合はメルケル細胞癌などの神経内分泌癌も鑑別になる．

- Ewing 肉腫（Ewing sarcoma）は若年者の代表的な小円形細胞肉腫で，小円形細胞がびまん性に増殖し，ロゼット形成を示す場合もある（**図 1 ⓐ**）．CD99 がびまん性に陽性で（**図 1 ⓑ**），NKX2.2 もびまん性に核に陽性となる（**図 1 ⓒ**）．PAX7 が 90％ほどの症例で陽性となる．

- *CIC* 再構成肉腫（*CIC* rearranged sarcoma）は大半が軟部に発生し，Ewing 肉腫よりも多形性が目立つ小円形細胞が粗大な結節状に増殖し（**図 2 ⓐ**），粘液腫状間質もみられる．Ewing 肉腫と違い，CD99 や NKX2.2 は陰性かごく少数の細胞にのみ陽性である．WT-1 が陽性となり（**図 2 ⓑ**），ETV-4 も陽性となる（**図 2 ⓒ**）．

- *BCOR* 遺伝子異状肉腫（sarcoma with *BCOR* genetic alterations）は若年者に発生する稀な小円形肉腫で，骨にも発生する．組織像は多彩で，主として小円形から短紡錘形細胞がシート状に増殖する．Ewing 肉腫よりは核に多様性があり，クロマチンは極めて繊細で核小体はほとんど目立たず特徴的とされる．BCOR が陽性となり，その他には cyclin B3, cyclin D1, SATB2, PAX7 などが種々の割合で陽性となる．

- 横紋筋肉腫（rhabdomyosarcoma）のうち，胎児型では横紋筋芽細胞を伴った小円形細胞のびまん増生がみられ，胞巣型はほぼ均一な小円形細胞の胞巣状増殖からなり（**図 3 ⓐ**），横紋筋芽細胞は目立たない場合が多い．腫瘍は desmin が陽性で（**図 3 ⓑ**），myogenin や MyoD1 が陽性となる（**図 3 ⓒ**）．胞巣型では 70％で PAX7 が陽性となる．

- 線維形成性小円形細胞腫瘍（desmoplastic small round cell tumor）は，小児から若年男性の腹腔内に好発し，線維組織中に小円形細胞が胞巣状に増殖する．cytokeratin が陽性で，desmin のドット状陽性像や，WT-1（C 末端を認識する抗体を用いる）の核陽性像が特徴的である．

- 間葉系軟骨肉腫（mesenchymal chondrosarcoma）は，小円形細胞が軟骨分化や血管周皮腫様構造を示して増殖する（**図 4 ⓐ**）．CD99 や NKX2.2 が陽性となり（**図 4 ⓑ**），生検などで軟骨分化が確認できない場合は Ewing 肉腫との鑑別が難しい．近年 NKX3.1 がよいマーカーとして報告されている（**図 4 ⓒ**）．

図1 Ewing 肉腫

ⓐ HE 染色：単調な小円形細胞がびまん性に増殖し，中央にはロゼット形成がみられる．
ⓑ CD99：腫瘍細胞の細胞膜にびまん性陽性がみられる．
ⓒ NKX2.2：腫瘍細胞の核に強い陽性像が認められる．

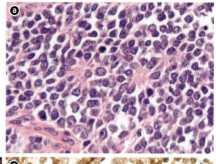
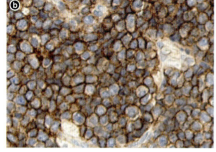
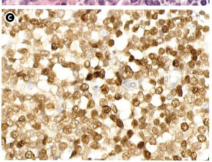

図2 *CIC* 再構成肉腫

ⓐ HE 染色：Ewing 肉腫よりは多形性がある小円形細胞がびまん性に増殖している．
ⓑ WT-1：腫瘍細胞の核に陽性像がみられる．
ⓒ ETV4：腫瘍細胞の核に陽性像がみられる．

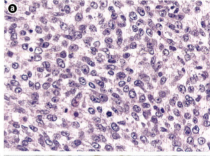
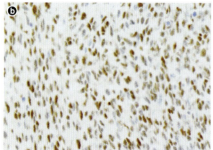
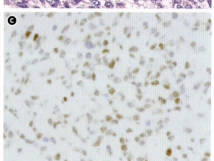

図3 胞巣型横紋筋肉腫
ⓐ HE染色：細い線維間質に区画されるように，小円形細胞が胞巣状に増殖している．
ⓑ desmin：多くの腫瘍細胞に陽性である．
ⓒ myogenin：多くの腫瘍細胞の核に陽性像がみられる．

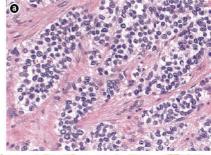
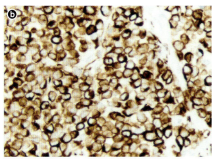
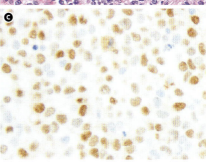

図4 間葉系軟骨肉腫
ⓐ HE染色：小円形細胞のびまん増殖から連続して，軟骨への分化領域（左）がみられる．
ⓑ NKX2.2：腫瘍細胞の核に陽性像が認められる．
ⓒ NKX3.1：多くの腫瘍細胞の核に陽性像が認められる

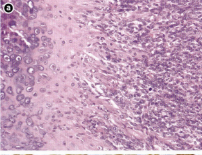
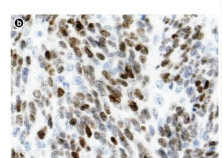
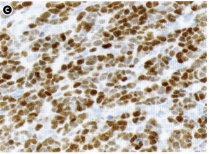

- Ewing肉腫や胞巣型横紋筋肉腫は，cytokeratinやsynaptophysinが陽性になる場合があり，神経内分泌癌や，特に鼻腔領域では嗅神経芽細胞腫と誤認される場合もあるので，注意が必要である．

文献 1) Yoshida KI, et al：NKX3.1 Is a Useful Immunohistochemical Marker of EWSR1-NFATC2 Sarcoma and Mesenchymal Chondrosarcoma. Am J Surg Pathol 2020；44：719-728.

184 粘液性腫瘍の鑑別

有効な抗体の組み合わせ
- 基本 ▶ SMA, desmin, CD34, S100 protein, ER, PgR, Ki-67
- オプション ▶ cytokeratin, INSM1, SMARCB1 (INI1), SOX10, HMGA2

- 腫瘍間質に粘液基質を有する軟部腫瘍の代表的なものとして，骨外性粘液型軟骨肉腫，神経鞘粘液腫，筋肉内粘液腫，粘液線維肉腫，深部（侵襲性）血管粘液腫，粘液型脂肪肉腫（☞ **186** 脂肪性腫瘍を参照，404頁）がある．
- 骨外性粘液型軟骨肉腫（extraskeletal myxoid chondrosarcoma）は中年の深部軟部組織に好発し，名称に"軟骨"が付くが，組織学的に軟骨分化は決してみられない．豊富な粘液基質を有し分葉状発育を示す（**図1ⓐ**）．紡錘形から類円形の好酸性細胞質を有した腫瘍細胞が，索状に増殖する（**図1ⓑ**）．特徴的な免疫形質が乏しいが，INSM1の発現が診断に有用とされる（**図1ⓒ**）．cytokeratinは基本的には陰性だが，ごくまれに陽性例もみられる．ラブドイド細胞が出現する場合があり，その場合はSMARCB1（INI1）が欠失する．
- 神経鞘粘液腫（nerve sheath myxoma）は皮膚に発生する分葉状から多結節性増生を示す腫瘍で，豊富な粘液基質を背景に，上皮様から紡錘形の細胞が増殖する像を示す．シュワン細胞マーカーであるS100 proteinやSOX10が陽性を示す．
- 筋肉内粘液腫（intramuscular myxoma）は筋肉内に発生し，豊富な粘液基質中に，異型性に乏しい紡錘形から星芒状の細胞が浮遊性に疎に増殖する像を示す（**図2ⓐ**）．CD34やSMAが陽性になる（**図2ⓑⓒ**）．生検体では，low-gradeの粘液線維肉腫との鑑別に苦慮する場合があり，核異型の詳細な観察に加えKi-67の標識率も参考にする．
- 粘液線維肉腫（myxofibrosarcoma）は中高年から高齢者に発生する代表的な軟部肉腫で，CD34やSMA，desminが部分的に陽性になる．
- 深部（侵襲性）血管粘液腫（deep (aggressive) angiomyxoma）は，女性の会陰部や鼠径部の深部組織，骨盤腔に好発する再発率の高い腫瘍である．豊富な粘液線維性間質中に，多数の血管を伴って異型に乏しい紡錘形から星芒状細胞が低密度に増殖する（**図3ⓐ**）．腫瘍細胞はdesmin（**図3ⓑ**），ER（**図3ⓒ**），PgRが陽性で，HMGA2の陽性像も特徴的とされる．

図1 骨外性粘液型軟骨肉腫
ⓐ HE染色：多結節状の形態を呈する粘液の豊富な腫瘍像を呈している．
ⓑ HE染色：好酸性細胞質を有する上皮様の細胞が，索状に配列している．
ⓒ INSM1：多くの腫瘍細胞の核に陽性を示す．

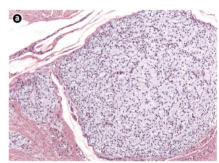
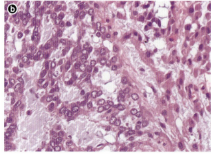
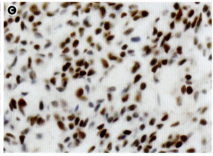

図2 筋肉内粘液腫
ⓐ HE 染色：豊富な粘液基質中，異型に乏しい紡錘形細胞が浮遊するように疎に分布している．
ⓑ CD34：腫瘍細胞の多くが陽性となる．
ⓒ SMA：腫瘍細胞の一部に陽性像がみられる．

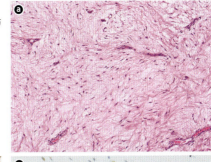
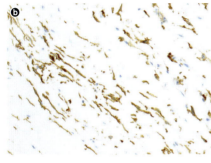
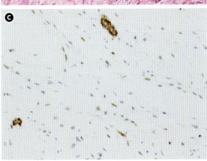

図3 深部（侵襲性）血管粘液腫
ⓐ HE 染色：豊富な粘液基質を背景に，多数の血管を介在させ紡錘形細胞が疎に分布している
ⓑ desmin：多くの腫瘍細胞に陽性である．
ⓒ ER：多くの腫瘍細胞の核に陽性を示している．

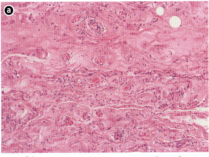
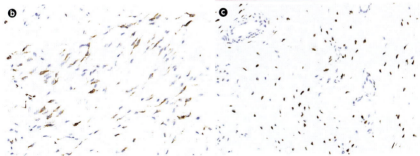

 Pitfall
- 骨外性粘液型軟骨肉腫では cytokeratin に陽性を示す症例がごく稀にあり，組織像や免疫形質の共通性から筋上皮腫との鑑別が問題になる場合がある．

文献 1) Sugino H, et al：Keratin-positive fibrotic extraskeletal myxoid chondrosarcoma: a close mimic of myoepithelial tumour. Histopathology 2023 ; 82 : 937-945.

185 血管性腫瘍の鑑別

有効な抗体の組み合わせ
- 基本 ▶ CD31, CD34, ERG
- オプション ▶ cytokeratin, FLI-1, podoplanin, HHV-8, CAMTA1, TFE3, FOSB

- 血管性腫瘍は脈管内腔を裏打ちする内皮細胞への分化を示す腫瘍で，良性・中間悪性・悪性に分類される．良性腫瘍は奇形的病変と区別が難しいが，中間悪性や悪性腫瘍は独特の臨床像や組織像を呈するものが多く，免疫染色が確定診断に貢献することが多い．
- 血管肉腫（angiosarcoma）は高齢者に好発する代表的な悪性腫瘍で，頭部の皮膚，深部軟部組織，乳腺，肝臓などが好発部位である．異型細胞が明確な脈管構築を示すときの診断は容易だが，しばしば低分化した上皮様のシート状増殖を呈し（図1 ⓐ），cytokeratin も陽性となるため癌との鑑別が問題になる．このような場合は，臨床像も踏まえ，CD31（図1 ⓑ），CD34，特に ERG（図1 ⓒ）の陽性像を確認することが重要である．FLI-1 や podoplanin が陽性を示す場合もある．
- 偽筋原性血管内皮腫（pseudomyogenic hemangioendothelioma）は，若年者の下肢に多発する中間悪性腫瘍で，好酸性細胞質を有する筋芽細胞に類似した細胞が束状に増殖し，cytokeratin, CD31, FLI-1, ERG が陽性となり，特に FOSB の陽性像が特徴的とされる．
- 類上皮血管内皮腫（epithelioid hemangioendothelioma）は軟部組織だけでなく，骨，肺，肝臓などにも発生する悪性腫瘍である．典型的には粘液性間質内で上皮様細胞が索状に配列し，細胞質内に変性赤血球をいれた小空胞を有する像もみられる（図2 ⓐ）．Cyto-keratin がしばしば陽性で，CD31, CD34, ERG（図2 ⓑ）が陽性となり，CAMTA1 の陽性像が診断に有用である（図2 ⓒ）．稀ではあるが，明確な脈管構造や充実構造を呈する亜型もあり，その場合は CAMTA1 ではなく TFE3 の陽性像がみられる．
- カポジ肉腫（Kaposi's sarcoma）は，HIV 感染（AIDS）や臓器移植などの免疫不全状態下で発生し，好発部位は皮膚，リンパ節，口腔，消化管などである．組織学的には，紡錘形細胞が束状に増殖し，不明瞭な血管腔の形成もみられる場合がある（図3 ⓐ）．腫瘍細胞は CD31, CD34, ERG（図3 ⓑ）が陽性で，診断には HHV-8 の核発現が有用である（図3 ⓒ）．

図1 血管肉腫
ⓐ HE 染色：異型性の強い低分化な上皮様細胞がシート状に増殖している．
ⓑ CD31：腫瘍細胞にびまん性陽性がみられる．
ⓒ ERG：腫瘍細胞の核にびまん性陽性がみられる．

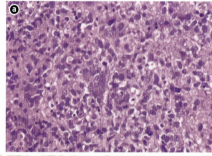
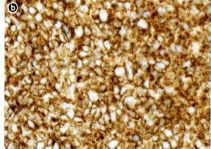
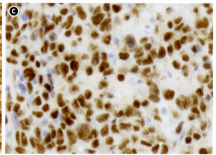

図2 類上皮血管内皮腫

ⓐ HE染色：粘液基質中に上皮様細胞が索状に分布し，細胞内に空胞が認められる．
ⓑ ERG：腫瘍細胞の多くが陽性となる．
ⓒ CAMTA1：核に陽性を示す腫瘍細胞が一定数認められる．

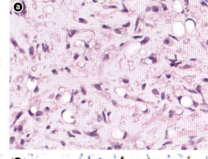

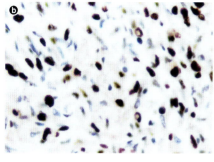
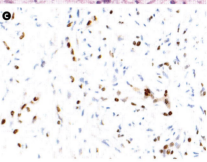

図3 カポジ肉腫

ⓐ HE染色：HIV感染者の胃に発生した例．紡錘形細胞が胃腺窩間質内で束状に増殖している．
ⓑ ERG：多くの腫瘍細胞に陽性である．
ⓒ HHV-8：腫瘍細胞の核に陽性がみられる．

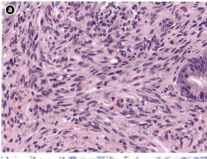

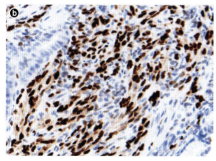
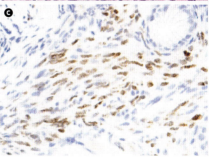

Pitfall
- 血管肉腫は，特に乳癌に対する放射線照射箇所や，リンパ浮腫部位なども好発部位であり，臨床情報が診断上極めて重要である．

186 脂肪性腫瘍の鑑別

有効な抗体の組み合わせ
基本 ▶ S100 protein, CD34, p16, MDM2, CDK4
オプション ▶ Rb1, DDIT3

- 免疫染色が診断にある程度有効な脂肪性腫瘍の組織型として, 紡錘形細胞/多形脂肪腫, 異型紡錘形細胞/多形脂肪性腫瘍, 異型脂肪腫様腫瘍/高分化型脂肪肉腫, 脱分化型脂肪肉腫, 粘液型脂肪肉腫がある.
- 紡錘形細胞/多形脂肪腫 (spindle cell/pleomorphic lipoma) は特徴的な臨床像を呈し, 中高年男性の後頸部, 肩, 背部に好発する良性腫瘍である. 成熟脂肪組織に紡錘形細胞や, 花冠状の多形性に富む細胞がみられ (図1ⓐ), S100 protein や CD34 が陽性を示し (図1ⓑ), Rb1 の発現消失も特徴的である (図1ⓒ).
- 異型紡錘形細胞/多形脂肪腫様腫瘍 (atypical spindle cell/pleomorphic lipomatous tumor) は, 紡錘形細胞/多形脂肪腫に類似した組織像を呈するが異型細胞がみられたり, あるいは異型脂肪腫様腫瘍に類似するが *MDM2* 遺伝子増幅が確認されない腫瘍で (図2ⓐⓑ), 現時点では良性に区分されている. CD34 や S100 protein が陽性で, Rb1 の発現消失が 50～70% ほどの症例にみられる (図2ⓒ).
- 異型脂肪腫様腫瘍/高分化型脂肪肉腫 (atypical lipomatous tumor/well differentiated liposarcoma) (図3ⓐ) は深部組織に好発し, p16 のびまん性陽性像 (図3ⓑ) や MDM2 の発現 (図3ⓒ), CDK4 の発現が特徴的である.
- 脱分化型脂肪肉腫 (dedifferentiated liposarcoma) は p16 のびまん性陽性に加え, MDM2 および CDK4 の陽性像が認められる (☞181 多形肉腫の鑑別, 391頁参照).
- 粘液型脂肪肉腫 (myxoid liposarcoma) は, 豊富な粘液性間質を背景に chicken-wire 状の血管網や, 脂肪芽細胞を伴う小型細胞の増殖像が特徴的で, 近年 DDIT3 の免疫染色が診断に有用とされている.

図1 紡錘形細胞/多形脂肪腫
ⓐ HE 染色:成熟脂肪組織と花冠状の多形核を持つ細胞が混在している.
ⓑ CD34:腫瘍細胞の多くに陽性である.
ⓒ Rb1:多形細胞には欠失がみられる.

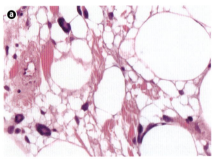
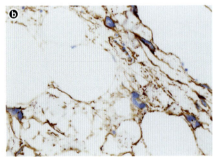
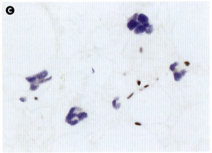

図2 異型紡錘形細胞／多形脂肪腫様腫瘍

ⓐ HE染色：多形脂肪腫様あるいは異型脂肪腫様腫瘍のような組織像を呈する．
ⓑ HE染色：異形的な紡錘形細胞が出現している．
ⓒ Rb1：内皮細胞には発現がみられるが，腫瘍細胞の核は発現が欠失している．

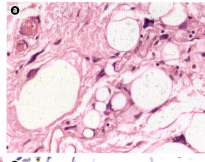
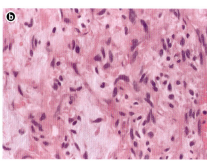
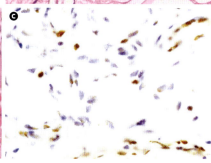

図3 異型脂肪腫様腫瘍／高分化型脂肪肉腫

ⓐ HE染色：クロマチン濃染や核腫大を示す異型間質細胞が出現している．
ⓑ p16：異型細胞にびまん性陽性像がみられる．
ⓒ MDM2：腫瘍細胞の核に点在性に陽性像がみられる．

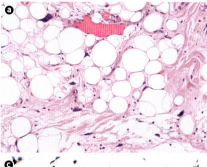
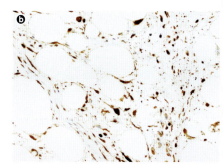
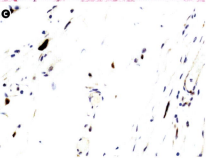

> **Pitfall**
> ● 脂肪腫でもp16はある程度陽性になるが，びまん性の強い陽性像は示さない．

187 筋線維芽細胞性腫瘍の鑑別

有効な抗体の組み合わせ	基本	▶ SMA, desmin, CD34, β-catenin, Ki-67
	オプション	▶ STAT6, ER, PgR, Rb1

- 筋線維芽細胞への分化を示す腫瘍は数多く，WHO 第 5 版では収載数は最多を占める．筋線維芽細胞は基本的に紡錘形の形態を示し，SMA に陽性で，desmin が一部に陽性となるが，h-caldesmon や myogenin は陰性である．良性から悪性まで多様な組織型が含まれるが，免疫組織染色が診断にある程度有効なものを示す．
- デスモイド型線維腫症（desmoid fibromatosis）は，四肢・腹壁・腹腔内・胸壁を好発部位とする局所侵襲性の強い中間悪性腫瘍で，異型に乏しい長紡錘形細胞が豊富な膠原線維を伴って，緩やかに増殖する（図1❹）．SMA が陽性で（図1❺），β-catenin の核内発現が 70 〜 80％の症例にみられるが（図1❻），びまん陽性ではなく散在性陽性に留まる．
- 孤在性線維性腫瘍（solitary fibrous tumor）は，胸壁や腹腔内，頭蓋内とあらゆる箇所に発生する頻度の高い腫瘍で，典型的には紡錘形から卵円形の細胞が，血管周皮腫様パターンを呈して増殖する（図2❹）．CD34 が陽性で（図2❺），STAT6 の核内発現は診断的価値が高い（図2❻）．
- 富細胞性血管線維腫（cellular angiofibroma）は，中高年の外陰部や鼠径部付近に好発する良性腫瘍で，均一で単調な紡錘形細胞が，豊富な血管を伴って粗密を示して増殖する（図3❹）．紡錘形細胞は異型性に乏しく（図3❺），CD34 や SMA が種々の程度に陽性で，ER や PgR も陽性となる．Rb1 の欠失像が特徴的である（図3❻）．
- 血管筋線維芽細胞腫（angiomyofibroblastoma）は，女性の外陰部に好発する境界明瞭な良性腫瘍で，上皮様から短紡錘形の細胞が豊富な血管を伴って増殖する（図4❹）．多核細胞もよくみられる．SMA は部分的な陽性となるが，ER や PgR が陽性で（図4❺），desmin のびまん性陽性が特徴的である（図4❻）．

図1 デスモイド型線維腫症

❹ HE 染色：豊富な膠原線維を伴って異型に乏しい紡錘形細胞が増殖している．
❺ SMA：腫瘍細胞の多くに陽性である．
❻ β-catenin：腫瘍細胞の核に陽性である（黄色矢印）．ゴルジ体に凝集状に陽性を示す細胞（赤矢印）を陽性と誤認しないようにする．

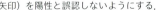
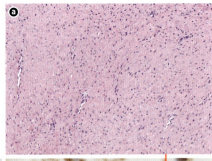
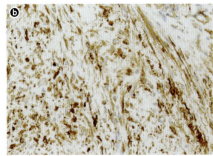
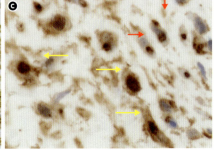

図2 孤在性線維性腫瘍
ⓐ HE 染色：拡張した鹿の角様の血管を伴って（血管周皮腫パターン），短紡錘形細胞がパターンレスに増殖している．
ⓑ CD34：腫瘍細胞にびまん性に発現がみられる．
ⓒ STAT6：腫瘍細胞の核に陽性像がみられる．

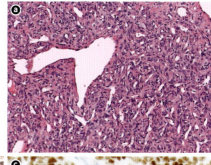

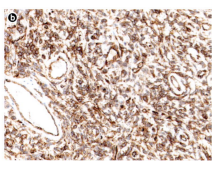

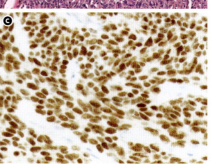

図3 富細胞性血管線維腫
ⓐ HE 染色：大小の血管が目立ち，その間に細長い紡錘形細胞の増殖がみられる．
ⓑ HE 染色：紡錘形細胞には異型性は乏しい．
ⓒ Rb1：腫瘍細胞の核に欠失がみられる．

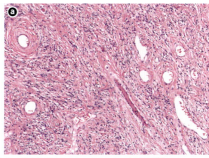

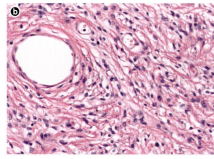

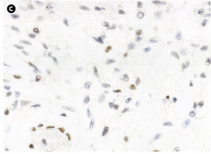

図4 血管筋線維芽細胞腫

ⓐ HE染色：豊富な血管を伴って，上皮様から短紡錘形細胞の増殖がみられる．
ⓑ ER：腫瘍細胞の核に陽性像がみられる．
ⓒ desmin：腫瘍細胞にびまん性発現が認められる．

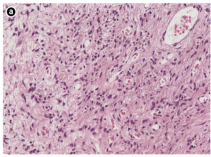
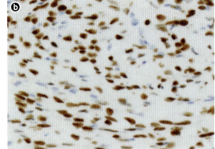
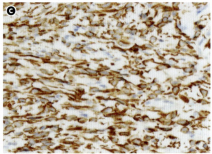

Pitfall
- デスモイド型線維腫症の診断では，β-cateninの核内陽性がはっきりしなくても，臨床像とHE所見が矛盾ないものであれば診断を確定してよい．
- 孤在性線維性腫瘍ではCD34が陰性を示す場合もあり，特に再発などを繰り返し組織学的悪性度が高くなると，CD34やSTAT6の発現が減弱あるいは消失する場合もある．

memo

188 脊索腫の診断

Ⅱ 診断編 ▶ 21 骨軟部

有効な抗体の組み合わせ	基本	▶ cytokeratin, EMA, S100 protein, brachyury
	オプション	▶ SOX9, SMARCB1（INI1）

- 脊索腫（chordoma）は，頭尾軸を規定する発生期の脊索由来の悪性腫瘍で，軸骨格である頭蓋底，仙骨，尾骨，脊椎といった正中線上に好発し，軟部発生は極めて稀である．
- 組織像は好酸性の上皮様細胞が，粘液性間質を背景に索状に増殖し，細胞質に空胞を持つ所見（担空胞細胞：physaliphorous cells）が特徴的である（図1 ⓐ）．免疫染色では，cytokeratinが陽性で（図1 ⓑ），EMAやS100 proteinも陽性を示す．診断に際し，脊索形成に必須の転写因子であるbrachyuryの核内陽性所見が重要である（図1 ⓒ）．
- 鑑別すべき腫瘍として，癌腫（腺癌）の転移や，発生場所からは軟骨肉腫が対象となる（図2 ⓐ）．HE染色像である程度鑑別可能だが，軟骨肉腫はSOX9が陽性を示し（図2 ⓑ），cytokeratinやbrachyuryが陰性であり，免疫染色でも鑑別可能である（図2 ⓒ）．

図1 脊索腫

ⓐ HE染色：粘液性間質中に，好酸性の上皮様細胞が索状に増殖し，担空胞細胞もみられる．
ⓑ cytokeratin：腫瘍細胞がびまん性に陽性を示す．
ⓒ brachyury：腫瘍細胞の核に陽性である．

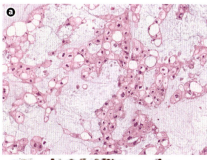
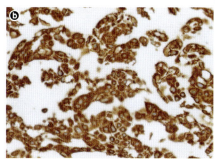
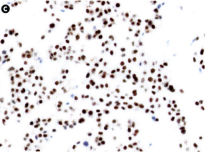

図2 軟骨肉腫（grade 2）
ⓐ HE染色：粘液性間質内に，上皮様の好酸性軟骨細胞が個細胞性に増殖している．
ⓑ SOX9：腫瘍細胞の核に陽性を示す．
ⓒ brachyury：腫瘍細胞の核は陰性となる．

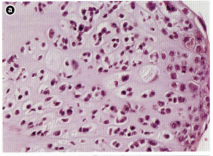
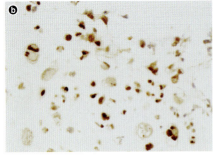
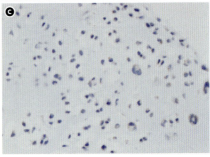

- ラブドイド細胞の出現や，上皮様細胞がシート状に出現する低分化型脊索腫では，SMARCB1（INI1）の欠失がみられる．
- 未分化肉腫様の形態をとる脱分化型脊索腫では，brachyuryの発現消失をきたす場合がある．

memo

189 骨巨細胞腫 vs 軟骨芽細胞腫

有効な抗体の組み合わせ	基本	▶ H3.3 G34W, H3.3 K36M
	オプション ▶	CD68, S100 protein, SOX9

解説

- 巨細胞を伴う腫瘍には骨巨細胞腫，非骨化性線維腫，軟骨芽細胞腫，動脈瘤様骨嚢腫，腱鞘巨細胞腫などがあり，いずれも診断には臨床像の把握が必須である．骨巨細胞腫と軟骨芽細胞腫では，腫瘍特異的な点突然変異を検出できる抗体があり，免疫染色が有用である．

- 骨巨細胞腫（giant cell tumor of bone）は 20 ～ 45 歳ほどの長管骨骨幹端を好発部とする中間悪性腫瘍で，単核細胞と破骨型巨細胞が入り混じって増殖し（図1❶），出血，ヘモジデリン沈着，動脈瘤様変化，骨形成もみられる．9割以上の症例で，ヒストン蛋白 H3F3A のコドン 34 のグリシン（G）がトリプトファン（W）へ変化する点突然変異（H3.3 G34W）があり，H3.3 G34W が単核細胞の核に陽性となる点が特徴的である（図1❷）．"巨細胞腫"という名称だが，多核巨細胞は H3.3 G34W は陰性で腫瘍ではなく，CD68 陽性を示し（図1❸），腫瘍環境中に動員された組織球である．

- 軟骨芽細胞腫（chondroblastoma）は 10-25 歳ほどに発生する良性腫瘍で，腸管骨骨端部の成長板に隣接した境界明瞭な溶骨性病変として認められることが多い．通常5cm以下で，細胞境界が明瞭で核溝を有した単核細胞が，破骨型巨細胞を伴ってびまん性に増殖し（図2❶），chicken-wire 状の石灰化沈着がみられる（図2❷）．単核細胞は S100 protein や SOX9 が陽性を示す．9割以上の症例でヒストン蛋白のコドン 36 のリジン（K）がメチオニン（M）に変化する点突然変異があり（H3.3 K36M），H3.3 K36M が単核細胞の核に陽性となる所見が診断に有用である（図2❸）．

図1 骨巨細胞腫

❶ HE 染色：卵円形を持つ単核細胞と，破骨型多核巨細胞が入り混じるようにして増殖している．
❷ H3.3 G34W：単核細胞の核にびまん性に陽性を示すが，多核巨細胞は陰性である．
❸ CD68：多核巨細胞にのみ陽性である．

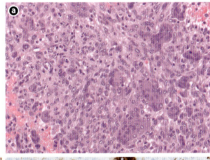
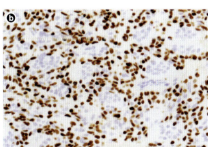
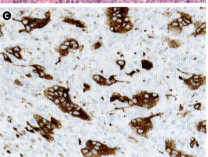

図2 軟骨芽細胞腫

ⓐ HE染色：細胞境界が明瞭な単核細胞と，破骨型巨細胞がびまん性に増殖している．
ⓑ HE染色：細胞間には，chicken-wire状の石灰化基質の沈着がみられる．
ⓒ H3.3 K36M：単核細胞の核にびまん性に陽性を示すが，多核巨細胞は陰性である．

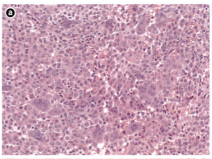
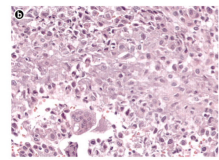
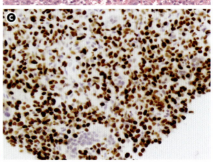

Pitfall
- 骨巨細胞腫が悪性化した場合，H3.3 G34Wの発現が消失する場合があり，診断に際し先行する病変の確認など総合的な臨床情報が重要となる．

文献 1) KI-Yoshida, et al：Absence of H3F3A mutant in a subset of malignant giant cell tumor of bone. Mod Pathol 2019；32：1751-1761.

memo

190 その他の特徴的な遺伝子変異を示す腫瘍

Ⅱ 診断編 ▶ 21 骨軟部

有効な抗体の組み合わせ	基本	▶ desmin, S100 protein, CD34
	オプション	▶ CD10, panTrk, MDM2

解説

- 特徴的な遺伝子変異を示す腫瘍のうち, 内膜肉腫, 骨化性線維粘液性腫瘍, NTRK 再構成紡錘形細胞腫瘍は WHO 分類第 5 版では分化不明腫瘍に位置付けられているが, 臨床像, 組織像が特徴的で, 病理組織診断に際し免疫染色がある程度診断に貢献する.
- 内膜肉腫 (intimal sarcoma) は, 肺動脈や心臓の内腔面に好発する高悪性度腫瘍で, 異型紡錘形細胞が内腔を充満するように増殖する (図1ⓐ). 血管内面を這うように腫瘍が進展し (図1ⓑ), 完全切除が難しい. 異種性分化が報告されているが, 基本的には特定の組織への分化は乏しい. 約 70% に MDM2 遺伝子の増幅がみられ, 免疫染色で MDM2 の陽性像の確認が診断に有効である (図1ⓒ).
- 骨化性線維粘液性腫瘍 (ossifying fibromyxoid tumor) は, 四肢や体幹の皮下に発生する稀な腫瘍で, PHF1 遺伝子再構成が約 80% で検出される. 典型的には腫瘍辺縁を骨組織が卵殻状に取り囲み (図2ⓐ), 画像所見から本腫瘍が疑われることもある. 腫瘍細胞は単調な類円形から短紡錘形で, 粘液線維性間質を背景に索状, 胞巣状に増殖する (図2ⓑ). S100 protein が陽性を示し (図2ⓒ), desmin が共発現する所見が特徴的であるが (図2d), 染色性は様々である. CD10 が陽性となることもある.
- NTRK 再構成紡錘形細胞腫瘍 (NTRK rearranged spindle cell neoplasm) は, NTRK1-3 遺伝子が 5' 側で様々な遺伝子と融合する点で特徴づけられる腫瘍で, 組織像は脂肪線維腫症様, 孤在性線維性腫瘍様, 線維肉腫様 (図3ⓐ) と多彩で, HE 像のみでは診断が難しい. 血管壁の硝子化や, 免疫染色で S100 protein と CD34 の共発現が診断のヒントとなることが多く (図3ⓑⓒ), その場合 panTrk の染色を追加するとよい (図3ⓓ).

図1 内膜肉腫

ⓐ HE 染色:クロマチン濃染を示す異型の高度な紡錘形細胞が増殖している.
ⓑ HE 染色:血管内面を這うように進展する紡錘形の腫瘍細胞.
ⓒ MDM2:多くの腫瘍細胞の核に陽性を示す.

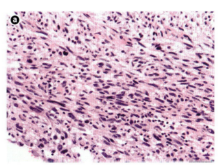

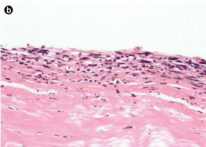

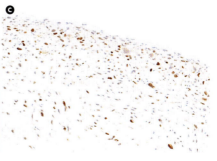

図2 骨化性線維粘液性腫瘍

ⓐ HE 染色：腫瘍の辺縁には分厚い骨組織が覆うようにしてみられる．ⓑ HE 染色：粘液線維性基質を背景に，類円形から短紡錘形の腫瘍細胞が，索状に増殖している．ⓒ S100 protein：腫瘍細胞に陽性を示す．ⓓ desmin：腫瘍細胞の一部に陽性がみられる．

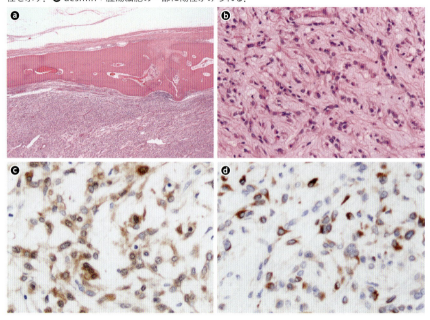

図3 *NTRK* 再構成紡錘形細胞腫瘍

ⓐ HE 染色：異型のある紡錘形細胞が束状に増殖し，線維肉腫様の像を呈している．ⓑ S100 protein：紡錘形細胞に陽性像がみられる．ⓒ CD34：紡錘形細胞に陽性像がみられる．ⓓ panTrk：腫瘍細胞の細胞質に陽性像がみられる．

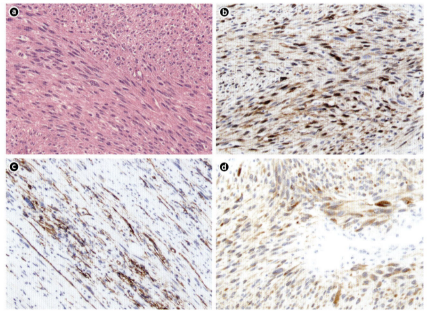

- panTrk の感度・特異度はそれほど高くはなく，炎症性筋線維芽細胞性腫瘍や滑膜肉腫などの紡錘形細胞腫瘍の一部でも陽性となる．

191 小児小円形細胞腫瘍の鑑別

有効な抗体の組み合わせ	基本	▶ synaptophysin, desmin, CD99, AE1/AE3, BAF47（INI-1）, CD3, CD79a, CD30
	オプション	▶ CD56, myogenin, TdT, ALK, CD20, MPO, CD68, EBER-ISH

- いわゆる小円形細胞腫瘍（small round blue cell tumor）と総称される小児の悪性固形腫瘍は，未分化な，N/C 比の高い小型円形細胞から成り，HE 染色のみで診断できることは少なく，鑑別診断には免疫組織化学染色が不可欠である．
- 主に軟部に発生する場合を想定し，肝腫瘍，腎腫瘍，中枢神経系腫瘍，胚細胞腫瘍を除く小円形細胞腫瘍を対象とした．
- 基本セットとして，synaptophysin, desmin, CD99, cytokeratin AE1/AE3, BAF47（INI1）, CD3, CD79a, CD30 により，分化の方向を確認し，特に固形腫瘍とリンパ腫との鑑別を行う．
- 次にオプションの中から抗体を選択し，鑑別診断をさらに進める．
- 必要な場合には特殊な一次抗体による免疫組織化学染色や RT-PCR でのキメラ遺伝子の確認，電顕，ダイレクトシークエンス等の遺伝子解析を行い，診断を確定する．
- RT-PCR でのキメラ遺伝子の確認の代わりに FISH による転座解析を行うこともできる（表1）．

表1 代表的な小児腫瘍の鑑別診断に用いられる免疫組織化学染色，遺伝子異常

組織型	免疫組織化学染色	キメラ遺伝子 遺伝子異常	FISH probe
神経芽腫	synaptophysin, CD56, PHOX2B, PGP9.5, tyrosine hydroxylase	MYCN 増幅 ALK mutation/ 増幅	MYCN/CEP2
ユーイング肉腫	CD99（MIC2）, synaptophysin, NKX2.2, PAX7	EWSR1::FLI1 EWSR1::ERG EWSR1::ETV1 EWSR1::ETV4 EWSR1::FEV FUS::ERG, FUS::FEV	EWSR1* FUS*
胞巣型横紋筋肉腫	desmin, myogenin, MyoD1, NOS-1, PAX7 HMGA2 (nucleus) (negative)	PAX3::FOXO1 PAX7::FOXO1	FOXO1*
線維形成性小円形細胞腫瘍	CK（AE1/3）, EMA, desmin, synaptophysin, WT1 (carboxy terminus；C-19)	EWSR1::WT1	EWSR1*
悪性ラブドイド腫瘍	CK（AE1/3）, EMA, vimentin, INI1（nucleus）(negative)	SMARCB1/INI1 mutation/deletion	
低分化型滑膜肉腫	CK（AE1/3）, EMA, vimentin, S-100, PAX7 INI1 (nucleus) (weak +〜-)	SS18::SSX	SS18*

CK：cytokeratin. *：Break apart rearrangement probe.

192 神経芽腫

Ⅱ 診断編 ▶ 22 小児 ▶ 小児小円形細胞腫瘍

有効な抗体の組み合わせ	基本	▶ synaptophysin
	オプション ▶	CD56, PHOX2B, PGP9.5, tyrosine hydroxylase

- 神経芽腫は, 発生部位, 尿中カテコールアミン分解産物（VMA, HVA）の上昇, MIBGシンチグラム陽性像などにより臨床的に診断されやすく, 偽ロゼット（Homer Wright rosette）の形成を伴う特徴的な組織像から HE 染色のみで診断可能であることが多い.
- 鑑別のために免疫組織化学染色が必要となるのは, 光顕的にロゼット形成や神経細線維が見られない undifferentiated subtype の神経芽腫や骨髄転移巣の同定を行う場合である.
- 神経芽腫では免疫組織化学的に synaptophysin, PHOX2B, PGP9.5 などの神経系マーカーや CD56 が陽性となるが, いずれも特異度は高くない.
- tyrosine hydroxylase（TH）はチロシンをジヒドロキシフェニルアラニン（DOPA）に変換する酵素で, 末梢性神経芽腫群腫瘍（神経芽腫, 神経節芽腫, 神経節腫）の鑑別に有用であるが, undifferentiated subtype の神経芽腫では TH 陽性率が非常に低くなる場合があり, 注意が必要である（図1）.

図1 神経芽腫, undifferentiated subtype

ⓐ HE 染色. ⓑ synaptophysin. ⓒ PGP9.5. ⓓ tyrosine hydroxylase.
腫瘍細胞は細胞質の乏しい裸核状小円形細胞で, 好酸性の核小体を 1〜2 個認める. ロゼット形成や神経細線維はみられない. 免疫組織化学的に腫瘍細胞は synaptophysin, PGP9.5 陽性である. ごく一部に tyrosine hydroxylase 陽性所見を認める.

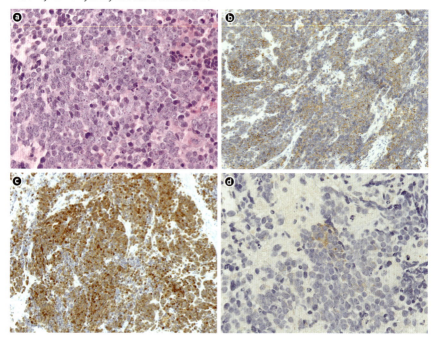

 Pitfall CD56 は神経内分泌性マーカーで, 神経芽腫に陽性となるが, NK-cell や AML (myeloid sarcoma), 横紋筋肉腫, ユーイング肉腫など様々な疾患で陽性となる.

193 ユーイング肉腫

II 診断編 ▶ 22 小児 ▶ 小児小円形細胞腫瘍

有効な抗体の組み合わせ	基本 ▶ CD99，NKX2.2
	オプション ▶ PAX7，synaptophysin，CD56

- ユーイング肉腫（Ewing sarcoma：EWS）の典型的な腫瘍細胞は，薄い核膜と繊細な核クロマチンを有し，細胞質は乏しいが，PAS 染色にてグリコーゲン顆粒が認められる．
- 偽ロゼット（Homer Wright rosette）の形成が明瞭で，peripheral primitive neuroectodermal tumor（pPNET）に相当する症例では，通常 synaptophysin，CD56，neurofilament などの神経系マーカーが部分的であっても陽性となる．
- CD99 は特異性が低いが，細胞膜に明確に陽性となるのが，EWS の特徴とされている（図1）．
- 最近では EWS の診断に有用なマーカーとして，NKX2.2，PAX7 が用いられている．
  - NKX2.2 は *EWS::FLI1* 融合遺伝子の標的遺伝子で，NKX2.2 抗体による免疫染色では核に陽性となり，感度 93％，特異度 89％である[1]．
  - PAX7 は感度 90％で NKX2.2 よりも染色性に優れているが，胞巣型横紋筋肉腫，低分化滑膜肉腫，*BCOR::CCNB3* sarcoma でも高率に陽性となる[2]．

図1 ユーイング肉腫
ⓐ HE 染色．ⓑ CD99．ⓒ NKX2.2．
CD99 は腫瘍細胞表面に陽性，NKX2.2 は腫瘍細胞の核に陽性である．

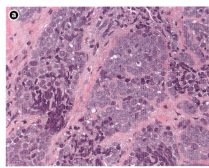
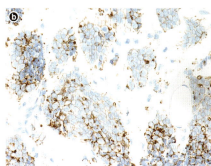
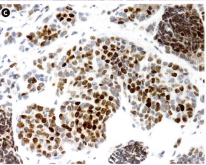

- CD99 染色の特異度は低く，EWS のみでなくリンパ芽球性リンパ腫やメルケル細胞癌（小児では稀である）で陽性になることが知られている．固形腫瘍では，低分化滑膜肉腫や胞巣型横紋筋肉腫，骨外間葉系軟骨肉腫の症例で細胞膜に陽性となることがある．
- 低分化滑膜肉腫では，RT-PCR による *SS18::SSX* 融合遺伝子や FISH による *SS18* 転座の検出が確定診断につながる．
- 免疫組織化学的には，低分化滑膜肉腫では BAF47（INI1）の染色性の低下，横紋筋肉腫では，desmin, myogenin, MyoD1 の陽性所見，骨外間葉系軟骨肉腫では SOX9 陽性所見が鑑別に有用である．
- 線維形成性小円形細胞腫瘍（desmoplastic small round cell tumor：DSRCT），悪性ラブドイド腫瘍（malignant rhabdoid tumor：MRT）でも CD99 陽性となる症例がみられるが，細胞質に陽性，あるいは部分的に陽性となり，判然としない染色態度であることが多い．
- DSRCT は WT1（C 末端）のびまん性陽性所見や desmin, CK（AE1/AE3），EMA 陽性所見，MRT は BAF47（INI1）陰性化により EWS と鑑別される．

- 最近，EWS 類似の円形細胞肉腫（Ewing sarcoma-like tumor）で，既知のキメラ遺伝子が検出されなかった症例において，新規キメラ遺伝子，*CIC::DUX4*, *BCOR::CCNB3* が報告された．
- EWS では，CD99 がびまん性に陽性であるのに対し，*CIC::DUX4* を有するものは，CD99 が 86％に陽性だがそのほとんどが弱陽性で疎らであり，*BCOR-CCNB3* を有するものは約 60％の症例で一部陽性となるにすぎない[3-5]．
- EWS では WT-1 陰性であるが，*CIC::DUX4* 融合遺伝子陽性例では，WT-1 が核または核と細胞質に陽性となる．*BCOR::CCNB3* 融合遺伝子陽性例は，免疫染色で CCNB3 が核に陽性となることが鑑別の一助になる[5]．

文献
1) Yoshida A, et al：NKX2.2 is a useful immunohistochemical marker for Ewing sarcoma. Am J Surg Pathol 2012；36：993-999.
2) Toki S, et al：PAX7 immunohistochemical evaluation of Ewing sarcoma and other small round cell tumours. Histopathology 2018；73：645-652.
3) MagroG, et al：Immunohistochemistry as potential diagnostic pitfall in the most common solid tumors of children and adolescents. Acta Histochem 2015；117：397-414.
4) Specht K, et al：Distinct transcriptional signature and immunoprofile of CIC-DUX4 fusion–positive round cell tumors compared to EWSR1- rearranged ewing sarcomas：Further evidence toward distinct pathologic entities. Genes Chromozosomes Cancer 2014；53：622-633.
5) Puls F, et al：BCOR-CCNB3 (Ewing-like) sarcoma：a clinicopathologic analysis of 10 cases, in comparison with conventional Ewing sarcoma. Am J Surg Pathol 2014；38：1307-1318.

194 横紋筋肉腫

有効な抗体の組み合わせ	基本	▶ desmin, myogenin
	オプション ▶	MyoD1, NOS-1, PAX7, HMGA2

- 横紋筋肉腫（rhabdomyosarcoma：RMS）の診断にあたっては desmin, myogenin の発現を最重視する．myoglobin 抗体は特異性，感度ともに低いため RMS の診断には用いない．
- 胎児型 embryonal RMS（ERMS）の場合，desmin, myogenin いずれも陰性の腫瘍細胞も比較的多く認められ，myogenin 陽性率は胞巣型横紋筋肉腫（alveolar RMS：ARMS）に比べて低い．
- ARMS には特異な融合遺伝子 *PAX3::FOXO1*，*PAX7::FOXO1* の発現が 80〜85％の症例に検出される．
- solid variant ARMS と呼ばれる，小円形細胞が充実胞巣状に増殖し，胞巣構造が明らかでない RMS の場合には，desmin, myogenin の染色を含めた免疫組織化学染色や融合遺伝子解析により，他の軟部肉腫との鑑別診断を行う．
- sclerosing and spindle cell RMS（WHO）では，MyoD1 染色が必須である（図1）．
- sclerosing and spindle cell RMS では年齢により遺伝子背景と予後が異なっている．1歳以上では，*MYOD1* L122R mutation を 67％に認め，致死的であるのに対し，先天性あるいは乳児期発症例では，*VGLL2* や *NCOA2* の融合遺伝子（*VGLL2::CITED2*，*VGLL2::NCOA2*，*TEAD1::NCOA2*，*SRF::NCOA2*）が検出され，予後良好である[1]．

図1 spindle cell RMS
ⓐ HE 染色．**ⓑ** desmin．**ⓒ** myogenin．**ⓓ** MyoD1．
紡錘形腫瘍細胞の増生が 80％以上を占める spindle cell RMS で，腫瘍細胞は desmin 陽性，myogenin 陰性，MyoD1 陽性である．MyoD1 と myogenin との発現乖離をみる．

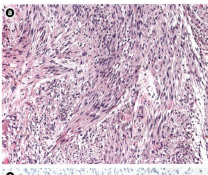
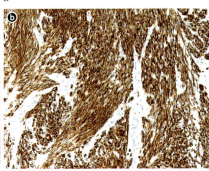
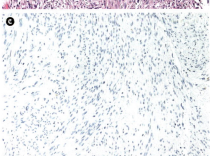
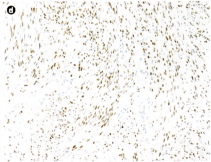

Topics
- 骨格筋,心筋分化の制御に関わる HMGA2,骨格筋の再生やタイプ分化,萎縮や肥大に関与する NOS-1,および myogenin の発現は,ERMS と ARMS の鑑別,特に fusion-positive ARMS の診断補助として有用である.
- 免疫染色による myogenin 陽性率,HMGA2 や NOS-1 の発現パターンにより RMS を胞巣型 Alveolar パターン (myogenin 陽性率≧80%,HMGA2 陰性,NOS-1 陽性率≧90%),胎児型 Embryonal パターン (myogenin 陽性率<80%,HMGA2 陽性:びまん性,核内,NOS-1 陽性率<90%),その他 non-alveolar, non-embryonal パターンの 3 群に分けると胞巣型パターンでは fusion-positive ARMS の的中率が 93%と非常に高い.一方,胎児型パターンでは fusion-negative ERMS が 93%を占める.

Pitfall
- 線維形成性小円形細胞腫瘍 (desmoplastic small round cell tumor:DSRCT) では,部分的に desmin が陽性となる症例があるが,myogenin の核内発現は認められない (図2).
- 稀に EWS でも desmin 陽性例があるが,myogenin は陰性である.
- ただし,desmin 陽性,myogenin 陰性の sclerosing and spindle cell RMS の存在を忘れてはならない.

図2 線維形成性小円形細胞腫瘍 (desmoplastic small round cell tumor)
ⓐ HE 染色.ⓑ左:desmin,右:tyrosine hydroxylase.ⓒ左:AE1/AE,右:WT1 (c-19).
本例では線維化は明らかではなく,小円形細胞の密な増殖を認める.腫瘍細胞は,AE1/AE3,vimentin 陽性,部分的に desmin,CD56,tyrosine hydroxylase 陽性であったが,myogenin,CD99 は陰性であった.WT1 の C 末端を認識する抗体を用いた免疫組織化学染色にて,腫瘍細胞の核にびまん性陽性所見を認め,RT-PCR にて *EWSR::WT1* 融合遺伝子が検出された.

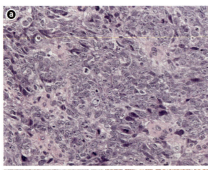
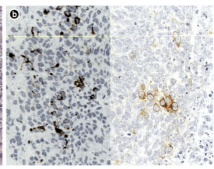
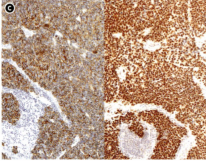

文献
1) Alaggio R. et al:A Molecular Study of Pediatric Spindle and Sclerosing Rhabdomyosarcoma:Identification of Novel and Recurrent VGLL2-related Fusions in Infantile Cases. Am J Surg Pathol 2016;40:224-235.
2) 北條洋:横紋筋肉腫.病理と臨 2012;30:1204-1214.

195 悪性ラブドイド腫瘍

有効な抗体の組み合わせ	基本	BAF47（INI1；nuclear negative），CK（AE1/AE3），vimentin
	オプション	EMA，SALL4，BRG1（nuclear negative）

- 悪性ラブドイド腫瘍（malignant rhabdoid tumor：MRT）は大型核小体と細胞質の封入体様構造をみる rhabdoid cell を特徴とする multiphenotipic な腫瘍で，腎臓，軟部，中枢神経系などに発生し，脳腫瘍の atypical teratoid/rhabdoid tumor とともに 22 番染色体長腕にある *SMARCB1/INI1* 遺伝子の変異・欠失が病因である．*SMARCB1* と同様に SWI/SNF chromatin-remodering complex を構成する *SMARCA4*（*BRG1*）の不活性化が病因となる症例も稀ながら存在する．
- 特徴的な rhabdoid cell が明らかでない症例もあり，小児の小円形細胞腫瘍の鑑別には必ず入れておくべき疾患である．
- 神経内分泌性マーカーや筋系マーカーが様々な程度で陽性になることがあるが，cytokeratin，vimentin 染色で明らかになる封入体様構造，BAF47（INI1）染色の核内陰性化が診断の決め手となる（図 1）．稀であるが BAF47（INI1）陽性で BRG1 陰性の症例がある．

図 1 腎悪性ラブドイド腫瘍

ⓐ HE 染色．ⓑ AE1/AE3．ⓒ α-smooth muscle actin．ⓓ BAF47（INI1）．
腫瘍細胞は水泡状の核と明瞭な核小体を有し，ごく少数に封入体様構造が認められる．免疫組織化学染色にて，部分的に AE1/AE3，α-smooth muscle actin が陽性で，BAF47（INI1）の核内陽性所見は認められない．

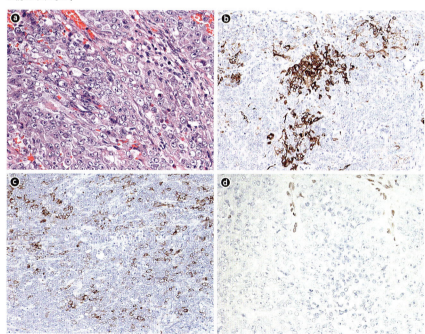

196 リンパ芽球性リンパ腫

有効な抗体の組み合わせ	基本	▶ CD3, CD79a, TdT, MPO
	オプション	▶ CD20, CD19, PAX5, CD99, CD34, CD117, CD4, CD8, CD1a

- 血液腫瘍を疑う場合には，基本セットとして CD3, CD79a (または CD19), TdT, MPO を用い，リンパ芽球性白血病／リンパ腫 (lymphoblastic leukemia/lymphoma: LBL) とバーキットリンパ腫やびまん性大細胞型 B 細胞性リンパ腫，末梢 T 細胞性リンパ腫等の mature T or B neoplasm をまず鑑別する[1]．
- 診断のアルゴリズムを図1に示した．B 細胞性リンパ芽球性リンパ腫 (B-LBL) では CD20 がしばしば陰性であるため CD79a を基本セットに組み入れ，CD79a が陽性であれば，さらにオプションに挙げた他の B-cell marker のいずれか 1 つが陽性であることを確認し，B-cell lineage とする．

図1 LBL 診断のアルゴリズム（文献1より改変）

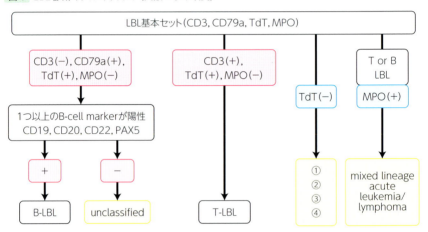

①precursor cell marker (CD34, CD99, CD117), CD1a, CD4&CD8 を染色し，TdT 陰性 T-LBL を鑑別
②BCL6, BCL2, MYC の FISH を施行し，mature B-NHL の鑑別を進める
③monocytic lineage を lysozyme, CD68 で確認．NK/T-cell lymphoma を CD2, CD56, EBER で鑑別
④CD34, CD117, CD42b など myeloid sarcoma, megakaryocytic lineage を鑑別

- T-LBL でも CD79a 陽性のことがあり，CD79a 陽性のみでは B-LBL と診断できない．CD20 陰性，CD79a 陽性の場合は B-LBL が示唆される．
- TdT 陰性でも LBL を否定できない．

文献 1) Oschlies I, et al: Diagnosis and immunophenotype of 188 pediatric lymphoblastic lymphomas treated within a randomized prospective trial: experiences and preliminary recommendations from the European childhood lymphoma pathology panel. Am J Surg Pathol 2011; 35: 836-844.

197 未分化大細胞型リンパ腫，ALK 陽性（small cell pattern）

有効な抗体の組み合わせ	基本	▶ CD30，ALK，CD20，CD3，EBER-ISH
	オプション	▶ Granzyme B，EMA，PAX5

- 反応性病変を疑う場合には，CD3，CD20，CD30，EBER in situ hybridization を基本セットとし，未分化大細胞型リンパ腫（anaplastic large cell lymphoma：ALCL）の small cell/lymphohistiocytic pattern やホジキンリンパ腫，EBV 関連リンパ増殖性疾患等を鑑別対象とする．
- ALCL，ALK-positive は，common pattern と呼ばれる多形性の強い大型の hallmark cell がシート状に増殖する典型的な組織像の他に，small cell pattern，lymphohistiocytic pattern と呼ばれる非定型的な組織像を示すことがある．
- 小型〜中型の腫瘍細胞が，組織球，リンパ球，好中球などの炎症性細胞浸潤を伴って増殖するため，反応性病変との鑑別を要する．このような場合には，CD30，ALK1 染色が非常に有用である（図1）．

図1 ALCL，ALK-positive（small cell pattern）

血管を取り囲むように中型からやや大型の腫瘍細胞が配列している．強拡大像では小リンパ球，形質細胞などの炎症細胞浸潤に混在して，不整形核を有する腫瘍細胞が散見される．これらの腫瘍細胞はALK1，CD30 陽性である．ⓐⓑ HE 染色．ⓒ ALK1．ⓓ CD30．

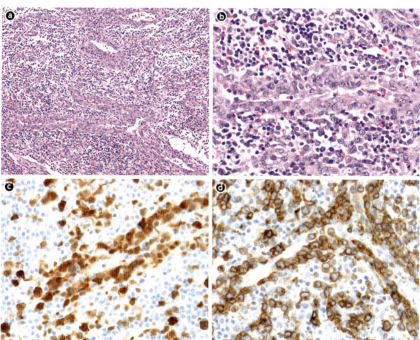

198 ヒルシュスプルング病

有効な抗体の組み合わせ
- 基本 ▶ Hu C/D
- オプション ▶ CD56, synaptophysin, PGP9.5

- ヒルシュスプルング病では，腸管神経叢の神経節細胞が欠如するが，HE染色で未熟な神経節細胞を同定することは難しい．Hu C/Dは腸管神経叢の神経節細胞に陽性となり，ヒルシュスプルング病ならびにその類縁疾患の診断に有用である[1]（図1，2）．
- CD56，synaptophysin，PGP9.5による染色は，神経線維にも陽性となるため，Hu C/Dほどの特異性はない．
- ヒルシュスプルング病類縁疾患の一つである腸管神経節細胞僅少症では，神経節細胞は認められるものの，腸管神経叢は小さく，分布密度も低い[1]（図3）．

図1 腸管神経叢（アウエルバッハ神経叢）
ⓐ HE染色．ⓑ CD56．ⓒ synaptophysin．ⓓ Hu C/D．
Hu C/Dは腸管神経叢の神経節細胞に陽性である．

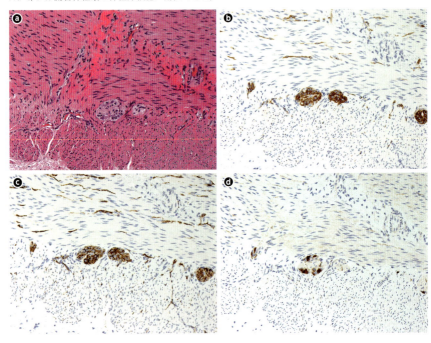

図2 ヒルシュスプルング病
筋層間神経節には，神経線維のみで，神経節細胞は認められない．
ⓐ HE 染色．ⓑ CD56．ⓒ Hu C/D．

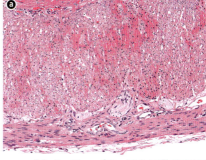
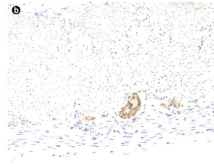
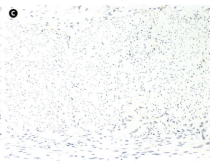

図3 腸管神経節細胞僅少症
筋層間神経叢は小型で分布がまばらであるが，神経節細胞は認められる．
ⓐ HE 染色．ⓑ Hu C/D．

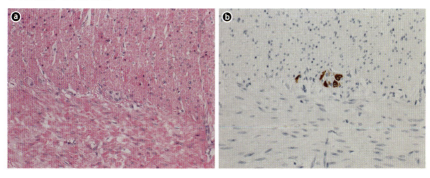

文献 1) Yoshimaru K, et al：Immunostaining for Hu C/D and CD56 is useful for a definitive histopathological diagnosis of congenital and acquired isolated hypoganglionosis. Virchows Arch 2017；470：679-685.

199 原発不明癌の原発推測

有効な抗体の組み合わせ

基本 ▶ 組織型に応じて各種抗体を使い分ける（表1）

- 必ずしも容易でなく，primary unknown とせざるを得ない症例は数多く存在する．
- 癌腫と思っても，原発性の cytokeratin 陽性非上皮性腫瘍であることもあるので注意を要する．
- 免疫染色の結果のみを信用せず，再度形態と臨床状況を確認し，慎重な判断をする必要がある．
- 腺癌では CK7，CK20 の組み合わせが頻用されるが（表2），大腸癌の CK7（-）/CK20（+），前立腺癌の CK7（-）/CK20（-）を除くと，CK7（+）/CK20（-）となることが多く，決定的ではない．
- 近年，大腸原発であることを証明するには SATB2 が有用である．
- 扁平上皮癌の場合，胸腺癌（CD5 陽性），鼻咽頭癌（EBER-ISH 陽性）を除き，原発を推測できるよい抗体はない．
- 鑑別のためのフローチャートが提唱されているが，感度・特異度とも完全ではなく，実際の使用には慎重を要する．

Pitfall 類上皮血管内皮腫などケラチン陽性の間葉系腫瘍も数多くある．上皮様の形態を示すものも多く，転移性癌と誤らないよう，注意を要する．

文献
1) Chu P, et al：Cytokeratin 7 and cytokeratin 20 expression in epithelial neoplasms：a survey of 435 cases. Mod Pathol 2000；13：962-972.
2) Dabir PD, et al：SATB2 is a supplementary immunohistochemical marker to CDX2 in the diagnosis of colorectal carcinoma metastasis in an unknown primary. APMIS 2018；126：494-500.

表1 主な腫瘍と代表的なマーカー

組織型	有用なマーカー
肺腺癌	TTF-1
胃癌	Claudin 18（膵導管癌も陽性）
大腸癌	cdx2，SATB2，CK7（-）/CK20（+）
膵導管癌	Claudin 18（胃癌も陽性）
膵腺房細胞癌	bcl-10，CPA1
乳癌	Mammaglobin，ER，PgR，GATA3，GCDFP15
肝細胞癌	Arginase 1，Hep-Par1，AFP
腎細胞癌	PAX8，PAX2，CAIX
尿路上皮癌	Uroplakin2，Uroplakin3，GATA3
前立腺癌（腺房癌）	PSA，NKX3.1，P501S，PSMA
甲状腺癌（濾胞上皮由来）	Thyroglobin，TTF1，PAX8

表 2　CK7 と CK20 の組み合わせを基本とした原発巣推測

CK7/CK20 immu-noprifile	組織型	有用なマーカー
CK7（+）/CK20（-）	乳腺乳管癌	ER, PgR, mammaglobin（頭頸部では唾液腺 secretory carcinoma にも陽性） GCDFP15
	肺癌	TTF-1 napsin A PE10（surfactant apoprotein）
	明細胞腺癌	PAX-8 HNF1-β napsin A ER, PgR
	漿液性腺癌	PAX-8 p16 p53（100%強陽性か陰性） ER, PgR
	内膜癌	PAX-8 cyclin D1 ER, PgR
	甲状腺（乳頭癌，濾胞癌）	thyroglobulin TTF-1
	悪性中皮腫	calretinin CK5/6 WT1 D2-40 MTAP 発現喪失 BAP1 発現喪失
CK7（-）/CK20（+）	大腸癌	cdx2（大腸形質を示しているに過ぎない） SATB2（近年登場した最も優れた大腸癌マーカー．他臓器では基本的に陰性） villin
CK7（-）/CK20（-）	前立腺癌	PSA PSP NKX3.1
	腎明細胞癌	PAX-8 CD10
	肝癌	HEP-PAR1（低特異度） arginase-1（好感度，抗特異度） AFP（低感度）
CK7（+）/CK20（+）	婦人科粘液性腫瘍	よい特異マーカーはない
	胆管癌・膵癌	CK7（+）/CK20 弱陽性が典型パターンだが，よい特異マーカーはない CK7（+）/CK20（-）のものも多い
	胃腺癌	よい特異マーカーはない CK7（+）/CK20（-）のものも多い
	尿路上皮癌	GATA3 uroplakin II /uroplakin III

200 細胞由来不明腫瘍の免疫染色

有効な抗体の組み合わせ	基本	▶ LCA, S100, cytokeratin
	オプション ▶	上記の結果をもとに，形態・臨床情報を併せ，次の抗体を決定する

- 全く細胞由来がわからない場合，LCA, S100, LCA の組み合わせが基本となる．
- この3種類で組織型の決定に至ることは難しいが，多くの場合，方向性を決定することができる（表1）．また，多彩な形態を呈するためしばしば想起することが困難となる悪性黒色腫をカバーすることができる．
- 以前より頻用されていた vimentin は，低分化の癌腫でも高頻度に陽性となり，間葉系マーカーとしての特異性は低く，この目的での使用は推奨しない．
- ケラチン陽性となる非上皮性腫瘍に注意（表2, 図1）．
- 未分化大細胞型リンパ腫，リンパ芽球リンパ腫，ホジキンリンパ腫の Reed-Sternberg 細胞，形質細胞腫などは LCA 陰性であることが多い．特に未分化大細胞リンパ腫など，上皮様の形態を示すものに注意（表3）．
- S100 が陽性で悪性黒色腫の可能性が出れば，HMB45, Melan A, SOX10 などを加える．

表1 LCA, S100, cytokeratin を用いた診断の方向付け

	LCA	S100	cytokeratin
癌腫	−	−	＋
肉腫	−	−／＋	−（＋のものもあり）
リンパ腫	＋	−	−
悪性黒色腫	−	＋	−

表2 cytokeratin が陽性となることがある非上皮性腫瘍の例

- 血管肉腫
- 内皮型血管内皮腫
- 脂肪肉腫
- リンパ腫
- Adamantinoma
- 横紋筋肉腫
- 脊索腫
- 類上皮肉腫
- ユーイング肉腫／PNET
- 滑膜肉腫
- 未分化多形肉腫
- など

表3 LCA 陰性だが，リンパ腫が疑われる場合の追加抗体

未分化大細胞型リンパ腫	CD3（75%は陰性），CD30（＋），CD15（−）（一部症例で陽性），EMA（＋）（＞80%），ALK1（50-80%），CD4
ホジキンリンパ腫	CD30（＋），CD15（＋）（70%），PAX5（中等度陽性が典型），CD20（−）
形質細胞腫	CD79a（＋），CD20（−），PAX5 陰性，κ／λ，CD138（癌腫でも一部陽性となるので注意）
リンパ芽球リンパ腫	TdT，CD10，CD20，CD79a（B 細胞型，CD20 は陰性の場合あり），CD7，CD3（T 細胞型，CD3 は陰性の場合あり）

- cytokeratin 陽性の非上皮性腫瘍には特に注意する．
- 図1 に cytokeratin 陽性の非上皮性腫瘍の例を示す．

図1　cytokeratin 陽性の非上皮性腫瘍
ⓐ上皮様肉腫（皮膚，AE1/AE3）．ⓑ血管肉腫（骨，AE1/AE3）．
ⓒ類上皮血管内皮腫（肝，HE）．ⓓ類上皮血管内皮腫（肝，AE1/AE3）．

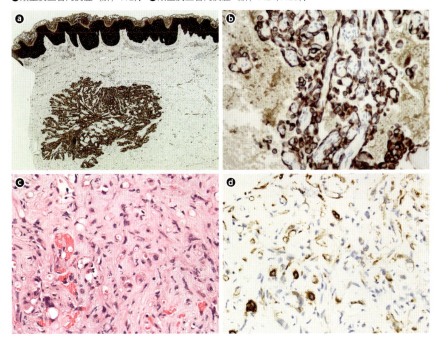

memo

糸球体疾患の免疫染色

有効な抗体の組み合わせ	基本	IgG, IgA, IgM, C1q, C3c, κ, λ
	オプション	IgG サブクラス, type-IV collagen (α5)

- 免疫複合体の沈着する糸球体腎炎は免疫グロブリンと補体の組み合わせで診断可能である．IgA 腎症であれば IgA と C3 がメサンギウム領域に陽性，膜性腎症であれば IgG が糸球体係蹄壁に顆粒状陽性である．ループス腎炎では IgG, C1q, C3 (時にはすべての免疫グロブリンと補体) が様々な部位に陽性である．
- M 蛋白に関連した腎障害 (単クローン性免疫グロブリン関連腎症) では κλ 染色が診断に有用である．
- 膜性腎症では IgG サブクラスが一次性 (特発性)，二次性の鑑別になる．一次性膜性腎症は IgG4 単独ないし IgG1＜IgG4 陽性，二次性膜性腎症はそれ以外のパターンである．
- PLA2R1 や THSD7A をはじめとして膜性腎症の新規抗原が次々に報告されており，それぞれの抗原に関連した膜性腎症では特徴的な臨床所見がみられる (表1)．
- 糖尿病性腎症，抗糸球体基底膜腎炎，単クローン性免疫グロブリン関連腎症では IgG が糸球体基底膜に線状陽性となる．
- アルポート症候群は type-IV collagen の変異による遺伝性腎疾患であり，α5 鎖が糸球体基底膜に陰性もしくは mosaic 状陽性であれば確定診断となるが，正常染色パターンであっても否定はできない．

表1 糸球体腎炎・腎症で診断に有用な免疫染色

	所見	診断	注意点
IgA, C3	メサンギウム領域に陽性	IgA 腎症	係蹄壁に陽性の場合は蛋白尿が多い
IgG, C3	係蹄壁に陽性 (顆粒状)	膜性腎症	沈着物が小さいと，一見線状にみえる
IgG	係蹄壁に陽性 (線状)	糖尿病性腎症 抗 GBM 抗体腎炎 単クローン性免疫グロブリン関連腎症	初期の糖尿病性腎症では陽性像ははっきりしないこともある
IgG, C1q, C3 (＋IgA, IgM)	多彩な部位に陽性	ループス腎炎	すべて陽性は full house pattern とよばれる
IgG サブクラス	IgG4 優位	特発性膜性腎症	IgG1 も陽性になるが，IgG4 ほど強くない
	上記以外	二次性膜性腎症	
PLA2R1	係蹄壁に陽性 (顆粒状)	膜性腎症	日本人の陽性率は約 60％
THSD7A			日本人の陽性率は約 3％
NELL1			分節性分布を示す膜性腎症に陽性となることがある
EXT 1/2			SLE の合併率が多い
SEM A 3B			約半数は 2 歳未満
type-IV collagen α5	完全陰性 または mosaic 状陽性	アルポート症候群	正常パターンでもアルポート症候群は否定できない

図1 糸球体疾患の蛍光免疫染色

ⓐ IgA 腎症. メサンギウム領域に IgA が陽性. ⓑ 膜性腎症. 糸球体係蹄壁に IgG が顆粒状陽性. ⓒ アルポート症候群. 糸球体基底膜のα5鎖は部分的に陽性（mosaic pattern）である.

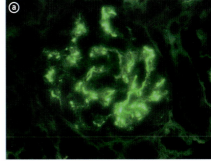

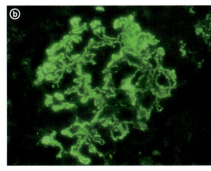
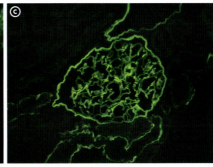

- 膜性腎症では，免疫複合体沈着量が多いと係蹄壁に沿ったバンド状陽性像となる. 逆に沈着量が少ないとわずかな陽性像しかなく，誤って陰性と判断する可能性もある.
- 微小変化型ネフローゼ症候群では IgG がポドサイトに微弱顆粒状陽性となる場合があり，膜性腎症との鑑別を要する.

文献
1) Zhou XJ, et al：Algorithmic approach to the interpretation of renal biopsy, in Zhou XJ, et al（eds）：Silva's diagnostic renal pathology. Cambridge University Press, 2009, pp.62-63.
2) Watts AJB, et al：Discovery of Autoantibodies Targeting Nephrin in Minimal Change Disease Supports a Novel Autoimmune Etiology. J Am Soc Nephrol 2022；33：238-252.

memo

202 腎

有効な抗体の組み合わせ	基本	▶ C4d, IgG, IgA, IgM, C1q, C3c
	オプション	▶ SV40, adenovirus, κ/λ

- C4d 陽性所見は抗体関連型拒絶（ABMR）の診断に用いられる．通常はメサンギウム領域のみに染まり，ABMR では尿細管周囲の毛細血管（peritubular capillary：PTC）や糸球体係蹄壁に線状に染まる．ABO 不適合移植では毛細血管に非特異的に染まるため診断に適用できない．
- C4d 染色結果は定量的に評価し，すべての PTC のうち何%が染まるかで判定する（**表 1**）．凍結切片の蛍光免疫染色法で C4d2 または C4d3 が C4d 陽性と判定される．酵素抗体法では C4d1 以上が C4d 陽性と判定される．

表1 C4d 染色結果の定量評価

スコア	面積	判定
C4d0		−
C4d1	< 10%	−
C4d2	10〜50%	+
C4d3	> 50%	+

- 再発性腎炎や非顕性 IgA 沈着症を診断するため，native kidney と同様，免疫グロブリンや補体の染色は必須である．
- BK ウイルス腎症では，SV40 染色で尿細管上皮細胞の核に陽性像が認められる．病期分類は，SV40 陽性細胞と間質線維化の定量評価で class 1〜3 に分ける．
- アデノウイルス腎症は BK ウイルス腎症に比べて組織破壊傾向が強く，肉芽腫形成や間質出血を伴う．
- 間質に形質細胞浸潤が目立つ場合，移植後リンパ増殖性疾患を除外するため κ，λ 染色で軽鎖制限の評価が必要である．その他の鑑別疾患は，形質細胞の目立つ拒絶反応（plasma cell-rich acute rejection），BK ウイルス腎症である．

表2 抗体の比較（蛍光抗体法）

	所見	診断	注意点
C4d	PTC に陽性	抗体関連型拒絶反応	糸球体係蹄壁にも陽性
SV40	尿細管上皮の核に陽性	BK ウイルス腎症	
adenovirus	尿細管上皮の核に陽性	アデノウイルス腎症	BK ウイルス腎症に比べ組織破壊傾向が強い
κ，λ	軽鎖制限をみる	移植後リンパ増殖性疾患	形質細胞の目立つ拒絶反応や BK ウイルス腎症が鑑別になる

PTC：peritubular capillary．

図1 移植腎病理診断で用いる免疫染色

ⓐ ABMR．尿細管周囲毛細血管に C4d が陽性．糸球体も陽性である．**ⓑ** BK ウイルス腎症．尿細管上皮細胞に陽性．**ⓒ** アデノウイルス腎症．尿細管上皮細胞に陽性．

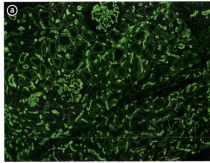
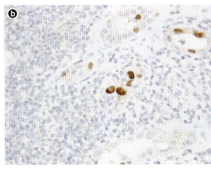
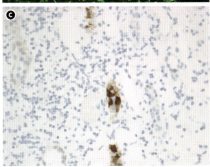

- 最新の移植腎病理国際分類（Banff 分類 2022）では，C4d 陽性であることが抗体関連型拒絶反応の病理診断に必要な条件の一つとなっている．ただし，ABO 不適合移植では拒絶反応が，なくとも C4d 陽性となることに，注意．
- 移植腎のウイルス感染は髄質領域から起こるため，病理組織の評価に際しては髄質を含む検体であることが望ましい．

文献
1) Naesense M, et al：The Banff 2022 Kidney Meeting Report: Reappraisal of microvascular inflammation and the role of biopsy-based transcript diagnostics. Am J Transplant 2024；24：338-349.
2) Nickeleit V, et al：The Banff working group classification of definitive polyomavirus nephropathy：morphologic definitions and clinical correlations. J Am Soc Nephrol 2018；29：680-693.

memo

II 診断編 ▶ 26 移植

203 肝

有効な抗体の 組み合わせ	基本	▶ Masson trichrome，CK7
	オプション	▶ C4d など

- 移植後の肝生検において，最も重要なのは「拒絶反応の重症度」を確実に評価することである．肝移植後の拒絶反応の診断に有用な免疫染色としてCK7とC4dがある．
- 肝移植後の合併症として最も一般的な拒絶反応は急性T細胞関連拒絶反応で，次いで晩期T細胞関連拒絶反応，慢性拒絶反応（胆管消失型）の順である．いずれの場合でも，CK7染色は重要で，胆管障害や門脈域を同定するのに役立つ．正常な肝臓では胆管上皮が陽性，肝細胞は陰性となる．門脈域と中心静脈を判別するにはMasson trichrome染色（Azan染色ではなく）を用いるのが確実である．glutamine synthetase免疫染色では中心静脈周囲の肝細胞が強く陽性となるため中心静脈の同定に利用できる．
- 移植後6カ月以降にみられる晩期T細胞関連拒絶反応ではしばしばインターフェイス肝炎の組織像を示す．その場合は，線維性に拡大した門脈域の辺縁でCK7陽性の細胆管反応と胆管／細胆管消失が混在する組織像を示すことがある．また慢性肝障害ではしばしばCK7陽性の肝細胞（化生細胞）がしばしば観察され，肝障害部位の同定に有用である．
- 肝移植では急性／慢性の抗体関連拒絶反応は稀で，診断と治療はともに難しい場合がある．診断を確定させるためにはDSAの測定とともにC4d染色が求められる．

- CK7は胆管や細胆管の同定に有用だが，胆管のない門脈域を見逃すおそれがあることに注意する必要がある．
- C4dは「内皮」で陽性を判定すること．動脈の弾性線維や肝細胞の陽性は抗体関連拒絶に特徴的な所見ではない．

表1 染色パターンの比較

	急性T細胞関連拒絶反応	慢性拒絶反応 （胆管消失型）	急性抗体関連拒絶反応
小葉間胆管 （CK7）	炎症細胞浸潤による胆管上皮の配列不整や破壊	上皮の萎縮，消失	胆管は保たれる
細胆管 （CK7）	細胆管の増加 （細胆管反応）	細胆管消失	細胆管の増加（細胆管反応）
CK7陽性肝細胞の出現	稀	門脈域周囲主体，一部中心静脈周囲	稀
C4d沈着	なし	なし	内皮（毛細血管あるいは類洞）

図1 拒絶反応にみられる胆管・細胆管の変化

ⓐ胆管の炎症性障害（矢印）は HE 染色でしばしば見逃される．CK7（インセット）は障害された小葉間胆管を示す．ⓑ進行した拒絶反応（慢性拒絶反応）では胆管・細胆管が消失し，門脈域周囲に CK7 陽性肝細胞を認める．

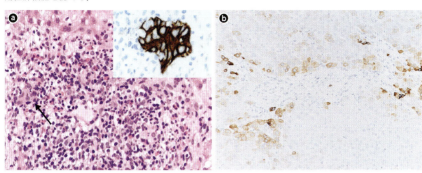

図2 補体分解産物 C4d の内皮沈着

ⓐ抗体関連型拒絶反応．炎症細胞浸潤に乏しい門脈域内の血管内皮に陽性像を認める．
ⓑT 細胞関連型拒絶反応に合併した抗体関連型拒絶反応．

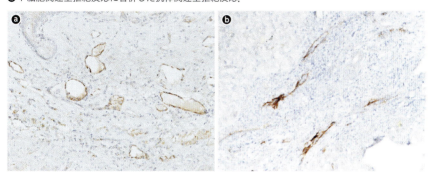

文献
1) Bellizzi AM, et al：Hepatocyte cytokeratin 7 expression in chronic allograft rejection. Am J Clin Pathol 2011；135：238-244.
2) Demetris AJ, et al：2016 Comprehensive Update of the Banff Working Group on Liver Allograft Pathology：Introduction of Antibody-Mediated Rejection. Am J Transplant 2016；16：2816-2835.

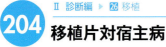

204 移植片対宿主病

有効な抗体の組み合わせ	基本	▶ CD8, CD163
	オプション	▶ CMV, p16, EBER1-ISH, CD20, HLA-DR

- 移植片対宿主病（graft versus host disease：GVHD）は皮膚，腸管，肝臓を標的とする細胞性免疫による臓器傷害で，細胞傷害性Tリンパ球が，HLA-DRを発現する標的上皮細胞を攻撃し，アポトーシスにより組織傷害を惹起する病態である．免疫染色ではCD8（＋）リンパ球が浸潤する標的細胞のアポトーシスを証明することが重要である．
- GVHD様の皮膚病変は，様々な原因で生じる．アポトーシスを伴う接合部皮膚炎は，CD163（＋）マクロファージの浸潤が多い症例で予後が不良である．
- 重症の粘膜病変を呈する腸管病変は，CMV感染，微小血管傷害に伴う虚血性粘膜傷害（i-TAM：intestinal type transplantation associated microangiopathy）の鑑別が重要である．CMV感染は定型的な封入体を認めない場合でも，免疫染色で陽性細胞が見られる場合があり，免疫染色による検討は必須である．i-TAMでは，GVHDと異なりCD8（＋）Tリンパ球浸潤がわずかで，CD163（＋）マクロファージ増加を見る場合が多い．
- 高度なリンパ球浸潤が見られる場合は，EBV関連リンパ増殖症の鑑別が必要である．CD20（＋）Bリンパ球の増生を見る場合は，EBER1-ISHによる確認が必要である．
- 肝GVHDは，皮膚，胆管上皮細胞を標的として細胞傷害性Tリンパ球が胆管上皮間に浸潤，胆管上皮細胞をアポトーシスさせることで，閉塞性胆管傷害を呈する．免疫染色ではCD8（＋）Tリンパ球浸潤の同定が必要である．慢性期には組織学的に自己免疫性

図1 皮膚GVHD

アポトーシスを伴うリンパ球性接合部皮膚炎で（ⓐ），接合部中心性にCD8（＋）Tリンパ球浸潤を認める（ⓑ）．

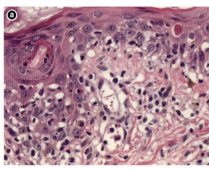
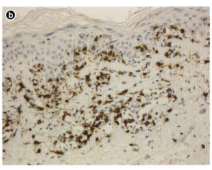

図2 腸管GVHD

腺窩上皮にはアポトーシスを認め，上皮細胞間リンパ球の浸潤を認める（ⓐ）．アポトーシスに接してCD8（＋）Tリンパ球が特徴的所見である（ⓑ）．

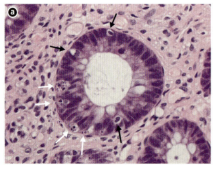
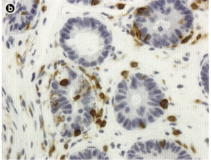

肝炎（AIH）で見られる接合部肝炎所見を呈する場合があり，AIHと同様に門脈域にCD20（＋）Bリンパ球，CD138（＋）形質細胞浸潤を認める．
- 肝類洞閉塞症候群（Hepatic sinus occlusive syndrome：SOS）は肝静脈閉塞症（veno-occlusive disease：VOD）と従来呼ばれた移植後重篤な合併症である．肝生検が行われることは稀であるが，GVHDとの鑑別が重要で，閉塞した中心静脈領域が採取されていないと診断が難しい．傷害を受けた類洞内皮細胞はCD34発現を呈する場合が多く，類洞には発現を見ないαSMA陽性所見を認める．

図3 マクロファージの増加する皮膚病変

GVHDと鑑別が必要な皮膚病変であるが（ⓐ），接合部にはCD8（＋）Tリンパ球浸潤はわずかで（ⓑ），真皮上層中心性に多数のCD163（＋）マクロファージの浸潤を認める（ⓒ）．

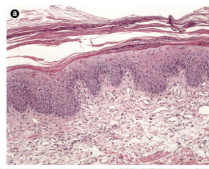

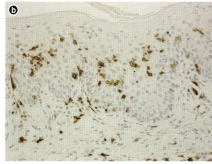

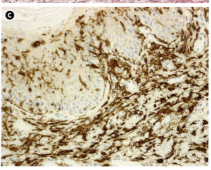

図4 i-TAM

i-TAMは，固有腺管の消失する微小血管障害性虚血性粘膜障害で（ⓐ），CD8（＋）Tリンパ球浸潤はわずかで（ⓑ），CD163（＋）マクロファージの高度な粘膜固有層浸潤を認める（ⓒ）．

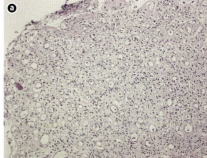

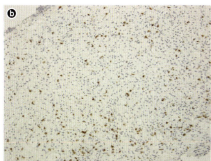

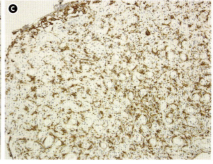

図5 CMV腸炎

高度で多彩な炎症細胞浸潤からなる腸炎であるが，組織学的には封入体は同定できない（ⓐ）．免疫染色では散在性にCMV（+）細胞を認める（ⓑ）．

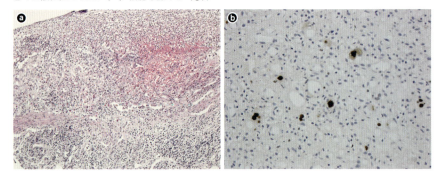

図6 移植後EBウイルス関連リンパ増殖症

移植後腸管隆起性病変で，大型で多形性に富む異型リンパ球の増生を認める（ⓐ）．ほとんどのリンパ球はCD20（+）Bリンパ球で（ⓑ），EBER-1 ISHで陽性シグナルを認める（ⓒ）．

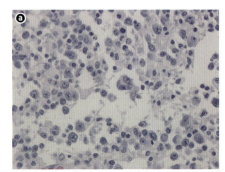

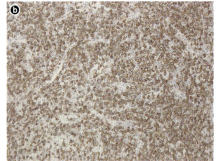
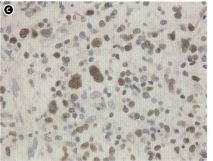

- 安易にアポトーシスの存在のみでGVHDとせず，移植後合併症は免疫染色で免疫現象のパターンを評価することが重要である．
- CMV感染は封入体が同定できない場合があるので，免疫染色で確認が必須である．
- 日和見感染症の診断は組織診断が重要であり，アデノウイルスやトキソプラズマなど免疫染色で特定可能な感染症は，疑わしい場合に免疫染色を実施することが望ましい．
- 移植後リンパ増殖症はEBV関連が多いが，EBV陰性例がある．
- EBV陽性移植後リンパ増殖症はB細胞性がほとんどであるが，T細胞性もあるので免疫染色による鑑別が重要である．

文献 1）伊藤雅文：造血細胞移植後皮膚病変の病理．診断病理 2019；36：153-161．

図7 移植後自己免疫肝炎様肝炎

接合部肝炎のパターンで, CD20 (+) B リンパ球浸潤 (ⓑ), CD138 (+) 形質細胞浸潤 (ⓒ) を認める.
ⓐ HE 染色. ⓑ CD20. ⓒ CD138.

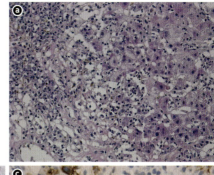
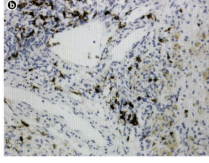
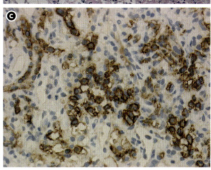

図8 肝類洞閉塞症候群 (Hepatic sinus occlusive syndrome: SOS)

閉塞した中心静脈周囲類洞内皮細胞に CD34 発現, αSMA 陽性所見を認める.
ⓐ HE 染色. ⓑ CD34. ⓒ αSMA.

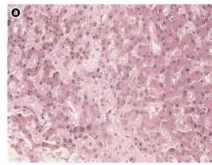
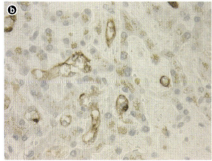
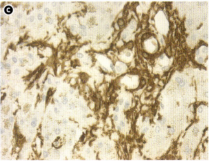

205 IgG4 関連疾患

有効な抗体の組み合わせ	基本	▶ IgG4, IgG
	オプション	▶ CD138, CD38

- IgG4 関連疾患の診断には免疫染色が必須である．ただし，HE 所見が IgG4 関連疾患に合致していることを確認してから染色すべきである．HE 染色の所見が合致しなければ，免疫染色で IgG4 陽性細胞が多数見られても，IgG4 関連疾患である可能性は低い．
- IgG4 と IgG の染色を行い，hot point 3 カ所で強拡大 1 視野における IgG4 陽性細胞の数，IgG4/IgG 陽性細胞数比を測定する．
- 診断に必要な IgG4 陽性細胞数は臓器で異なるが[1]，生検では強拡大 1 視野に 10 個，切除材料では 50 個が基本となる．
- IgG4/IgG 陽性細胞数比は 40％以上であることが必須で，典型的には 70％を超える（図 1, 2）．
- IgG4 陽性細胞の評価では分布も重要で，陽性細胞がびまん性に分布する必要がある．限局的に集簇する症例では数や比率の基準を満たしても，IgG4 関連疾患と診断すべきでない．
- IgG の免疫染色はバックグラウンドが強く評価できないことがある．特に生検材料でこの傾向が強い．IgG が評価できない症例では，CD138 や CD38 などの形質細胞のマーカーで代用が可能である．
- CD138 では形質細胞に加えて上皮でも陽性になるので，比率の測定では形質細胞だけをカウントする必要がある．

図1 IgG4 関連胆管炎
ⓐ HE 染色．ⓑ IgG4 染色．ⓒ IgG 染色．
多数の IgG4 陽性細胞が見られ，IgG4/IgG 比は 80％を超える．

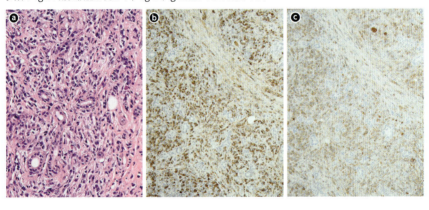

図2 多発血管炎性肉芽腫症（ウェゲナー肉芽腫症）
ⓐ HE 染色．ⓑ IgG4 染色．ⓒ IgG 染色．
多数の IgG4 陽性細胞が見られるが，IgG4/IgG 比は 20％程度で，基準を満たさない．

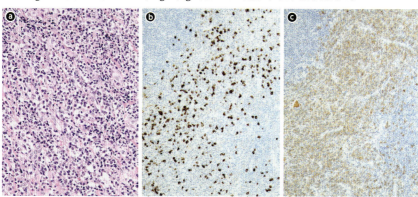

 IgG4 関連疾患の診断には IgG4 陽性細胞数と IgG4/IgG 陽性細胞比の両方を満たす必要がある．数は多いが，IgG4/IgG 陽性細胞比が 40％以下の症例は，IgG4 関連疾患でないことの方が圧倒的に多い．

文献　1）Deshpande V, et al：Consensus statement on the pathology of IgG4-related disease. Mod Pathol 2012；25：1181-1192.

memo

206 アミロイドーシス

II 診断編 ▶ 27 炎症その他

有効な抗体の組み合わせ	基本	▶ 血清アミロイドA（SAA），κ，λ，トランスサイレチン，β2-ミクログロブリン
	オプション	▶ 遺伝子検査（トランスサイレチン），プロテオーム解析

● アミロイドーシスとは
- アミロイドーシスはアミロイドとよばれる細線維状の異常蛋白が細胞間に沈着して，機能障害を起こす疾患の総称であり，misfolding disease の一種とされている．
- アミロイドーシスは前駆蛋白の種類によって病型が分類されるが，共通した特徴を有している．
  - ▶ congo red 染色，あるいはダイレクトファーストレッド（DFS）染色でオレンジ色に染まる．
  - ▶ 電顕では直径 7〜15nm の分岐のない細線維構造を示す．
  - ▶ 3次元構造としては β-pleated sheet conformation をとる．
- アミロイドーシスは 35 種類以上の病型に分類されるが，アミロイドを表す大文字の A の後に，前駆蛋白の種類を示す文字をつけて表現される．

● アミロイドーシスの病型
- 全身性アミロイドーシスではアミロイド前駆蛋白は血中を循環し，アミロイド沈着が全身の様々な臓器に起こり，機能障害を引き起こす．
- 一方，限局性アミロイドーシスでは，前駆蛋白は一般的に沈着する局所で産生され，アミロイドは一部の臓器のみに沈着する．

● 主な全身性アミロイドーシス
- 変異型あるいは野生型トランスサイレチン（TTR）から構成される ATTR type（家族性アミロイドポリニューロパチー，老人性アミロイドーシス）：野生型 ATTR type は日本で最も頻度の高い病型となっており，高齢者の心臓，手根管組織への沈着が多い．
- 免疫グロブリン軽鎖（κ，λ light chain）から構成される AL type：ATTR type に次いで頻度が高い病型であり，腎臓，心臓，消化管などに沈着を示す．多発性骨髄腫，形質細胞の異常と関連して発症する．AL type は限局性の場合もあり，シェーグレン症候群などに合併し，上気道，肺にしばしば結節状のアミロイド沈着を引き起こす．
- 血清アミロイド A（SAA）から構成される AA type：慢性リウマチ患者に合併することが多いが，近年頻度が低下している．
- 長期透析患者に発症し β2-ミクログロブリンから構成される Aβ2M type（透析アミロイドーシス）：関節組織，手根管への沈着が多い．近年頻度は低下している．

● アミロイドーシスの診断
- 病理にとって重要な点は次の2点である．
  - ▶ アミロイドーシスであることの診断
  - ▶ アミロイドーシスの病型決定
- 近年，各アミロイドーシス病型に対して有効な治療法が開発されており，アミロイドーシス病型の決定は非常に重要になっている．
- アミロイドの同定は基本的に congo red（または DFS）染色の陽性所見と，その部位における偏光下で複屈折性による緑色調変化の確認によってなされる．
- 病型判定は免疫染色あるいはプロテオーム解析によって行われる．

免疫染色

- 市販の抗SAA抗体による染色性はよく，AA typeの診断は通常安定して行える．
- 市販抗体によるAL type判定はしばしば困難であり，有用な抗体は限定される．市販抗体は正常の免疫グロブブリン軽鎖を認識するが，アミロイドではC領域末端部分を含んでいない場合が多く，立体構造が変化しているためである．
- 市販の抗トランスサイレチン抗体による染色，判定も困難な場合がある．
- アミロイドの免疫染色にはギ酸処理が有効な場合がある．一次抗体と反応する前にギ酸原液に1分間浸透させて行われる．
- 市販抗体においても一部染色性に優れた抗アミロイドκ，抗アミロイドλ，抗トランスサイレチン抗体が販売されている．
- アミロイドーシスに関する調査研究班（福井大学分子病理学内木教授班長，厚生労働科学研究費補助金，難治性疾患政策研究事業 http://amyloidosis-research-committee.jp/consultation/）においてコンサルテーションを受け付けている．特別な抗体を用いても免疫

図1 アミロイドーシス

ⓐ AL κ type 例．大腸粘膜生検，congo red 染色．粘膜下層の血管壁，粘膜筋板に陽性像を認める．ⓑアミロイドκ染色，陽性を示す．ⓒアミロイドλ染色，陰性を示す．ⓓ ATTR type（野生型），心筋生検，congo red 染色．心筋周囲間質に陽性を示す．ⓔ ATTR染色，アミロイドに陽性を示す．

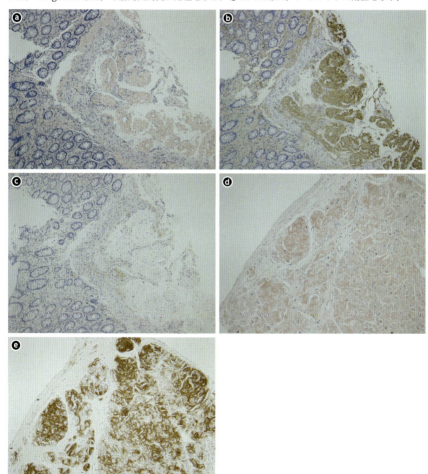

染色で病型を決定できない場合が 5 ～ 10％程の頻度であり，プロテオーム解析が必要になるが，熊本大学，信州大学，日本医科大学で解析を受け付けている（上記ホームページ参照，2025 年 1 月現在）．
- 抗トランスサイレチン抗体が陽性を示す ATTR type では遺伝子変異の有無を検索する必要があり，外注検査を依頼することができる．患者の IC を取る必要があり，遺伝カウンセリングの体制が重要になる．

- 線維組織，筋肉などにおいて congo red，DFS 染色が過染色され，アミロイドーシスの誤判定が起きることがある．
- 免疫染色の結果が不確かな場合，M 蛋白があるからといって安易に AL 型と診断してはいけない．稀な type の場合があり，不確かな場合はプロテオーム解析を考慮すべき．
- 非特異的な反応により，免疫染色の判定が困難な場合がある．
- 血管壁における沈着部では非特異反応が起きにくく，判定に適している場合が多い．

文献
1) Naiki H, et al：Steep increase in the number of transthyretin-positive cardiac biopsy cases in Japan: evidence obtained by the nation-wide pathology consultation for the typing diagnosis of amyloidosis. Amyloid 2023；30：321-326.
2) Naiki H, et al：Human amyloidosis, still intractable but becoming curable: The essential role of pathological diagnosis in the selection of type-specific therapeutics. Pathol Int 2020；70：191-198.
3) 星井嘉信：アミロイドーシスの免疫組織化学診断．病理と臨 2016；34：481-485.
4) 大橋健一：アミロイドーシスの病理診断，病型分類．病理と臨 2016；34：472-480.
5) 大橋健一：免疫染色によるアミロイドーシス病型診断，現状と将来の取り組み．病理と臨 2018；36：710-712.

memo

207 細胞周期・増殖能

有効な抗体の組み合わせ	基本 ▶ Ki-67（MIB1）
	オプション ▶ PHH3 など

- MIB1 抗体は Ki-67 抗原に対する抗体で最も頻用されるものである．増殖サイクルに入っている細胞で陽性となり，G 期で最も強い発現を示す．様々な腫瘍で予後との相関が知られており，診断分野で最も用いられる．
- MIB1 は固定・染色条件によって陽性率が大きく変動し，施設間誤差が大きいことが課題である．
- PHH3（リン酸化ヒストン H3）は core histone protein であり，そのリン酸化されたものを認識する．リン酸化は間期にはほとんどみられず，核分裂の際に最大となる．この抗体を用いた有糸分裂にほぼ一致して陽性像が認められる（**図1**）．HE では難しいことの多い karyorrhexis，apoptosis や炎症細胞浸潤との区別に特に役立つ．髄膜腫など，一部の腫瘍で予後との相関も知られている．
- 以前よく用いられた PCNA は S 期で最大となるが，MIB1 の方がよく予後と相関し，現在はほとんど用いられなくなった．
- その他，G0/G1 期に陽性となる Cdt1，S/G2/M 期に陽性となる geminin などがある．

図1 子宮腺肉腫
PHH3 免疫染色．間質の核分裂細胞に一致して陽性となっている．

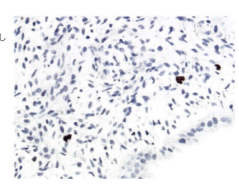

Pitfall
- MIB1 は上記のごとく，染色条件によって大きく陽性率が変動する．外部精度管理への参加が推奨される．
- PHH3 は古いブロックなどでは偽陰性となるという報告がある．

文献
1) Sittel C, et al：Prognostic significance of Ki-67（MIB1），PCNA and p53 in cancer of the oropharynx and oral cavity. Oral Oncol 1999；35：583-589.
2) Hendzel MJ, et al：Mitosis-specific phosphorylation of histone H3 initiates primarily within pericentromeric heterochromatin during G2 and spreads in an ordered fashion coincident with mitotic chromosome condensation. Chromosoma 1997；106：348-360.

208 乳癌のコンパニオン診断

II 診断編 ▶ 28 コンパニオン診断

Point

- 乳癌薬物療法の選択には，HER2 IHC/ISH 法[※1]（タンパク過剰発現／遺伝子増幅），ERおよび PgR IHC 法（タンパク発現），Ki-67 IHC 法（タンパク発現［標識率］）による分子サブタイピングが必須.
- ホルモン受容体陽性 HER2 陰性リンパ節転移陰性乳癌の再発リスク予測（術後化学療法の要否判定）には多遺伝子アッセイ（オンコタイプ DX 乳がん再発スコアプログラム[※2]）の実施が推奨.
- 乳癌 CDx として以下の IHC 検査および遺伝子関連検査が必須.
  - 転移・再発乳癌に対する新規抗 HER2 抗体薬物複合体薬（トラスツズマブデルクステカン）のコンパニオン診断（CDx）として，IHC 法による HER2 タンパク低発現検査が必須
  - 転移・再発トリプルネガティブ乳癌に対する免疫チェックポイント阻害治療薬（アテゾリズマブ，ペムブロリズマブ）の CDx として，IHC 法による PD-L1 検査が必須
  - 早期乳癌および転移・再発乳癌に対する PARP 阻害治療剤（オラパリブ）の CDx として生殖細胞系列 *BRCA1/2* 変異検査（BRACAnalysis 診断システム）が必須.
  - 転移・再発乳癌に対する AKT 阻害剤（カピバセルチブ）の CDx として *PIK3CA/AKT1/PTEN* 変異検査（FoundationOne CDx がんゲノムプロファイル）が必須.

[※1] HER2 は，みなしコンパニオン診断（CDx）として実施
[※2] オンコタイプ DX は，非 CDx のプログラム医療機器承認品

- 乳癌の分子サブタイピングでは，遺伝子発現プロファイリングに基づく intrinsic サブタイピングに代わるものとして，病理学的 ER/PgR/HER2/Ki67 状況に基づく代替 IHC サブタイピングが用いられている（表1）．なお両サブタイピングでは，不一致となる例が存在する.
- HER2 過剰発現をみる検査では，体外診断用医薬品（IVD）承認されたキットの使用が必要である．また IVD 承認された IHC キットは，それぞれ複数のメーカーから販売されているが，キット間で染色性が異なるため，使用にあたっては注意を要する．HER2 過剰発現検査でスコア 2＋（equivocal）となった場合，ISH 法等によるリフレックステストが必要となる（図1）.
- HER2 低発現（HER2-low）検査では，コンパニオン診断薬（CDx）承認キット（ベンタナ ultraView パスウェー HER2（4B5）［ロシュ社］）の使用が不可欠である．現在，HER2 超低発現（HER2-ultralow）患者に対する治療法が開発されており，これを対象とした CDx が臨床導入される見通しである（図1）.
- 乳腺分泌癌では，80～100％で NTRK 融合遺伝子が陽性となる．これを標的とする NTRK 阻害剤（エヌトレクチニブ，ラロトレクチニブ）の使用にあたっては，FoundationOne CDx がんゲノムプロファイルを用いた CDx が必要となるが，保険診療上，CDx としての検査実施は，検査時期等の制約を受けるため，病理診断時の pan-TRK IHC 検査の実施は参考情報となりえる（☞ 212，456 頁）.
- トリプルネガティブの手術不能・再発乳癌への薬物治療では，2 種類の免疫チェックポイント阻害剤（アテゾリズマブ，ペムブロリズマブ）が用いられており，これら治療前に CDx 承認 IHC 法による検査が必須となる．アテゾリズマブでは OptiView PD-L1（SP142）（ロシュ社）による IHC 検査（判定基準は IC 1％以上），ペムブロリズマブでは PD-L1 IHC 22C3 pharmDx（アジレント社）による IHC 検査（判定基準は CPS 10 以上）がそれぞれ必要となる．なおペムブロリズ

表1 IHC法による代替分子サブタイピング

IHC代替分子サブタイプ	ER	PgR	HER2	Ki-67[a]	MGEA	TNマーカー[b]	Intrinsicサブタイプ[TNサブタイプ][c]
Luminal A-like (HR陽性・HER2陰性)	陽性	陽性	陰性	低	RR低	—	Luminal A
Luminal B-like (HR陽性・HER2陰性)	陽性	弱陽性/陰性	陰性	高	RR高	—	Luminal B
Luminal B-like (HR陽性・HER2陽性)	陽性	—	陽性	—	—	—	
HER2陽性[non-luminal]	陰性	陰性	陽性	—	—	—	HER2-enriched
Triple negative	陰性	陰性	陰性	—	—	[Luminal] AR[+], INPP4B[+] [Basal][d] SOX10[+], nestin[+] CK5[+], EGFR[+] [Mesenchymal] claudin 3[−] E-cadherin[−]	[Luminal AR (LAR)] [basal-like immune-activated (BLIA)] [basal-like immune-suppressive (BLIS)] [Mesenchymal (MES)]

MGEA：多遺伝子発現アッセイ（multi-gene expression assay），RR：再発リスク，TN：トリプルネガティブ．

a：Ki67 LIの高低を判断するカットオフ値は，2011年のザンクトガレンコンセンサス会議ではCheangらの報告に基づいて14%が提示されたが，2021年の同会議では多くのパネルが30%以上の場合に化学療法を推奨することを支持した．

b：IHC法を用いたTN乳癌の分子サブタイピングについては複数報告されているが，いずれも研究段階であり，診療上必須ではない．2017年のザンクトガレンコンセンサス会議ではbasal-likeは遺伝子発現プロファイリングでのみ定義されるべきものとしている．

c：本表のトリプルネガティブ乳癌の分子サブタイピングは，2015年にBursteinらにより報告されたものである．その他LiuらがFUSCC (Fudan University Shanghai Cancer Center) classificationなどが知られている．

d：Basal-like TN乳癌をIDO1, FOXC1抗体を用いて，さらにBLIA（IDO1[+]/FOXC1[−]）とBLIS（IDO1[−]/FOXC1[+]）へ代替分類する方法も報告されている．

図1 HER2発現別の治療対象カテゴリー

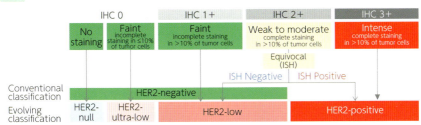

マブは，再発高リスクのトリプルネガティブ乳癌に対する術前・術後薬物療法でも使用されているが，この場合PD-L1 IHC検査は必要ではない．

文献
1) 日本乳癌学会：乳癌診療ガイドライン 2022/2023年度版
   https://jbcs.xsrv.jp/guideline/2022/b_index/s1/
2) 日本病理学会（編集）：乳癌・胃癌HER2病理診断ガイドライン 第2版．金原出版．2021．

3) 日本病理学会:固形癌 HER2 病理診断ガイダンス 第 2 版補遺. 2022. https://www.pathology.or.jp/news/her2.html
4) Burstein HJ, et al:Panelists of the St Gallen Consensus Conference. Customizing local and systemic therapies for women with early breast cancer: the St. Gallen International Consensus Guidelines for treatment of early breast cancer 2021. Ann Oncol 2021;32:1216-1235.
5) Rammal R, et al:Immunohistochemical Profile of Triple-Negative Breast Cancers: SOX10 and AR Dual Negative Tumors Have Worse Outcomes. Mod Pathol 2024;37:100517.
6) Kim S, et al:Feasibility of Classification of Triple Negative Breast Cancer by Immunohistochemical Surrogate Markers. Clin Breast Cancer 2018;18:e1123-e1132.

memo

209 肺癌のコンパニオン診断

Ⅱ 診断編 ▶ 28 コンパニオン診断

Point

- Ⅳ期非小細胞肺癌の分子標的治療の選択には，組織検体を用いたマルチプレックスコンパニオン診断（マルチ CDx）による分子診断が第一選択．
  - 日本肺癌学会「肺癌バイオマーカー検査の手引き」では，国内では CDx 承認されているマルチ CDx 法として，3 種の NGS 法（オンコマイン Dx Target Test，肺がんコンパクトパネル Dx，MINtS 肺癌マルチ 3CDx）と 1 種の PCR 法（AmoyDx 肺癌マルチ）の使用が推奨（2025 年 1 月時点）．
  - 現在 CDx 対象遺伝子は，遺伝子変異を検索するものとして① *EGFR*，*BRAF*（V600E 変異），*KRAS*（G12C 変異），*HER2/ERBB2*，②遺伝子再構成／融合遺伝子を検索するものとして，*ALK*，*ROS1*，*RET*，③スキッピング変異を検索するものとして，*MET*（exon14 スキッピング変異）の 8 遺伝子が対象．上記 4 種のマルチ CDx 法では，①は DNA を，②と③は RNA を用いて検索．
  - 各マルチ CDx 法において，CDx の対象となっている遺伝子や薬剤が異なるため注意が必要．
- 非小細胞肺癌の周術期治療として，EGFR 阻害剤（オシメルチニブ），ALK 阻害剤（アレクチニブ）を用いた術後補助化学療法を検討する場合は，EGFR 変異検査 ALK IHC 検査が必須．
- 非小細胞肺癌の免疫チェックポイント阻害治療の選択において，病期，治療ライン，治療レジュメによって，CDx 承認された PD-L1 IHC 検査が必須，もしくはコンプリメンタリー診断薬として承認された PD-L1 IHC 検査が推奨となる場合があるため確認が必要．

- Ⅳ期非小細胞肺癌の分子標的治療の選択には，マルチ CDx 法が主として用いられるため，ALK IHC 検査をはじめとするシングル CDx として承認されている検査法の実施は近年大幅に減少している．
- 一方でマルチ CDx 法での ALK 融合遺伝子検出では，希少な融合遺伝子バリアントは検出対象外になっている場合が多く，また検体品質等の関係で融合遺伝子が検出不能となる場合もあることから，必要に応じて ALK IHC 検査の追加を検討することが望ましい（図 1 ⓐ）．また非 CDx 法となるが ROS1 についても同様である（図 1 ⓑ）．なお ROS1 IHC 検査で陽性となった場合，ROS1 阻害剤（クリゾチニブ，エヌトレクチニブ）による治療実施にあたっては，既存の CDx 法もしくは包括的ゲノムプロファイリング（CGP）法での検査が必要となる．なお融合遺伝子検出のための追加 IHC 検査は，基本 CDx として保険償還されないため，注意が必要である．
- 非小細胞肺癌の免疫チェックポイント阻害治療は，現在，Ⅳ期非小細胞肺癌の一次治療や二次治療以降（ペムブロリズマブ，アテゾリズマブ，ニボルマブ，イピリムマブ［PD-1/PD-L1 阻害剤と併用］）に加え，切除不能Ⅲ期非小細胞肺癌の同時化学放射線療法後の地固め療法（デュルバルマブ），術後病理病期Ⅱ B-Ⅲ A 期の完全切除例に対する術後補助化学療法（アテゾリズマブ），臨床病期Ⅱ-Ⅲ A 期の EGFR/ALK 陰性もしくは不明例に対する術前治療（ニボルマブ）とかなり広範に用いられている．このうち一部の治療については PD-L1 IHC 検査の実施が必須（CDx を使用；図 2）もしくは推奨（コンプリメンタリー診断薬を使用）されている．

文献
1) 日本肺癌学会：肺癌診療ガイドライン 2023 年度版
https://www.haigan.gr.jp/publication/guideline/examination/2023/
2) 日本肺癌学会：肺癌患者におけるバイオマーカー検査の手引き 統合版．2024．
https://www.haigan.gr.jp/publication/guidance/inspection/

図1 非小細胞肺癌における ALK および ROS1 IHC 染色

ⓐ ALK IHC 染色：ヒストファイン ALK iAEP キット［CDx 承認法］（ニチレイ社）．
ⓑ ROS1 IHC 染色：クローン D4F6［薬事未承認法］（CST 社）．

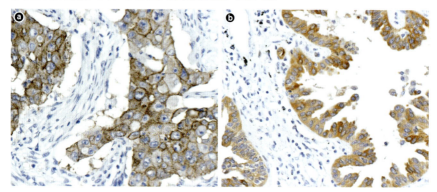

図2 非小細胞肺癌における PD-L1 染色

PD-L1 IHC 22C3 pharmDx「ダコ」を使用．
ⓐ 腫瘍内不均一性．ⓑ マクロファージ（＊）における陽性反応．

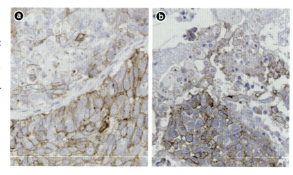

表1 PD-L1 IHC 検査が必須もしくは推奨されているの免疫チェックポイント阻害治療

病期	治療ライン等	治療レジュメ	臨床試験	検査実施[a]	承認された検査法		検査法の互換使用
術後病理病期 ⅡB-ⅢA期	術後補助化学療法	アテゾリズマブ単剤	IMpower 010	必須	SP263	TC≧1%	22C3
切除不能局所進行Ⅲ期	同時化学放射線療法後	デュルバルマブ単剤	PACIFIC	推奨	SP263	PD-L1≧1%	22C3
Ⅳ期	一次治療	アテゾリズマブ単剤	IMpower 110	必須	SP142	TC3 or IC3	なし
		ペムブロリズマブ単剤	KN042	必須	22C3	TPS≧1%	—
		ニボルマブ+化学療法	CM227	必須[b]	28-8	PD-L1<1%	22C3
	二次治療以降	ペムブロリズマブ単剤	KN010	必須	22C3	TPS≧1%	—
		アテゾリズマブ単剤（SQ）	OAK	推奨	SP142	TC1/2/3 or IC1/2/3	22C3
		ニボルマブ単剤（nonSQ）	CM057	推奨	28-8	PD-L1≧1%	22C3

SQ：扁平上皮癌，nonSQ：非扁平上皮癌．

a：検査実施にあたって，必須の場合は CDx 承認された IHC 法が，推奨の場合はコンプリメンタリー診断薬承認された IHC 法が用いられる．

b：必須検査では CDx 承認 IHC 法が用いられるが，本検査ではコンプリメンタリー診断薬承認 IHC 法が用いられる．

210 消化器癌のコンパニオン診断

II 診断編 ▶ 28 コンパニオン診断

Point

- 日本臨床腫瘍学会「大腸がん診療における遺伝子関連検査等のガイダンス」では，切除不能進行・再発大腸癌では，薬物療法による治療方針の決定にあたり，一次治療開始前に RAS（KRAS/NRAS）および BRAF（V600E）変異検査，MMR 機能欠損検査（MSI 検査もしくは MMR IHC 検査）の 3 項目同時の組織検体を用いた CDx 実施が推奨．また同ガイダンスでは，HER2 検査の実施は，抗 HER2 療法（トラスツズマブ＋ペルツズマブ併用療法）施行前を推奨しているが，一次治療開始前の実施も許容．
  - ▸ 国内では抗 EGFR 標的薬（セツキシマブ，パニツムマブ）の CDx となる RAS 変異検査，抗 EGFR 標的薬＋ BRAF 阻害剤［＋ MEK 阻害剤］（セツキシマブ＋エンコラフェニブ［＋ビニメチニブ］）の併用療法の CDx となる BRAF 変異検査として，PCR-rSSO 法を用いた MEBGEN RASKET-B（MBL 社）が最も普及．
  - ▸ 抗 HER2 療法の CDx として，大腸癌では IHC 法と ISH 法の両方が CDx 承認．
  - ▸ 上記 RAS 変異，BRAF 変異，HER2 増幅，MSI 検査については血漿検体を用いるマルチ CDx 法（Guardant360 CDx がん遺伝子パネル）での検査が可能であるが，診療報酬上の制約で実施は困難．
- 日本胃癌学会「切除不能進行・再発胃癌バイオマーカー検査の手引き」では，切除不能進行・再発胃癌の薬物療法による治療方針の決定にあたり，一次治療開始前に HER2 IHC 検査，CLDN18 IHC 検査，PD-L1 IHC 検査，MMR 機能欠損検査の 4 項目同時実施が推奨．
- その他消化器関連 CDx として以下の遺伝子関連検査が必須（臓器横断マーカー検査は除く）．
  - ▸ 根治切除不能な進行・再発の食道癌に対する免疫チェックポイント阻害薬（ペムブロリズマブ）の CDx として，IHC 法による PD-L1 検査（判定基準 CPS）が必須．
  - ▸ 治癒切除不能な膵癌における白金系抗悪性腫瘍剤を含む化学療法後の PARP 阻害治療剤（オラパリブ）による維持療法の CDx として，生殖細胞系列 BRCA1/2 変異検査（BRACAnalysis 診断システム）が必須．
  - ▸ 治癒切除不能胆道癌に対する 2 種の FGFR2 阻害剤（ペミガチニブ，フチバチニブ，およびタスルグラチニブ）の CDx として，FGFR2 融合遺伝子検査（FoundationOne CDx，NCC オンコパネルおよび AmoyDx FGFR2）がそれぞれ必須．

※ 1　HER2 は，みなしコンパニオン診断（CDx）として実施
※ 2　オンコタイプ DX は，非 CDx のプログラム医療機器承認品

- 大腸癌の HER2 検査では，IHC 法として ultraView パスウェー HER2（4B5）（ロシュ社），ISH 法としてパスビジョン® HER-2 DNA プローブ（アボット社）がそれぞれ CDx 承認されているが，同ガイダンスでは IHC 法の先行実施（IHC 2 ＋の場合に ISH 法の実施）を推奨している．二次治療以降に施行される抗 HER2 療法のための HER2 検査は，治療前の実施を推奨しているが，HER2 陽性大腸癌は，RAS 変異大腸癌同様，抗 EGFR 標的治療の効果が乏しいことから，RAS 変異検査と同時に一次治療開始前の実施が許容されるとの見解が学会ガイダンスで示されている．
- 胃癌の HER2 IHC 陽性割合は，組織型により異なり，Lauren 分類において diffuse/mixed type（2 〜 25％）よりも intestinal type（15 〜 50％）の方が高い．また乳癌と比較し，胃癌での同一腫瘍内 HER2 発現は，不均一性の頻度が高いと報告されている（図 1 ⓐ）．胃癌でも（みなし CDx として整理される）IVD 承認された HER2 IHC キットが複数販売されているが，このうちクローン 4B5 を用いたキットでは，胃の正常および腫瘍組織の一部の核や細胞質に交差反応が認められる場合があり，注意が必要である（図

1 ⓑⓒ).この4B5の反応はHER4やZSCAN18と結合に由来していることが報告されている.

> **図1 胃癌におけるHER2 IHC染色**
> ⓐ胃癌におけるHER2過剰発現の腫瘍内不均一性(ダコHercepTest IIキットを使用).
> ⓑⓒ HER2 IHCキット間のHER2染色性の差異.
> ⓑはダコHercepTest IIキットによる染色.
> ⓒはベンタナultraViewパスウェーHER2(4B5)による染色.HER2以外の蛋白との交差反応と考えられる染色が上皮組織の核および細胞質に認められる.

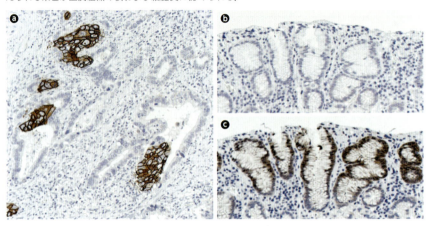

- 切除不能進行・再発胃癌の薬物療法による治療方針の決定にあたり同時実施が推奨される4項目のうち,一次治療で使用可能な薬剤に関連する3項目(HER2, CLDN18, PD-L1)のIHC検査の判定基準および陽性割合を**表1**に示す(☞MMR機能欠損検査は「**211 がん免疫療法におけるコンパニオン診断**」を参照,453頁).

表1 胃癌バイオマーカー検査の判定基準と陽性割合

バイオマーカー検査	承認品	判定基準	陽性割合	試験等
HER2 IHC/ISH	複数IVD [みなしCDx]	IHC 3+もしくは IHC 2+&ISH陽性	17.8%	ToGA試験
			15.6%	JFMC44-1101試験
CLDN18 IHC	OptiView CLDN18 (43-14A) [CDx承認]	IHC 3+/2+が75%以上	38%	SPOTLIGHT試験／GLOW試験
PD-L1 IHC	PD-L1 IHC 28-8 pharmDx [ComplimentaryDx承認]	CPS 1未満, 1以上5未満, 5以上	≥1 82.0% ≥5 60.4% ≥10 48.5%	Checkmate649試験
	PD-L1 IHC 22C3 pharmDx [ComplimentaryDx承認]	CPS 1未満, 1以上10未満, 10以上	≥1 78.2% ≥5 48.5% ≥10 34.9%	KEYNOTE-859試験

文献
1) 日本臨床腫瘍学会(編集):大腸がん診療における遺伝子関連検査等のガイダンス 第5版.金原出版, 2023.
2) 日本胃癌学会:切除不能進行・再発胃癌バイオマーカー検査の手引き 第1版.2024. https://www.jgca.jp/wp-content/uploads/2023/08/tebiki_01_202404.pdf
3) 日本病理学会(編集):乳癌・胃癌 HER2病理診断ガイドライン 第2版.金原出版, 2021.
4) 日本病理学会:固形癌HER2病理診断ガイダンス 第2版補遺.2023. https://www.pathology.or.jp/news/20231218_guidance20221228.pdf

211 がん免疫療法におけるコンパニオン診断

> **Point**
> - 免疫チェックポイント阻害治療の効果予測検査は，PD-L1 IHC 検査，MMR 機能欠損検査，TMB 検査の 3 種が存在．
> - PD-L1 IHC 検査では，CDx を用いる治療患者を選別するための必須検査と，コンプリメンタリー診断薬を用いる治療時の参考情報とする検査の 2 種が存在．
> - MMR 機能欠損検査のうち，MSI 検査では，シングル CDx 法として MSI 検査キット（FALCO）（ファルコ社）がもっとも普及している．本検査 5 つのマイクロサテライトマーカー（BAT25，BAT26，NR-21，NR-24，MONO-27）のうち，2 つ以上で MSI +となった場合を陽性（MSI-H）と判定．本検査は腫瘍組織検体のみで基本実施可能．
> - TMB（tumor mutation burden：腫瘍変異負荷量）はターゲット領域全体（塩基長）で検出された遺伝子変異（SNV，InDel）の個数を 100 万塩基あたり（/Mb）で表記．ペムブロリズマブによる本適応では TMB スコアが，10mut/Mb 以上を TMB-H と定義．TMB-H 固形癌では，体細胞変異の蓄積により免疫応答を誘導する腫瘍特異抗原（ネオアンチゲン）が多く産生されるため，T 細胞に認識されやすく，免疫チェックポイント阻害剤の効果が期待．現在 TMB 検査が CDx 承認されているものは，FoundationOne CDx のみ．

- 現在 4 種の PD-L1 の IHC キットが販売されており，非小細胞肺癌，乳癌，食道癌において CDx 承認され，子宮頸癌，悪性黒色腫，頭頸部癌，胃癌などにおいてコンプリメンタリー診断薬承認されている（**表 1**）．PD-L1 発現率の判定は，臨床導入された当初，腫瘍細胞のみを対象とした TPS（ ）/TC（ ）や免疫細胞のみを対象とした IC（ ）が用いられていたが，近年，ペムブロリズマブを対象とした診断システムでは，CPS（combined positive score = PD-L1 を発現した細胞数（腫瘍細胞リンパ球およびマクロファージ）／総腫瘍細胞数× 100）が用いられている．また最近の治験では TAP スコア（tumor area positivity = PD-L1 腫瘍細胞・免疫細胞領域（面積）／総腫瘍細胞領域（面積）× 100）と呼ばれる判定方法が用いられている．
- MMR 機能欠損検査のうち，MMR IHC 検査において，OptiView MLH1（M1），OptiView PMS2（A16-4），OptiView MSH2（G219-1129），OptiView MSH6（SP93）の 4 品目（ロシュ社）のみが CDx 承認されている．MSI 検査と比べた場合の MMR IHC 検査の利点として，変異が生じた遺伝子が推定できること（**図 1**），組織量／腫瘍量がかなり少ない組織標本でも検査実施が可能となることなどがあげられる．

表1 免疫チェックポイント阻害治療のCDx等の承認項目

| がん種 | 適応 | PD-L1 IHC 検査 |||| MMR 機能欠損検査 || TMB 検査 |
		PD-L1 28-8 pharmDx	PD-L1 22C3 pharmDx	OptiView PDL1 (SP263)	OptiView PDL1 (SP142)	MMR IHC 検査 OptiViw PMS2 MSH2 MSH6 MLH1	MSI 検査 FALCO F1CDx G360CDx Idylla＊	F1CDx
非小細胞肺癌	切除不能進行・再発（一次治療）	ComDx [N] (TPS) <1%	CDx [P] (TPS) ≥50%,≥1%		CDx [A] (TC or IC) TC3, IC3			
	局所進行 根治的化学放射線療法後			ComDx [D]a (TC) ≥1%				
	術後補助療法			CDx [A]b (TC) ≥1%				
乳癌	HR かつ HER2 陰性 手術不能・再発		CDx [P] (CPS) ≥10		CDx [A] (IC) ≥IC1			
子宮頸癌	進行・再発		ComDx [P] (CPS) ≥1					
悪性黒色腫	根治切除不能（イピリムマブ併用）	ComDx [N] (TPS) ≥1%						
頭頸部癌	再発又は遠隔転移	ComDx [N] (TPS) ≥1%	ComDx[P] (CPS) ≥1					
食道癌	根治切除不能 進行・再発	ComDx [N] (TPS) ≥1%	CDx [P] (CPS) ≥10					
胃癌	治癒切除不能 進行・再発	ComDx [N] (CPS) ≥5%	ComDx[P] (CPS) ≥10%, ≥1%					
結腸・直腸癌	治癒切除不能な進行・再発					CDx [P·N]	CDx [P·N]	
固形癌	がん化学療法後増悪進行・再発（標準的な治療が困難な場合に限る）					CDx [P]	CDx [P] ＊は除く	CDx [P]

N：ニボルマブ, P：ペンブロリズマブ, D：デュルバルマブ, A：アテゾリズマブ, CDx：コンパニオン診断薬, ComDx：コンプリメンタリー診断薬.
TPS：tumor proportion score, CPS：combined positive score, TC：tumor cells, IC：tumor-infiltrating immune cells.
a：PD-L1 発現率を確認するための本剤の診断薬はベンタナ OptiView PDL1（SP263）であるが，以下の文献等を参考に，PD-L1 IHC 22C3 pharmDx「ダコ」又は PD-L1 IHC 28-8 pharmDx「ダコ」により PD-L1 発現率を確認し，本剤の投与の可否を検討することもできる.
b：PD-L1 発現率を確認するための本剤のコンパニオン診断薬はベンタナ OptiView PD-L1（SP263）であるが，以下の文献等を参考に，PD-L1 IHC 22C3 pharmDx「ダコ」により PD-L1 発現率を確認し，本剤の投与の可否を検討することもできる.

図1 MLH1遺伝子異常疑いの大腸癌における4マーカーのMMR IHC染色

変異が推定される責任遺伝子		MMRタンパクのIHC発現状態			
		MLH1	MSH2	PMS2	MSH6
候補遺伝子	*MLH1*	−	+	−	+
	MSH2	+	−	+	−
	PMS2	+	+	−	+
	MSH6	+	+	+	−

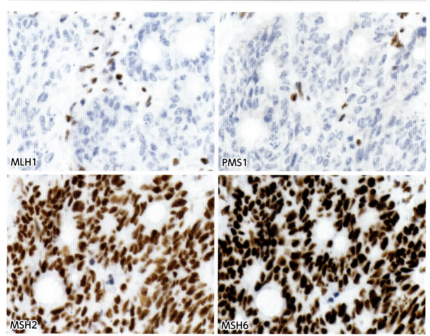

文献 1) 日本臨床腫瘍学会／日本癌治療学会／日本小児血液・がん学会（編集）：成人・小児進行固形がんにおける臓器横断的ゲノム診療のガイドライン 改訂第3版．金原出版，2022．
2) 日本肺癌学会：肺癌患者におけるバイオマーカー検査の手引き 統合版．2024．
https://www.haigan.gr.jp/publication/guidance/inspection/

212 がんゲノムプロファイリング検査結果に基づくIHC検討

II 診断編 ▶ 28 コンパニオン診断

Point

- 多数の遺伝子異常（変化）を一度に検索可能ながんゲノムプロファイリング検査（comprehensive genomic profiling：CGP検査）が2019年より開始．わが国では，3つの組織CGP検査（NCCオンコパネル，FoundationOne CDx，GenMineTOP）と2つの血漿CGP検査（FoundationOne Liquid CDx，Guardant360 CDx）が薬事承認・保険適用され使用（2024年4月現在）．
- CGP検査では，様々な遺伝子変化（塩基置換／挿入・欠失変異，コピー数異常（増幅／欠失など），遺伝子再構成／融合遺伝子など）が検出可能．

- CGP検査で検出可能な遺伝子変化の一部は，蛋白発現へ影響を与えるため，IHC法で検出が可能となる（表1）．

表1 CGP検査で検出される遺伝子変化のうちIHC法で検出可能な項目

遺伝子変化		遺伝子名	タンパク名	クローン名	免疫染色の発現性
遺伝子変異	発現増加もしくは欠失 (SNV, short In/Del)	ATRX	ATRX	(polyclonal)	核発現欠失
		ARID1A	ARID1A	D2A8U	核発現欠失
		BAP1	BAP1	C4	核発現欠失
		CDH1	E-cadherin	36, HEDC-1	膜発現欠失
		CTNNB1	β-catenin	14	核発現
		FH	FH	J-13	細胞質発現欠失
		MLH1	MLH1	M1*, ES05	核発現欠失（PMS2核発現も同時欠失）
		MSH2	MSH2	G219-1129*, FE11	核発現欠失（MSH6核発現も同時欠失）
		MSH6	MSH6	SP93*, EP49	核発現欠失
		PTEN	PTEN	SP218, 6H2.1	細胞質発現欠失
		PMS2	PMS2	A16-4*, EP51	核発現欠失
		RB1	RB1	3C8	核発現欠失
		SDHB	SDHB	21A11	細胞質発現欠失もしくは減弱
		SMARCA4	BRG1	EPR3912, EPNCIR111A	核発現消失
		SMARCB1	INI1	25/BAF47	核発現消失
		TP53	p53	DO-7	びまん性強発現もしくは完全発現欠失
	変異タンパク発現 (SNV, short In/Del)	BRAF p.V600E	BRAF V600E	VE1*	細胞質発現
		EGFR p.L858R	EGFR L858R	43B2,	膜・細胞質発現
		EGFR ex19DEL	EGFR ex19del	D6B6	膜・細胞質発現
		H3K27M	H3K27M	#ABE419	核発現
		IDH1 p.R132H	IDH1 R132H	H09	細胞質発現
コピー数異常	過剰発現 (amplification)	CDK4	CDK4	DCS-31	核発現
		ERBB2	HER2	4B5*(ICD), SV2-61gamma*(ECD)	膜発現
		MDM2	MDM2	IF2	核発現
	発現欠失 (deletion)	CDKN2A HD	MTAP[a]	2G4	核・細胞質発現欠失．
		MTAP	MTAP	2G4	核・細胞質発現欠失
		PTEN	PTEN	SP218, 6H2.1	細胞質発現欠失
遺伝子再構成／融合遺伝子		ALK	ALK	D5F3*, 5A4*	発現[b]
		BCOR	BCOR	C10	核発現
		CCNB3	CCNB3	polyclonal	発現
		NTRK1/2/3	pan-TRK	EPR17341	発現[b]
		MYB	MYB	EP769Y	核発現
		ROS1	ROS1	D4F6, SP384	発現[b]

HD：homozygous deletion（ホモ接合欠失）
＊：薬事承認品
a：CDKN2AはMTAPと同様，9p21領域に存在することから，MTAP代替マーカーとしての仕様が可能．
b：パートナー遺伝子により発現部位（細胞局在）は異なる．

- 変異などが生じても，アミノ酸が変化しない同義置換（synonymous）変異の場合，蛋白発現に影響を与えない場合は，IHC検査での確認はできない．一方で，非同義置換（non-synonymous）変異，コピー数異常，遺伝子再構成等により蛋白全体もしくは特定の領域の発現に影響を与える場合，非同義置換変異によって，蛋白の短縮化が生じ抗体反応性に影響を与える場合（ナンセンス変異やフレームシフト変異など）や，生成される変異タンパクを認識する抗体が存在する場合（ミスセンス変異）では，IHC検査で確認できる場合がある．
- DNAメチル化による遺伝子発現の抑制により蛋白発現が抑制される場合，IHC検査により検出可能となる．

図1 蛋白発現に影響を及ぼす遺伝子変化を伴う腫瘍におけるIHC法による確認

ⓐ膀胱 invasive urothelial carcinoma, plasmacytoid varian：*CDH1* p.Q610*の確認された症例．腫瘍細胞は E-cadherin 発現消失，正常尿路上皮（右上）は膜発現あり．
ⓑ膵 solid-pseudopapillary neoplasm：*CTNNB1* p.T41A の確認された症例，腫瘍（右上）は β-catenin 核発現あり．正常膵管（左下）は膜発現．
ⓒ甲状腺 papillary carcinoma：*BRAF* p.V600E の確認された症例．腫瘍に BRAF V600E 発現あり．
ⓓ卵巣癌 clear cell carcinoma: *ARID1A* p.Q520*の確認された症例．腫瘍に ARID1A の核発現消失．間質細胞は核発現あり．
ⓔ後腹膜 dedifferentiated liposarcoma：*MDM2* 増幅（CN131）の確認された症例．（CN: copy numberMDM2 核発現あり
ⓕ唾液腺 secretory carcinoma：*ETV6*::*NTRK3* の確認された症例．腫瘍細胞の細胞質と核に pan-TRK 発現．

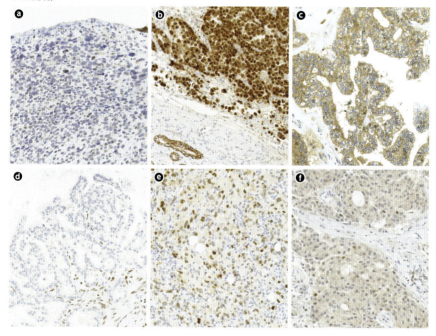

文献
1) Daoud EV, et al：The efficacy of immunohistochemistry in the diagnosis of molecular genetic alterations in central nervous system gliomas: Next-generation sequencing of 212 mutations in 112 patients. Clin Neuropathol 2022；41：35-40.
2) Chapel DB, et al：Clinical and molecular validation of BAP1, MTAP, P53, and Merlin immunohistochemistry in diagnosis of pleural mesothelioma. Mod Pathol 2022；35：1383-1397.
3) Bang H, et al：NTRK Fusions in 1113 Solid Tumors in a Single Institution. Diagnostics(Basel) 2022；12：1450.

あ

アウエルバッハ神経叢 …………… 424
青系色素 ……………………………… 42
赤系色素 ……………………………… 42
亜急性壊死性リンパ節炎 ………… 119
悪性 Spitz 腫瘍 …………………… 341
悪性黒子 …………………………… 336
悪性黒色腫 … 137, 162, 250, 334, 339
　　——母斑を伴った悪性黒色腫 340
悪性中皮腫 ………………………… 193, 194
悪性度不明な高分化腫瘍 ………… 289
悪性末梢神経鞘腫瘍 ……………… 387, 388
悪性ラブドイド腫瘍 …… 415, 418, 421
悪性リンパ腫 …… 119, 279, 334, 335
悪性リンパ腫浸潤 ………………… 148
　　——のアルゴリズム ……… 148, 149
アデノウイルス腎症 ……………… 432, 433
アポトーシス
　　——を伴う接合部皮膚炎 …… 436
　　——を伴うリンパ球性接合部皮膚炎 ……………………………… 436
アミノシラン ……………………… 19
アミロイドーシス ………………… 442, 443
アルギン酸ナトリウム法 ………… 61
アルコール固定 …………………… 54
　　——を用いる方法 …………… 60
アルシアン青染色 ………………… 99
アルドステロン産生腺腫 ………… 308
アルポート症候群 ………………… 430, 431

い

胃 MALT リンパ腫 ……………… 125
胃 Monomorphic epitheliotropic intestinal T-cell lymphoma (MEITL) …………………………… 207
胃から発生する間葉系腫瘍 ……… 209
胃癌 ………………… 208, 210, 216, 452
胃癌転移 …………………………… 278
胃癌バイオマーカー検査の判定基準と陽性割合 …………………… 452
異型 Spitz 腫瘍 …………………… 341
異型脂肪腫様腫瘍／高分化型脂肪肉腫 …………………………… 404, 405
異形成母斑 ………………………… 339
異型線維黄色腫 …………………… 329
胃型腺癌 …………………………… 201
胃型粘液性癌 ……………………… 346
異型紡錘形細胞／多形脂肪腫様腫瘍 …………………………… 404, 405
異型ポリープ状腺筋症 …………… 350, 351
異型脈絡叢乳頭腫 ………………… 377
萎縮重層扁平上皮 ………………… 344
移植片対宿主病 …………………… 436
異常発現 ……………………… 113, 115
　　——の検索 ……………………… 116
移植
　　肝 ………………………………… 434
　　腎 ………………………………… 432
移植後 EB ウイルス関連リンパ増殖症 ……………………………… 438
移植後自己免疫肝炎様肝炎 ……… 439
移植後リンパ増殖性疾患 ………… 432

胃底腺型胃癌 ……………………… 202
遺伝性非ポリポーシス大腸癌 …… 219
いむ〜の ……………………………… 11
印環細胞癌 …………… 201, 210, 240

う

ウェゲナー肉芽腫症 ………… 164, 441

え

エナメル上皮腫 …………… 169, 170
　　——，単嚢胞型 …………… 167, 168
　　——型頭蓋咽頭腫 …………… 385
塩基性／中性サイトケラチン …… 85
炎症性筋線維芽細胞腫瘍 … 188, 281, 282, 352
遠心分離細胞収集法 ……………… 58

お

黄色腫 ……………………………… 328
横紋筋肉腫 … 161, 279, 281, 397, 419
大型異型リンパ球が集族性増生する場合 ……………………………… 148
オンコサイトーマ …………… 171, 255

か

外陰扁平上皮癌前駆病変 ………… 343
介在部導管腺腫 …………………… 171
外部コントロール ………………… 75
外部精度管理 ……………………… 84
潰瘍性大腸炎 ……………………… 222
芽球性形質細胞様樹状細胞腫瘍 …………………………… 122, 141
芽球増多を伴う骨髄異形成症候群 ……………………………… 156
角化嚢胞腫 ………………………… 182
核の柵状配列 ……………………… 385
攪拌不良 …………………………… 63
核分裂像 ……………………… 377, 383
過形成性変化と鑑別が問題となる dysplasia …………………… 222
過固定 ……………………………… 17
下垂体細胞腫 ………………… 385, 386
下垂体神経内分泌腫瘍 …………… 303
家族性アミロイドポリニューロパチー ……………………………… 442
過大着床部反応 …………………… 357
褐色細胞腫 ………………………… 309
滑膜肉腫 …………………………… 281
カテコールアミン合成酵素 ……… 309
加熱機器 …………………………… 28
加熱処理 ………………………… 27, 28
カポジ肉腫 …………………… 402, 403
顆粒球肉腫 ……………………… 123, 137
顆粒細胞腫 ………………………… 198
カルチノイド ………………… 184, 363
　　——腫瘍 ……………………… 187, 202
肝移植後の拒絶反応 ……………… 434
がんゲノムプロファイリング検査結果に基づく IHC 検討 ……… 456
汗孔癌 ……………………………… 323
汗孔腫 ……………………………… 324
肝細胞癌 …………………… 216, 226, 228

肝細胞腺腫 ………………… 224, 226
肝細胞の ballooning ……………… 233
含歯性嚢胞 ………………………… 167
間質線維化反応 …………………… 297
　　——を伴う乳頭癌 ………… 297, 298
間質肉腫 ……………………… 281, 282
癌腫 ………………………………… 137
肝静脈閉塞症 ……………………… 437
間接法 …………………… 4, 5, 49
汗腺腫 ……………………………… 324
汗腺腫癌 …………………………… 324
乾燥標本の免疫細胞化学 ………… 54
寒天法 ……………………………… 61
肝内胆管癌 …………… 228, 230, 231
癌肉腫 ……………………………… 198
肝脾 T 細胞性リンパ腫 ………… 151
がん免疫療法におけるコンパニオン診断 ………………………… 453
肝様癌 ………………………… 239, 240
間葉系腫瘍 ………………………… 188
間葉系軟骨肉腫 …………… 397, 399
肝様腺癌 …………………………… 203
肝類洞閉塞症候群 ………… 437, 439

き

偽陰性 ……………………………… 76
偽癌性浸潤 ………………………… 213
偽筋原性血管内皮腫 ……………… 402
菊池藤本病 ………………………… 119
奇形腫 ……………………… 365, 384
希釈 ………………………………… 13
技術データシート ………………… 13
キシレン …………………………… 22
基底細胞癌 ………… 321, 325, 326, 327
基底細胞腺癌 ………… 171, 173, 174, 182
基底細胞腺腫 ………… 171, 173, 182
基底細胞マーカー ………………… 271
偽乳頭型髄様癌 …………………… 292
偽濾胞型髄様癌 …………………… 292
球状細胞質封入体 ………………… 381
嗅神経芽細胞腫 …………………… 162
急性 T 細胞関連拒絶反応 ……… 434
急性巨核芽球性白血病 ……… 142, 147
急性抗体関連拒絶反応 …………… 434
急性骨髄性白血病 …………… 139, 142
急性骨髄単球性白血病 ……… 142, 146
急性赤白血病 ……………………… 147
急性前骨髄球性白血病 ……… 142, 145
急性単芽球性／単球性白血病 …… 142
急性単球性白血病 ………………… 146
急性白血病 ………………………… 141
急性リンパ性白血病 ……………… 139
胸腺癌 ……………………………… 191
胸腺腫 ………………………… 190, 191
巨核芽球性白血病 ………………… 139
巨核球 ……………………………… 140
虚血性粘膜傷害 …………………… 436
去勢抵抗性前立腺癌 ……………… 277
拒絶反応にみられる胆管・細胆管の変化 ………………………… 435
偽ロゼット ……………………… 416, 417
筋系マーカー ……………………… 87

菌状息肉症 ……………………… 116	こ	頻度芽球を伴う―― ………… 155
筋上皮癌 …… 171, 173, 175, 176, 178	高悪性度転化癌 ………………… 178	――における HbF 発現 ……… 156
筋上皮細胞マーカー …………… 171	高悪性度粘表皮癌 ……………… 178	骨髄腫微小残存腫瘍 …………… 159
筋上皮腫 ………………… 171, 393, 395	高異型度子宮内膜間質肉腫	骨髄性白血病 …………… 141, 145
筋上皮マーカー ………………… 315	……………………… 352, 353, 355	骨髄腫 ……………………………… 123
筋線維芽細胞性腫瘍 …………… 406	高異型度漿液性癌 ……………… 359	固定液 ………………………………… 95
筋肉内粘液腫 …………………… 400, 401	高異型度扁平上皮内病変 ……… 343	固定不足 ……………………………… 17
	膠芽腫 …………………………… 369, 370	固定不良 ……………………………… 17
く	硬化性腺腫 ……………………… 271, 272	固定法 ………………………………… 53
クライオバイアル法 ……………… 59	硬化性類上皮線維肉腫 ………… 393, 396	古典的ホジキンリンパ腫
	好銀線維の沈着 ………………… 373	……………………… 117, 134, 135, 137
け	口腔上皮性異型性 ……………… 165	固有筋層 ……………………… 266, 267
蛍光抗体法 …………………… 2, 40, 41	高グレード濾胞性リンパ腫 …… 120	孤立性線維性腫瘍 ……… 281, 382, 383
――と FISH 法の二重染色 …… 42	抗原 …………………………………… 53	混合型および分化系統不明瞭な急性
蛍光染色 …………………………… 48	抗原賦活化処理 ………………… 107	白血病 ……………………………… 141
蛍光標識抗体の抗原抗体反応 … 50	抗原賦活化法 …………… 25, 27, 53, 54	混合型肝癌 ……………………… 235, 236
軽鎖制限 …………………… 113, 124, 432	好酸球性多発血管炎性肉芽腫症 … 164	混合型トロホブラスト腫瘍 ……… 357
形質細胞 ………………………… 158	好酸性顆粒小体 ………………… 373	コンタミネーション ……………… 46
――浸潤 …………………………… 432	抗糸球体基底膜腎炎 …………… 430	コントロールによる不良染色の原因
――の目立つ拒絶反応 ………… 432	甲状腺癌 ………………………… 216	推測 ………………………………… 76
――の免疫形質 ………………… 124	甲状腺低分化癌 ………………… 299	コンパニオン診断 ………………… 2
――への分化を示すリンパ腫 … 124	甲状腺内胸腺癌 ………………… 290, 291	がん免疫療法 …………………… 453
形質細胞性骨髄腫 ……………… 125	甲状腺未分化癌 ………………… 299, 300	消化器癌 ………………………… 451
形質細胞性腫瘍 ………… 122, 125, 137	甲状腺濾胞上皮細胞 …………… 301	乳癌 ……………………………… 446
頸部腺癌 ………………………… 346	後腎性腺腫 ……………………… 257	肺癌 ……………………………… 449
結核 ……………………………… 192	硬性型浸潤性乳管癌 …………… 210	
血管周囲偽ロゼット …………… 375, 376	酵素抗体法 …………………… 2, 40, 41	**さ**
血管周囲類上皮性腫瘍	――に使用可能な過酸化水素を用	再生胆管上皮 …………………… 232
……………………… 354, 393, 395	いたメラニン色素脱色法 … 105	サイトケラチン[→ CK]
血管周皮腫パターン …………… 407	――を用いた DAB による検出法	……………………… 85, 111, 282
血管筋線維芽細胞腫 …………… 406, 408	……………………………………… 67	class Ⅰ と class Ⅱ ……………… 85
血管性腫瘍 ……………………… 402	抗体 …………………………………… 7, 55	――陽性樹状細胞 ……………… 111
血管内 B 細胞性リンパ腫 ……… 153	――の撹拌 ………………………… 64	再発性腎炎 ……………………… 432
血管肉腫 ………………………… 402, 429	――の希釈 ………………………… 64	細胞固定法 ………………………… 58
血管免疫芽球性 T 細胞性リンパ腫	――の再構成の例 ………………… 15	細胞周期 ………………………… 445
……………………… 131, 132	――の浸透 ………………………… 63	細胞傷害性 T 細胞マーカー …… 162
血球系マーカー …………………… 89	――の選択法 ……………………… 10	細胞傷害性マーカー …………… 134, 163
結合組織の染色 …………………… 99	――の反応 ………………………… 33	細胞診 ……………………………… 52
血清アミロイド A ……………… 442	抗体関連型拒絶 ………………… 432, 433	細胞転写法 ……………………… 24, 57
結節型の基底細胞癌 …………… 322	――反応 …………………………… 432, 435	細胞由来不明腫瘍 ……………… 428
結節状集簇と濾胞間に散在陽性 … 112	抗体高濃度法での染色不良 ……… 47	柵状壊死 ………………………… 369
結節性リンパ球優位型ホジキンリン	抗体失活処理 …………………… 107	酸性サイトケラチン ……………… 85
パ腫 ……………………… 117, 135	抗体製品情報 ……………………… 12	散発性腺腫 ……………………… 212
――の増殖パターン …………… 136	高度扁平上皮内病変 …………… 344	サンプルパック …………………… 24
限局性結節性過形成 …………… 224	高分化型の神経内分泌腫瘍 …… 246	
嫌色素性腎細胞癌 ……………… 253, 255	鑑別すべき腫瘍 ………………… 248	**し**
検出試薬 …………………………… 55	高分化癌 NOS …………………… 209	ジアスターゼ消化 PAS 染色 …… 394
原発性アルドステロン症 ……… 308	高分子(量)cytokeratin	鹿の角様の血管 ………………… 395
原発性胃癌 ……………………… 210	……………………… 85, 252, 285, 290	色素細胞性マーカー ……………… 88
原発性骨髄線維症 ……………… 160	合胞体栄養膜細胞 ……………… 358	色素性日光角化症 ……………… 336
原発性膵癌 ……………………… 250	肛門管癌による二次性乳房外パジェ	色素性類上皮メラノサイトーマ … 342
――と転移性膵癌の鑑別 ……… 250	ット病 ……………………… 333	子宮頸部腺癌 …………………… 346
原発性卵巣癌と転移性卵巣癌の鑑別	コーティングガラス ……………… 18	子宮腺肉腫 ……………………… 445
……………………………… 361	小型細胞が集簇性に増生する場合	子宮体癌 ………………………… 350
原発不明癌	……………………………………… 149	――の筋層浸潤 ………………… 350
原発推測 ………………………… 426	小型 B 細胞がびまん性, あるいは血	糸球体疾患 ……………………… 430
甲状腺転移癌 …………………… 283	管内増殖を呈する場合 …… 149	糸球体腎炎 ……………………… 430
骨髄転移 ………………………… 160	孤在性線維性腫瘍 ……………… 406, 407	子宮内膜癌 ……………………… 216
顕微鏡画像の特徴 ………………… 90	骨外性粘液型軟骨肉腫 ………… 400	――の分子分類 ………………… 348
顕微鏡写真 ………………………… 91	骨化性線維粘液性腫瘍 ………… 413, 414	子宮内膜症 ……………………… 217
	骨巨細胞腫 ……………………… 411	子宮紡錘形細胞腫瘍 …………… 352
	骨髄異形成症候群 ……………… 139, 154	歯原性角化嚢胞 ………………… 167, 168

459

索引

歯原性腫瘍	167	
歯根嚢胞	167, 169	
指状嵌入細胞肉腫	138	
篩状モルラ癌	286, 287	
脂腺癌	327	
質問箱	95	
自動解析	93	
――画像	93	
――不良	94	
自動染色	36	
自動免疫染色装置	36	
脂肪性腫瘍	404	
ジャーミノーマ	384	
集合管癌	252	
充実～乳頭型の非浸潤性乳管癌	314	
充実性漿液性腺腫	239	
充実性膵腫瘍	239	
充実性偽乳頭状腫瘍	239, 241, 243	
十二指腸型濾胞性リンパ腫	211	
十二指腸反応性濾胞	211	
絨毛癌	384	
術中迅速細胞診の免疫細胞化学の手順	56	
術中迅速診断	44	
腫瘍形質発現	200	
純粋赤白血病	142	
上衣腫	375, 376	
上衣ロゼット	375, 376	
漿液性癌	359	
漿液性腺癌	216	
漿液性嚢胞腺腫	243, 244	
漿液粘液性腫瘍	359	
小円形細胞腫瘍	415	
小円形細胞肉腫	397	
小円形腫瘍	279	
小円形神経細胞	379, 380	
消化管間質腫瘍	281	
消化器癌のコンパニオン診断	451	
小細胞癌	185, 277, 279	
硝子化索状腫瘍	285	
硝子化明細胞癌	171, 175, 182	
小児型びまん性高悪性度膠腫	367	
小児型びまん性低悪性度膠腫	367	
上皮過形成	165	
上皮筋上皮癌	171, 173, 174, 175, 176, 182	
上皮細胞マーカー	171	
上皮性腫瘍	363	
上皮性マーカー	85	
上皮内悪性黒色腫	331, 332	
上皮様軟部腫瘍	393	
上皮様肉腫	429	
小葉癌	263, 316	
小葉間導管	172	
小リンパ球性リンパ腫	121, 137, 148	
食道顆粒細胞腫	198	
食道上皮内病変	196	
食道非上皮性腫瘍	198	
食道扁平上皮癌	283	
腎		
――移植	432	

小型細胞からなる腫瘍	257	
腎悪性ラブドイド腫瘍	421	
神経／神経内分泌性マーカー	87	
神経芽腫	415, 416	
神経細胞性脳腫瘍	379	
神経鞘粘液腫	400	
神経節膠腫	379	
神経節細胞腫	379	
神経内分泌細胞	301	
神経内分泌腫瘍	137, 202, 239, 240, 243, 257, 363	
――の原発推測	310	
――の組織亜型	249	
神経内分泌マーカー	162	
腎原性腺腫	260	
腎細胞癌	216, 256, 283	
浸潤性小葉癌	210	
浸潤性膵管癌	239, 243	
浸潤性乳管癌	315	
浸潤性微小乳頭癌	240	
腎浸潤性尿路上皮癌	256	
親水性コーティングガラス	18	
親水性シラン	19	
腎生検で用いられる蛍光抗体の例	48	
迅速免疫染色	44	
――装置	44	
腎淡明細胞癌	250	
腎尿細管由来腫瘍	256	
深部(侵襲性)血管粘液腫	400, 401	
深部穿通性色素母斑	342	
深部穿通性色素母斑／メラノサイトーマ	342	
深部穿通性母斑	340	

す

膵芽腫	239, 243	
膵癌	216, 238	
膵管異型上皮	237, 238	
膵管癌	238, 239	
膵管上皮の良悪性	237	
膵管内オンコサイト型乳頭状腫瘍	244	
膵管内腫瘍	244, 245	
膵管内乳頭管状腫瘍	244, 245	
膵管内乳頭粘液性腫瘍	243, 245	
膵管の嚢胞状拡張病変	243	
膵充実性腫瘍	241	
水腫状流産	356	
膵上皮内腫瘍性病変	237	
膵神経内分泌腫瘍	247	
膵臓神経内分泌腫瘍	246	
膵嚢胞性腫瘍	244	
髄膜腫	382	
髄様癌	239, 240, 292, 293	
水溶性封入剤	50	
ステロイドホルモン産生細胞	301	
スライドガラス	18, 49	
――の撥水	65	

せ

星細胞腫	367	

性索間質性腫瘍	363	
正常唾液腺の組織像と免疫染色	172	
成人型 T 細胞性白血病	131	
成人型 T 細胞白血病／リンパ腫	148, 152	
成人型顆粒膜細胞腫	364	
成人型びまん性膠腫	367	
――の診断基準	368	
生体内色素の染色	99	
節外性 NK/T 細胞性リンパ腫	122, 164	
――, 鼻型	131, 133, 162	
精度管理	56, 74	
星芒状の網目構造	385	
西洋ワサビペルオキシダーゼ	5	
赤芽球	140	
脊索腫	409	
石灰化歯原性嚢胞	167, 168, 169, 170	
赤血病	139	
節性 T 濾胞性ヘルパー細胞起源節性リンパ腫	132	
節性辺縁帯リンパ腫	151	
節性濾胞性ヘルパー T 細胞性リンパ腫	131	
切片		
――の傾きによる染色ムラ	35	
――の乾燥	35	
――の作製	20	
――の剥離	19	
セルブロック法	57, 58	
線維化期骨髄線維症	161	
線維形成性黒色腫	339	
線維形成性小円形細胞腫瘍	397, 415, 418, 420	
線維腫症様の間質を伴う乳頭癌	297	
腺癌	184, 186, 212	
腺腫との鑑別が問題となる dysplasia	222	
腺腫の偽癌性浸潤の症例	213	
腺腫様歯原性腫瘍	169	
洗浄の工程	49	
洗浄瓶による洗浄	33	
線条部導管腺腫	171, 182	
染色不良	29, 39, 46, 51	
染色法	55	
染色間違い	39	
染色ムラ	19, 63, 65	
腺神経内分泌癌	249	
腺扁平上皮癌	239, 240, 241	
腺房および介在部導管	172	
腺房細胞癌	171, 175, 176, 179, 180, 182, 239, 240, 241, 243	
腺房細胞や内分泌細胞への分化を伴う膵癌	240	
全胞状奇胎	356	
腺様嚢胞癌	171, 173, 182, 183	
――の二相性分化	172	
前立腺および膀胱に発生する小円形腫瘍	279	
前立腺癌	216, 268, 271, 273, 275, 276, 277, 280	

そ

- 増感高分子ポリマー法 5
- 増感法 4
- 増殖能 445
- 組織球系腫瘍 137, 138
- 組織球肉腫 138
- 組織固定 16
- 疎水性コーティングガラス 18

た

- 退形成癌 239
- 大細胞癌 184
- 胎児型横紋筋肉腫 419
- 胎児消化管類似癌 203
- 胎児性癌 365, 384
- 大腸癌 208, 217, 250
  - ——におけるMMRタンパク欠失の評価 220
  - ——の深達度および脈管侵襲判定 214
  - ——の卵巣転移 362
  - ——のリンパ管侵襲 215
  - ——粘膜下層浸潤距離 214
- 胎盤部トロホブラスト腫瘍 357, 358
- 唾液腺腫瘍 171
  - 分泌癌と鑑別を要する—— 179
  - 腫瘍型に特異的な遺伝子異常 181
  - 明細胞 175
  - ——の筋上皮マーカー 171
- 唾液腺導管癌 171, 177, 182
  - ——の導管内増殖（多形腺腫由来癌） 178
  - ——類似腫瘍との鑑別点 178
- 唾液腺類基底細胞型腫瘍 173
- 多型腺癌 171, 173, 182
- 多形黄色星細胞腫 373, 374
- 多形型横紋筋肉腫 391
- 多形型脂肪肉腫 391, 392
- 多形型平滑筋肉腫 391
- 多形腺癌 171, 173, 174, 182, 183
- 多形腺腫由来癌 182
- 多形肉腫 391
- ダコ Omnis 36
- 多重染色 40
- 多重免疫組織化学染色に染色順ってあるの 107
- 脱灰 95
- 脱分化型脂肪肉腫 391, 392, 404
- 多糖類の染色 99
- 多発血管炎性肉芽腫症 164, 441
  - ——の古典的な組織所見 164
- 多発性骨髄腫 158
- 多房性嚢胞 244
- 単芽球 141
- 胆管癌 232

- 胆管細胞癌 216
- 胆管消失型 434
- 胆管消失症候群を呈した薬剤性肝障害 234
- 胆管腺腫 230
- 胆管の変化 435
- 担空胞細胞 409
- 単クローン性免疫グロブリン関連腎症 430
- 単形性上皮向性腸管T細胞性リンパ腫 206
- 短冊作成 77
- 単相型滑膜肉腫 387, 389
- 蛋白分解酵素 25
  - ——処理 25
- 淡明細胞型腎細胞癌 252, 253, 254

ち

- チールニールセン染色 192
- 着床部結節 357
- 中型のびまん性増殖を示すリンパ腫の鑑別 122
- 中腎癌 346
- 中枢性神経細胞腫 379, 380
- 中皮過形成と悪性中皮腫の形態学的鑑別 194
- 中皮細胞 194
- 中皮腫
  - ——と肺腺癌の鑑別 193
  - ——と肺扁平上皮癌の鑑別 193
- 中分化管状腺癌 201
- 腸型腺癌 201
- 腸型腺腫 199
- 腸管移植片対宿主病 436
- 腸管子宮内膜症 217
- 腸管神経節細胞僅少症 425
- 腸管神経叢 424
- 直接法 4, 49
- 直腸カルチノイド 302, 310
- 直腸で認められた隆起性病変からの生検組織 218

つ

- 通常型腺癌 203
- 通常型乳管過形成 312
- 通常型乳頭癌 286, 287
- 通常型分化型胃癌 202

て

- 低CSD型黒色腫 340
- 低悪性度B細胞性リンパ腫 150
- 低悪性度線維粘液肉腫 387
- 低異型度高分化管状腺癌 199
- 低異型度子宮内膜間質肉腫 354
- 低異型度漿液性癌 359
- 低異型度線維粘液性癌 389
- 低異型度虫垂粘液性腫瘍 208
- 低異型度の高分化腺癌である平坦型腫瘍の症例 212
- 低異型度扁平上皮内病変 343
- 低分化型滑膜肉腫 415
- 低分化型の神経内分泌癌 246, 248

- 低分化癌 162, 290
- 低分化腺癌 210
- 低分化有棘細胞癌 322
- 低分子サイトケラチン 85
- データシート 13
  - ——の例 14
- デスモイド型線維腫症 406
- 鉄染色 157
- 転移性胃癌 210
- 転移性腫瘍 111, 160, 239, 262, 277
- 転移性小腸癌 334
- 転移性神経内分泌腫瘍 310
- 転移性腎細胞癌 283
- 転移性膵癌 250
  - 人腸癌 251
  - 肺癌 251
- 転移性腺癌 231
- 転移性前立腺腫瘍 278
- 転移性大腸癌 216
- 転移性肺癌 186, 193
- 転移性扁平上皮癌 191
- 転移性卵巣癌 361
- 電界攪拌 46
  - ——の条件 45
- 転写法 22, 57

と

- 透過電子顕微鏡 67, 73
- 導管上皮マーカー 171
- 導管内癌 171, 179, 180, 182
- 凍結乾燥抗体 13
- 凍結超薄切片法 67, 73
- 透析アミロイドーシス 442
- 糖尿病性腎症 430
- 倒立包埋 69
- 特殊染色 99
  - ——と免疫組織化学の組み合わせ例 99
  - ——と免疫組織化学の失敗例 102
- 突然の染色不良 95
- 塗抹標本 57
- ドライバー遺伝子変異 341
- トランスサイレチン 442
- トリプルネガティブ型の通常型浸潤性乳管癌 315
- トルコ鞍部顆粒細胞腫 385
- トルコ鞍部非内分泌性腫瘍 385

な

- 内因性ビオチン 55
- 内因性ペルオキシダーゼ 55
- 内部コントロール 75
- 内部精度管理 84
- 内分泌細胞 301
- 内分泌腫瘍 301
- 内膜肉腫 413
- ナフトール AS-D ギムザ染色 140, 145, 146, 147, 150, 151, 155, 156, 157
- 軟骨肉腫 410
- 軟骨芽細胞腫 411, 412

に

肉腫様癌	281
二細胞性	312
二次性乳房外パジェット病	333
二重染色	99
二相型滑膜肉腫	394, 396
二相(層)性	312
──構築	371, 384
──分化	171, 173
腺様嚢胞癌の──	172
日光黒子	336, 337
日光曝露の累積量	339
乳癌	216, 283, 317
──の胃転移	210
──のコンパニオン診断	446
──のバイオマーカー	320
──の卵巣転移	362
──のリンパ節転移巣	317
乳管過形成	312
乳管癌	250, 316
乳管内乳頭腫	313
──における偽浸潤像	314
乳頭型頭蓋咽頭腫	385, 386
乳頭癌	285, 288, 314
乳頭状癌	313
乳頭状グリア神経細胞腫瘍	379, 380
乳頭状腎細胞癌	254
乳頭状唾液腺腺腫	171, 181, 182
乳房外パジェット病	331, 332, 333
二次性──	333
尿路上皮	258
尿路上皮癌	216, 256, 260, 262, 264, 275, 276
尿路上皮内癌	258, 259
妊娠性絨毛癌	357, 358
妊娠性絨毛性腫瘍	357

ね

粘液型脂肪肉腫	404
粘液癌	239, 240
粘液性癌	359, 360
粘液性腫瘍	400
粘液性腺癌	216
粘液性嚢胞腫瘍	243, 244
粘液線維肉腫	391, 392, 400
粘液腺癌	171, 182
粘表皮癌	171, 175, 179, 180, 182
粘表皮癌(明細胞型)	176
粘膜下層浸潤距離測定法	
非有茎性病変	214
有茎性病変	214
粘膜筋板	267

の

嚢胞内嚢胞	243

は

バーキットリンパ腫	122, 130, 142
──・Bリンパ芽球性白血病	144
肺カルチノイド	310
肺癌	283

──のコンパニオン診断	449
肺原発小細胞癌	186
肺原発大細胞癌	186
胚細胞腫瘍	277
──精巣転移	278
胚細胞性腫瘍	384
胚腫瘍マーカー	277
肺小細胞癌	185, 250, 335
肺腺癌	184, 216, 250
胚中心のbcl-2陽性	113
胚中心の低すぎるMIB1 index	113
肺の高分化型神経内分泌型腫瘍	187
肺の線維化様病変	188
培養肝細胞を用いた多重蛍光抗体法	3
剥がしセルブロック法	62
橋本病	295
白血病	141, 279
──の鑑別アルゴリズム	142
発色基質キット	41
発色剤	107
撥水	63
撥水ペン	32, 45
バリデーション	10
晩期T細胞関連拒絶反応	434
反応性異型	196
反応性過形成	112
反応性顆粒球過形成	140
反応性尿路上皮	258
反応性免疫芽球	117, 118
反応性リンパ過形成	110
反応性濾胞	120

ひ

被蓋細胞	258
鼻腔小円形腫瘍	162
鼻腔内腫瘍の免疫組織診断フローチャート	162
非顕性IgA沈着症	432
非硬変性門脈圧亢進症	234
非腫瘍性肝疾患	233
微小血管障害性虚血性粘膜障害	436, 437
非小細胞癌	185
非小細胞肺癌	450
微小囊胞性間質性腫瘍	363, 364
微小分泌腺癌	171, 182
微小変化型ネフローゼ症候群	431
非浸潤性乳管癌	312, 313, 315
充実型	314
乳頭型	314
非定型奇形腫様ラブドイド腫瘍	381
非妊娠性絨毛癌	365
皮膚T細胞性リンパ腫	148
皮膚移植片対宿主病	436
皮膚線維腫	338
皮膚付属器癌	334
ピペット・オブラート法	59
肥満細胞症	123
びまん性膠腫	367, 368
びまん性大細胞型B細胞性リンパ腫	122, 126, 130, 148, 162, 206, 280

胚中心型	128, 148
非胚中心型	128, 148
ABC(activated B-cell like)型	206
GCB(germinal center B-cell like)型	206
非有茎性病変の粘膜下層浸潤距離測定法	214
標識ポリマー法	4, 5
標準作業手順書	83
標本作製技術	57
ヒルシュスプルング病	424, 425
頻度芽球を伴う骨髄異形成症候群	155

ふ

封入剤	22
賦活化液	27
──の準備	28
副甲状腺	305
副甲状腺腫瘍	305
副甲状腺腺腫	294, 305
副腎髄質	301, 309
副腎皮質	307
副腎皮質癌	307
嚢胞状病変	243
富細胞性血管線維腫	406, 407
部分奇胎	356
ブレンナー腫瘍	359, 360
ブロッキング	55
プロテオーム解析	442
分化型顆粒球	140
分泌癌	171, 172, 179, 182, 183
──と鑑別を要する唾液腺腫瘍	179
分葉状内頸部腺過形成	347

へ

平滑筋アクチン	266, 267, 271, 272, 281, 282
平滑筋過形成	189
平滑筋腫	198
平滑筋肉腫	387, 388
平板包埋	70
辺縁帯リンパ腫	121, 148
扁平上皮癌	165, 173, 178, 184, 186, 191, 197, 321, 327, 328, 334
──成分を伴う甲状腺癌	283
──成分を伴う乳頭癌	284
扁平上皮内腫瘍	196, 197
扁平上皮内病変	344

ほ

膀胱に転移した乳癌	263
膀胱に発生する紡錘形細胞腫瘍	281
膀胱粘膜筋板	266
傍糸球体細胞腫瘍	257
傍神経節	301, 309
傍神経節細胞腫	264
紡錘形細胞	401
紡錘形細胞／硬化型横紋筋肉腫	387, 390
紡錘形細胞／多形脂肪腫	404

紡錘形細胞オンコサイトーマ ···· 385	─────── 334	──の鑑別アルゴリズム ······ 142
紡錘形細胞腫瘍 ················ 281	免疫グロブリン軽鎖制限 ······ 158	リンパ形質細胞リンパ腫 ······ 121
紡錘形細胞肉腫 ················ 387	免疫細胞化学 ··················· 52	リンパ腫 ················· 163, 164
紡錘細胞悪性黒色腫 ······· 329, 330	──の手順 ····················· 56	──の骨髄浸潤パターンの違い
紡錘細胞癌 ············ 319, 329, 330	──の賦活法 ··················· 55	························ 150, 151
胞巣型横紋筋肉腫 ···· 399, 415, 419	──のフローチャート ········· 66	──を考える所見 ············ 164
胞巣状軟部肉腫 ············ 393, 394	──におけるPDCAサイクル · 74	リンパ腫様胃炎 ················ 206
乏突起膠腫 ······················ 369	免疫組織化学染色 ············· 2, 99	リンパ上皮癌 ···················· 163
包埋後染色法 ················ 67, 71	──の原理 ······················· 3	リンパ脈管筋腫症 ········· 188, 189
包埋前染色法 ···················· 67	免疫組織学による反応性中皮と悪性	リンパ濾胞 ······················ 110
ボーエン病 ······················ 331	中皮腫の鑑別 ················ 195	
ホジキンリンパ ·················· 192	免疫チェックポイント阻害治療 450	**る**
補体分解産物C4dの内皮沈着 · 435	──のCDx等の承認項目 ···· 454	類基底細胞型腫瘍 ·············· 173
母斑を伴った悪性黒色腫 ······· 340	免疫電顕 ·························· 67	類基底細胞癌の鑑別 ············ 173
ポリ-L-リジン ···················· 19		類上皮悪性末梢神経鞘腫瘍 ···· 393
ポリクローナル抗体 ·············· 8	**も**	類上皮型平滑筋腫 ·············· 354
ポリマー法 ························ 31	毛芽細胞様細胞 ················ 325	類上皮型平滑筋肉腫 ············ 354
ホルマリン固定パラフィン包埋 ···· 2	毛芽腫 ···························· 325	類上皮血管内皮腫
────組織検体 ················ 17	毛細血管 ························ 432	··············· 188, 402, 403, 429
	毛胚腫 ···························· 326	類上皮トロホブラスト腫瘍
ま	毛様細胞性星細胞腫 ····· 371, 372	·························· 357, 358
マーキング ························ 49	モノクローナル抗体 ·············· 7	類上皮肉腫 ················ 393, 394
膜性腎症 ··················· 430, 431		類内膜癌 ········ 346, 348, 359, 360
マクロファージの増加する皮膚病変	**ゆ**	──の筋層浸潤 ············ 350
·································· 437	ユーイング肉腫 ··· 397, 398, 415, 417	類粘液平滑筋腫 ················ 352
末梢T細胞性リンパ腫, NOS	────ファミリー腫瘍 ······ 334	類粘液平滑筋肉腫 ·············· 352
························ 122, 131, 132	────類似の円形細胞肉腫 ···· 418	ループ腎炎 ····················· 430
末梢血細胞 ······················ 153	有棘細胞癌 ················ 321, 323	ループスリンパ節炎 ············ 119
慢性Bリンパ球性白血病 ······ 148	有茎性病変の粘膜下層浸潤距離測定	
慢性拒絶反応(胆管消失型) ···· 434	法 ······························ 214	**ろ**
マントル細胞リンパ腫	有毛細胞性白血病 ····· 121, 148, 153	老人性アミロイドーシス ······ 442
······················ 111, 121, 148		ロゼット形成 ···················· 398
────芽球様亜型 ··············· 122	**よ**	────性グリア神経細胞腫瘍
	用手法 ·····························30	·························· 379, 380
み	葉状腫瘍 ·························· 319	濾胞外領域のCD10陽性 ······ 113
ミクロトーム ····················· 20		濾胞型乳頭癌 ···················· 288
未熟奇形腫 ······················ 365	**ら**	濾胞癌 ······················ 283, 288
ミスマッチ修復 ·················· 219	ラトケ嚢胞 ······················ 386	濾胞癌乳頭癌 ···················· 283
未分化癌 ························· 240	卵黄嚢腫瘍 ············· 365, 366, 384	濾胞樹状細胞肉腫 ·············· 138
未分化大細胞型リンパ腫	ランゲルハンス組織球症 ······· 138	濾胞上皮性腫瘍 ················· 292
···················· 134, 137, 148, 423	卵巣癌	濾胞上皮由来腫瘍 ··············· 283
────, ALK陽性 ·············· 423	漿液性腺癌 ················ 216	濾胞性リンパ腫 ···· 120, 121, 148
未分化肉腫 ················ 391, 392	粘液性腺癌 ················ 216	──の骨髄浸潤 ············ 152
未分化胚細胞腫瘍 ··············· 365	卵巣原発癌 ···················· 361	濾胞腺腫 ·················· 288, 294
脈管系マーカー ··················· 87	卵巣上皮性腫瘍 ··············· 359	──内に転移した腎細胞癌 ···· 284
脈絡叢 ····························· 377	卵巣性索腫瘍に類似した子宮腫瘍	
脈絡叢腫瘍 ················ 377, 378	························ 354, 355	**わ**
脈絡叢乳頭腫 ···················· 377	卵巣胚細胞腫瘍 ··············· 365	ワルチン腫瘍 ···················· 171
	卵巣様間質 ··············· 243, 244	
め		**A**
明細胞からなる唾液腺腫瘍の鑑別	**り**	AA typeアミロイドーシス ···· 442
·································· 175	リツキサン治療後のB細胞性リン	aberrant expression ········· 113, 115
明細胞癌 ············ 175, 346, 359, 360	パ腫 ···························· 137	acidophil stem cell tumours ······ 303
明細胞肉腫 ······················ 393	隆起性皮膚線維肉腫 ···· 338, 387, 390	acinar cell carcinoma：ACC
メラニン色素脱色法 ············ 105	良性異型上皮 ···················· 212	·························· 240, 243
メラニン色素で酵素抗体法が観察し	良性中皮細胞 ···················· 194	ACTH ···························· 303
にくい ························ 104	緑系色素 ·························· 42	actinic melanocytic hyperplasia 337
メラノサイトーマ ········· 339, 340	リン酸化ヒストンH3 ·········· 445	acute leukemia of mixed or
メラノサイト系腫瘍 ············ 339	リンチ症候群 ···················· 219	ambiguous lineage leukemia ··· 141
メラノサイトマーカー ···· 336, 339	リンパ芽球性白血病／リンパ腫 422	adenosquamous carcinoma ······ 240
メルケル細胞癌 ·········· 334, 335	リンパ芽球リンパ腫 ············ 122	adenovirus ························ 432
メルケル細胞ポリオーマウイルス	リンパ球性白血病 ··············· 141	adipophilin ········ 286, 287, 327, 328

463

索引

adult-type diffuse gliomas ········· 367
AE1/AE3 ····· 85, 111, 160, 171, 172, 188, 282, 319, 334, 415, 420, 429
AFP ······················· 203, 365, 366
AL type アミロイドーシス ········ 442
AL κ type アミロイドーシス ··· 443
Alcian blue ··················· 325, 326
ALK ················· 134, 137, 188, 281, 282, 341, 352, 415, 423, 450
alkaline phosphatase：ALP ········ 5
alveolar RMS：ARMS ············· 419
alveolar soft part sarcoma ········ 393
AMACR ············ 254, 260, 261, 268
anaplastic large cell lymphoma：ALCL ···························· 423
angioimmunoblastic T-cell lymphoma：AITL ················ 132
angiomyofibroblastoma ··········· 406
angiosarcoma ····················· 402
anti-proton pump ············ 200, 202
anti-type Ⅳ collagen ············· 34
AR（androgen receptor）
···························· 177, 325, 327
arginase-1 ··············· 228, 235, 236
――とホール法 ·················· 102
ARID1A ················ 359, 360, 361
ATRX ·· 246, 310, 367, 368, 369, 370
ATTR type（野生型）アミロイドーシス ·························· 442, 443
atypical choroid plexus papilloma
································· 377
atypical lipomatous tumor/well differentiated liposarcoma ····· 404
atypical polypoid adenomyoma：APAM ·························· 351
atypical spindle cell/pleomorphic lipomatous tumor ············· 404
atypical Spitz tumor ············· 341
atypical teratoid/rhabdoid tumor：AT/RT ························· 381
Aβ2M type アミロイドーシス - 442

B
B-cell lymphoma, unclassifiable, with features intermediate between DLBCL and classic Hodgkin lymphoma ······················ 118
BAF47 ······················· 415, 421
bag and marble ·················· 316
BAP-1 ····························· 194
BAP-1 inactivated melanocytic nevus/melanocytoma ·········· 342
BAP-1 不活性型色素細胞母斑／メラノサイトーマ ················· 342
basal cell carcinoma ·············· 325
bcl-2 ······················ 89, 120, 122, 128, 130, 144, 148, 152, 167, 168, 169, 170, 206, 211, 295, 319, 341
bcl-6 ····················· 132, 152, 206
bcl-10 ························ 239, 241
BCOR ·········· 352, 353, 354, 355, 397
――遺伝子異状肉腫 ············· 397

Ber-EP4 ············ 86, 321, 322, 327, 331
biotin ···························· 286
biphasic synovial sarcoma ········ 394
BK ウイルス腎症 ············ 432, 433
blastic plasmacytoid dendritic cell neoplasm：BPDCN ············· 141
block positive ···················· 343
Bob.1 ····························· 135
Bowen 病を伴った combined type のメルケル細胞癌 ············ 335
brachyury ··················· 409, 410
BRAF V600E ·········· 121, 181, 341, 371, 372, 373, 374, 379, 385, 386
BRAF V600E 変異特異抗体 ······ 182
BRAF VE1 ·············· 148, 153, 342
BRG1 ····························· 421
BSEP ····························· 228
B 細胞型リンパ芽球リンパ腫 ······ 122
B 細胞性リンパ腫 ····· 112, 121, 206
――の異常発現 ·················· 113
B リンパ芽球性白血病
························ 141, 142, 143
B リンパ芽球性リンパ腫 ········· 137

C
c-kit ························· 123, 141, 145, 154, 158, 191, 198, 209, 253, 255, 277, 278, 319, 365, 384
c-MYC ······················ 128, 158
C1q ·························· 430, 432
C3c ·························· 430, 432
C4d ···················· 432, 433, 434
CA19-9 ···························· 323
CAIX ······················ 252, 253, 254
calcitonin ···················· 292, 293
caldesmon ······················· 209
calponin ···························· 87, 171, 172, 178, 312, 313, 315, 393
calretinin ······················· 167, 169, 170, 193, 243, 307, 346, 363, 364
caludin18 ························ 346
CAM5.2 ·· 85, 160, 185, 233, 303, 304
CAMTA1 ···················· 402, 403
carcinomas with mixed differentiation ··················· 240
carcinosarcoma ·················· 198
cathepsin K ······················ 354
CD1a ············· 121, 138, 143, 191, 422
CD2 ······························ 143
CD3 ················ 89, 108, 110, 112, 115, 117, 120, 122, 123, 124, 131, 133, 134, 135, 141, 143, 148, 150, 151, 152, 162, 163, 164, 190, 206, 207, 211, 279, 295, 415, 422, 423
CD3ε ···························· 131
CD4 ······················· 89, 115, 131, 139, 141, 146, 148, 152, 422
CD5 ················ 89, 112, 121, 122, 126, 131, 133, 137, 191, 206, 290
――の異常発現 ·················· 113
――の異常発現の観察方法 ···· 114
CD7 ········· 115, 122, 131, 143, 190, 207

CD8 ······················ 89, 115, 131, 148, 151, 154, 422, 436, 437
CD10 ············ 89, 96, 112, 120, 121, 122, 130, 131, 132, 137, 141, 143, 144, 148, 152, 190, 199, 200, 201, 206, 211, 212, 216, 217, 239, 243, 250, 283, 295, 296, 312, 313, 315, 321, 325, 326, 329, 346, 352, 354, 413
CD15 ······················ 89, 137, 192
CD19 ····························· 422
CD20 ······················· 89, 107, 110, 111, 112, 115, 117, 122, 123, 124, 134, 135, 144, 148, 150, 151, 152, 153, 158, 160, 162, 163, 164, 192, 204, 205, 206, 279, 280, 295, 296, 415, 422, 423, 436, 438, 439
――陰性の B 細胞リンパ腫
···································· 137
――陽性大型細胞 ················ 117
CD21 ······················ 131, 138
CD23 ·············· 89, 121, 138, 295, 296
CD25 ···················· 131, 148, 152, 153
CD30 ················ 89, 117, 134, 135, 148, 160, 192, 365, 384, 391, 415, 423
CD31 ······ 87, 188, 209, 214, 329, 402
CD33 ············ 89, 123, 137, 139, 141, 145
CD34 ····························· 87, 141, 143, 144, 145, 146, 147, 154, 156, 157, 209, 226, 233, 234, 281, 282, 297, 319, 325, 338, 352, 382, 383, 387, 390, 393, 400, 401, 402, 404, 406, 407, 413, 414, 422, 439
CD35 ····························· 138
CD38 ························ 158, 440
CD42b ···························· 139
CD43 ··············· 112, 122, 123, 279
――の異常発現 ·················· 113
――の異常発現の観察方法 ···· 114
CD44s ······················ 258, 259
CD45 ····························· 95
CD56 ························ 88, 89, 115, 122, 124, 125, 131, 133, 141, 145, 146, 148, 158, 159, 160, 161, 162, 163, 164, 167, 168, 169, 170, 246, 257, 264, 279, 288, 321, 322, 334, 364, 415, 416, 417, 424, 425
CD56-positive lymphomatoid gastropathy ··················· 116
CD61 ····························· 139, 140, 147, 154, 155, 156, 157, 161
CD62 ····························· 139
――とベルリン青染色 ·········· 101
CD68 ························ 89, 137, 138, 139, 338, 385, 411, 415
CD71 ···················· 139, 140, 147, 154
CD79a ····················· 89, 113, 122, 124, 137, 141, 143, 148, 415, 422
CD82 ····························· 253
CD99 ····························· 160, 191, 279, 397, 398, 415, 417, 422
CD117 ··· 123, 209, 253, 255, 323, 422
CD123 ······················ 119, 122

索引

CD138
　‥122, 124, 137, 158, 159, 439, 440
CD163 ‥‥ 89, 137, 138, 391, 436, 437
CD200 ‥‥‥‥‥‥‥‥‥‥‥‥‥ 132
CDK4 ‥‥‥‥‥‥‥‥‥‥ 391, 404
CDX2 ‥‥‥‥‥‥‥‥ 216, 200, 208,
　　231, 239, 245, 250, 262, 310, 333
CEA
　‥177, 193, 239, 290, 291, 292, 323
cell ball ‥‥‥‥‥‥‥‥‥‥‥‥ 326
cellular angiofibroma ‥‥‥‥‥‥ 406
central neurocytoma ‥‥‥‥‥‥ 379
chondroblastoma ‥‥‥‥‥‥‥‥ 411
chordoma ‥‥‥‥‥‥‥‥‥‥‥ 409
choroid plexus carcinoma ‥‥‥‥ 377
choroid plexus papilloma ‥‥‥‥ 377
chromogenic in situ hybridization
　　(CISH)法 ‥‥‥‥‥‥‥‥‥ 4, 5
chromogranin A ‥‥‥‥‥ 88, 137,
　　185, 202, 239, 246, 247, 257, 264,
　　279, 290, 291, 292, 294, 301, 302,
　　305, 309, 313, 314, 322, 334, 379
CIC rearranged sarcoma ‥‥‥‥ 397
CIC 再構成肉腫 ‥‥‥‥‥‥ 397, 398
CK AE1/AE3
　‥‥‥‥‥‥‥ 204, 205, 295, 296, 421
CK CAM5.2 とアルシアン青染色
　‥‥‥‥‥‥‥‥‥‥‥‥‥‥‥ 99
CK(cytokeratin)
　‥‥‥‥ 137, 162, 163, 185, 188, 190,
　　264, 279, 281, 319, 359, 361, 363,
　　377, 378, 381, 385, 387, 391, 393,
　　394, 396, 397, 400, 402, 409, 428
　――が陽性となることがある非上
　　皮性腫瘍の例 ‥‥‥‥‥‥‥ 428
　――陽性の非上皮性腫瘍 ‥‥‥ 429
CK5/6 ‥‥‥‥ 85, 171, 184, 268, 271,
　　273, 312, 313, 315, 319, 329, 330
CK7 ‥‥‥‥‥‥ 85, 186, 208, 210, 216,
　　217, 224, 228, 231, 233, 234, 235,
　　236, 239, 250, 251, 253, 254, 255,
　　256, 262, 275, 276, 277, 317, 331,
　　332, 333, 334, 360, 362, 434, 435
　――と CK20 の組み合わせを基本
　　とした原発巣推測 ‥‥‥‥‥ 427
CK8 ‥‥‥‥‥‥‥‥‥‥‥‥‥ 316
CK8/18 ‥‥‥‥‥‥‥‥‥‥‥‥ 233
CK13 ‥‥‥‥‥‥‥‥‥‥‥ 85, 165
CK14 ‥‥‥‥‥ 171, 312, 313, 315, 319
CK17 ‥‥‥‥‥‥‥‥‥‥‥ 85, 165
CK18 ‥‥‥‥‥‥‥‥‥‥‥‥‥ 85
CK19 ‥‥‥‥‥‥‥‥‥‥‥‥‥ 85,
　　228, 235, 236, 239, 285, 288, 323
CK20 ‥‥‥‥‥ 85, 186, 208, 210, 216,
　　217, 231, 250, 251, 256, 258, 259,
　　262, 275, 277, 310, 317, 325, 326,
　　333, 334, 335, 359, 360, 361, 362
　CK7 と――の組み合わせを基本
　　とした原発巣推測 ‥‥‥‥‥ 427
claudin 4 ‥‥‥‥‥‥‥‥‥‥ 86, 193
claudin 6 ‥‥‥‥‥‥‥‥‥‥‥ 203
CLDN18 ‥‥‥‥‥‥‥‥‥‥‥ 200

clear cell sarcoma ‥‥‥‥‥‥‥ 393
clerosing variant ‥‥‥‥‥‥‥‥ 249
CM2B4 ‥‥‥‥‥‥‥‥‥‥‥‥ 334
CMV ‥‥‥‥‥‥‥‥‥‥‥‥‥ 436
　――感染 ‥‥‥‥‥‥‥‥‥‥ 436
　――腸炎 ‥‥‥‥‥‥‥‥‥‥ 438
collagen IV ‥‥‥‥‥‥‥‥‥‥ 307
colloid carcinoma ‥‥‥‥‥‥‥ 240
companion diagnostics：CDx ‥‥ 2
CPA-1 ‥‥‥‥‥‥‥‥‥‥‥‥ 239
CPA-2 ‥‥‥‥‥‥‥‥‥‥‥‥ 239
crooke cell tumours ‥‥‥‥‥‥ 303
CRP ‥‥‥‥‥‥‥‥‥‥‥ 224, 231
cryo-ultramicrotomy ‥‥‥‥‥‥ 73
cumulative sun damage：CSD ‥ 339
CXCL13 ‥‥‥‥‥‥‥‥‥ 131, 132
CXCR5 ‥‥‥‥‥‥‥‥‥‥‥‥ 132
cyclin B3 ‥‥‥‥‥‥‥‥‥‥‥ 397
cyclin D1 ‥‥‥‥‥‥‥‥ 89, 111,
　　121, 122, 124, 125, 148, 158, 206,
　　211, 255, 352, 353, 354, 355, 397
　――の陽性 ‥‥‥‥‥‥‥‥‥ 113
cyclin E ‥‥‥‥‥‥‥‥‥‥‥ 357
CYP11B1 ‥‥‥‥‥‥‥‥‥‥‥ 307
CYP11B2 ‥‥‥‥‥‥‥‥ 307, 308
cyst-in-cyst ‥‥‥‥‥‥‥‥‥‥ 243

D
D2-40 ‥‥‥‥‥‥‥‥ 87, 167, 168,
　　169, 170, 193, 214, 215, 338, 365
DAXX ‥‥‥‥‥‥‥‥‥‥‥‥ 246
DDIT3 ‥‥‥‥‥‥‥‥‥‥‥‥ 404
dedifferentiated liposarcoma
　‥‥‥‥‥‥‥‥‥‥‥‥‥ 391, 404
deep penetrating melanocytic
　nevus/melanocytoma ‥‥‥‥ 342
deep penetrating nevus ‥‥‥‥ 340
deep(aggressive)angiomyxoma
　‥‥‥‥‥‥‥‥‥‥‥‥‥‥‥ 400
dermatofibrosarcoma protuberans
　‥‥‥‥‥‥‥‥‥‥‥‥‥‥‥ 387
desmin ‥‥‥‥‥‥‥‥‥‥‥‥ 87,
　　160, 161, 194, 209, 214, 266, 267,
　　279, 281, 329, 350, 352, 354, 387,
　　388, 390, 391, 397, 399, 400, 401,
　　406, 408, 413, 414, 415, 419, 420
desmoid fibromatosis ‥‥‥‥‥ 406
desmoplastic melanoma ‥‥‥‥ 339
desmoplastic reaction：DR ‥‥ 297
desmoplastic small round cell
　tumor：DSRCT ‥‥‥ 397, 418, 420
diffuse large B-cell lymphoma ‥ 126
　―― germinal center-B：GCB
　‥‥‥‥‥‥‥‥‥‥‥‥‥‥‥ 128
　―― non-germinal center B：non-
　　GCB ‥‥‥‥‥‥‥‥‥‥‥ 128
　――, NOS ‥‥‥‥‥‥‥‥‥ 118
DOG1 ‥‥‥‥‥‥‥‥ 175, 176, 209
double expressor(あるいは
　expression)lymphoma ‥‥‥ 128
double hit lymphoma ‥‥‥‥‥ 128
dyaplasia ‥‥‥‥‥‥‥‥‥‥‥ 222

dysgerminoma ‥‥‥‥‥‥‥‥ 384
dysplastic nevus ‥‥‥‥‥‥‥ 339

E
E-cadherin
　‥139, 160, 252, 258, 299, 300, 316
EBER-ISH ‥‥‥‥‥‥‥ 122, 131, 133,
　　134, 148, 163, 164, 206, 415, 423
EBER1 ‥‥‥‥‥‥‥‥‥‥‥‥ 151
EBER1-ISH ‥‥‥‥‥‥‥‥ 436, 438
EBV 関連リンパ増殖症 ‥‥‥‥ 436
EMA ‥‥‥‥‥‥‥‥‥‥‥‥ 86,
　　134, 135, 160, 173, 174, 176, 194,
　　321, 322, 323, 327, 363, 375, 376,
　　381, 382, 387, 393, 409, 421, 423
emperipolesis ‥‥‥‥‥‥‥‥‥ 138
EpCAM ‥‥‥‥‥‥‥‥‥‥‥ 86
ependymoma ‥‥‥‥‥‥‥‥‥ 375
epithelial membrane antigen ‥‥ 86
epithelioid hemangioendothelioma
　‥‥‥‥‥‥‥‥‥‥‥‥‥ 188, 402
epithelioid malignant peripheral
　nerve sheath tumor ‥‥‥‥‥ 393
epithelioid sarcoma ‥‥‥‥‥‥ 393
epithelioid trophoblastic tumor：
　ETT ‥‥‥‥‥‥‥‥‥‥‥‥ 357
ER(estrogen receptor)
　‥189, 210, 216, 217, 218, 243, 250,
　　262, 283, 286, 287, 312, 313, 317,
　　320, 346, 359, 400, 401, 406, 408
　―― IHC 法 ‥‥‥‥‥‥‥‥‥ 446
ERG ‥‥‥‥‥‥ 87, 209, 268, 393, 402, 403
ERα ‥‥‥‥‥‥‥‥‥‥‥‥‥ 303
esmin ‥‥‥‥‥‥‥‥‥‥‥‥ 214
ETV4 ‥‥‥‥‥‥‥‥‥‥ 397, 398
EVG ‥‥‥‥‥‥‥‥‥‥‥‥‥ 214
Ewing sarcoma：EWS ‥‥ 397, 417
Ewing sarcoma-like tumor ‥‥‥ 418
exaggerated placental site ‥‥‥ 357
extramammary Paget's disease
　‥‥‥‥‥‥‥‥‥‥‥‥‥‥‥ 333
extraskeletal myxoid
　chondrosarcoma ‥‥‥‥‥‥‥ 400

F
factor VIII ‥‥‥‥‥‥‥‥‥‥‥ 87
factor XIIIa ‥‥‥‥‥‥‥‥‥‥ 338
FH ‥‥‥‥‥‥‥‥‥‥‥‥‥‥ 254
fibrous body ‥‥‥‥‥‥‥‥‥ 304
FLI-1 ‥‥‥‥‥‥‥‥‥‥‥‥‥ 402
fluorescein isothiocyanate：FITC‥2
follicular colonization ‥‥‥‥ 295, 296
follicular germinative cell ‥‥‥ 325
formalin-fixed paraffin-embedded：
　FFPE ‥‥‥‥‥‥‥‥‥‥ 2, 57
FOSB ‥‥‥‥‥‥‥‥‥‥‥‥ 402
FOX-P3 ‥‥‥‥‥‥‥‥‥‥‥ 152
FOXL2 ‥‥‥‥‥‥‥‥ 354, 363, 364
FSH ‥‥‥‥‥‥‥‥‥‥‥‥‥ 303

G

galectin-3 ······················· 288
　——とホール法 ············ 102
gangliocytoma ·················· 379
ganglioglioma ·················· 379
gastrointestinal stromal tumor：
　GIST ························ 209, 281
GATA3
　······· 177, 179, 210, 216, 256, 260,
　262, 263, 264, 275, 276, 283, 294,
　303, 305, 309, 317, 346, 359, 360
GCDFP15
　·· 177, 210, 216, 262, 313, 317, 333
GELA 分類 ······················· 204
germinoma ······················ 384
gestational choriocarcinoma ····· 357
gestational trophoblastic neoplasms
　······························· 357
GFAP ······· 88, 171, 367, 371, 372,
　373, 374, 375, 376, 377, 381, 393
GH ·························· 303, 304
giant cell tumor of bone ········ 411
GLUT-1 ·························· 194
glutamine synthetase ·· 224, 228, 235
glycophorin C (ret 40f) ············ 139
glypican-3 ················ 203, 216,
　226, 228, 235, 236, 365, 366, 384
Goblet 細胞 ······················· 245
graft versus host disease：GVHD
　······························· 436
granular cell tumor ·············· 198
granzyme B
　········ 89, 115, 133, 164, 207, 423
Grocott 染色 ······················ 192

H

h-caldesmon
　··· 87, 350, 352, 354, 387, 388, 391
H. K-ATPase ················ 200, 202
H3.3 G34W ······················· 411
H3.3 K36M ················ 411, 412
H3K27M ························· 367
H3K27me3 ·· 367, 375, 376, 387, 388
hairy cell leukemia ··············· 153
HbF ···················· 154, 155, 156
HBME-1 ····················· 285, 288
hCG ······················ 357, 358, 384
hemoglobin ······················ 139
HEP-PAR1 ·················· 203, 228
hepatic sinus occlusive syndrome：
　SOS ······················ 437, 439
hepatocyto ························ 96
hepatoid carcinoma ·············· 240
hepatosplenic T-cell lymphoma · 151
Heppar-1 ···················· 235, 236
HER2 ······················· 93,
　96, 177, 181, 182, 283, 320, 452
　—— IHC/ISH 法 ············ 446
　——発現別の治療対象カテゴリー
　······························· 447
hereditary non-polyposis colorectal
　cancer：HNPCC ············ 219

HHF35 ····························· 87
HHV-8 ···················· 209, 402, 403
hidradenocarcinoma ············· 324
hidradenoma ····················· 324
high grade PIN：HGPIN ······ 273
high-grade endometrial stromal
　sarcoma：HGESS ··········· 352
high-grade SIL：HSIL ····· 343, 344
HIK1083 ···················· 200, 346
histochemistry ····················· 2
HLA-DR ·························· 436
HMB45 ·· 88, 104, 137, 188, 189, 250,
　336, 339, 340, 354, 391, 393, 395
　——とギムザ染色 ············ 101
HMGA2 ············· 182, 400, 419
HMW-CK ························ 256
HNF1a-inactivated 型肝細胞腺腫
　······························· 224
HNF1β ···················· 346, 359
HNF1β と PAS 反応 ············ 100
HNF4a ···························· 210
Hodgkin/Reed-Sternberg 細胞
　······························ 134, 192
Homer Wright rosette ······ 416, 417
horseradish peroxidase：HRP ····· 5
hPL ···························· 357, 358
HPV 関連癌 ······················ 346
HPV 関連扁平上皮内病変 ······ 343
HPV 非依存型外陰上皮内腫瘍 ··· 343
HRAS p.Q61R 変異を伴う上皮筋上
　皮癌 ·························· 181
HSD3B ···························· 357
Hu C/D ····················· 424, 425
human chorionic gonadotropin：
　hCG ························· 365

I

ICOS ······························ 132
IDH1 p.R132H ···· 367, 368, 369, 370
IDH1/IDH2 変異特異抗体 ······ 182
IFITM1 ··························· 350
IgA ······················ 430, 431, 432
　——腎症 ···················· 430, 431
IgG ············ 430, 431, 432, 440, 441
　——サブクラス ··············· 440
IgG4 ······················ 440, 441
　——関連疾患 ·················· 440
IgH/MYC 転座 ·················· 130
IgM ······················ 430, 432
immature PIT1-lineage tumours
　······························· 303
immunohistochemistry：IHC ····· 2
　——法による代替分子サブタイピング
　······························· 447
IMP3 ···················· 194, 237, 238
inflammatory myofibroblastic
　tumor：IMT ········· 188, 281, 352
inflammatory 型肝細胞腺腫 ···· 224
inhibin ···························· 354
inhibin-α ··············· 355, 363, 364
INI1 ······················ 415, 421
INSM1 ··········· 88, 137, 185, 239,

246, 301, 302, 305, 309, 313, 400
intestinal type transplantation
　associated microangiopathy：
　i-TAM ······················ 436
intimal sarcoma ················· 413
intraductal carcinoma of the
　prostate：IDC-P ············ 274
intraductal papillary mucinous
　neoplasm：IPMN ············ 243
intramuscular myxoma ········· 400
invasive ductal carcinoma：IDC
　······························· 243
invasive micropapillary carcinoma
　······························· 240
IRTA1 ····························· 121
ISO 15189 ·························· 79

J

jig-saw puzzle pattern ············ 130

K

Kaposi's sarcoma ················ 402
Ki-67 ················ 93, 144, 165,
　173, 199, 212, 222, 239, 246, 247,
　257, 273, 282, 286, 299, 301, 303,
　307, 309, 320, 341, 344, 357, 367,
　371, 372, 373, 377, 400, 406, 445
　—— IHC 法 ·················· 446
　——とシュモール反応 ······ 102

L

L-FABP ···························· 224
L1CAM ····················· 375, 376
L26 ······························ 89,
　110, 111, 112, 115, 120, 162, 211
laminin ····················· 285, 346
langerin ···························· 138
LCA ························ 89, 122,
　124, 137, 279, 281, 334, 391, 428
LEF1 ············ 89, 121, 137, 211
　——のびまん性陽性 ········· 113
Leica BOND ······················· 36
leiomyosarcoma ·················· 387
LH ································ 303
light chain restriction ············ 124
lobular endocervical glandular
　hyperplasia：LEGH ········· 347
low-grade appendiceal mucinous
　neoplasm, LAMN ············ 208
low-grade B-cell lymphoma ······ 150
low-grade fibromyxoid sarcoma
　······························· 387
low-grade SIL：LSIL ········ 343, 344
LR-White (Medium) を用いた包埋後
　染色法 ························ 71
luteinized cells ··············· 243, 244
lymphoblastic leukemia/
　lymphoma：LBL ············ 422
lymphocyte predominant (LP) cells
　······························· 135
lymphoepithelial carcinoma ······ 163
lymphoepithelial lesion：LEL

.... 204, 205, 295, 296
lymphomagiomyomatosis：LAM
.... 188
lymphomatoid gastropathy：LyGa
.... 133, 206
Lynch syndrome 219
lysozyme 138, 139, 141, 146

M

MAF 132
malignant peripheral nerve sheath
 tumor 387
malignant rhabdoid tumor：MRT
.... 418, 421
malignant Spitz tumor 341
MALT リンパ腫 204, 205, 295, 296
mammaglobin 160, 179,
 180, 210, 216, 262, 263, 317, 362
MART1 88
maspin 232, 237, 238
Masson trichrome 434
MDM2 .... 391, 392, 404, 405, 413
mediastinal grey zone B-cell
 lymphoma 118
medullary carcinoma 240
Melan A
 ... 88, 137, 189, 250, 307, 330, 331,
 332, 336, 337, 339, 354, 363, 393
melanocytoma 339, 340
meningioma 382
Merkel cell polyomavirus：MCV
.... 334
mesenchymal chondrosarcoma ... 397
MIB1
 ..... 89, 93, 120, 122, 130, 144, 196,
 197, 224, 226, 230, 285, 305, 445
MIC2 .... 137, 160
microcystic stroma tumor 363
microsatellite instability（MSI）陽性
 大腸癌 208
mismatch repair：MMR ... 219, 349
 ——蛋白発現に対する免疫染色パ
  ターンと推定される遺伝子変異
  221
mismatch repair-deficient：MMR-d
.... 348
MITF 88, 336, 339, 393
mixed neuroendocrine-
 nonneuroendocrine neoplasm：
 miNEN 249
mixed trophoblastic tumor 357
MLH1 .... 219, 220, 348, 349
 ——遺伝子異常疑いの大腸癌にお
  ける4マーカーのMMR IHC染
  色 455
MNF116 85
MOC31 .... 86, 193, 321
monomorphic epitheliotrophic
 intestinal T-cell lymphoma：
 MEITL 206
monophasic synovial sarcoma ... 387
MPO（myeloperoxidase） 89, 119,

 123, 137, 139, 140, 141, 415, 422
MSH2 .... 219, 348
MSH6 .... 219, 348
MTAP 194
MUC1
 ... 228, 230, 232, 235, 239, 243, 245
MUC2 ... 199, 200, 201, 239, 243, 245
MUC4 .... 387, 389, 393, 396
MUC5AC
 ... 200, 201, 202, 208, 218, 239, 243
MUC6
 ... 200, 201, 202, 239, 243, 245, 346
mucinous cystic neoplasm：MCN
.... 243
mucinous non-cystic
 adenocarcinoma 240
multi-tissue control block 77
multipole aldosterone producing
 micronodule 308
MUM1 206
muscle actin 387, 391
MYB 182, 183
MyoD1
 ... 87, 279, 281, 387, 391, 397, 419
myoepithelioma 393
myogenin 87, 279, 281,
 387, 390, 391, 397, 399, 415, 419
myoglobin 87, 137
myxofibrosarcoma 391, 400
myxoid liposarcoma 404

N

NANOGOLDを用いた銀増感によ
 る検出法 68, 69
napsin A
 .. 184, 186, 216, 251, 346, 359, 360
nephrogenic adenoma ... 260, 261, 264
nerve sheath myxoma 400
NeuN 379
neuroendocrine neoplasm：NEN
.... 243
neurofilament 88, 373, 381
neurofilament protein：NFP 379
NK/T細胞性リンパ腫 133
NK/Tリンパ腫 148
NKX2.2 .... 397, 398, 399, 417
NKX3.1 .... 216, 262,
 275, 276, 277, 278, 280, 397, 399
NKX6.1 .... 187, 310
no specific molecular profile：NSMP
.... 348
nodal marginal zone lymphoma：
 nMZL 151
nodal T follicular helper（TFH）cell
 lymphoma 132
nodular lymphocyte-predominance
 Hodgkin lymphoma：N-LPHL
.... 117
non-functional "silent" corticotroph
 tumours 303
NordiQC 11
NOS-1 419

NOTCH1 intercellular domain ... 190
NR4A3 ... 175, 176, 179, 180, 181, 182
NTRK rearranged spindle cell
 neoplasm 413
NTRK再構成紡錘形細胞腫瘍
.... 413, 414
null cell tumours 303
NXK2.2 137

O

Oct2 135
OCT3/4 .... 277, 384
Oct4 365
Olig-2 .... 367, 371, 375, 376
ossifying fibromyxoid tumor ... 413
OTP 310
ovarian-type stroma：OS 243
oxyntic gland adenoma 202

P

p120 316
p16 .... 230, 258, 340,
 343, 344, 346, 391, 404, 405, 436
 —— FISH 194
 ——ホモ欠失 193
p40 .... 165, 171,
 184, 239, 312, 313, 315, 319, 329
P501S 275, 277
P504S 260, 268
p53 ... 88, 89, 141, 147, 154, 155, 156, 157,
 158, 160, 165, 194, 196, 197, 199,
 212, 222, 230, 232, 237, 238, 239,
 243, 246, 258, 259, 281, 301, 340,
 343, 348, 359, 367, 368, 369, 370
 ——-mutant 348, 349
p57 356
p63 .... 171, 172, 173, 174,
 175, 176, 177, 178, 179, 180, 241,
 256, 268, 271, 272, 273, 275, 276,
 288, 290, 312, 313, 314, 315, 319,
 329, 331, 332, 333, 357, 358, 359
packing 295
pan-CK 171, 172
Pan-Trk
 ... 52, 181, 182, 183, 352, 413, 414
pancreatic intraepithelial
 neoplasia：PanIN 237
pancreatic neuroendocrine
 carcinoma：PanNEC 246
pancreatic neuroendocrine
 neoplasms：PanNENs 246
pancreatic neuroendocrine tumor：
 PanNET 240, 246
papillary glioneuronal tumor ... 379
parafibromin 305
paraganglioma：PPGL 309
parathyroid hormone：PTH 305
parvalbumin 253
PAS染色 192
PAX2 .... 256, 261
PAX5 97,
 107, 122, 124, 134, 137, 422, 423

467

索引

――陽性細胞 …………………… 134
PAX7 …………………… 397, 417, 419
PAX8 … 216, 231, 256, 257, 260, 261, 283, 284, 290, 294, 299, 310, 361
PD-L1 ………………………… 320, 450
PD1 …………………………………… 132
peculiar nuclear clearing ……… 287
pediatric-type diffuse high-grade gliomas ……………………………… 367
pediatric-type diffuse low-grade gliomas ……………………………… 367
pepsinogen Ⅰ ……………… 200, 202
perforin ……………… 89, 115, 133, 164
pericryptal fibroblast …………… 213
peritubular capillary：PTC …… 432
perivascular epithelioid cell tumor： PEComa …………………… 354, 393
PGP9.5 ………………………… 416, 424
PgR（progesterone receptor）
 …………… 189, 216, 217, 243, 283, 286, 310, 312, 317, 320, 382, 400, 406
 ―― IHC法 ……………………… 446
Ph1陽性Bリンパ芽球性白血病
 ……………………………………… 144
PHH3 ……………………………… 89, 445
PHLDA1 …………………………… 325
PHOX2B …………………………… 416
physaliphorous cells …………… 409
pigmented epithelioid melanocytoma ……………………… 342
pilocytic astrocytoma：PA …… 371
PIT1 …………………………… 303, 304
pituitary neuroendocrine tumor： PitNET …………………………… 303
placental site nodule …………… 357
placental site trophoblastic tumor： PSTT ……………………………… 357
PLAG1 ………………… 182, 183, 352
PLAP ……………………………… 384
plasma cell-rich acute rejection · 432
plasmacytoid dendritic cells …… 119
pleomorphic leiomyosarcoma … 391
pleomorphic liposarcoma ……… 391
pleomorphic rhabdomyosarcoma
 ……………………………………… 391
pleomorphic xanthoastrocytoma： PXA ……………………………… 373
PMS2 ………………… 219, 348, 349
podoplanin
 …… 87, 167, 168, 169, 170, 384, 402
 ――とビクトリア青染色 ……… 99
POLE-ultramutated, mismatch repair-deficient ………………… 348
popcorn cells ……………………… 135
porocarcinoma …………………… 323
post-embedding method ………… 71
PRAME（PReferetially exressed Antigen in MElanoma）
 ……………… 104, 328, 336, 337, 340
pre-embedding method ………… 67
primary myelofibrosis：PMF … 160
PRL …………………………………… 303

prostatic intraepithelial neoplasia： PIN ………………………………… 273
prostatic stromal sarcoma：PSS
 ……………………………………… 281
prostatic stromal tumor of uncertain malignant potential： STUMP ……………………… 281, 282
PSA …………………… 216, 275, 276, 277
PSAP ……………………………… 216
pseudocarcinomatous hyperplasia
 ……………………………………… 198
pseudocarcinomatous invasion · · 213
pseudomelanocytic nests ……… 337
pseudomyogenic hemangioendothelioma ………… 402
PSMA ………………………… 275, 277
PTH …………………………… 294, 305

R
RAS Q61R ……………… 175, 181, 341
 ――変異特異抗体 ……………… 182
RB …………………………………… 373
Rb1 …… 246, 301, 404, 405, 406, 407
RCC ………………………………… 283
Reed-Sternberg細胞 …………… 118
renin ……………………………… 257
rhabdomyosarcoma ……………… 397
rhabdomyosarcoma：RMS …… 419
rhodamine isothiocyanate：RITC · 2
ROS1 ……………………………… 450
Rosai-Dorfman病 ……………… 138
Rosenthal線維 …………………… 371
rosette-forming glioneuronal tumor
 ……………………………………… 379

S
S100 ……… 88, 108, 137, 138, 162, 171, 172, 173, 174, 175, 176, 177, 179, 180, 198, 209, 264, 271, 272, 281, 309, 310, 329, 330, 331, 339, 352, 377, 378, 385, 387, 393, 395, 400, 404, 409, 411, 413, 414, 428
 ――とシュモール反応 ………… 102
S100P ………………………… 232, 237
SAA ………………………………… 224
SALL4
 … 203, 277, 278, 365, 366, 384, 421
SAP ………………………………… 132
sarcoma with BCOR genetic alterations ……………………… 397
SATB2
 ·· 186, 208, 250, 310, 350, 362, 397
sausage block ……………………… 77
sclerosing and spindle cell RMS
 ……………………………………… 419
sclerosing epithelioid fibrosarcoma
 ……………………………………… 393
SDHB ……………………………… 309
secondary extramammary Paget's disease ………………………… 333
seminoma ………………………… 384
serotonin ………………………… 249

serous cystic neoplasm：SCN … 243
SF-1 ………………………… 303, 307, 363
SF3B1変異を伴う骨髄異形成症候群
 ……………………………………… 157
signet-ring cell carcinoma ……… 240
SMA（smooth muscle actin）
 ………………………… 212, 213, 387, 391, 392, 393, 395, 400, 401, 406
small round blue cell tumor …… 415
small round cell tumorの骨髄浸潤
 ……………………………………… 160
SMARCA4 ……………………… 363
SMARCB1（INI1）
 ………… 387, 389, 393, 394, 400, 409
SMMHC ……………… 312, 313, 315
smoothelin ………………… 266, 267
solid pseudopapillary neoplasm： SPN …………………………… 239, 243
solid serous adenoma …………… 239
solitary fibrous tumor：SFT
 ………………………… 281, 382, 406
somatostatin …………………… 249
 ――産生腫瘍 ………………… 249
SOX9 …………………… 409, 410, 411
SOX10 …………… 88, 104, 137, 175, 209, 317, 329, 336, 337, 339, 340, 387, 388, 391, 393, 395, 400
SOX11 ……………………………… 121
SP174 ……………………………… 341
sparsely granulated somatotroph tumor ……………………… 303, 304
spindle cell RMS ……………… 419
spindle cell/pleomorphic lipoma
 ……………………………………… 404
spindle cell/sclerosing rhabdomyosarcoma …………… 387
Spitz melanocytoma …………… 341
Spitz melanoma ………………… 341
Spitzoid melanoma ……………… 341
Spitz黒色腫 ……………………… 341
Spitz様黒色腫 ………………… 341
Spitz腫瘍 ………………………… 341
Spitz母斑 ………………………… 341
Spitzメラノサイトーマ ………… 341
spring-roll block …………………… 77
squamous eddies ………………… 323
squamous intraepithelial lesion：SIL
 ………………………………… 343, 344
squamous intraepithelial neoplasia
 ……………………………………… 196
SS18-SSX ………… 387, 389, 393, 396
SSTR2 …………… 246, 301, 303, 310
SSTR2a …………………………… 382
SSTR5 …………………… 301, 303, 310
SSX ………………………… 387, 393
staghorn vessel ………………… 395
standard operating procedure：SOP
 ……………………………………… 83
starry sky appearance ………… 130
STAT6 ……………… 382, 383, 406, 407
steroidogenic factor-1 …………… 354
surface CD3 ……………………… 131

SV40 ·· 432
synaptophysin
　········ 88, 137, 185, 202, 239, 246,
　247, 257, 264, 279, 280, 290, 291,
　292, 301, 302, 307, 313, 334, 373,
　374, 379, 380, 415, 416, 417, 424

T
T cell rosette ································ 135
T-cell/histiocyte-rich large B-cell
　lymphoma：THRLBCL ········· 117
TdT ············ 121, 122, 131, 137,
　141, 143, 144, 190, 191, 415, 416
Texas red ·· 2
TFE3 ········· 254, 354, 393, 394, 402
TFH phenotype ··························· 132
thyroglobulin ··················· 283, 284,
　286, 287, 290, 292, 293, 294, 299
TIA-1 ······················· 89, 115, 133, 164
TLE1 ·· 387, 393
TP53 変異を伴う骨髄異形成症候群
　·· 157
TPIT ·· 303
transthyretin ····················· 377, 378
trichoblastoma ····························· 325
TRPS1 ·· 317
trypsin ·· 239
TSH ··· 303
TSSC3 ··· 356
TTF-1 ········· 95, 184, 186, 187, 193,
　216, 231, 250, 251, 283, 290, 294,
　299, 310, 334, 335, 346, 385, 386
　――クローンの比較 ············· 184
　――とベルリン青染色 ········· 101
type-Ⅳ collagen ········· 285, 346, 430
tyrosine hydroxylase ········· 416, 420
T 細胞／組織球豊富型大細胞型 B
　細胞性リンパ腫 ····················· 117
T 細胞型リンパ芽球リンパ腫 ····· 122
T 細胞がびまん性，血管内増殖パタ
　ーンを呈する場合 ················ 150
T 細胞関連型拒絶反応 ············· 435
T 細胞性リンパ腫
　····················· 115, 131, 148, 206
T 細胞ロゼット ····················· 135
T リンパ芽球性白血病
　························ 141, 142, 143
T リンパ芽球性リンパ腫 ····· 131, 190

U
UCHL1 ·· 295
umbrella cell ································ 258
undifferentiated（anaplastic）
　carcinoma ·································· 240
undifferentiated sarcoma ··········· 391
uroplakin Ⅱ ···················· 256, 262, 263
uroplakin Ⅲ ································ 275
uterine tumor resembling ovarian
　sex cord tumor-like tumor：
　UTROSCT ···························· 354

V
VE1 ··· 341
veno-occlusive disease：VOD ········ 437
Ventana ベンチマーク ·············· 36
vimentin ······························ 216,
　239, 253, 255, 260, 261, 346, 421
vulvar intraepithelial neoplasia：
　VIN ·· 343

W
well-differentiated carcinoma, not
　otherwise specified：WDC-NOS
　·· 289
well-differentiated tumor with
　uncertain malignant potential：
　WDT-UMP ································ 289
whole slide imaging：WSI ···· 90, 92
　――の特徴 ································· 90
wild type pattern ····················· 196
Wotherspoon の scoring ········· 204
WT1
　·· 216, 257, 359, 363, 397, 398, 420

Z
zymogen 顆粒 ··························· 180

その他
α-fctoprotein ································ 384
α-inhibin ························· 243, 244, 307
α-SMA ········· 87, 97, 108, 171, 172,
　173, 175, 188, 198, 209, 297, 298,
　315, 338, 352, 354, 381, 421, 439
β-catenin ········· 167, 168, 169, 170,
　173, 181, 182, 189, 224, 239, 241,
　243, 286, 287, 297, 298, 299, 300,
　342, 359, 360, 363, 364, 385, 406
β-catenin 活性型肝細胞腺腫 ····· 224
β2-ミクログロブリン ············· 442
κ ············· 89, 112, 120, 122, 124,
　137, 158, 159, 295, 430, 442, 443
κ-chain ·· 204
κ / λ ··· 432
λ ·············· 89, 112, 120, 122, 124,
　137, 158, 159, 295, 430, 442, 443
λ-chain ·· 204
2-SC ··· 254
34βE12 ································ 85, 268,
　271, 273, 285, 290, 316, 329, 330

免疫染色究極マニュアル

2019 年 5 月 15 日	第 1 版第 1 刷
2022 年 8 月 20 日	第 1 版第 3 刷
2025 年 3 月 31 日	第 2 版第 1 刷 ©

編集	伊藤智雄	TOMOO, Itoh
	塚本龍子	RYUKO, Tsukamoto
発行者	宇山閑文	
発行所	株式会社金芳堂	
	〒606-8425 京都市左京区鹿ケ谷西寺ノ前町34番地
	振替 01030-1-15605
	電話 075-751-1111(代)
	https://www.kinpodo-pub.co.jp/
組版	株式会社データボックス
印刷・製本	シナノ書籍印刷株式会社

落丁・乱丁本は直接小社へお送りください。お取替え致します。

Printed in Japan
ISBN978-4-7653-2050-4

JCOPY ＜(社)出版者著作権管理機構 委託出版物＞

本書の無断複写は著作権法上での例外を除き禁じられています。複写される場合は、そのつど事前に、(社)出版者著作権管理機構(電話 03-5244-5088、FAX 03-5244-5089、e-mail: info@jcopy.or.jp)の許諾を得てください。

●本書のコピー、スキャン、デジタル化等の無断複製は著作権法上での例外を除き禁じられています。本書を代行業者等の第三者に依頼してスキャンやデジタル化することは、たとえ個人や家庭内の利用でも著作権法違反です。